CLEVER KOCHEN NULL ABFALL

Giovanna Torrico & Amelia Wasiliev
Fotografiert von Deirdre Rooney

CLEVER KOCHEN NULL ABFALL

100 REZEPTE FÜR EINE KÜCHE OHNE VERSCHWENDUNG

at VERLAG

INHALT

EINLEITUNG >>> 6

1. GEMÜSE >>> 13
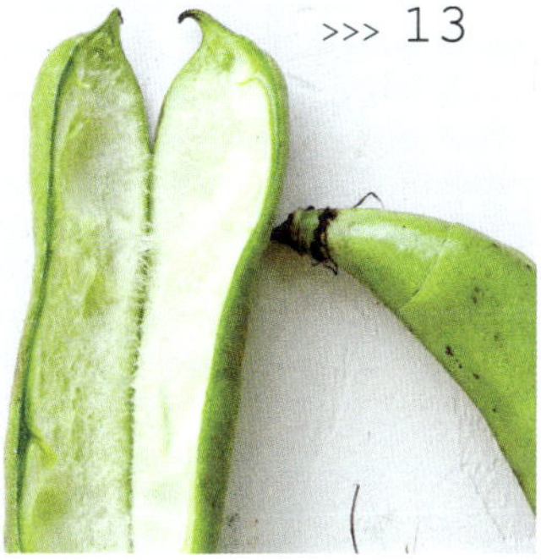

4. FLEISCH, FISCH & MEERESFRÜCHTE >>> 168
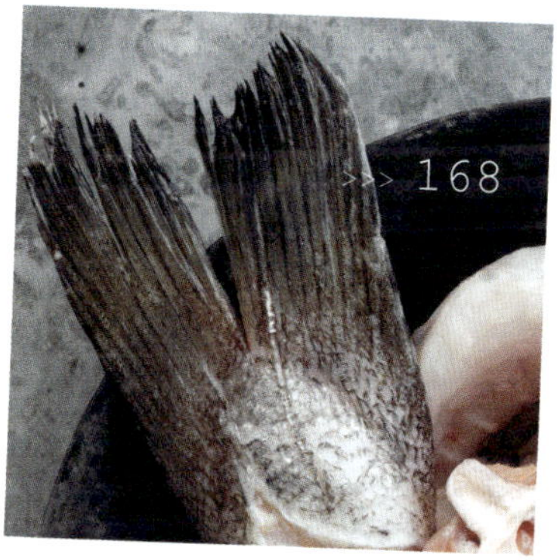

2. FRÜCHTE >>> 99
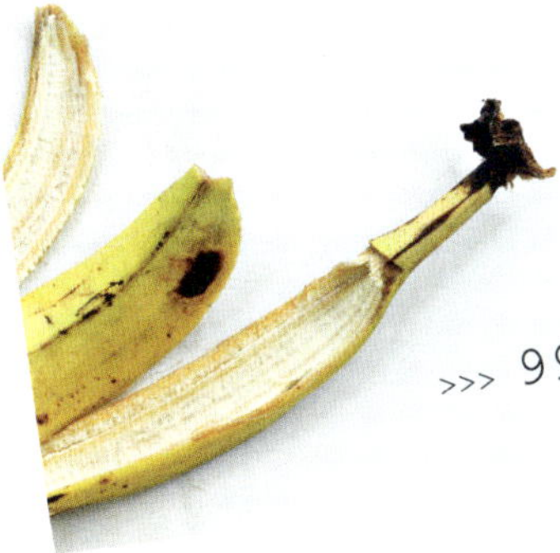

5. BROT & HÜLSENFRÜCHTE >>> 195
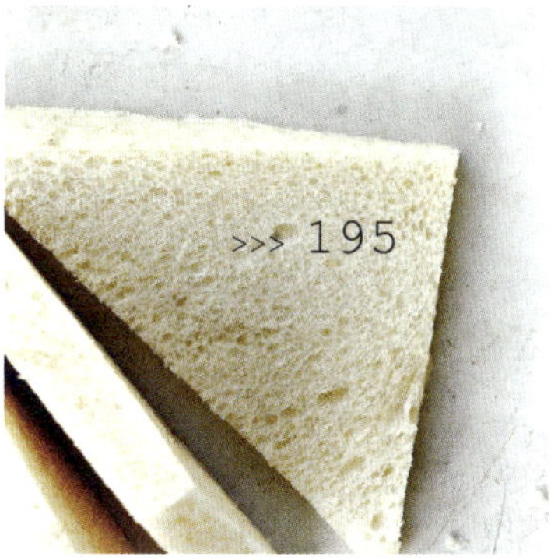

3. MILCHPRODUKTE & EIER >>> 143
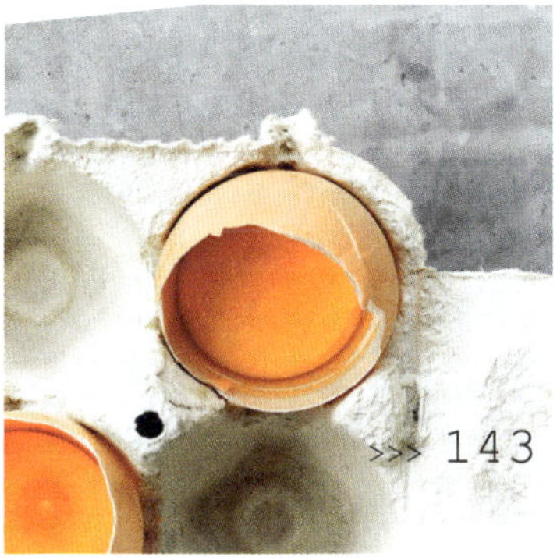

6. RESTE >>> 219
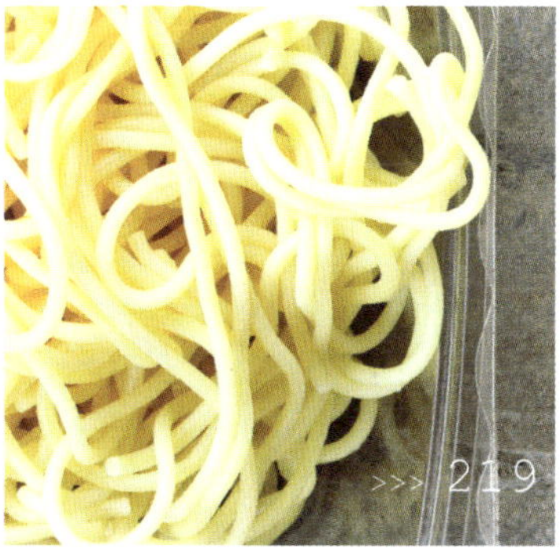

REGISTER >>> 252

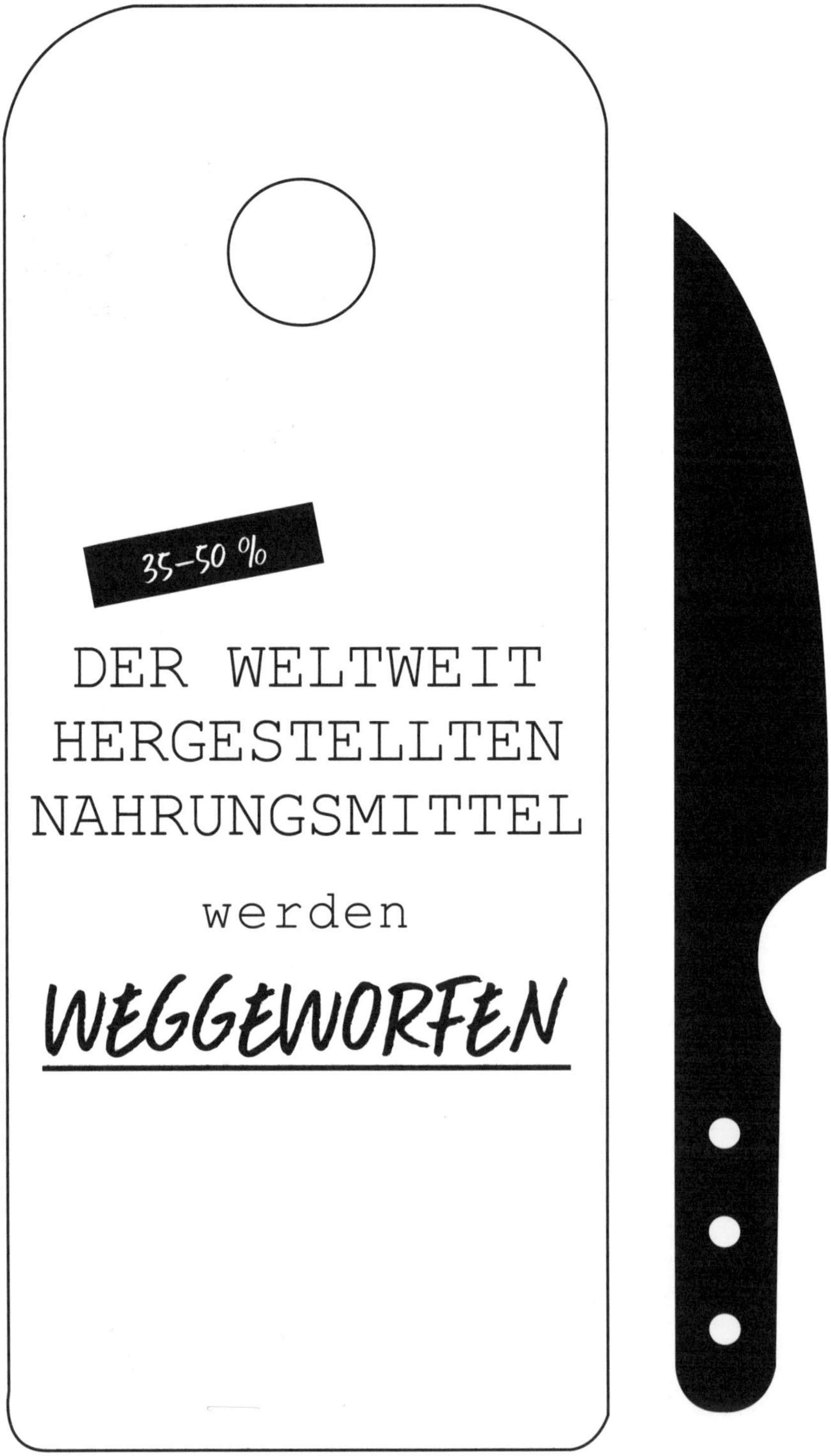
35–50 %
DER WELTWEIT HERGESTELLTEN NAHRUNGSMITTEL
werden
WEGGEWORFEN

Das Wegwerfen und der Abfall von Lebensmitteln sind Gegenstand kontroverser Diskussionen. Zwischen 35 und 50 Prozent aller auf der Welt produzierten Nahrungsmittel werden weggeworfen. Dieser Verlust und diese Verschwendung sind sowohl den Produzenten, den Bauern, der Industrie als auch dem Handel und den Verbrauchern zuzuschreiben.

Wir sind als Verbraucher verantwortlich für die Hälfte der weltweiten Verschwendung. Einige einfache Maßnahmen im Kleinen können im Großen einen Unterschied bewirken. Wenn man vom Kochen ohne Abfälle spricht, bezieht sich das zum einen auf die Verpackung der Nahrungsmittel, die man reduzieren kann, und zum anderen auf die Schalen von Gemüse und Früchten, die man oftmals, ohne zu überlegen, wegwirft, obwohl man sie durchaus weiterverwenden kann.

UNSERE GEWOHNHEITEN ÄNDERN

Wir wählen heute vor allem mit den Augen und neigen dazu, nur Produkte zu kaufen, die makellos aussehen. Außerdem kaufen wir oft zu viel ein und bewahren die Lebensmittel nicht immer artgerecht auf, sodass sie schnell verderben, wenn wir sie nicht rechtzeitig verzehren.

Ein paar einfache Tipps können hier zu einer anderen Einstellung verhelfen: Kaufen Sie Produkte aus der Region, die der Jahreszeit entsprechen. Planen Sie die Mahlzeiten im Voraus, und schreiben Sie eine Einkaufsliste. So können Sie bereits eine Menge Abfall verhindern.

DIE VERSCHWENDUNG VON NAHRUNGSMITTELN VERMEIDEN

Mit ein paar einfachen Maßnahmen und etwas Organisation kaufen Sie effizienter ein und vermeiden Nahrungsmittelabfälle und -verschwendung. Ein guter Koch oder eine gute Köchin zu sein, heißt nicht nur, dass man ein Rezept nachkochen kann. Es heißt auch, die Nahrungsmittel optimal und möglichst vollständig zu verwerten, ob es sich nun um eine Hühnerkarkasse, den Rest eines Bratens oder Rote-Bete-Blätter handelt, die man sonst immer wegwirft (oder gleich beim Gemüsehändler entfernen lässt).

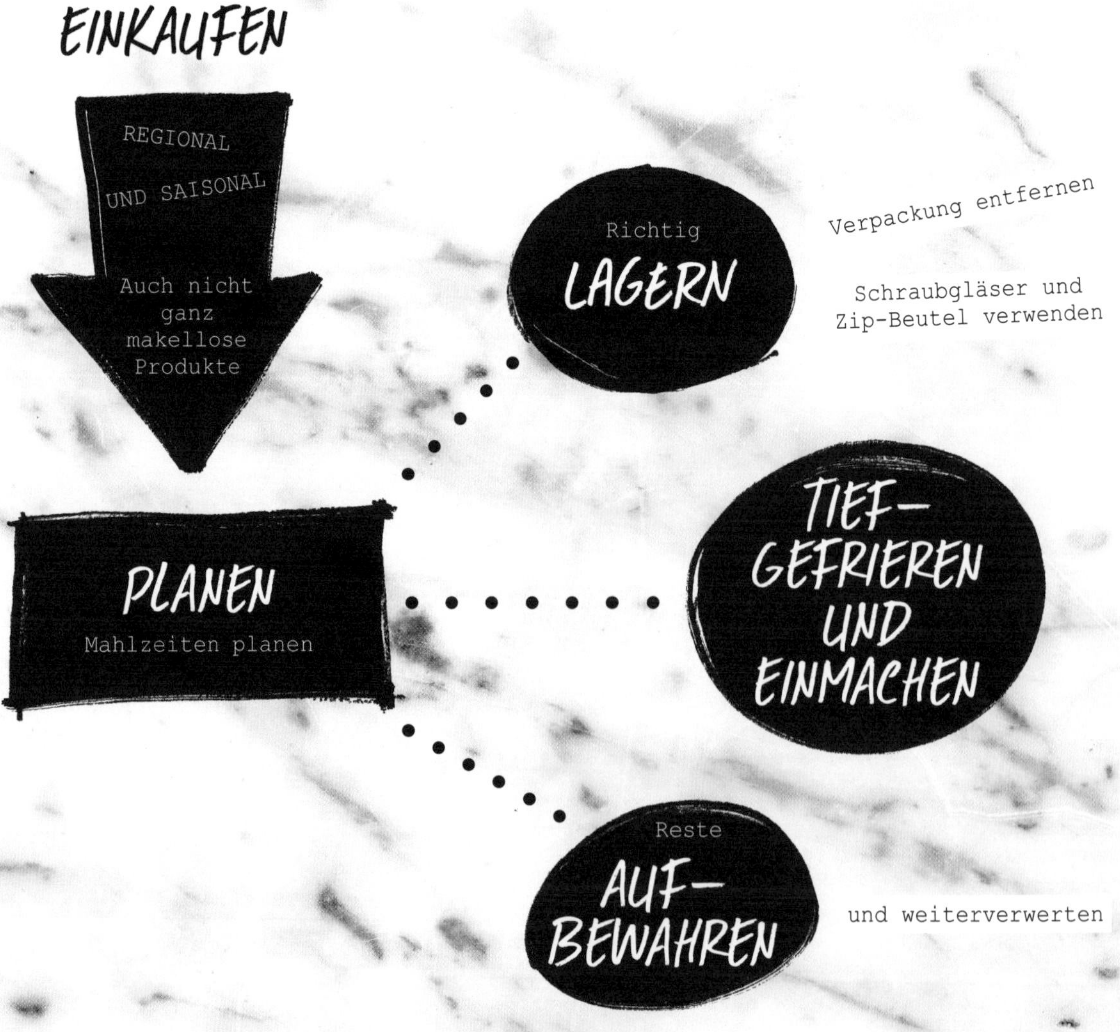

WENIGER NAHRUNGSMITTEL VERSCHWENDEN UND SIE BESSER VERWENDEN

Kaufen Sie möglichst **regionale und saisonale Produkte.** Bei kurzen Transportwegen zwischen Produzent und Käufer gibt es weniger Verluste. Die Nahrungsmittel sind frischer und halten sich im Kühlschrank länger. Es ergibt sich eine natürliche Abwechslung im Laufe der Jahreszeiten.

Kaufen Sie auch **Produkte mit einem kleinen Makel.** Mit ein paar praktischen Tipps lassen sie sich in leckere Gerichte verwandeln.

Behalten Sie den Überblick über Ihre **Vorräte**, und planen Sie Ihre **Mahlzeiten.** Berücksichtigen Sie dabei das, was Sie im Vorratsschrank, im Kühlschrank und im Gefrierschrank haben. Kaufen Sie nichts, was Sie nicht brauchen.

Lagern Sie die Nahrungsmittel richtig. Nehmen Sie sich beim Nachhausekommen die Zeit, die Nahrungsmittel richtig zu verräumen, damit sie nicht zu schnell verderben. Entfernen Sie die Verpackungen, und überprüfen Sie den Zustand des Produkts. Eine verdorbene Frucht oder ein verdorbenes Gemüse können die umliegenden beeinträchtigen. Verwenden Sie Glasgefäße mit Schraubverschluss und Clips (Verschlussklammern), um angebrochene Beutel zu verschließen.

Nutzen Sie Ihren Gefrierschrank. Tiefgekühlte Nahrungsmittel behalten ihr Aroma länger. Beschriften Sie die Gefrierbeutel mit dem jeweiligen Inhalt. Gefrieren Sie rote Früchte oder Bananen zuerst auf einem Brett oder Blech ausgebreitet ein, damit sie nicht aneinander kleben, und packen Sie sie erst dann in Beutel oder Behälter. Gefrieren Sie Weinreste im Eiswürfelbehälter ein, um sie dann für eine Sauce oder ein Gulasch wiederzuverwenden. Werfen Sie Schalen oder abgeschnittene Gemüseteile nicht weg, sondern bewahren Sie sie in einem Beutel im Gefrierschrank auf und machen Sie eine Brühe daraus (siehe Seite 77), sobald der Beutel voll ist.

Nutzen Sie die Möglichkeit, Nahrungsmittel **einzumachen**, zum Beispiel als Pickles. In dieser Form lassen sich Nahrungsmittel länger aufbewahren und ergeben eine gute Würzzutat zu verschiedenen Gerichten (siehe Seite 56).

Reste können als Snack oder kleiner Imbiss serviert oder aber in ein anderes, neues Gericht verwandelt werden (siehe Kapitel Reste, Seite 218-251).

WELCHE NAHRUNGSMITTEL LASSEN SICH TIEFGEFRIEREN?

Ihr Gefrierschrank ist Ihr bester Freund. Viele Lebensmittel lassen sich einfrieren, ob Reste von Teigwaren, Kräuter, Saucen oder Getränke. So stehen sie für eine nächste Mahlzeit oder für den nächsten Monat bereit. Tiefgefrorene Nahrungsmittel lassen sich ganz einfach wieder verwenden.

Viele Reste lassen sich im Eiswürfelbehälter ideal portionieren. Ein Würfel fasst etwa 2 Esslöffel. Sobald die Würfel gefroren sind, füllen Sie sie in einen beschrifteten Beutel.

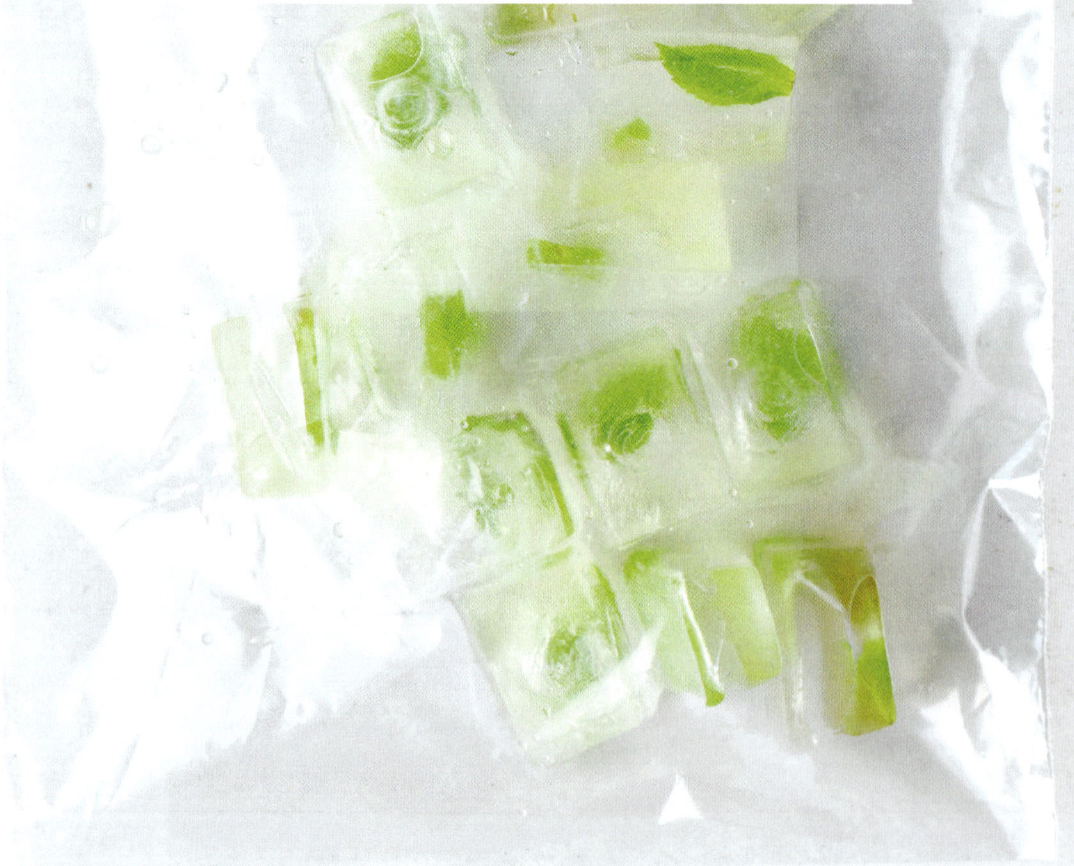

SALZIG SÜSS

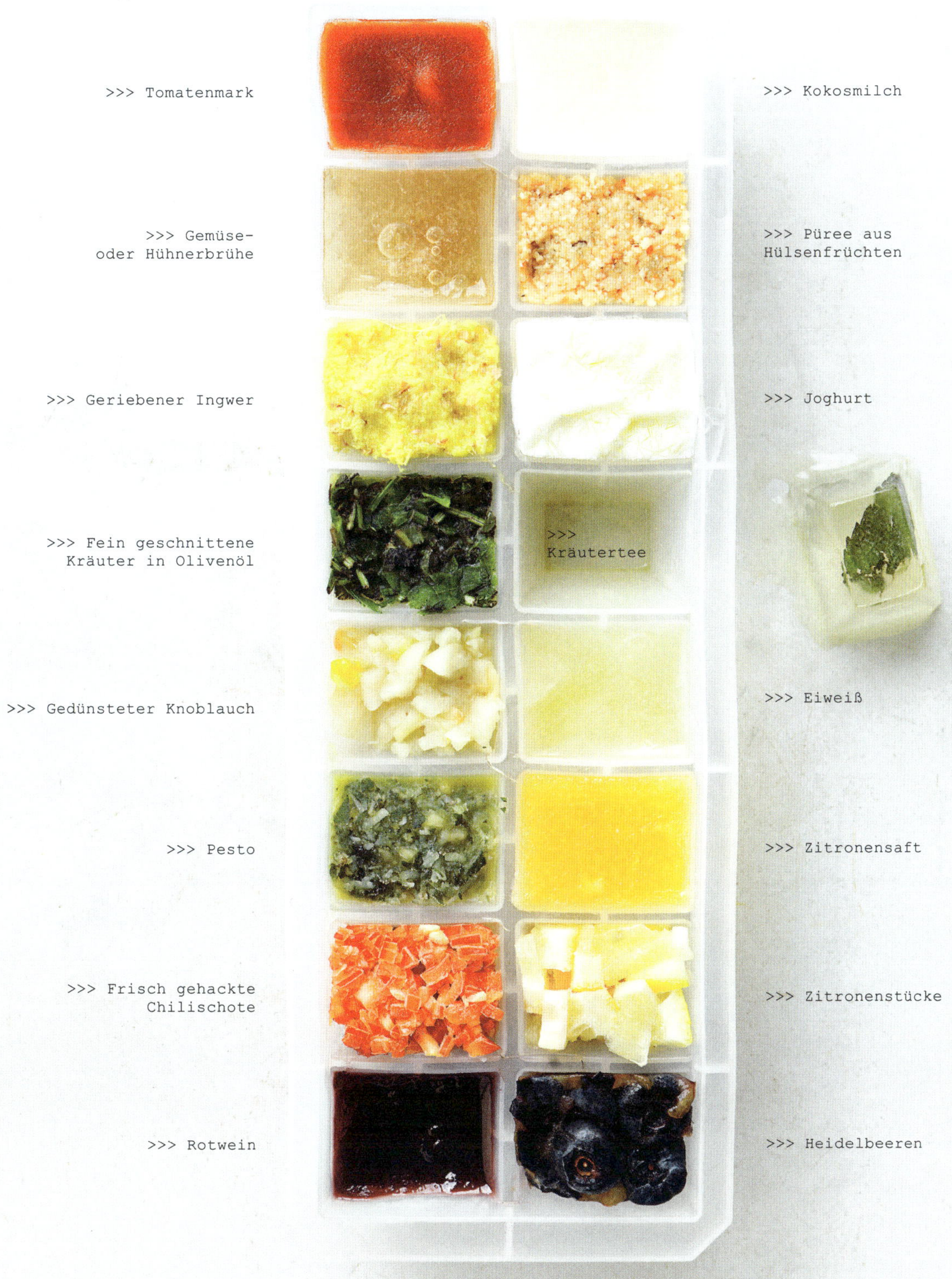
>>> Tomatenmark
>>> Kokosmilch
>>> Gemüse- oder Hühnerbrühe
>>> Püree aus Hülsenfrüchten
>>> Geriebener Ingwer
>>> Joghurt
>>> Fein geschnittene Kräuter in Olivenöl
>>> Kräutertee
>>> Gedünsteter Knoblauch
>>> Eiweiß
>>> Pesto
>>> Zitronensaft
>>> Frisch gehackte Chilischote
>>> Zitronenstücke
>>> Rotwein
>>> Heidelbeeren

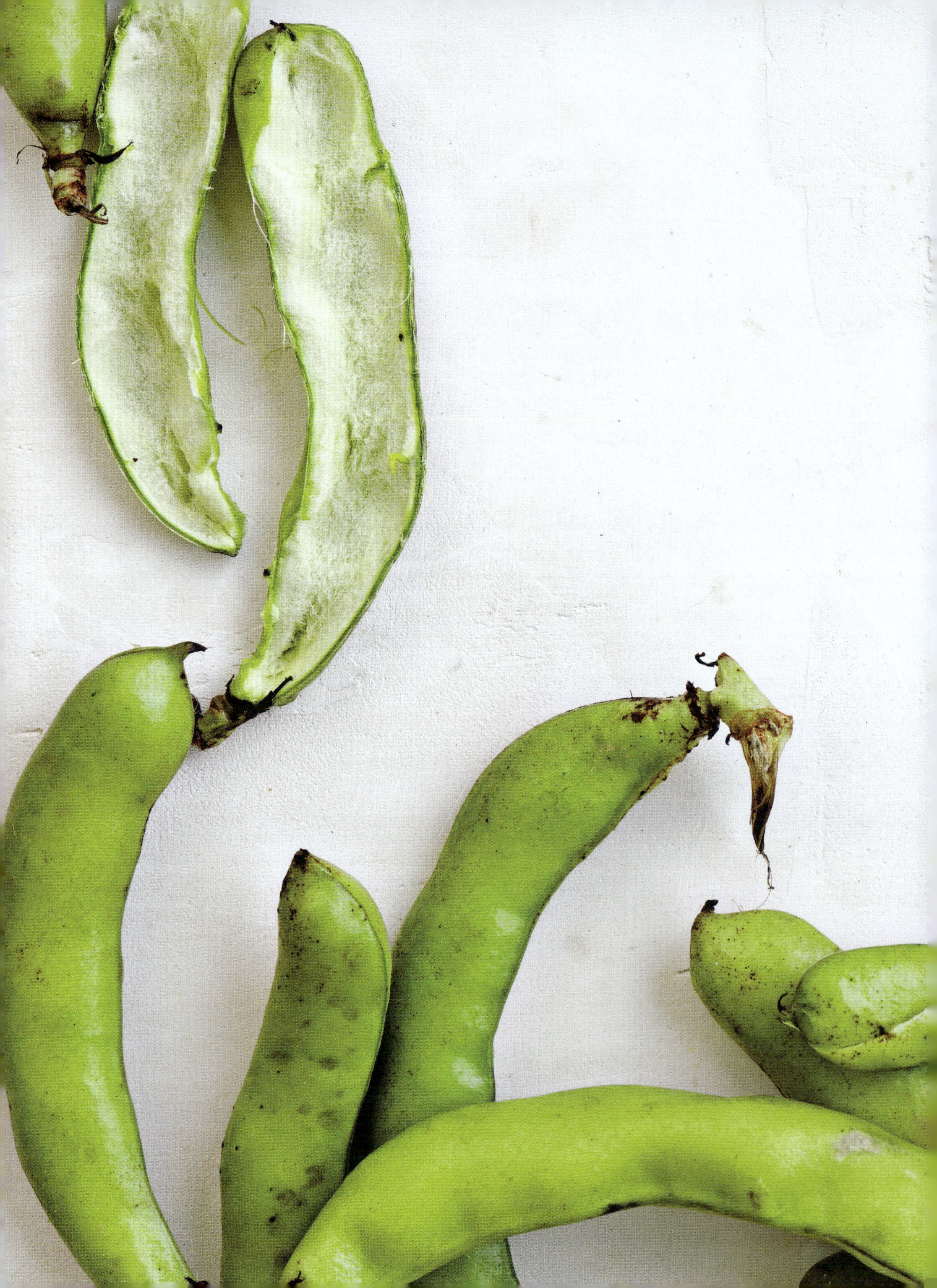

GEMÜSE

Oft schneiden wir Teile vom Gemüse ab und werfen sie weg, obwohl sie eigentlich zum Besten gehören, was das Gemüse zu bieten hat. Mit einfachen Techniken verwandeln Sie Stiele und Blätter, die Sie bisher als Abfall betrachtet haben, in schmackhafte Speisen. Wenn Sie Gemüse aus biologischem Anbau, von guter Qualität und aus lokaler Produktion kaufen und dieses gut putzen, gibt es keinen Grund, es zu schälen oder die Enden wegzuschneiden. Verwenden Sie es ganz und gar.

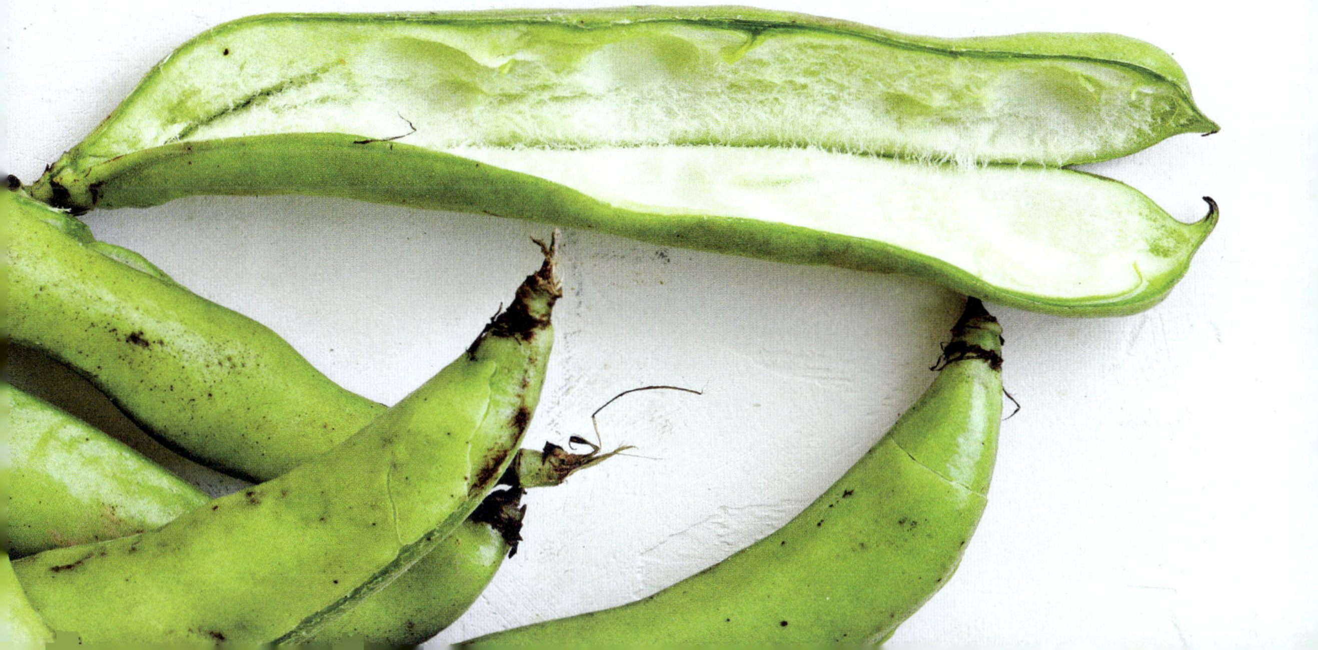

RADIESCHENBLÄTTER-FRITTATA

>>> Für
4 PORTIONEN

>>> Zubereiten
5 MINUTEN

>>> Kochen
15 MINUTEN

200 g Radieschenblätter
4 Eier
4 EL Parmesan, gerieben
Salz und schwarzer Pfeffer
2 EL Olivenöl extra vergine

Die Radieschenblätter 2 Minuten in sprudelndem Wasser kochen. Abgießen, gut abtropfen und grob hacken. Die Eier verquirlen, Parmesan und Radieschenblätter daruntermischen. Salzen und pfeffern. Das Olivenöl in einer Pfanne erhitzen, die Eiermischung hineingeben und 10 Minuten auf kleiner Hitze braten. Die Frittata vorsichtig mit Hilfe eines großen Tellers wenden und wieder in die Pfanne gleiten lassen. Weitere 5 Minuten braten. Oder die Frittata 20 Minuten im auf 180 Grad vorgeheizten Backofen backen, ohne sie zu wenden.

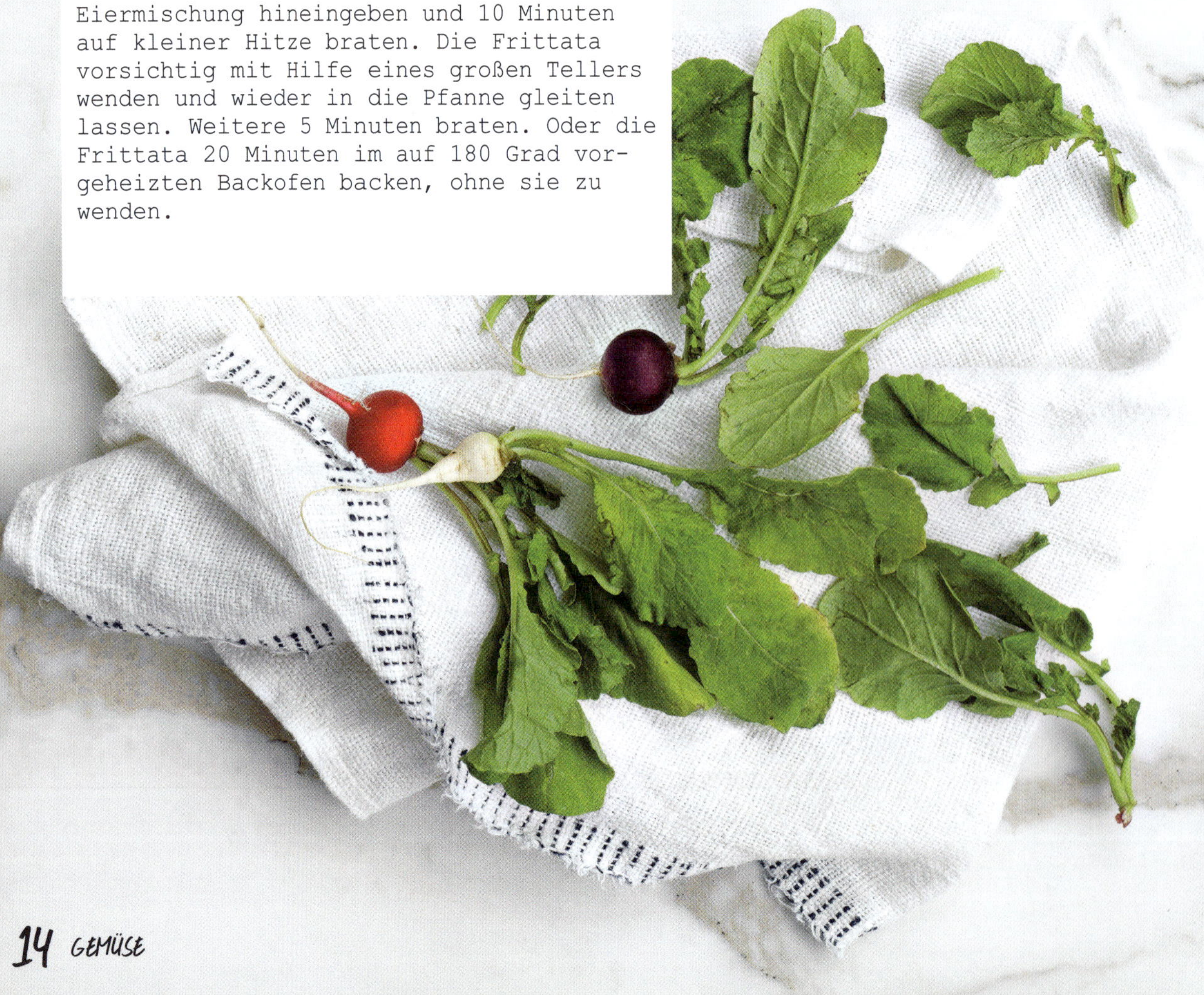

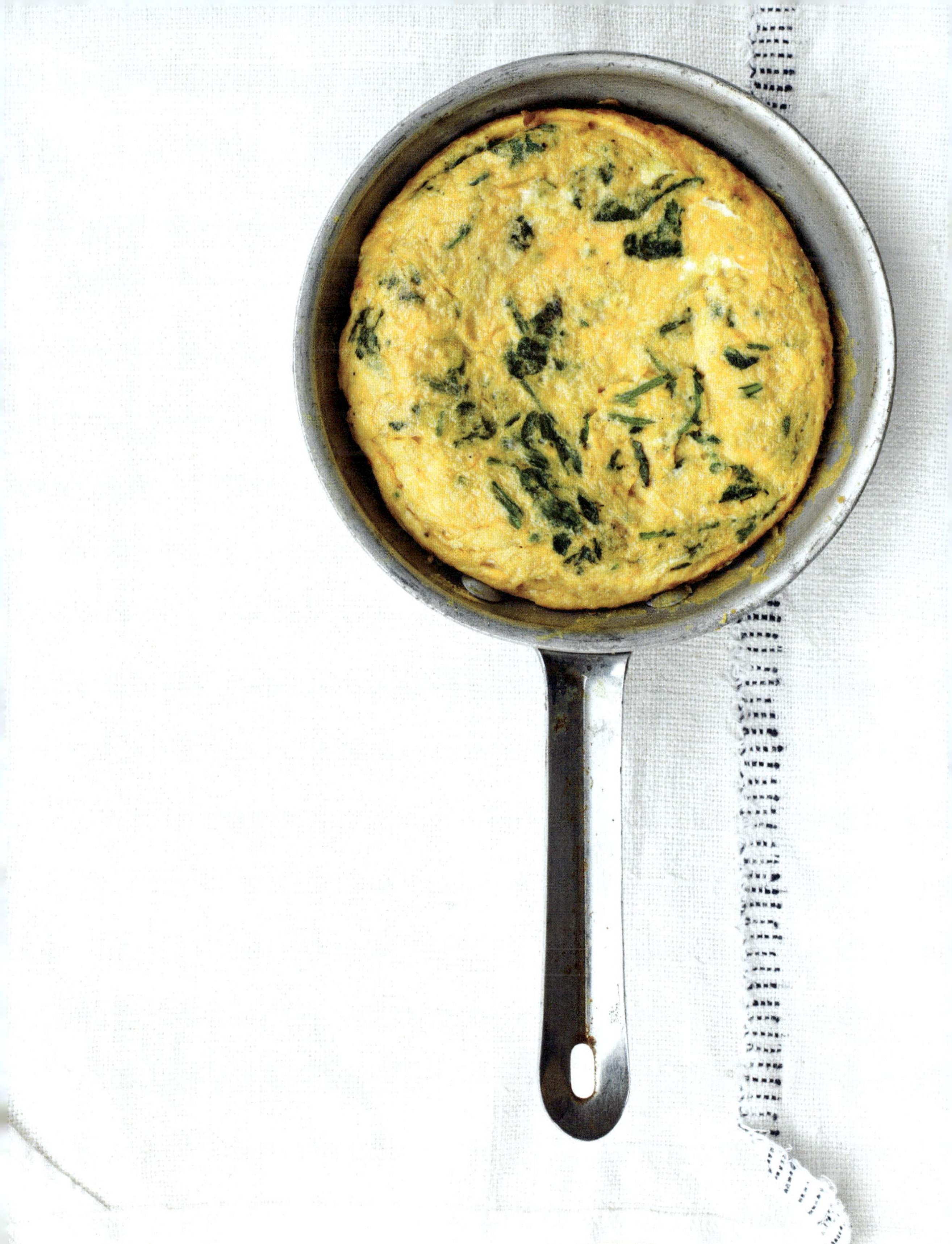

SPAGHETTI MIT ROTKOHL UND RADIESCHENBLÄTTERN

>>> Für	>>> Zubereiten	>>> Kochen
2 PORTIONEN	10 MINUTEN	15 MINUTEN

150 g Spaghetti
2 EL Olivenöl
2 Knoblauchzehen, fein geschnitten
2 feste äußere Rotkohlblätter, in feine Streifen geschnitten
Salz und schwarzer Pfeffer
½ Bund Radieschenblätter, fein gehackt
30 g Feta, zerkrümelt

Die Spaghetti nach Packungsanweisung in sprudelndem Salzwasser kochen.

In einer kleinen Pfanne das Olivenöl auf mittlerer Hitze erhitzen. Knoblauch und Rotkohl 6-7 Minuten darin dünsten. Sobald der Rotkohl weich wird, salzen und pfeffern. Dann die Radieschenblätter hinzufügen. Die gekochten Spaghetti unterrühren. Mit Feta bestreuen und servieren.

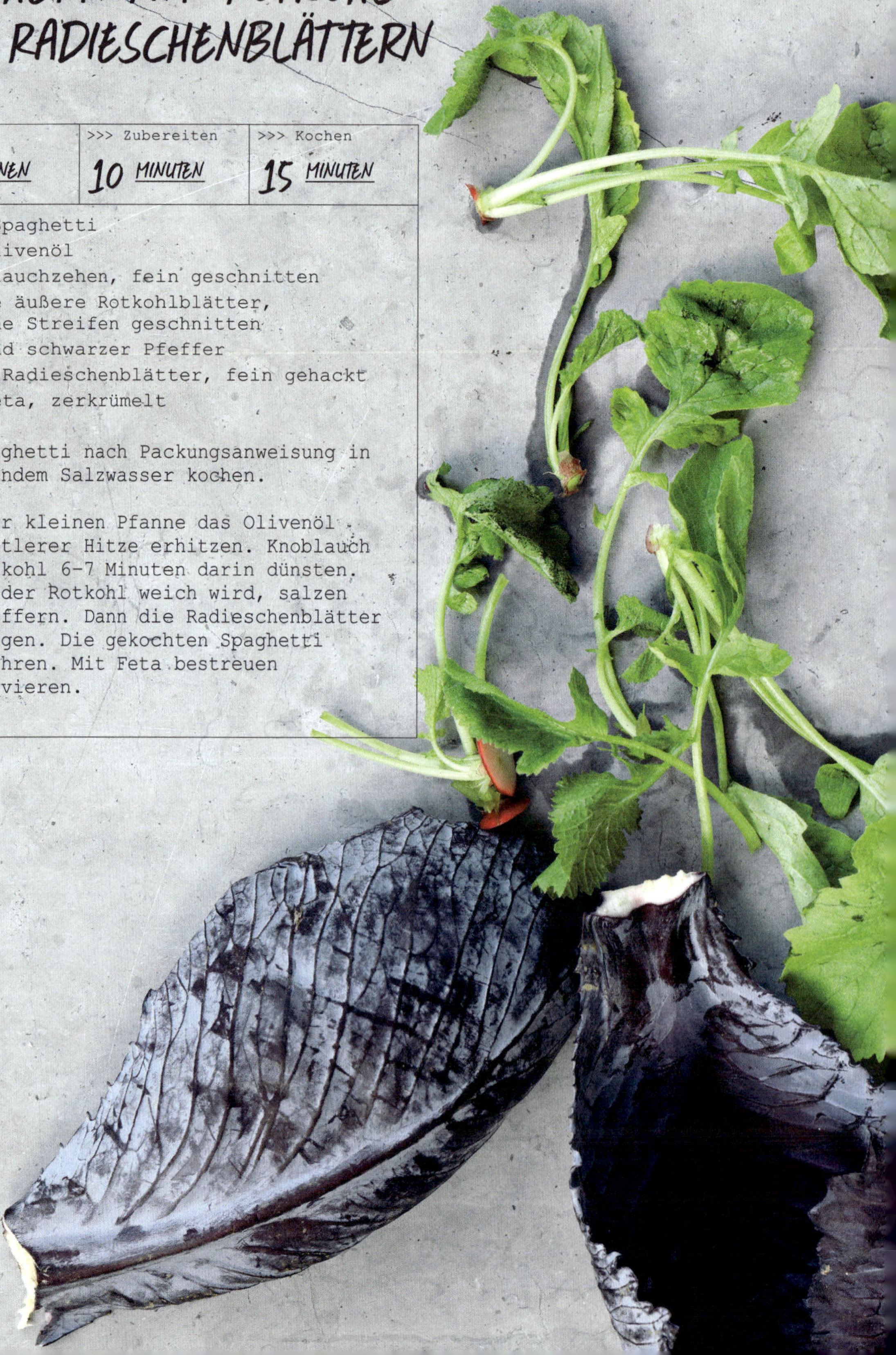

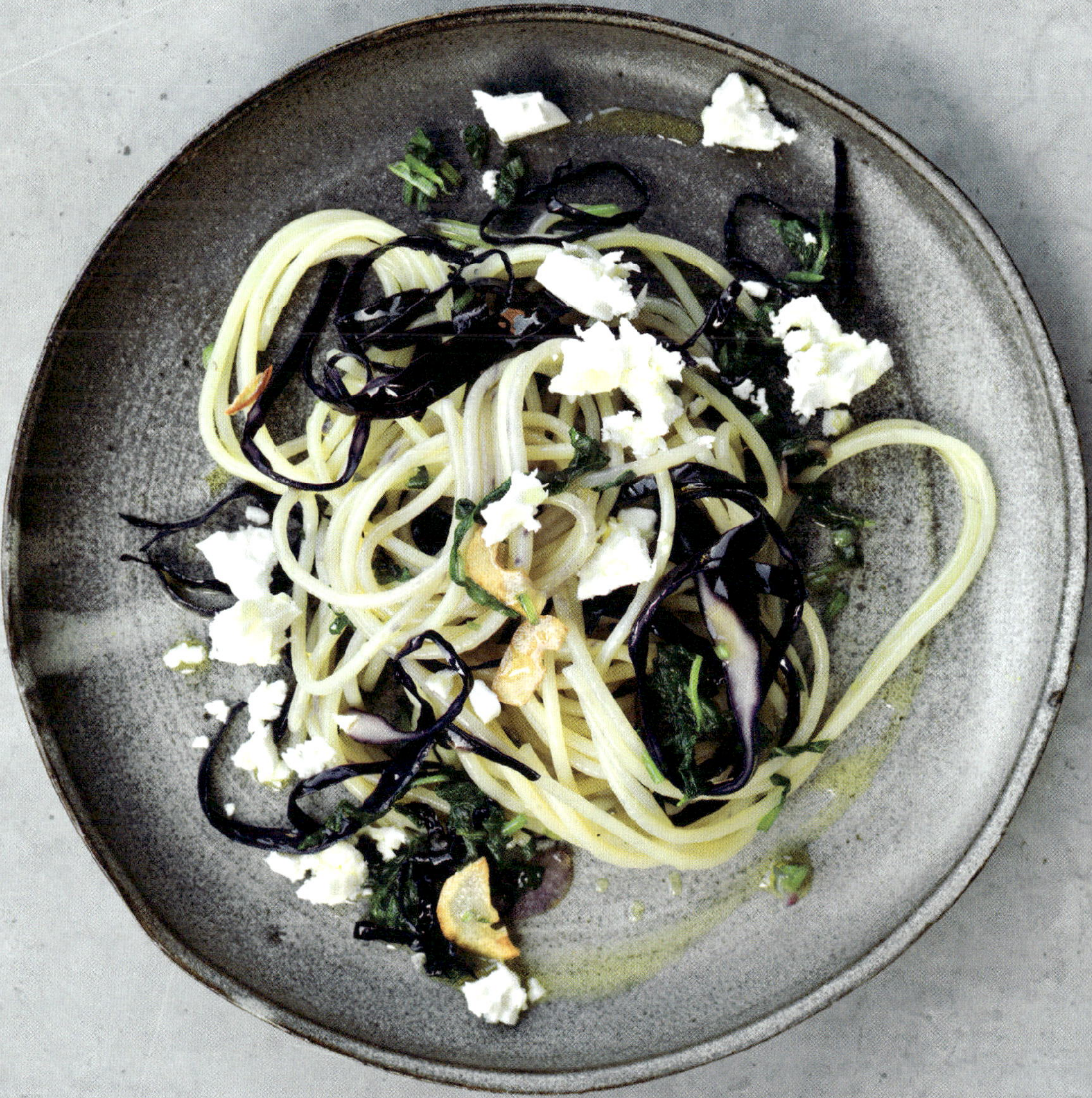

DIE ÄUSSEREN KOHLBLÄTTER SIND OFT FESTER UND ZÄHER UND MANCHMAL AUCH SCHMUTZIG, ABER MAN MUSS SIE NICHT WEGWERFEN! LEGEN SIE SIE FÜR DIESES SCHNELLE ESSEN BEISEITE. ES GENÜGT, SIE GRÜNDLICH ZU WASCHEN, UND SCHON SIND SIE FÜR DIESES GERICHT BEREIT.

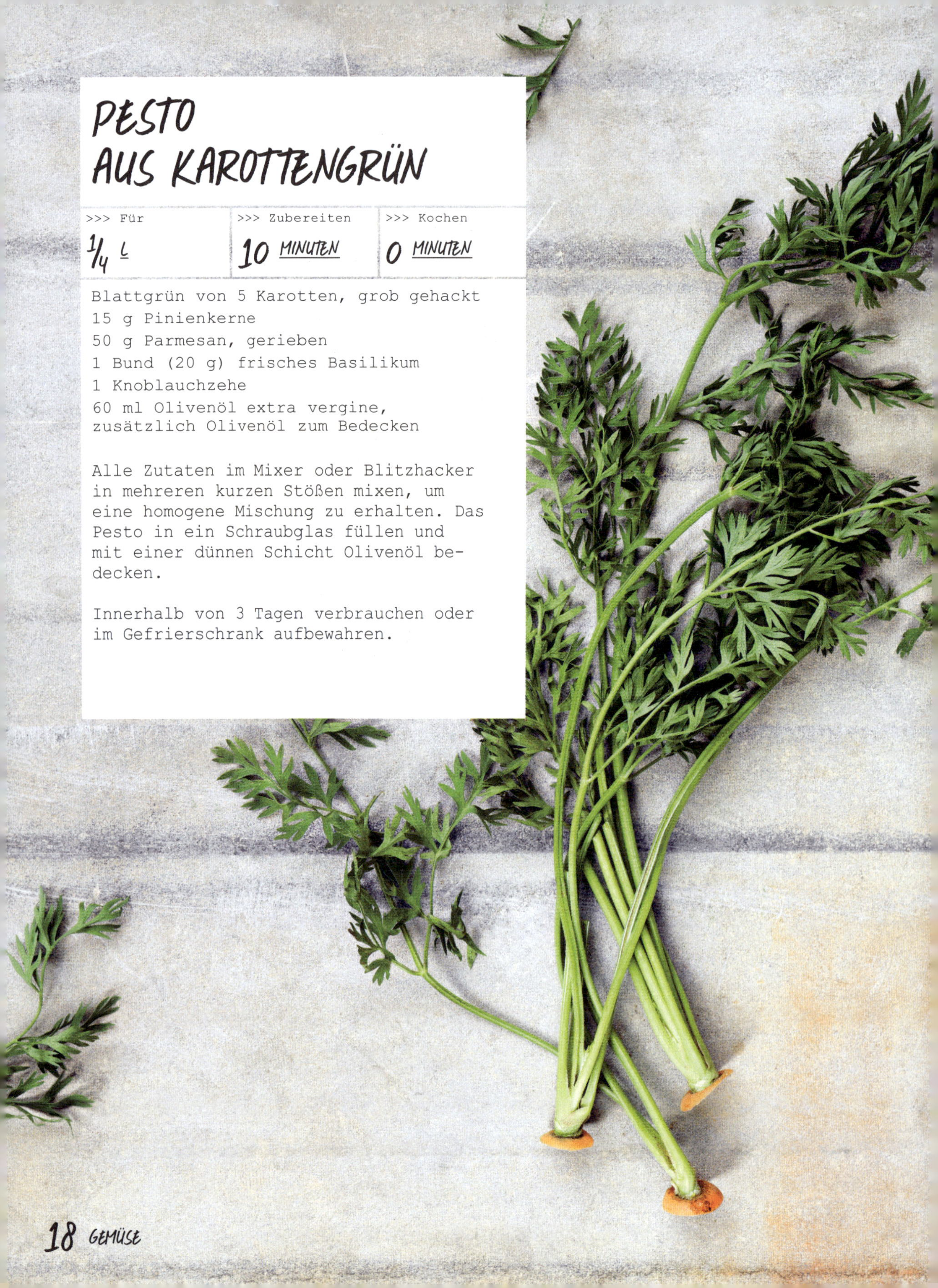

PESTO AUS KAROTTENGRÜN

>>> Für	>>> Zubereiten	>>> Kochen
1/4 L	10 MINUTEN	0 MINUTEN

Blattgrün von 5 Karotten, grob gehackt
15 g Pinienkerne
50 g Parmesan, gerieben
1 Bund (20 g) frisches Basilikum
1 Knoblauchzehe
60 ml Olivenöl extra vergine, zusätzlich Olivenöl zum Bedecken

Alle Zutaten im Mixer oder Blitzhacker in mehreren kurzen Stößen mixen, um eine homogene Mischung zu erhalten. Das Pesto in ein Schraubglas füllen und mit einer dünnen Schicht Olivenöl bedecken.

Innerhalb von 3 Tagen verbrauchen oder im Gefrierschrank aufbewahren.

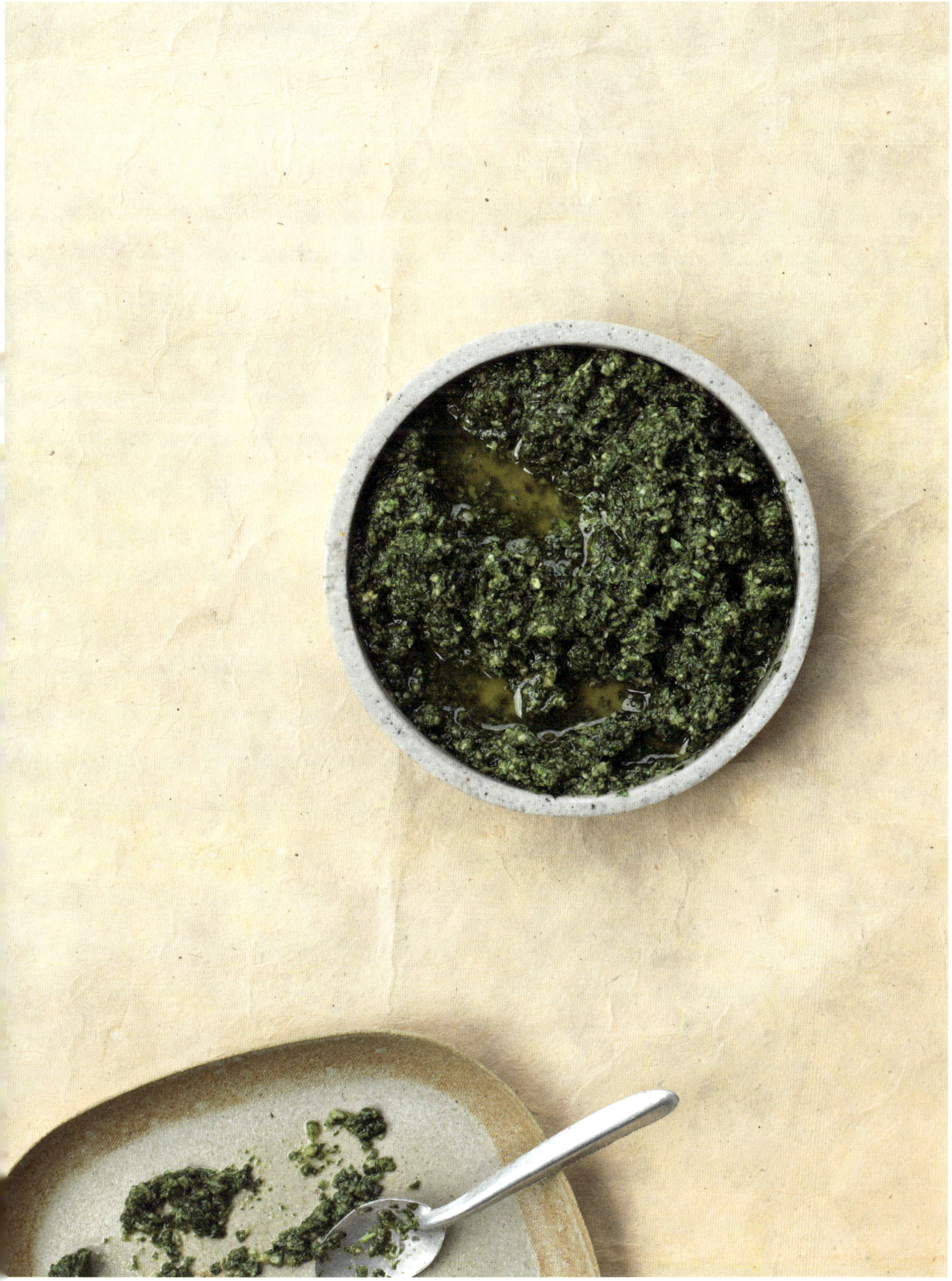

TABOULÉ MIT SELLERIEBLÄTTERN

>>> Für	>>> Zubereiten	>>> Kochen
4 ALS VORSPEISE	10 MINUTEN	15 MINUTEN

70 g Couscous-Grieß
2 TL Olivenöl
1 kleine rote Zwiebel, fein gehackt
3 Roma-Tomaten, klein geschnitten
200 g Sellerieblätter und -spitzen, gehackt
Saft von 1 Zitrone
Salz und schwarzer Pfeffer
1 kleines Bund Minze, fein geschnitten

Den Couscous mit 1 Teelöffel Öl in einer hitzebeständigen Schüssel vermischen. Mit ¼ l heißem Wasser übergießen, zudecken und 15 Minuten quellen lassen. Überschüssiges Wasser abgießen. Zwiebel, Tomaten, Sellerieblätter und -spitzen hinzufügen und vermischen. Das restliche Olivenöl und Zitronensaft hinzufügen, salzen und pfeffern und mit Minze bestreuen.

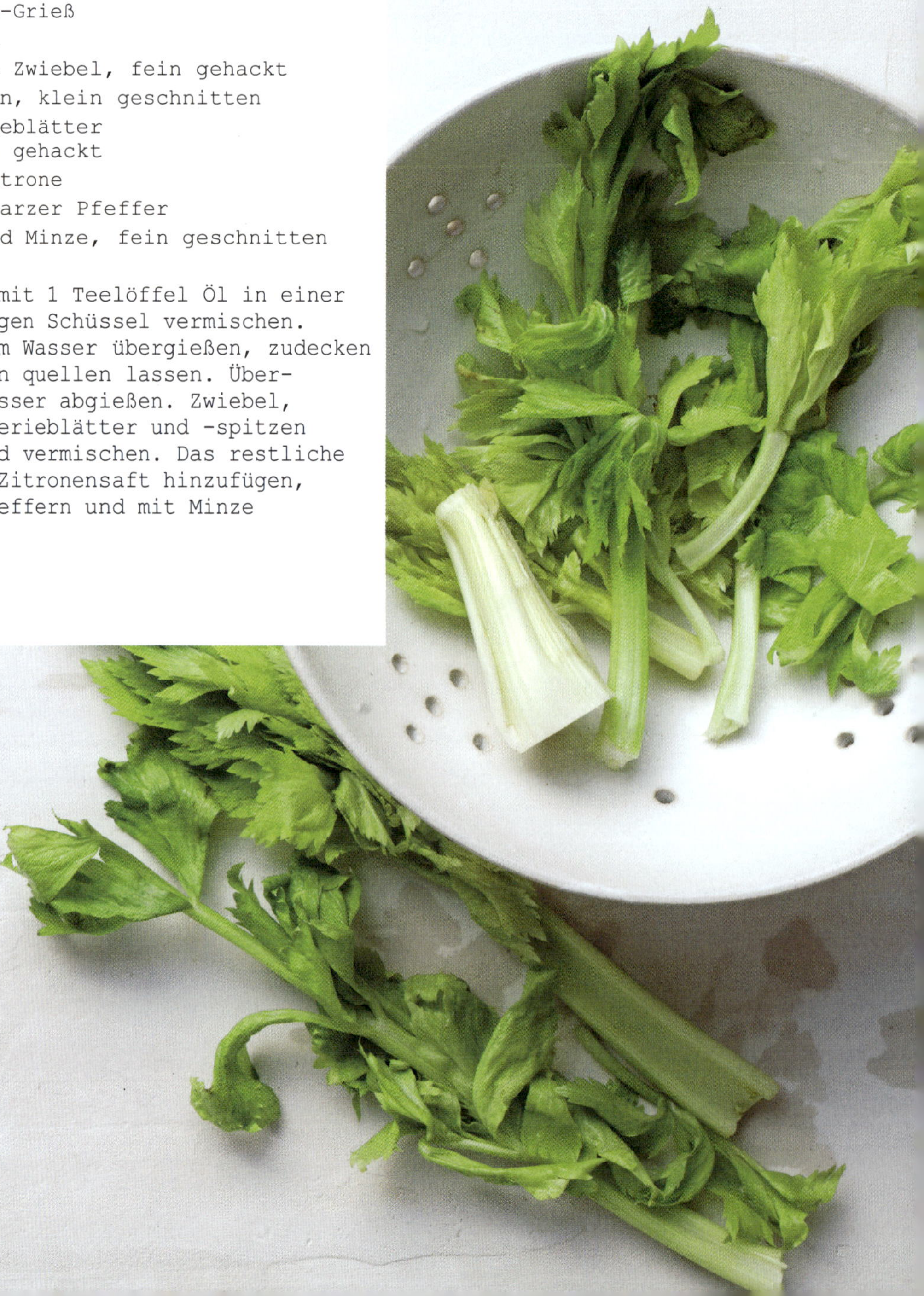

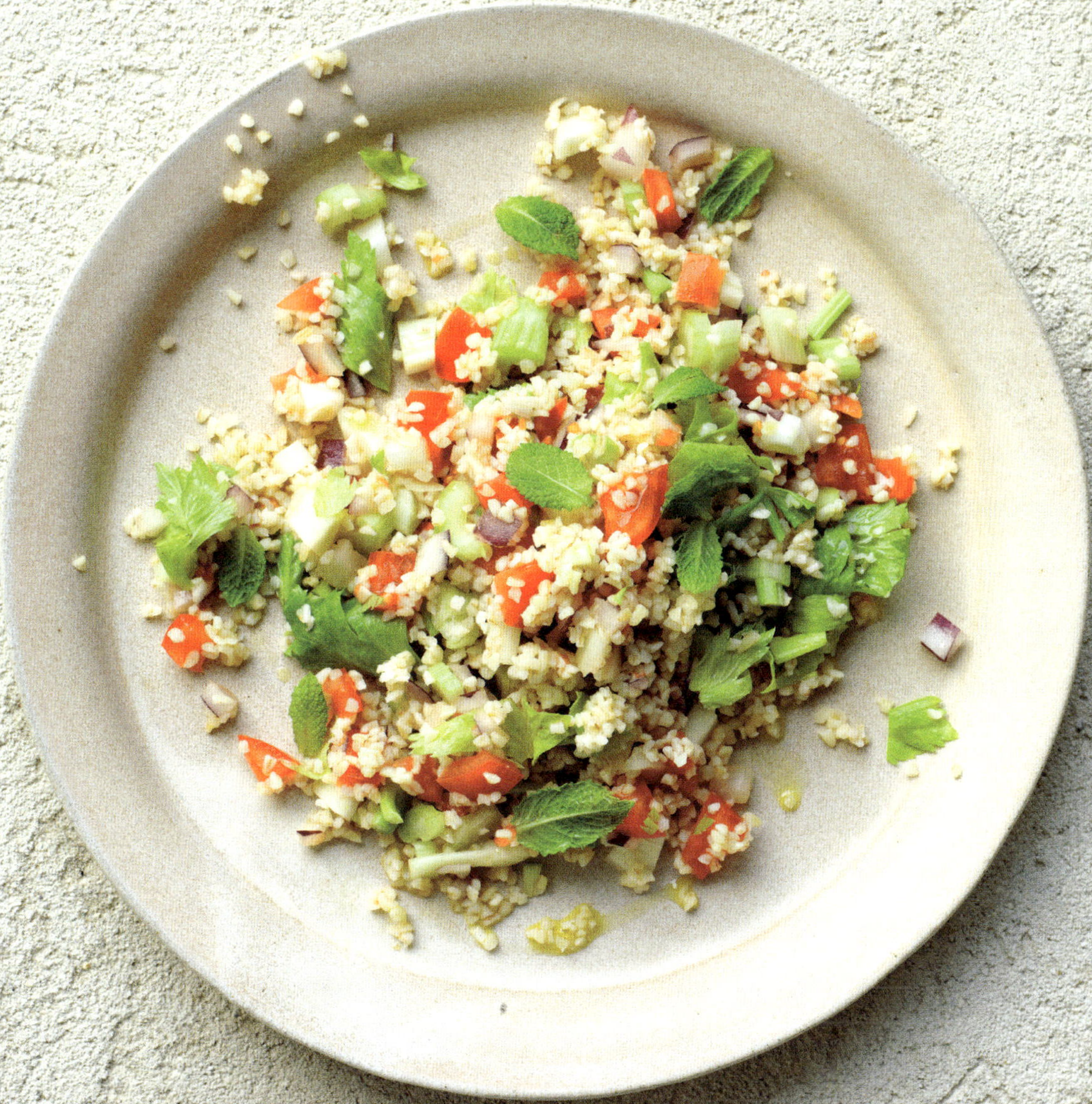

IN SALATEN ODER FÜR KURZGEBRATENES KÖNNEN SIE PETERSILIE ODER ANDERE KRÄUTER PROBLEMLOS DURCH SELLERIEBLÄTTER ERSETZEN.

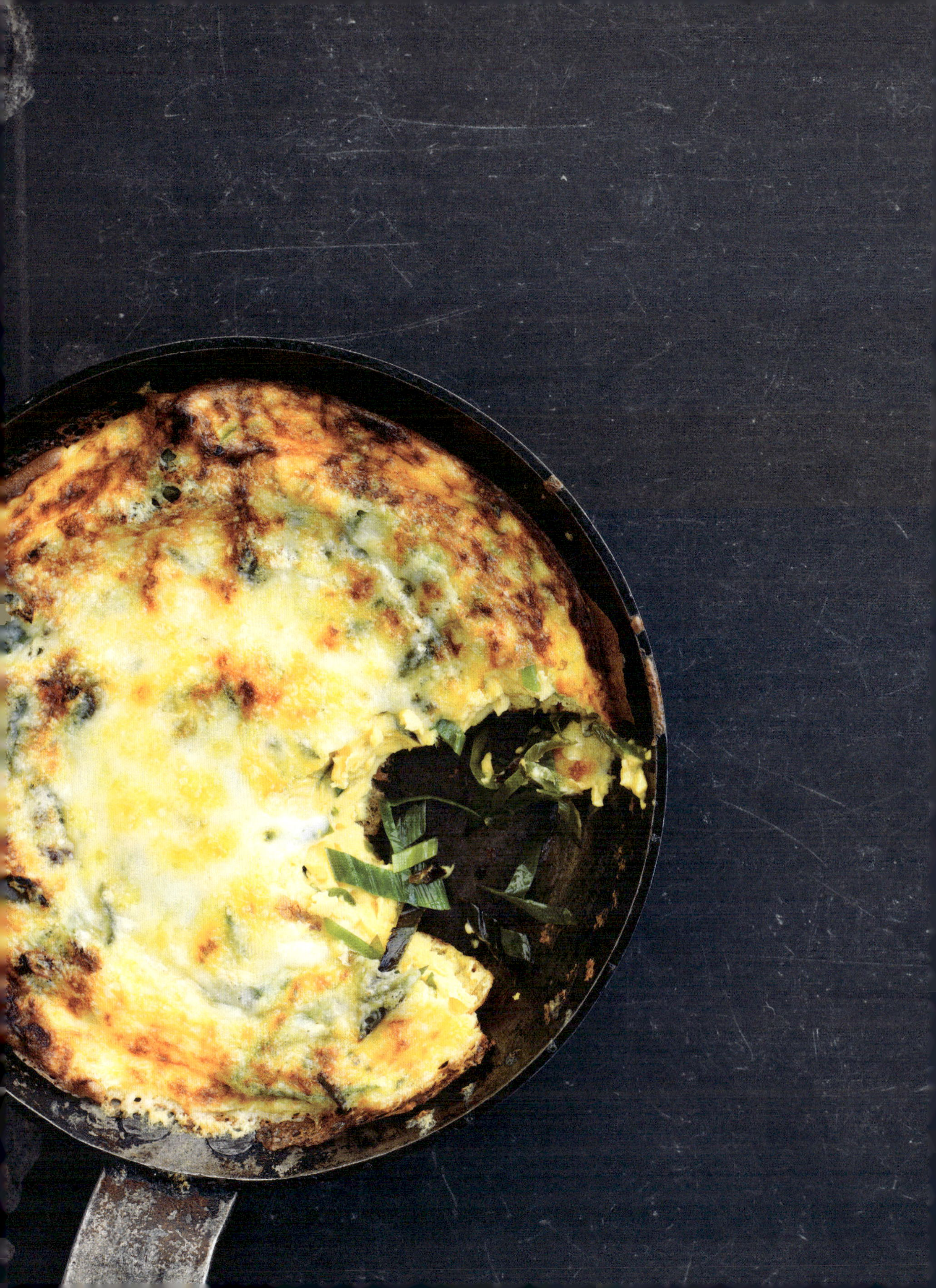

OMELETT MIT LAUCHBLÄTTERN

>>> Für	>>> Zubereiten	>>> Kochen
1 PERSON	5 MINUTEN	10 MINUTEN

DIE ÄUSSEREN LAUCHBLÄTTER SIND MEIST ETWAS HART UND ZÄH UND WERDEN OFT WEGGEWORFEN, OBWOHL SIE SEHR VIEL GESCHMACK HABEN. VERWENDEN SIE EINE LAUCHSTANGE MÖGLICHST VOLLSTÄNDIG. WENN SIE FÜR EIN GERICHT DIE ÄUSSEREN BLÄTTER ENTFERNEN, BEWAHREN SIE SIE AUF UND BEREITEN DAMIT DIESES OMELETT ZU.

2 äußere Lauchblätter, fein gehackt oder fein geschnitten
10 g Butter
3 Eier
50 ml Rahm (Sahne)
2 EL geriebener Gruyère oder Parmesan
Salz und schwarzer Pfeffer

Den Backofengrill vorheizen.

Butter und Lauch in einer Pfanne 3-4 Minuten unter Rühren andünsten, bis der Lauch weich wird. Eier und Rahm verrühren, dann 1-2 Minuten aufschlagen; dies sorgt für eine luftige Konsistenz. Die Eimischung in die Pfanne geben und umrühren, damit sie sich auf dem Pfannenboden verteilt. Nach 4-5 Minuten, wenn die Eier fast vollständig gestockt sind, salzen, pfeffern und mit dem Käse bestreuen. Die Pfanne 1-2 Minuten unter den heißen Backofengrill stellen, bis der Käse schmilzt.

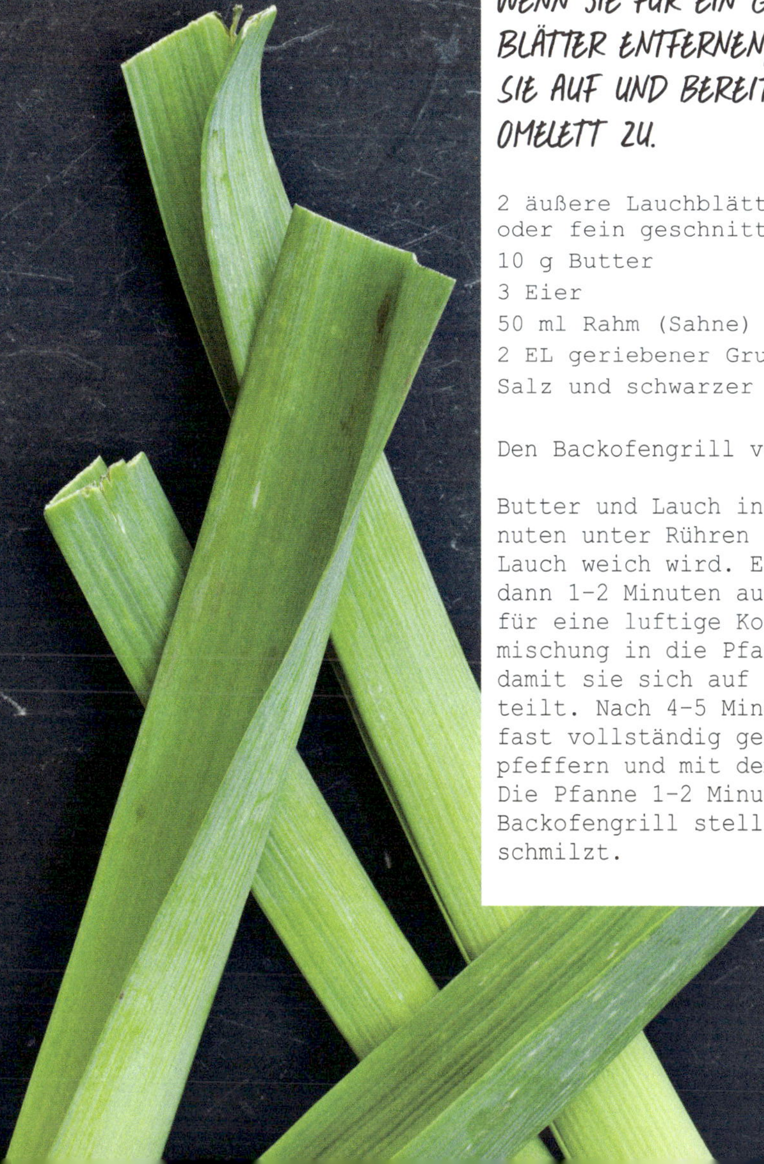

PULVER AUS TOMATENHAUT

>>> Für	>>> Zubereiten	>>> Trocknen
15 G	20 MINUTEN	3 STUNDEN

1 kg Tomaten

Die Tomaten kurz in kochendes Wasser tauchen. Die Haut abziehen und das Fruchtfleisch für ein anderes Rezept verwenden. Den Backofen auf 100 Grad vorheizen. Die Tomatenhäute auf ein mit Backpapier belegtes Blech legen und im Backofen 3 Stunden trocknen. Die vollständig getrockneten Häute in einem luftdicht verschlossenen Gefäß aufbewahren. Erst kurz vor der Verwendung in einer Kaffeemühle oder im Blitzhacker mahlen oder im Mörser zerstoßen, damit das Pulver nicht feucht oder klebrig wird.

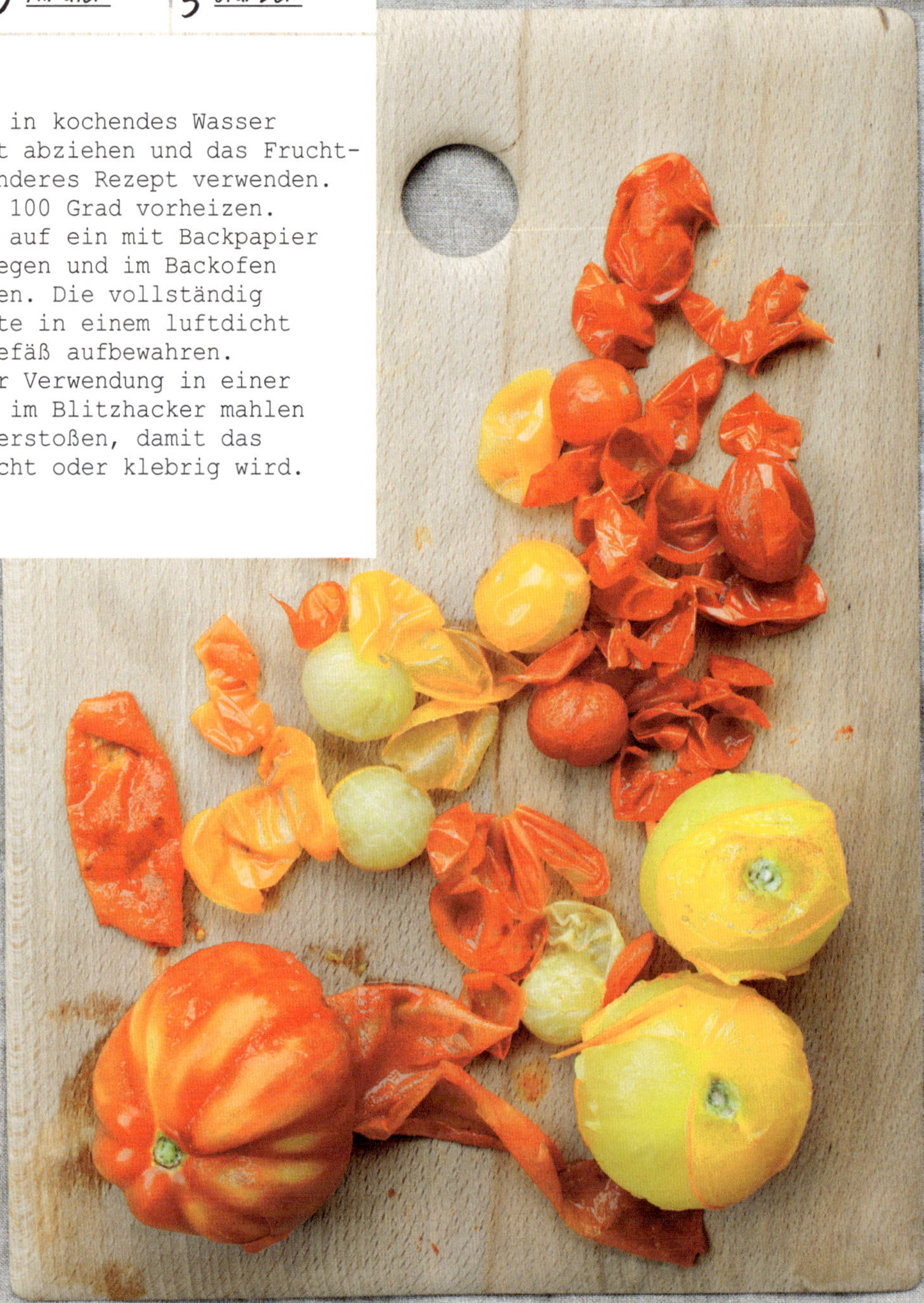

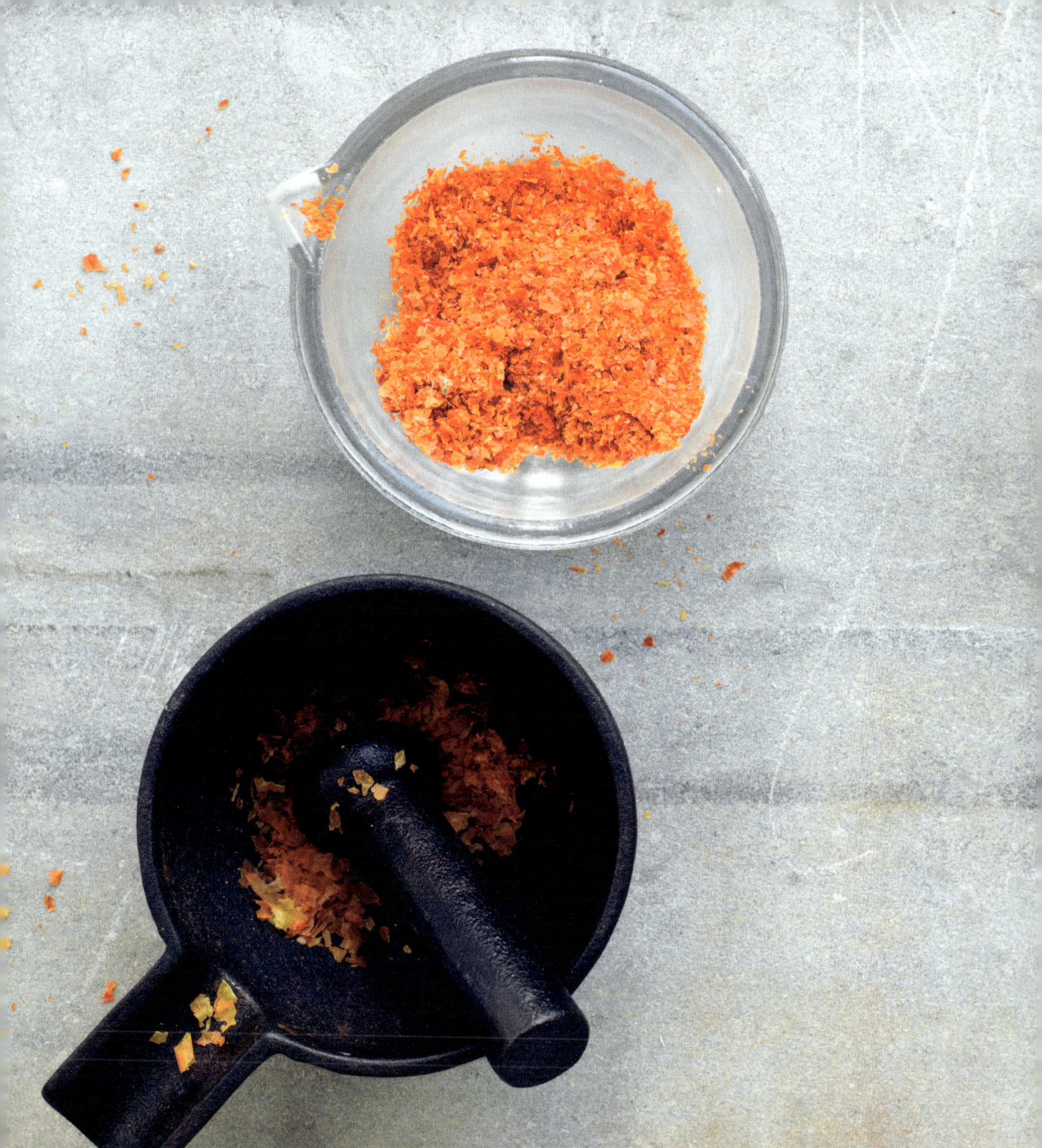

BEIM ZUBEREITEN EINER TOMATENSAUCE BLEIBEN VIELE TOMATENHÄUTE ÜBRIG. STELLEN SIE DARAUS DIESES KRÄFTIG TOMATIG SCHMECKENDE PULVER HER, DAS SIE WIE EIN GEWÜRZ VERWENDEN KÖNNEN.

4 MÖGLICHKEITEN

ZUR VERWENDUNG VON TOMATENPULVER

SALZ MIT TOMATENPULVER

>>> Für 200 g
>>> Zubereiten: 2 Minuten
>>> Kochen: 0 Minuten

100 g Tomatenpulver (Seite 24)
100 g Salz

Tomatenpulver und Salz miteinander vermischen. Die Mischung hält sich in einem luftdicht verschlossenen Behälter bis zu einem Monat.

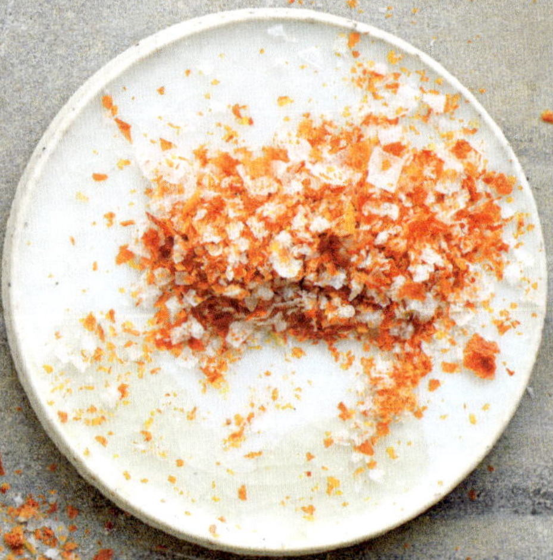

KARTOFFELCHIPS

>>> Für 2 Portionen
>>> Zubereiten: 10 Minuten
>>> Kochen: 5 Minuten

400 g Kartoffeln, in dünne Scheiben geschnitten / 200 ml Sonnenblumenöl / 1 EL Tomatenpulver (Seite 24) / Salz

Die Kartoffelscheiben in eine Schüssel mit kaltem Wasser geben, um die Stärke zu entfernen. Abgießen und den Vorgang so oft wiederholen, bis das abgeschüttete Wasser klar ist. Die Kartoffelscheiben gut trocken tupfen. Das Öl in einer Pfanne erhitzen. Die Kartoffeln in kleinen Portionen frittieren, auf Küchenpapier abtropfen lassen, salzen und mit Tomatenpulver bestreuen.

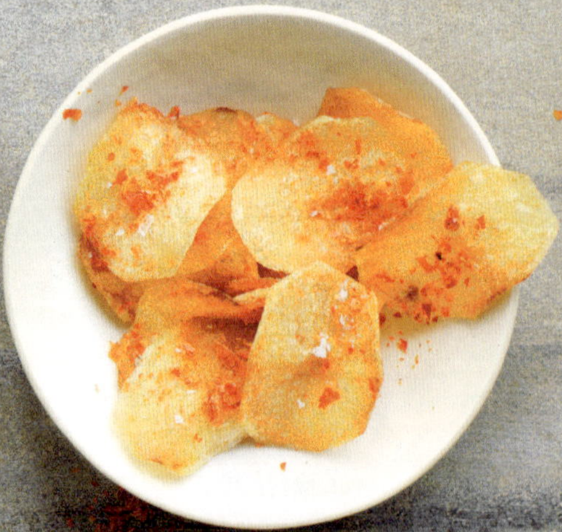

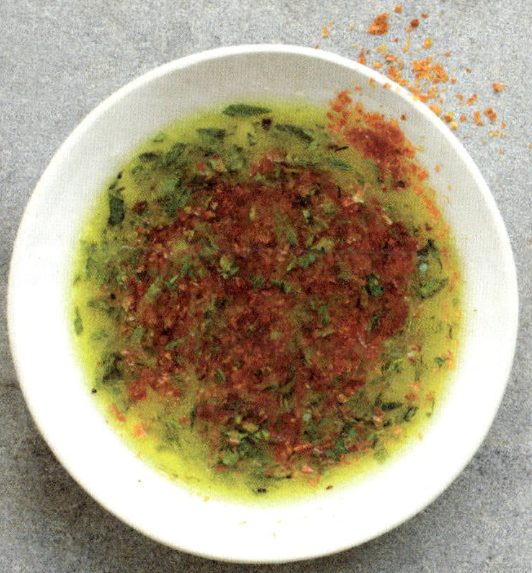

MARINADE

>>> Für 2 Portionen
>>> Zubereiten: 10 Minuten
>>> Ruhen: 10 Minuten

Saft von 2 Zitronen
5–6 EL Olivenöl extra vergine
2 EL Tomatenpulver (Seite 24)
2 Knoblauchzehen, gepresst
30 g Oregano, fein gehackt
15 g Thymian, grob gehackt
Salz und schwarzer Pfeffer

Den Zitronensaft in einer kleinen Schüssel mit dem Öl verrühren, sodass eine Emulsion entsteht. Die anderen Zutaten hinzufügen, gut umrühren, salzen und pfeffern. Vor der Verwendung 10 Minuten ruhen lassen.
Diese Marinade hält sich in einem luftdicht verschlossenen Gefäß im Kühlschrank bis zu einem Monat.

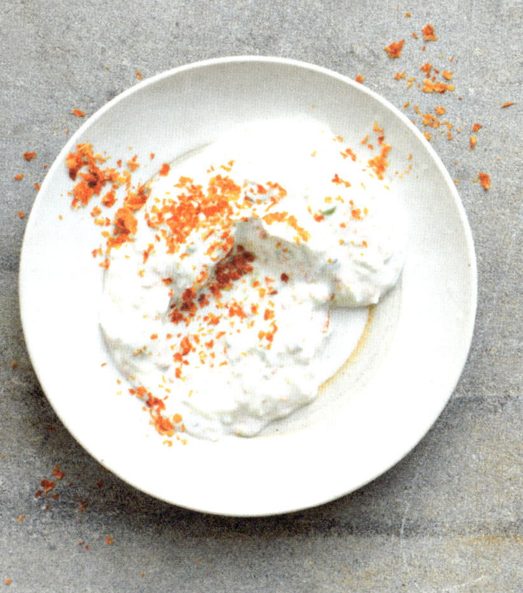

JOGHURTSAUCE

>>> Für 450 g
>>> Zubereiten: 10 Minuten
>>> Ruhen: 2 Stunden

1 Knoblauchzehe, geschält
1 Prise Salz
60 g Salatgurke
350 g griechischer Joghurt
1 EL Zitronensaft
2 EL Tomatenpulver (Seite 24)

Die Knoblauchzehe grob hacken, mit Salz bestreuen und mit dem Messerrücken fein zerdrücken. Beiseite stellen. Die Gurke schälen, entkernen, fein reiben und mit dem Knoblauch vermischen. Joghurt, Zitronensaft und Tomatenpulver hinzufügen und alles gut mischen. Leicht salzen. Bis zum Servieren zugedeckt im Kühlschrank 2 Stunden ruhen lassen.

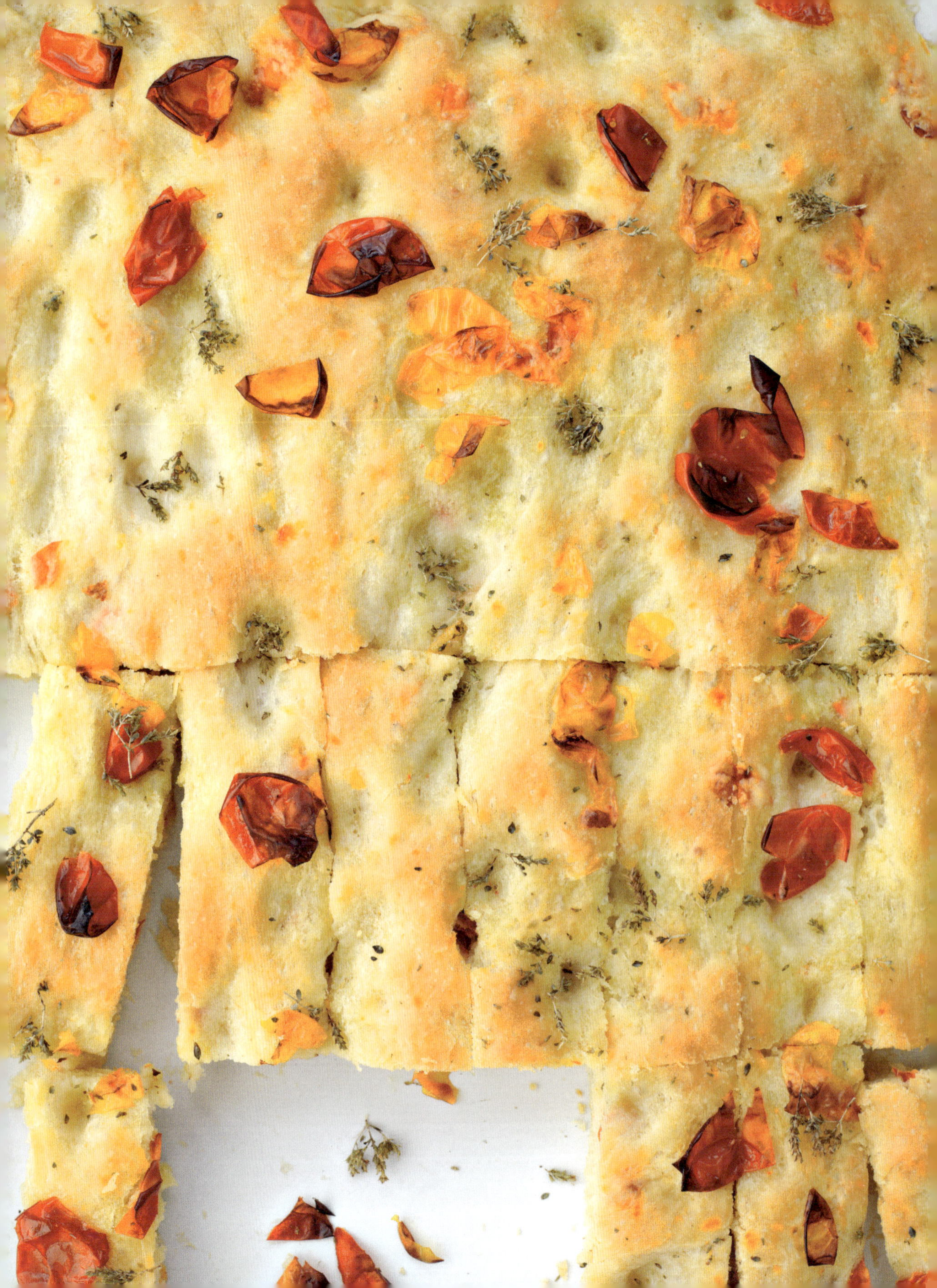

FOUGASSE MIT TOMATENHAUT

>>> Für	>>> Zubereiten	>>> Backen
1 BLECH	3 STUNDEN	25 MINUTEN

500 g Mehl Type 550 (Weiß oder Halbweiß)
200 g Tomatenhaut (Seite 24)
7 g Trockenhefe
130 ml Olivenöl extra vergine, zusätzlich zum Beträufeln
350 ml lauwarmes Wasser
15 g Salz, zusätzlich zum Bestreuen
Oregano zum Bestreuen

Das Mehl, die Hälfte der Tomatenhäute, Hefe, 80 ml Olivenöl und 300 ml Wasser in eine Schüssel geben und mit einem Holzlöffel sorgfältig vermischen. Das Salz hinzufügen und den Teig 5 Minuten in der Schüssel kneten. Dann den Teig auf der Arbeitsfläche 10 Minuten kneten. Die Schüssel leicht ölen, den Teig zu einer Kugel formen, in die Schüssel legen und, mit einem Küchentuch abgedeckt, an einem warmen Ort ohne Zugluft ruhen lassen, bis er sein Volumen verdoppelt. Ein Backblech einölen. Den Teig aufs Blech geben, flach drücken und bis in die Ecken des Blechs ziehen. An einem warmen, zugluftfreien Ort nochmals 1 Stunde gehen lassen.

Inzwischen die restlichen 5 Esslöffel Olivenöl mit 5 Esslöffel Wasser in ein Schraubgefäß geben. Verschließen und gut schütteln, damit sich beides vermischt.

Den Backofen auf 200 Grad vorheizen. Den Teig mit den Tomatenhäuten bestreuen, mit der Wasser-Öl-Mischung beträufeln, mit Salz und Oregano bestreuen. Im Ofen 25 Minuten backen.

> KNETEN
15 MINUTEN

> RUHEN
DER TEIG VERDOPPELT SEIN VOLUMEN

> KNETEN

> AUFGEHEN
1 STUNDE

> BACKEN
25 MINUTEN

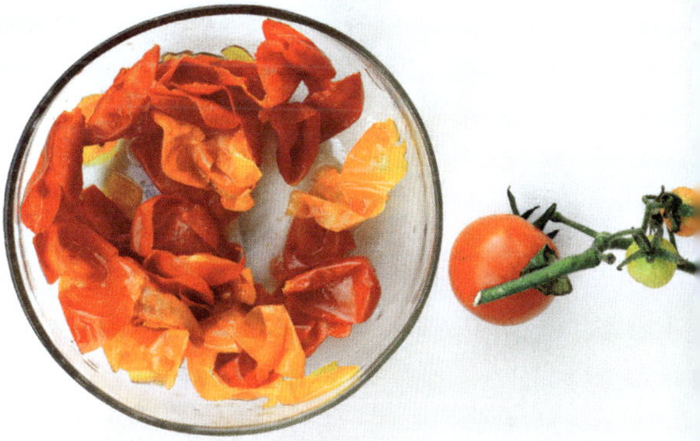

SPRITZ MIT GURKENSCHALE UND MINZESTÄNGELN

>>> Für 2 PORTIONEN	Schalen und Endstücke von 1 Gurke / 4 Minzestängel / Saft von 4 Zitronen / 200 ml Mineralwasser mit Kohlensäure / 8-9 Eiswürfel
>>> Zubereiten 5 MINUTEN	Alle Zutaten in den Mixer geben und kräftig mixen. Sofort servieren.

DIESER DRINK SCHMECKT AUCH MIT ETWAS GIN ODER WODKA KÖSTLICH. IN DIESEM FALL DIE WASSERMENGE ENTSPRECHEND VERRINGERN.

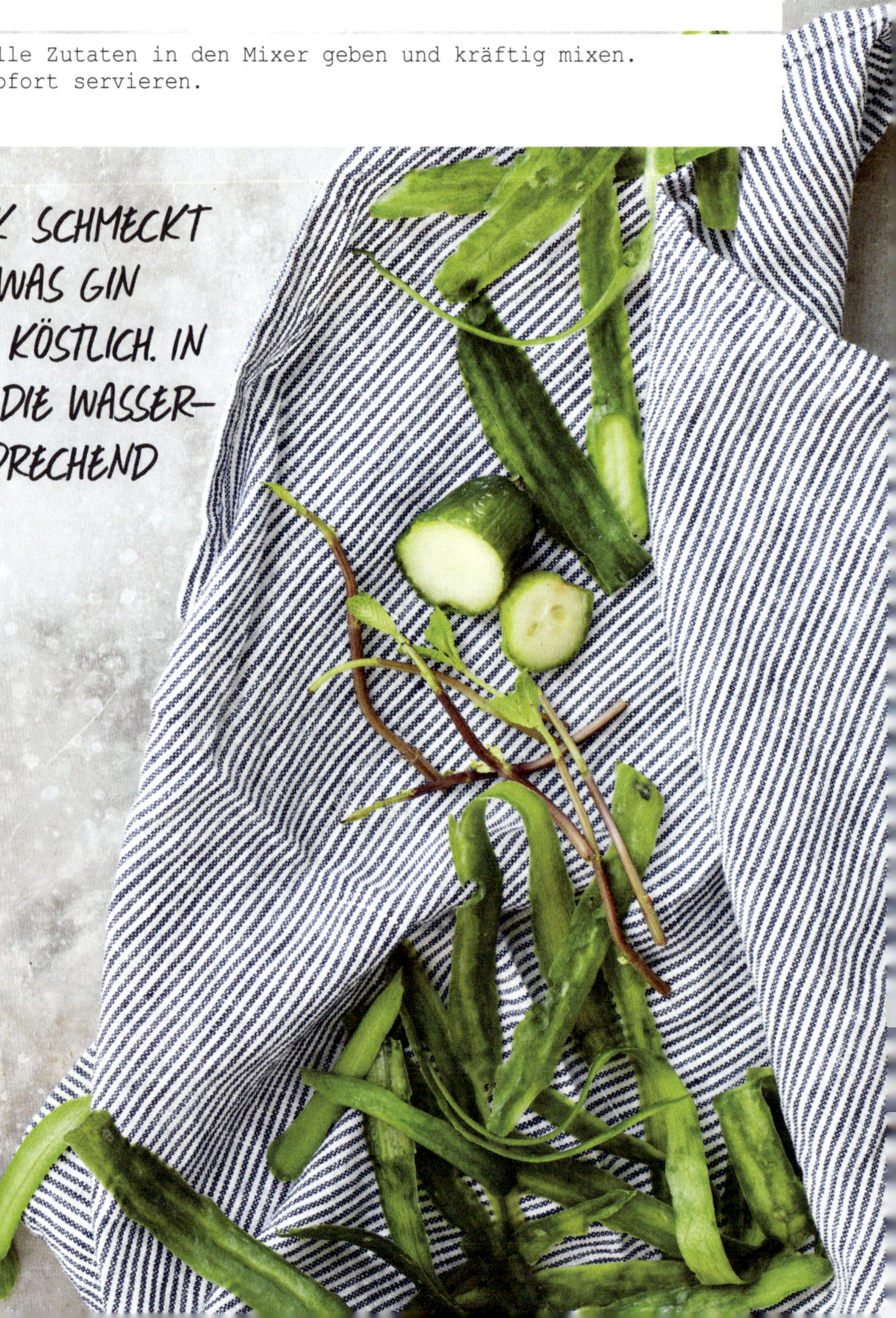

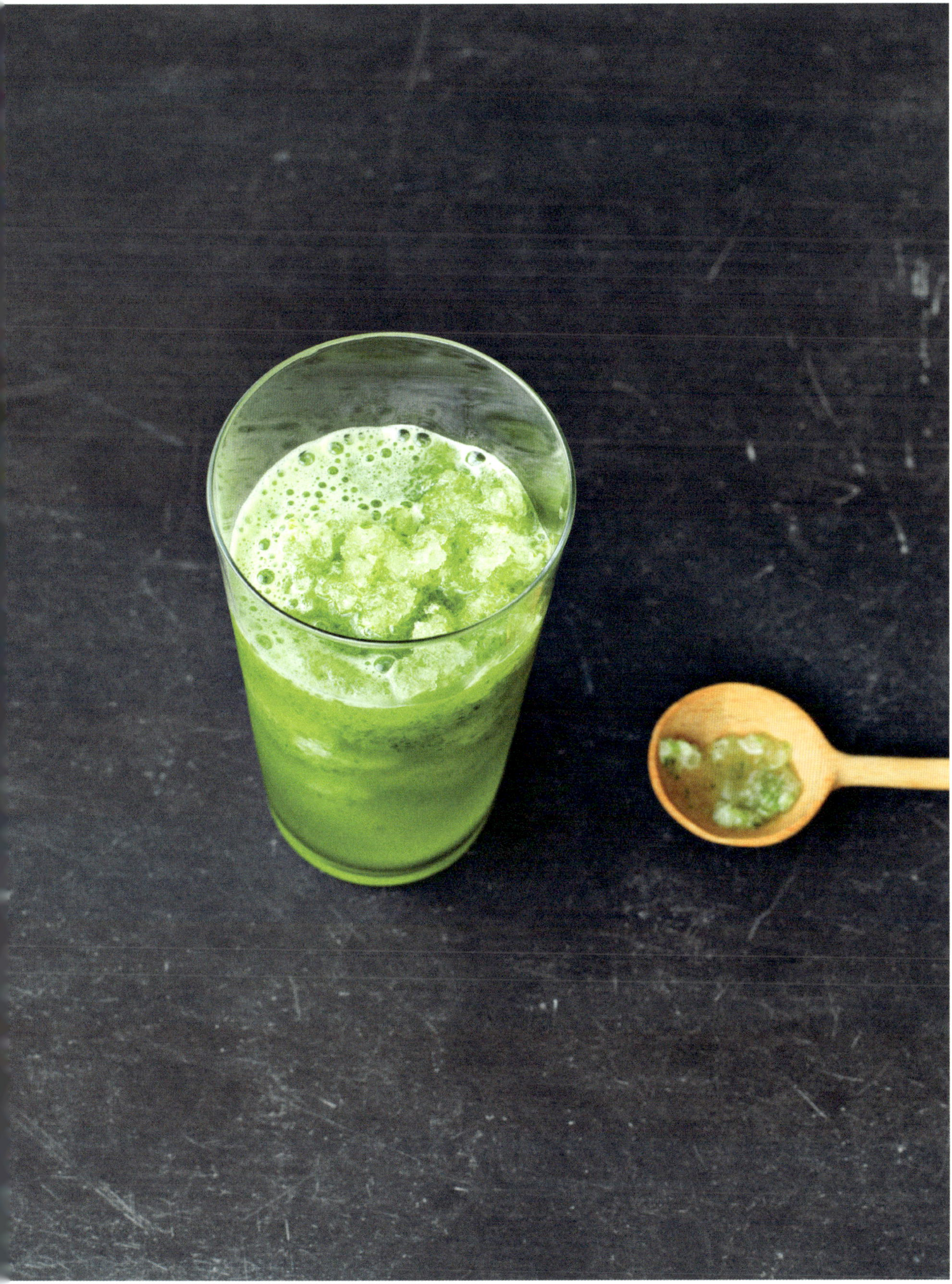

AUFGUSS AUS ZITRONENGRASRESTEN UND INGWER

>>> Für	>>> Zubereiten	>>> Ziehen lassen
2 PORTIONEN	5 MINUTEN	5 MINUTEN

Spitzen und Wurzelansätze von 1–2 Zitronengrasstängeln
1 EL Ingwerschalen
2 EL Honig

Alle Zutaten mit ½ l Wasser in einem kleinen Topf vermischen und aufkochen. 5 Minuten ziehen lassen, dann servieren. Den Aufguss vor dem Servieren nach Wunsch durch ein Sieb abseihen.

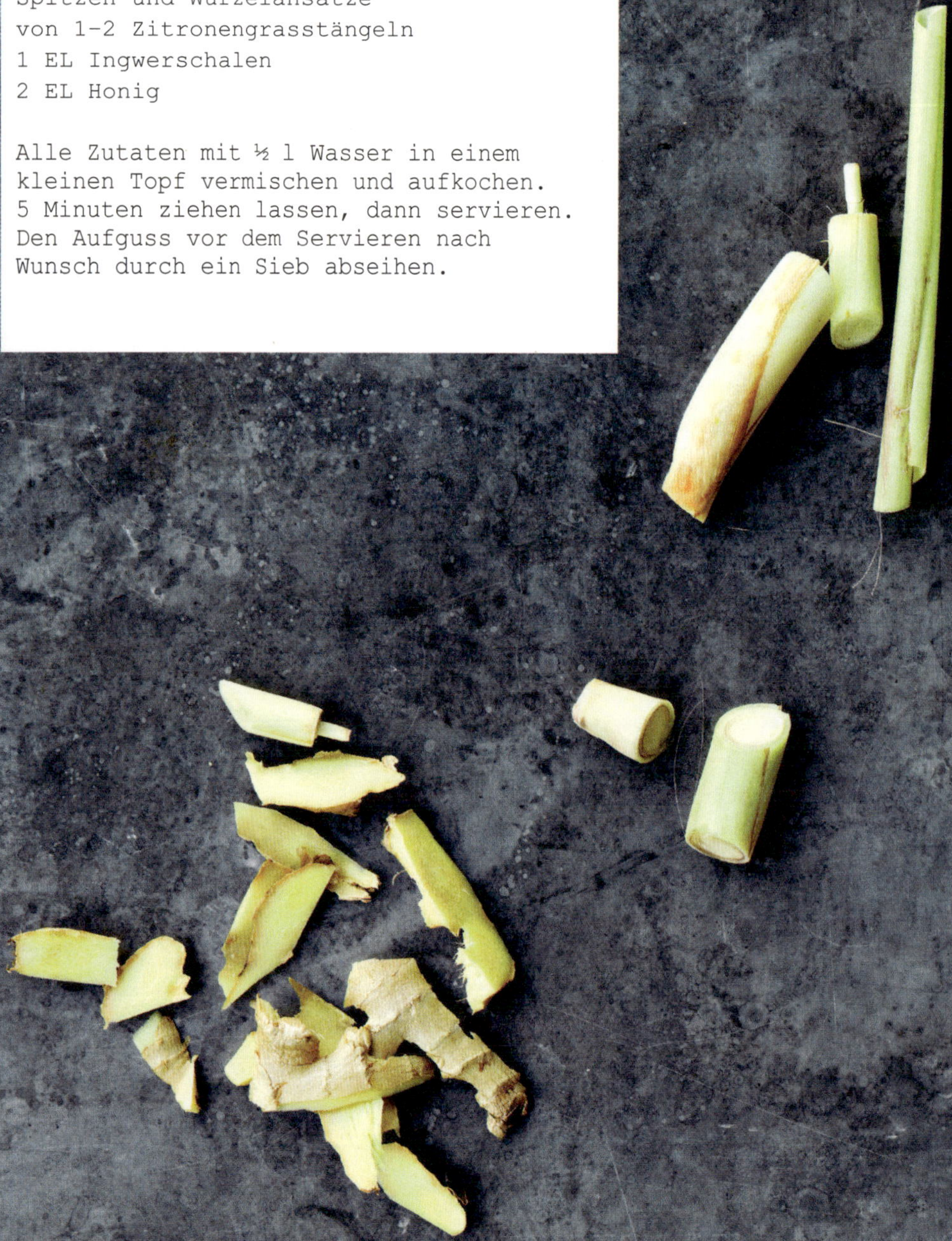

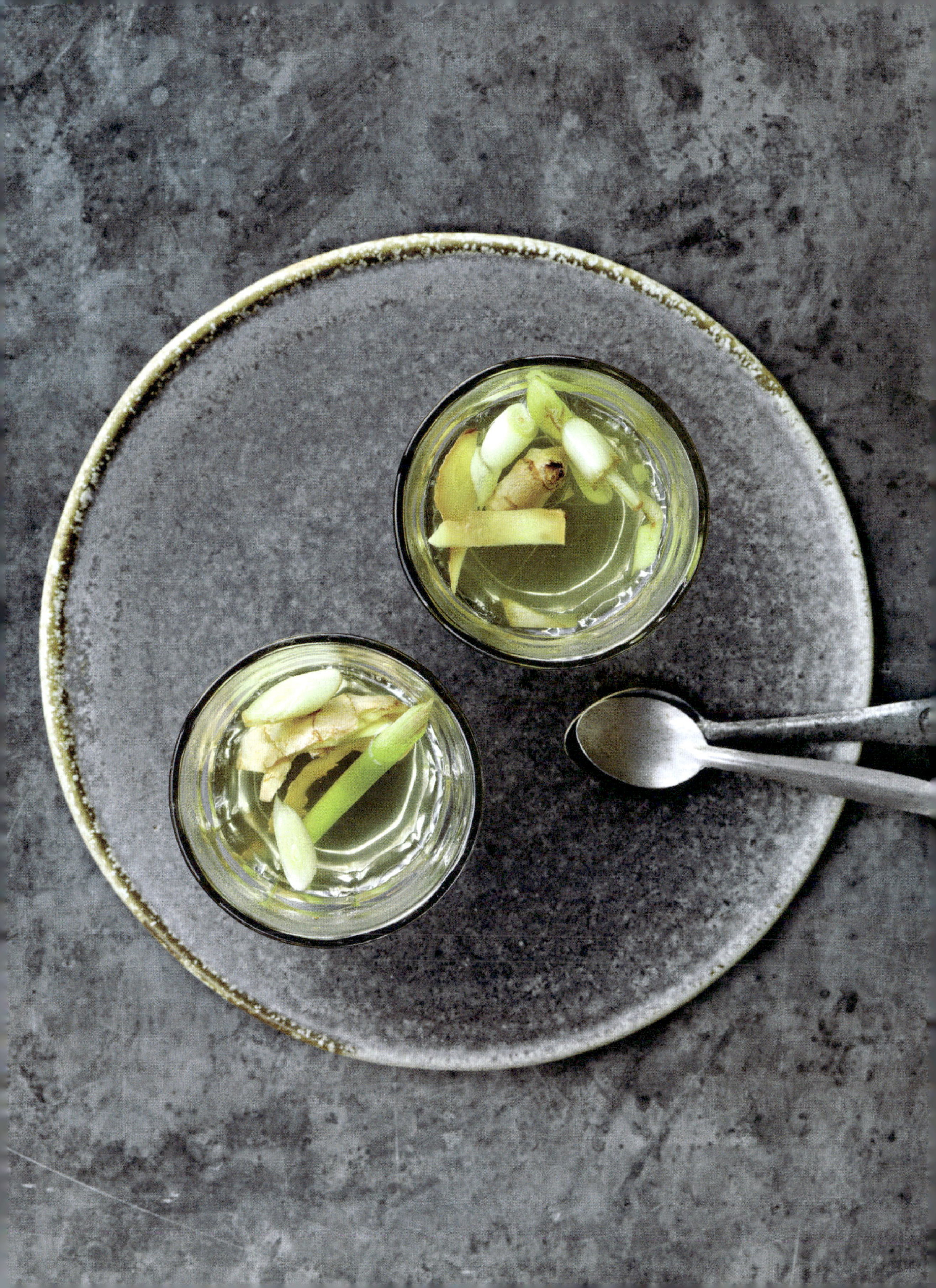

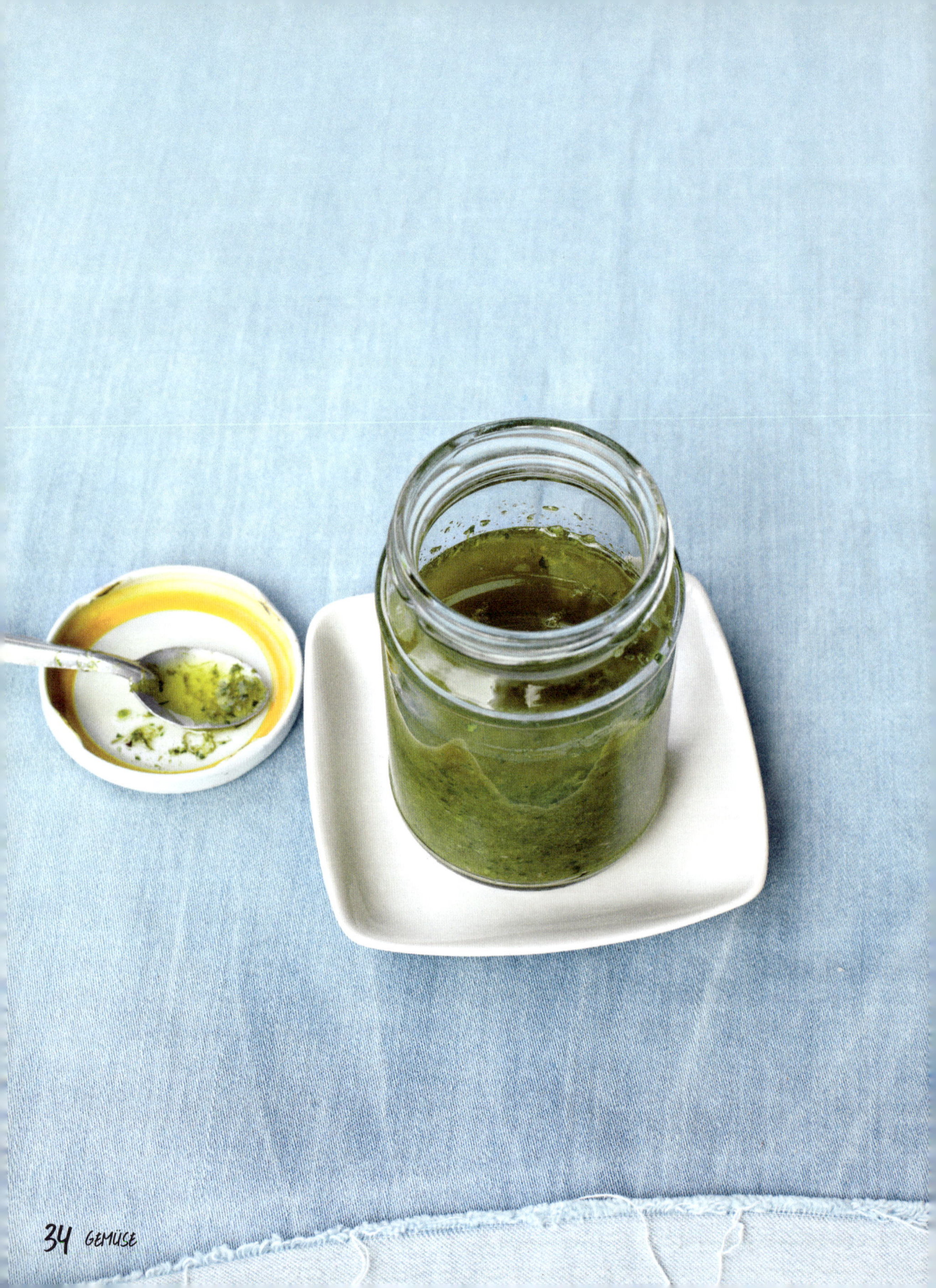

ÖL MIT KORIANDERSTÄNGELN

>>> Für	>>> Zubereiten	>>> Kochen
125 ML	5 MINUTEN	0 MINUTEN

50 g Korianderstängel
(nach Belieben auch die Wurzeln)
50 ml Olivenöl
75 ml Pflanzenöl
Salz

Die Korianderstängel und -wurzeln, falls vorhanden, grob hacken. In den Mixer geben, das Olivenöl hinzufügen und gründlich mixen. Weiter mixen und dabei das Pflanzenöl langsam hinzugießen. 1 Prise Salz hinzufügen.

TIPP: Je nachdem, wie viel Koriander Sie zur Verfügung haben, erhöhen oder verringern Sie einfach die Menge der anderen Zutaten entsprechend. Das Korianderöl hält sich in einem fest verschlossenen Glas oder einer Flasche im Kühlschrank etwa 2 Wochen.

MIT KRÄUTERN UND GEWÜRZEN AROMATISIERTE ÖLE EIGNEN SICH HERVORRAGEND ZUM WÜRZEN VIELER GERICHTE. KORIANDERÖL SCHMECKT SEHR GUT ZU GEGRILLTEM FISCH ODER ZU GEDÜNSTETEM GEMÜSE. ES PASST AUCH HERVORRAGEND ZU RÜHRGEBRATENEM ASIATISCHEM GEMÜSE ODER ZU SALATEN.

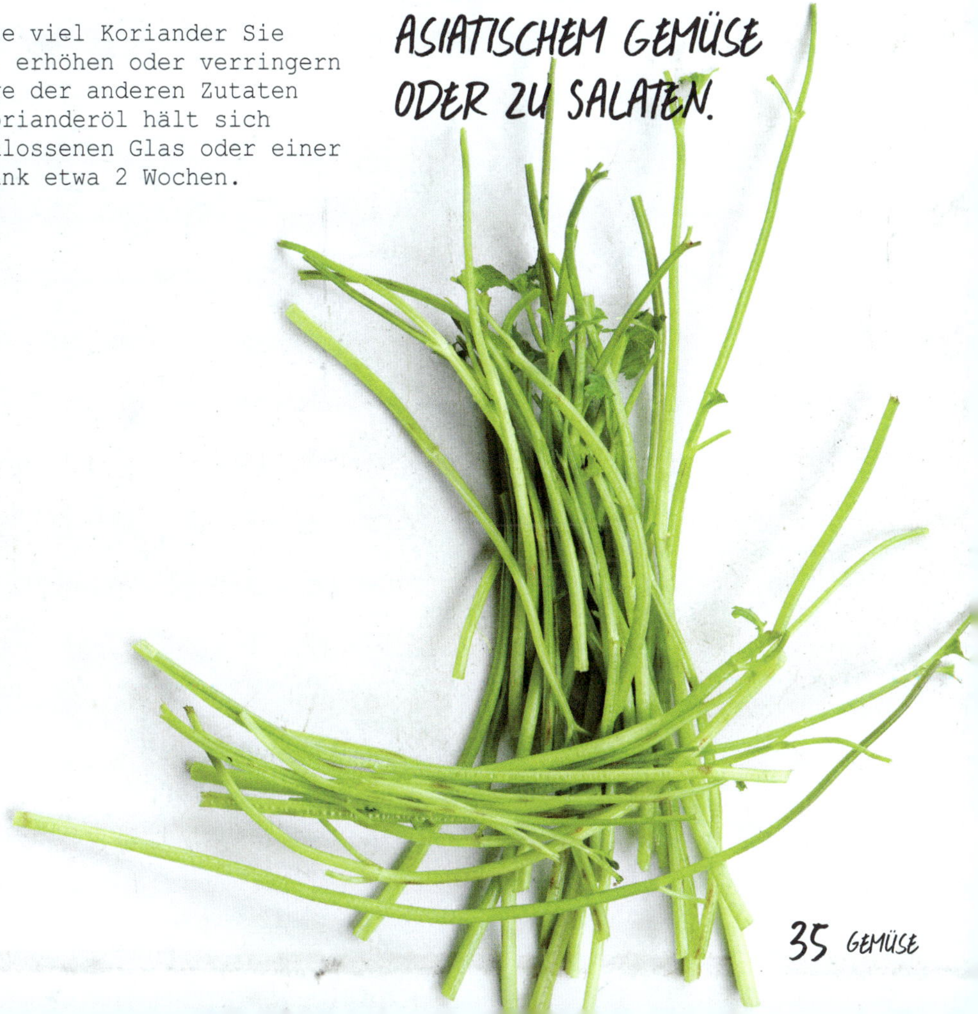

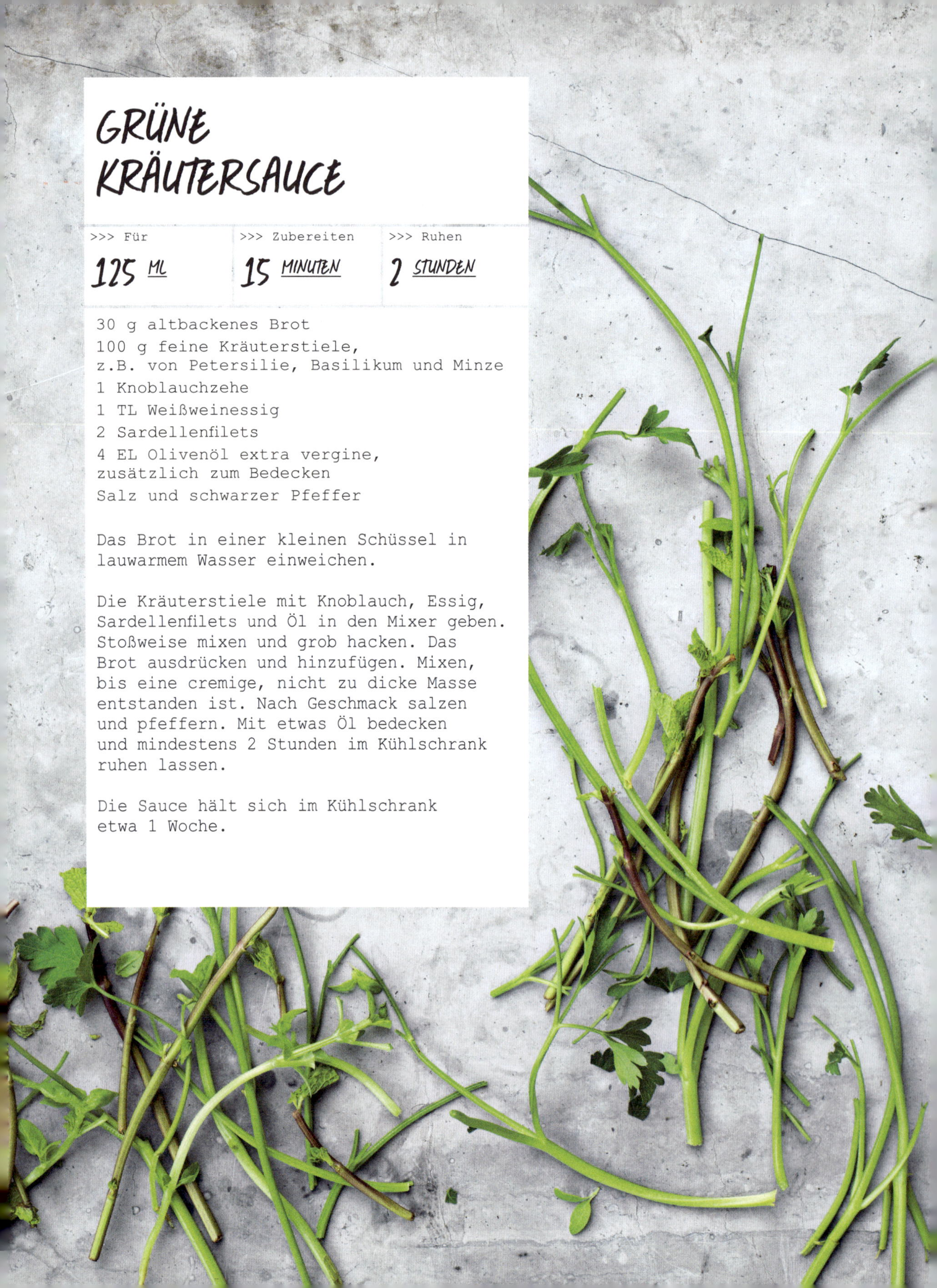

GRÜNE KRÄUTERSAUCE

>>> Für	>>> Zubereiten	>>> Ruhen
125 ML	15 MINUTEN	2 STUNDEN

30 g altbackenes Brot

100 g feine Kräuterstiele, z.B. von Petersilie, Basilikum und Minze

1 Knoblauchzehe

1 TL Weißweinessig

2 Sardellenfilets

4 EL Olivenöl extra vergine, zusätzlich zum Bedecken

Salz und schwarzer Pfeffer

Das Brot in einer kleinen Schüssel in lauwarmem Wasser einweichen.

Die Kräuterstiele mit Knoblauch, Essig, Sardellenfilets und Öl in den Mixer geben. Stoßweise mixen und grob hacken. Das Brot ausdrücken und hinzufügen. Mixen, bis eine cremige, nicht zu dicke Masse entstanden ist. Nach Geschmack salzen und pfeffern. Mit etwas Öl bedecken und mindestens 2 Stunden im Kühlschrank ruhen lassen.

Die Sauce hält sich im Kühlschrank etwa 1 Woche.

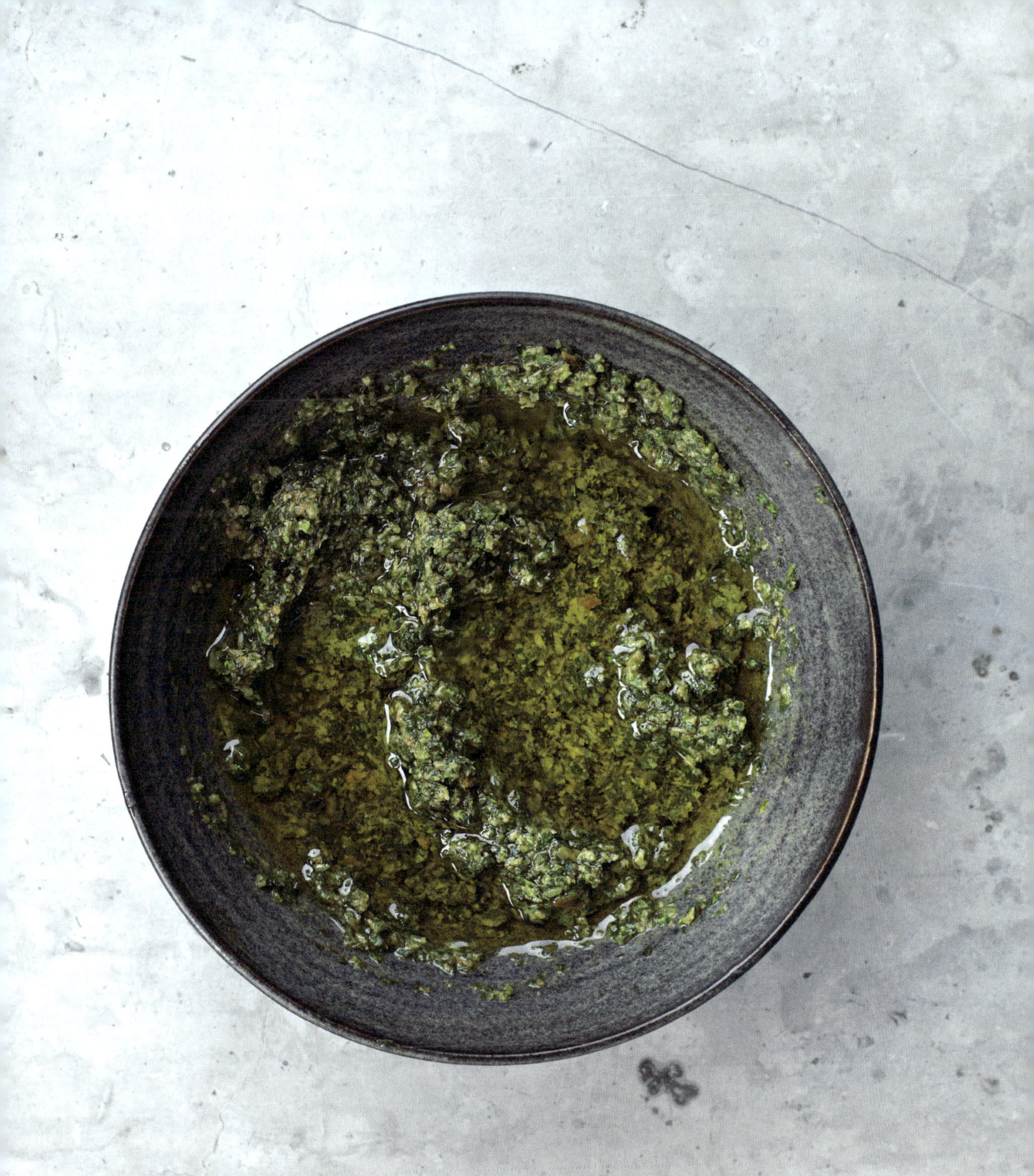

DIESE KRÄUTERSAUCE SCHMECKT KÖSTLICH ZU GEBRATENEM FLEISCH, FISCH UND GEMÜSE. SIE KÖNNEN SIE AUCH AUF CROÛTONS ODER EIN SANDWICH STREICHEN.

GEGRILLTE SALATSTRÜNKE MIT PARMESAN

>>> Für	>>> Zubereiten	>>> Kochen
1 PORTION	5 MINUTEN	5 MINUTEN

2 Salatstrünke oder -herzen
2 EL Olivenöl
Saft von ½ Zitrone
2 EL Parmesan, in Spänen
Salz und schwarzer Pfeffer

Die Salatstrünke oder -herzen vierteln. Eine Grillpfanne auf mittlerer Hitze erhitzen. 1 Esslöffel Öl in die Pfanne geben. Die Salatstrünke oder -herzen ins heiße Öl geben und 3–4 Minuten braten, dabei wenden, damit sie von allen Seiten bräunen. Das restliche Öl und den Zitronensaft hinzufügen. Auf einer Platte anrichten und mit Parmesanspänen bestreuen. Salzen und pfeffern.

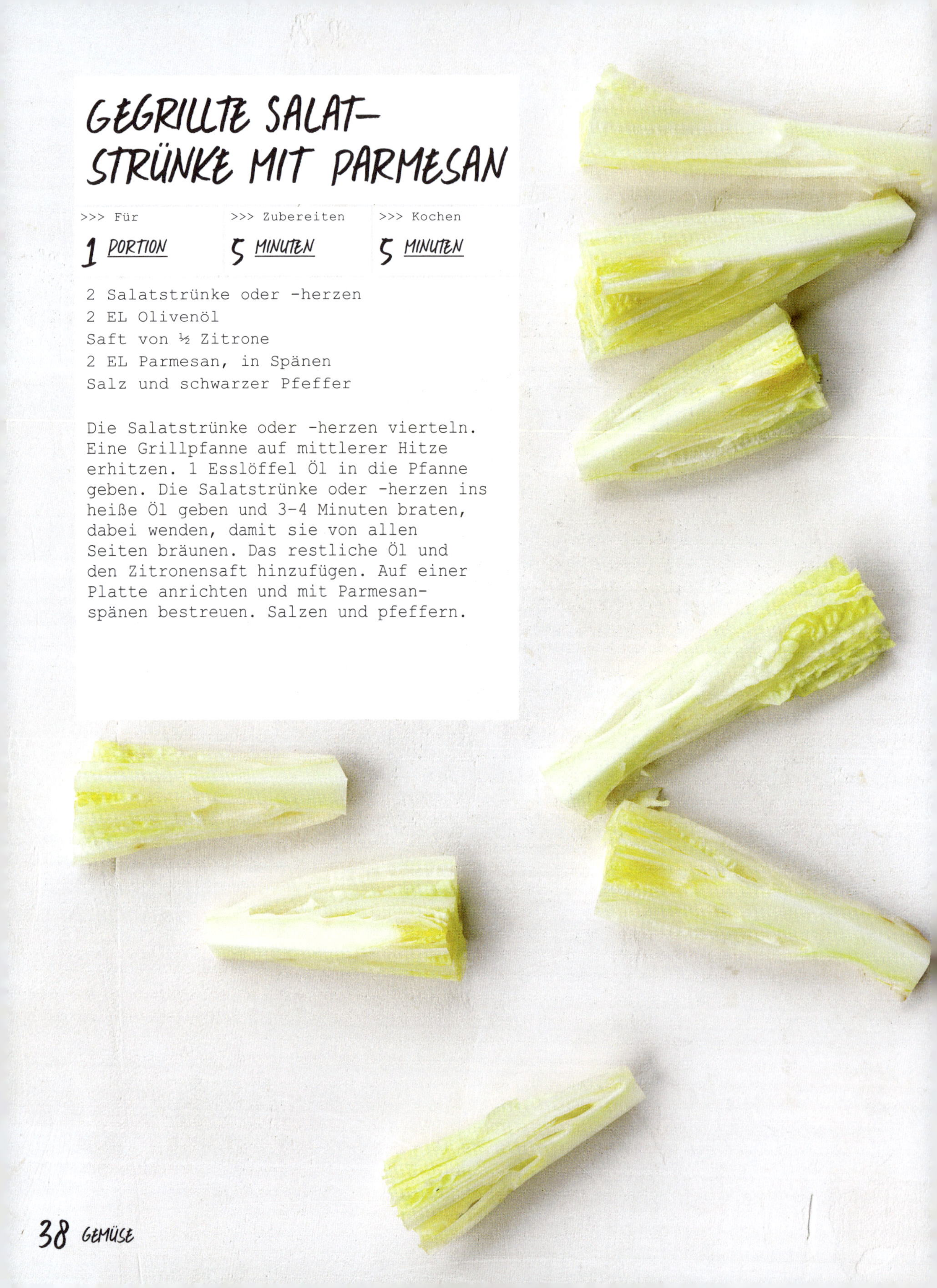

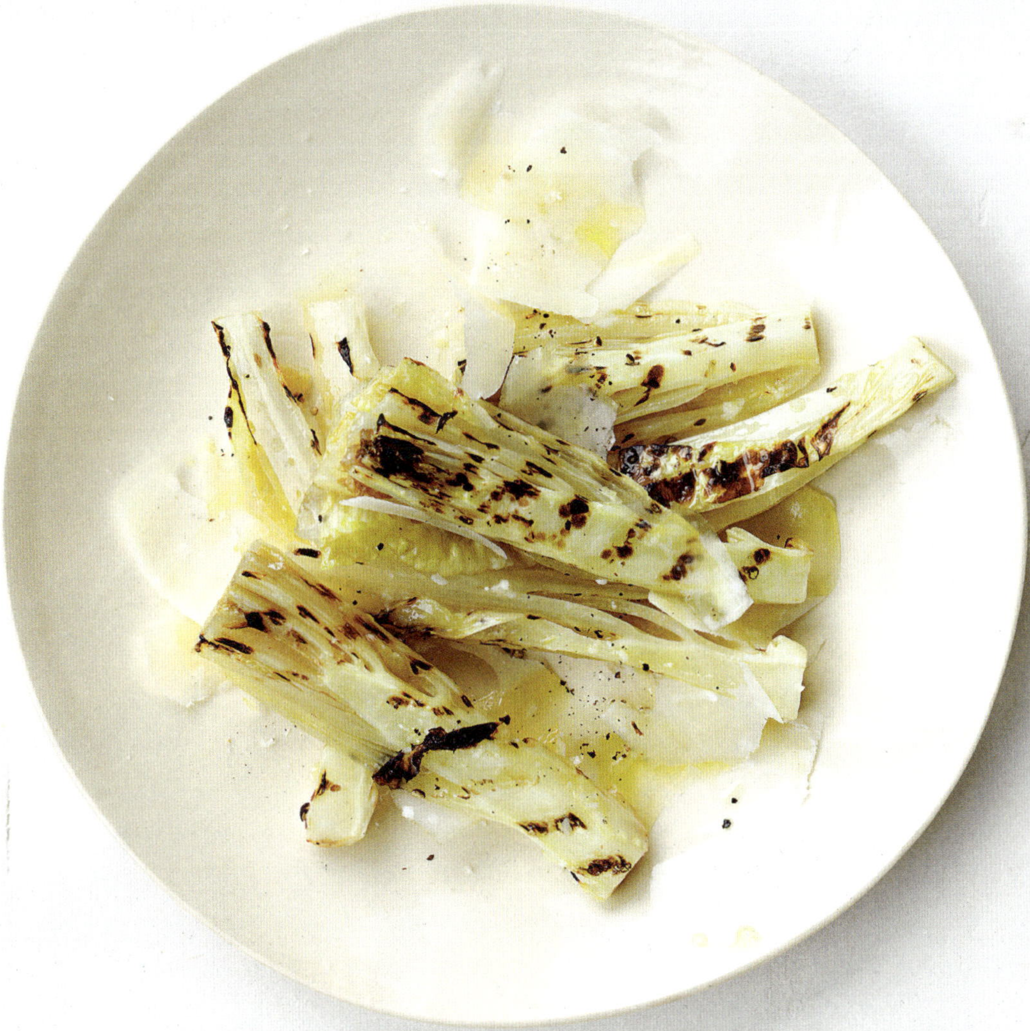

SALAT BLEIBT LÄNGER FRISCH, WENN ER GEWASCHEN UND KÜCHENFERTIG VORBEREITET IST. SCHNEIDEN SIE DEN STRUNK HERAUS, UND WASCHEN SIE DIE BLÄTTER, DAMIT SIE GEBRAUCHSFERTIG SIND. BEWAHREN SIE DIE STRÜNKE AUF, UM DIESE LECKERE VORSPEISE ZUZUBEREITEN.

GRÜNKOHLSTÄNGEL MIT CHILI

>>> Für	>>> Zubereiten	>>> Kochen
2 PORTIONEN	5 MINUTEN	10 MINUTEN

6–8 Grünkohlstängel, längs halbiert

10 g Butter

1 kleine Chilischote, nach Wunsch entkernt, fein geschnitten

1 TL Ingwer, gerieben

In einem Dämpftopf Wasser aufkochen. Die Grünkohlstängel auf ein Stück Backpapier legen. Mit Butterflocken, Chili und Ingwer bestreuen. Das Backpapier zusammenfalten und die Enden verdrehen, um es zu verschließen. Das Päckchen in den Dämpfeinsatz legen und 8–10 Minuten dämpfen, damit die Stängel weich werden.

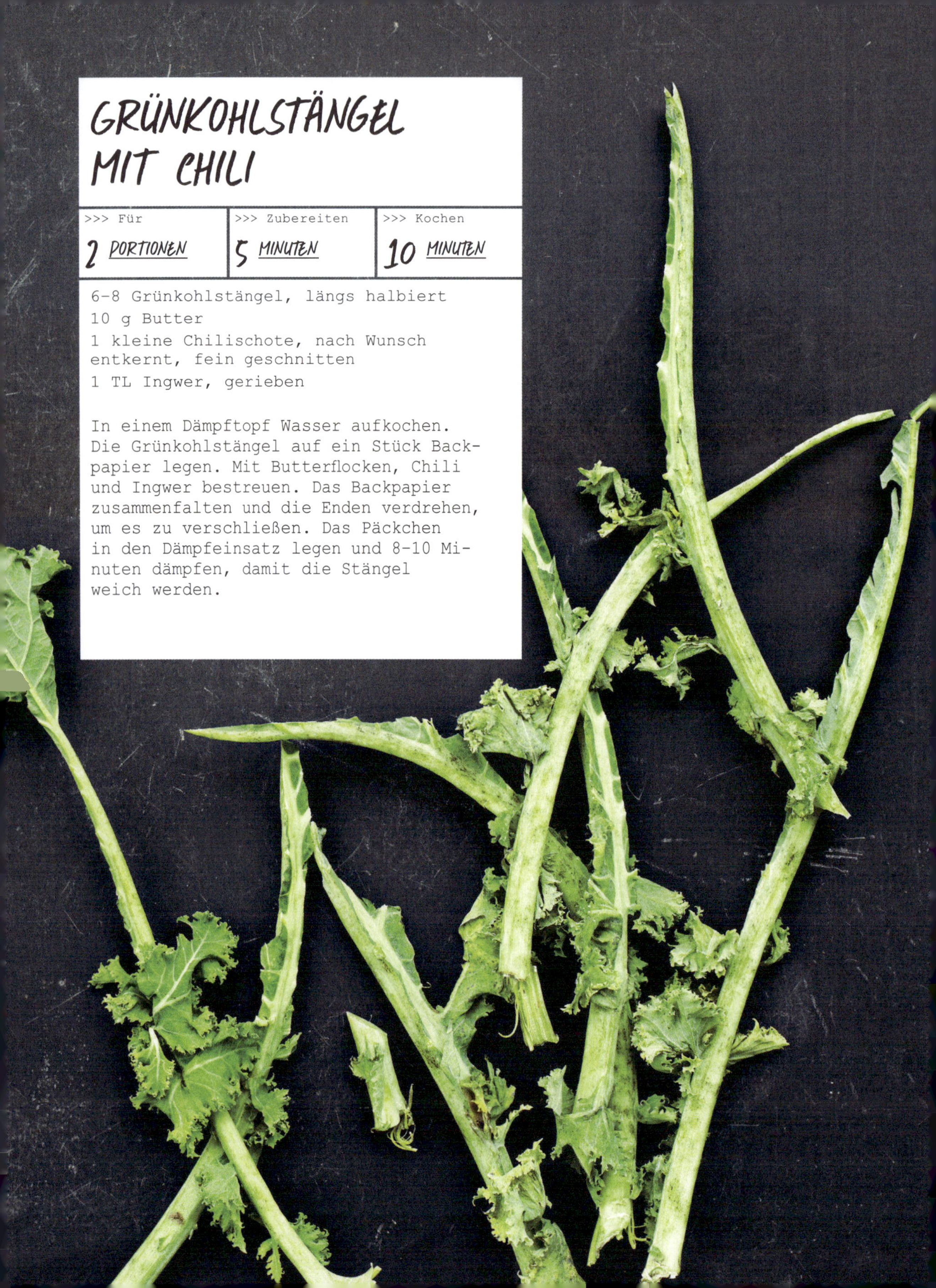

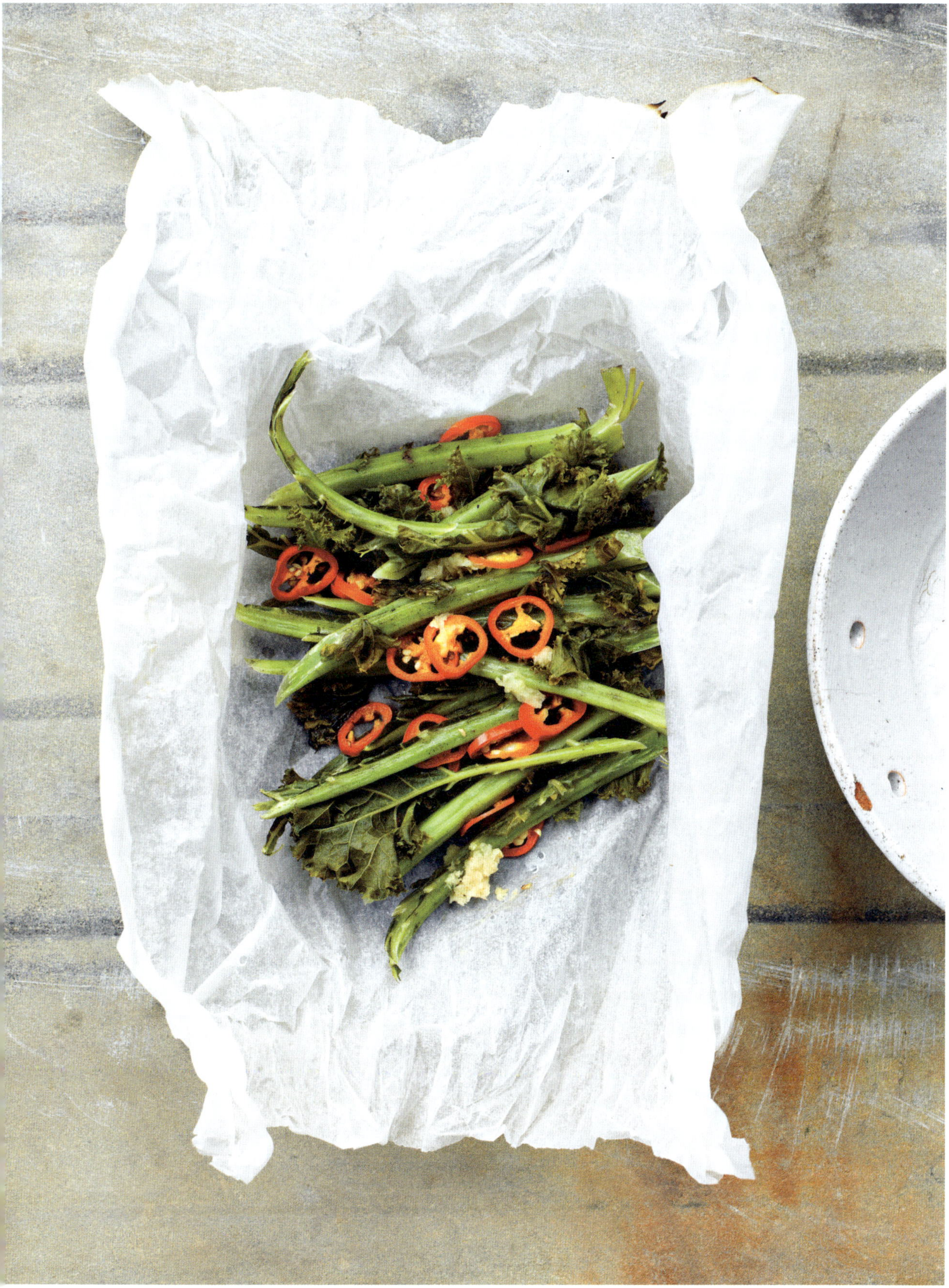

ROSENKOHLRESTE MIT GERÄUCHERTEM SPECK

>>> Für

2 PORTIONEN

>>> Zubereiten

5 MINUTEN

>>> Frittieren

3 MINUTEN

125 ml Pflanzenöl
3 Scheiben geräucherter Speck, gewürfelt
150 g Reste von Rosenkohl (äußere Blätter und Strunkteile von ca. 700 g Rosenkohl)
Salz

Das Öl in einer hohen Pfanne stark erhitzen. Mit einem Holzspieß überprüfen, ob das Fett genügend heiß ist: Wenn man den Holzspieß ins Öl taucht, müssen Bläschen aufsteigen. Rosenkohl und Speck in das heiße Öl geben und 1-2 Minuten frittieren. Mit einem Schaumlöffel herausheben und abtropfen lassen. Salzen.

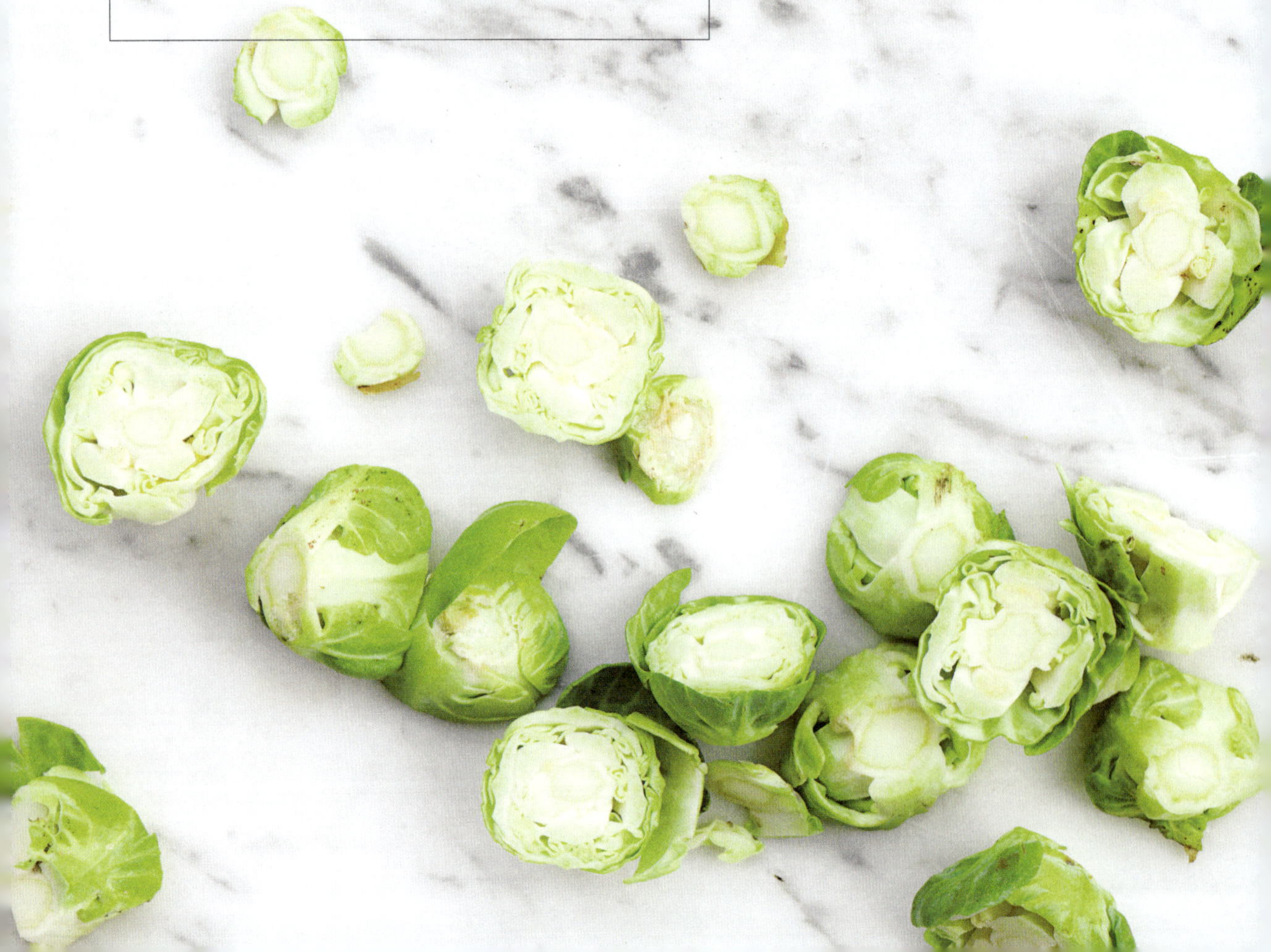

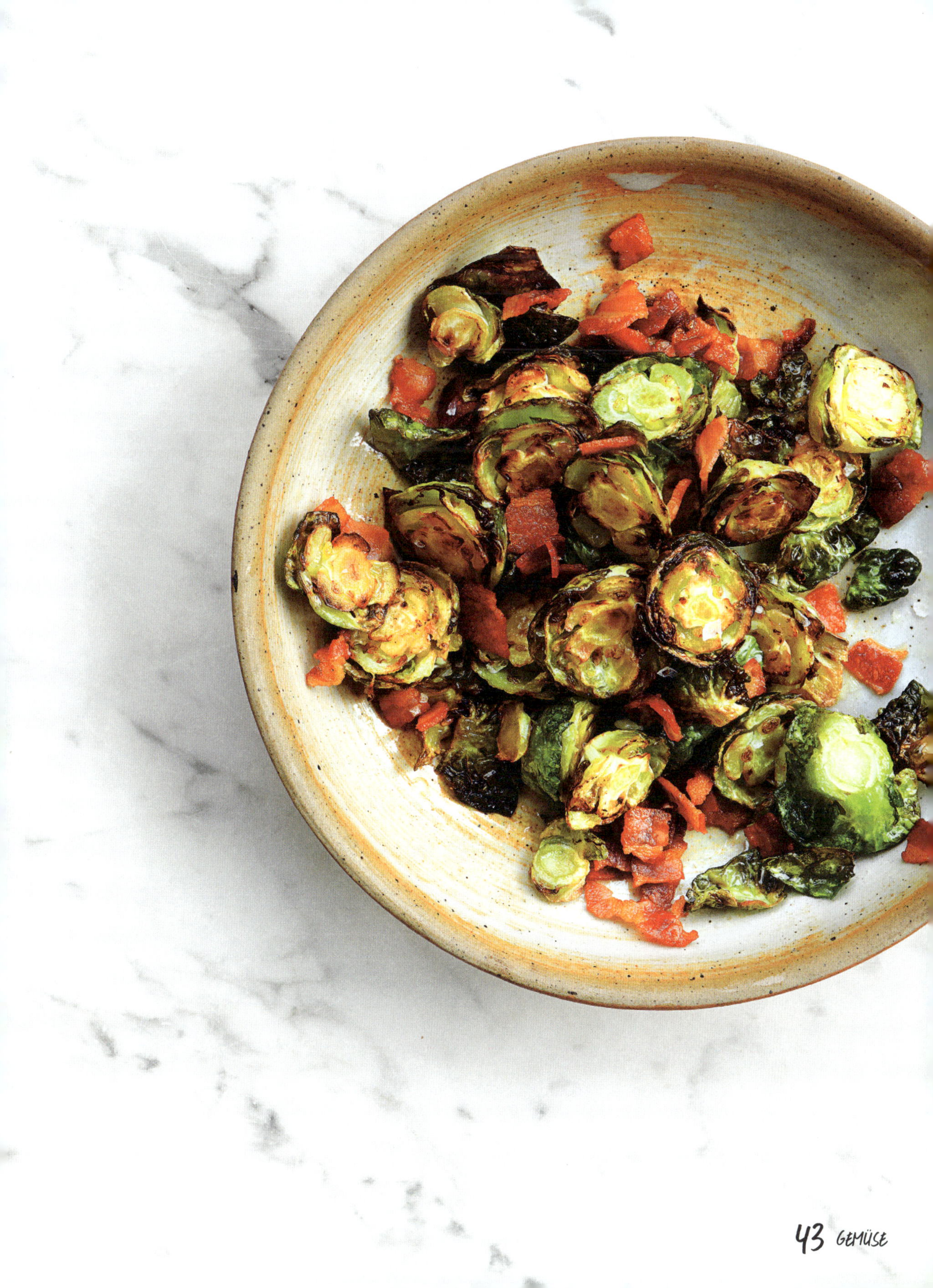

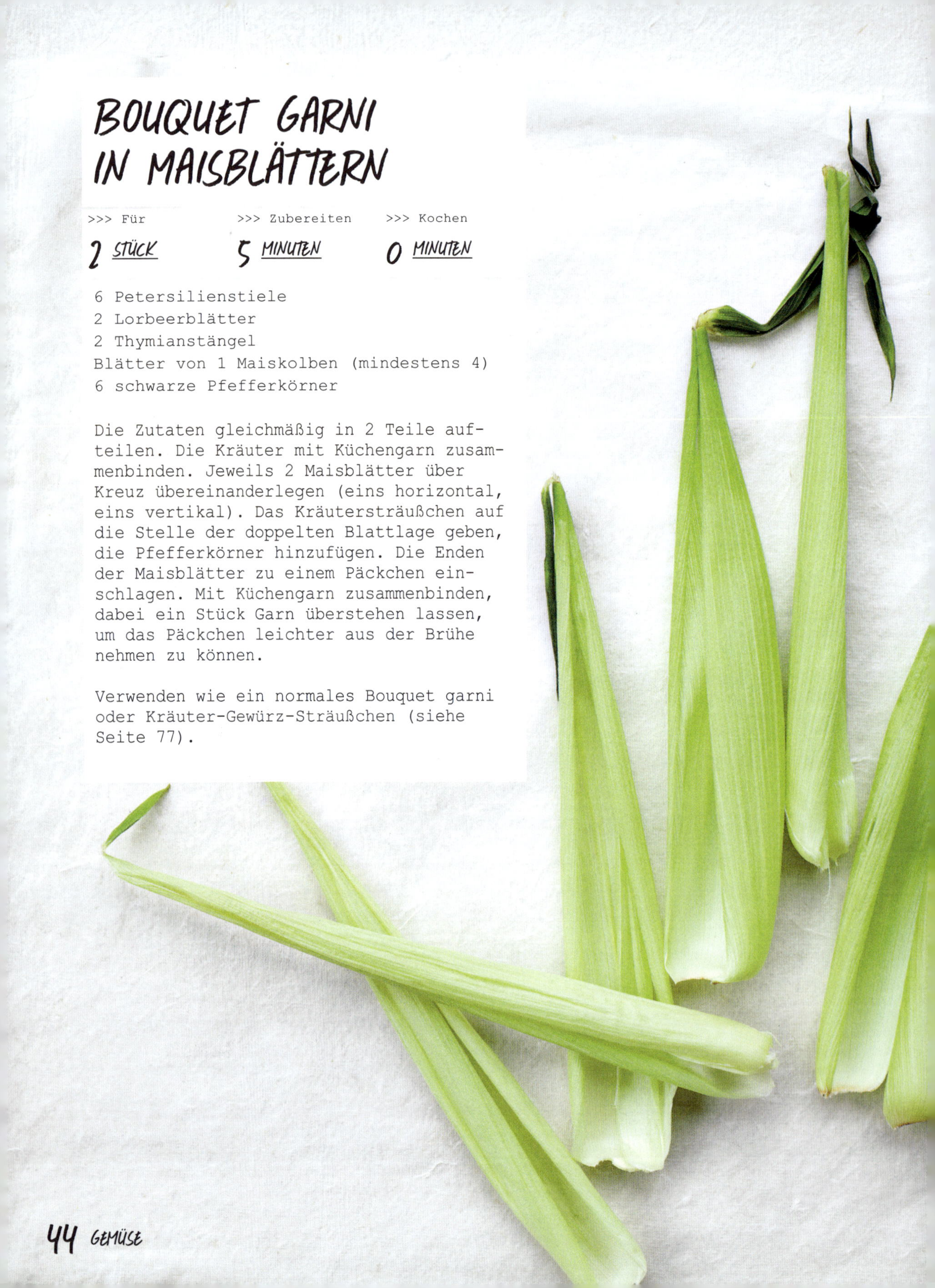

BOUQUET GARNI IN MAISBLÄTTERN

>>> Für
2 STÜCK

>>> Zubereiten
5 MINUTEN

>>> Kochen
0 MINUTEN

6 Petersilienstiele
2 Lorbeerblätter
2 Thymianstängel
Blätter von 1 Maiskolben (mindestens 4)
6 schwarze Pfefferkörner

Die Zutaten gleichmäßig in 2 Teile aufteilen. Die Kräuter mit Küchengarn zusammenbinden. Jeweils 2 Maisblätter über Kreuz übereinanderlegen (eins horizontal, eins vertikal). Das Kräutersträußchen auf die Stelle der doppelten Blattlage geben, die Pfefferkörner hinzufügen. Die Enden der Maisblätter zu einem Päckchen einschlagen. Mit Küchengarn zusammenbinden, dabei ein Stück Garn überstehen lassen, um das Päckchen leichter aus der Brühe nehmen zu können.

Verwenden wie ein normales Bouquet garni oder Kräuter-Gewürz-Sträußchen (siehe Seite 77).

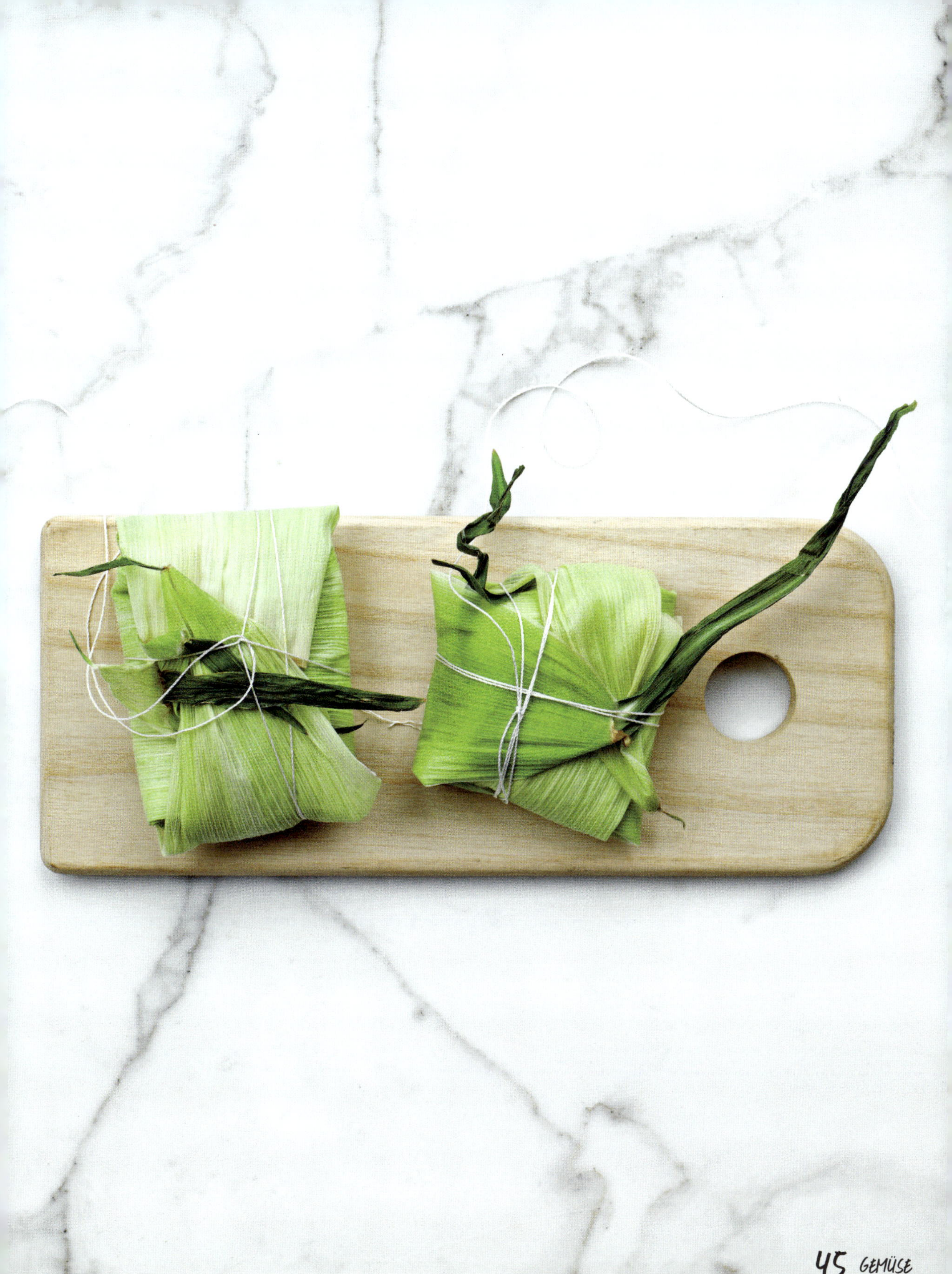

MAISKOLBENBRÜHE

>>> Für 1 LITER	8 Maiskolben ohne Maiskörner

>>> Zubereiten
5 MINUTEN
>>> Kochen
2–3 STUNDEN
	Die Maiskolben mit 2 Liter Wasser in einen großen Kochtopf geben und aufkochen. Die Temperatur zurückschalten und 1–2 Stunden zugedeckt köcheln lassen. Die Maiskolben herausnehmen und gut ausdrücken, um daraus so viel Flüssigkeit wie möglich aufzufangen. Nach Wunsch die Brühe noch 1 Stunde ohne Deckel köcheln lassen, damit sie etwas konzentrierter wird.

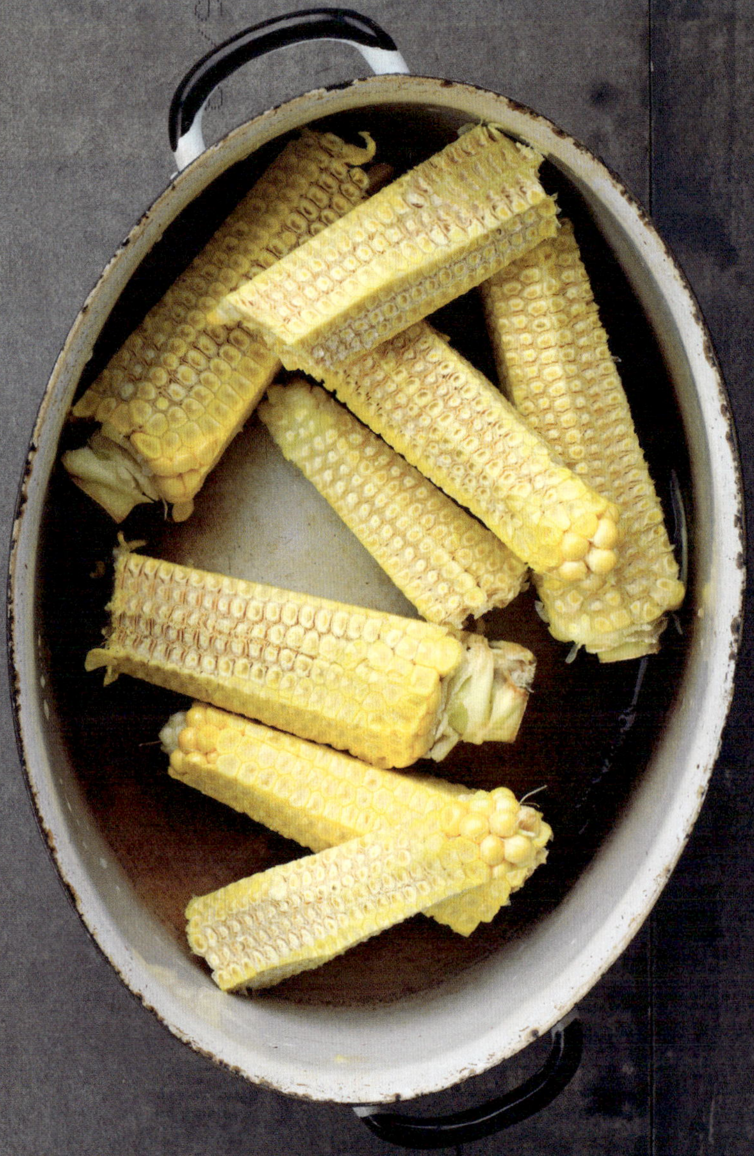

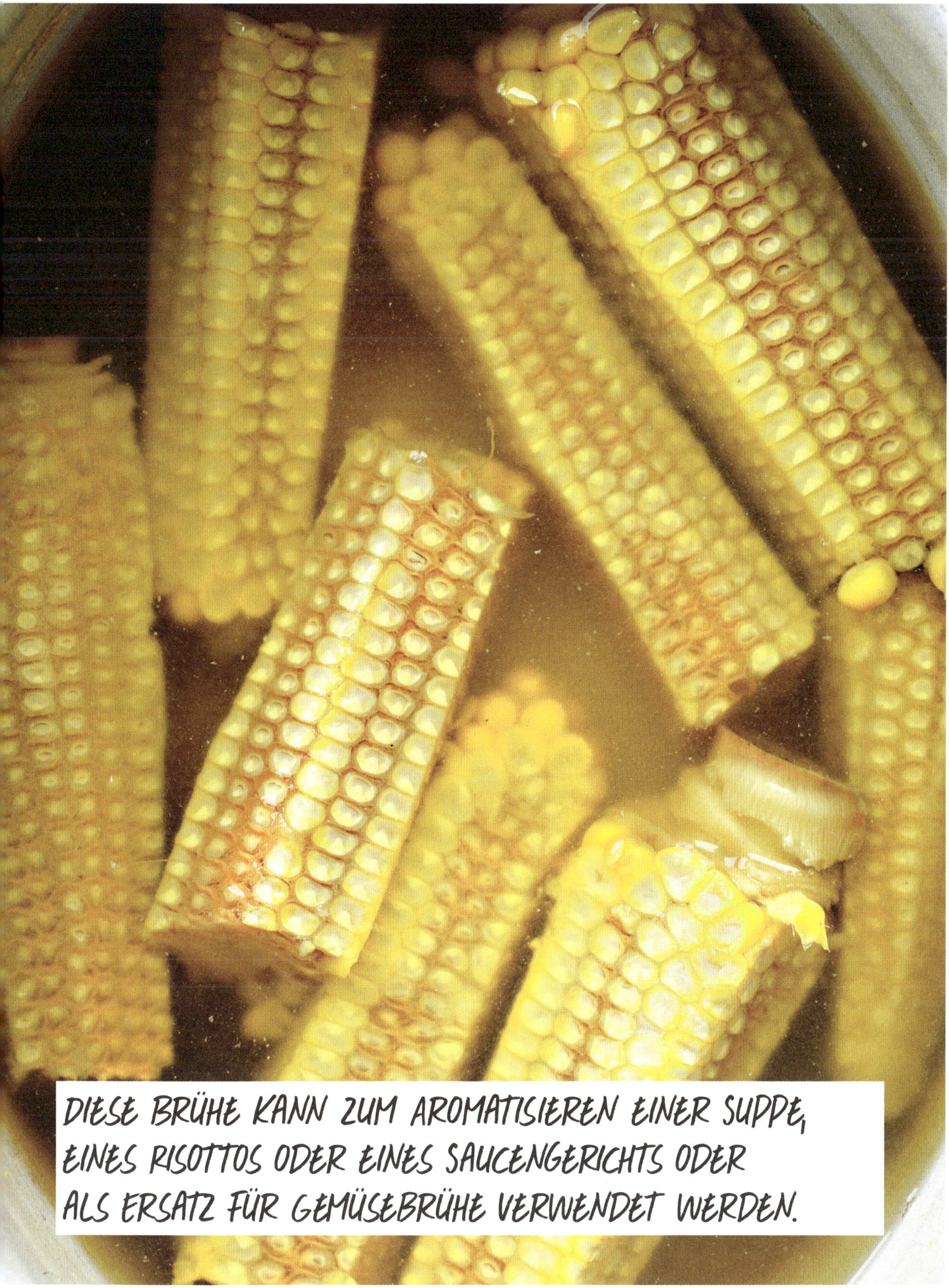

DIESE BRÜHE KANN ZUM AROMATISIEREN EINER SUPPE, EINES RISOTTOS ODER EINES SAUCENGERICHTS ODER ALS ERSATZ FÜR GEMÜSEBRÜHE VERWENDET WERDEN.

GRATIN AUS FENCHEL- UND LAUCHBLÄTTERN

>>> Für	>>> Zubereiten	>>> Kochen
2 PORTIONEN	5 MINUTEN	30 MINUTEN

350 g Fenchel- und Lauchabschnitte (äußere/dunkelgrüne Lauchblätter, Stängel und äußere, grobe Fenchelblätter)

100 ml Rahm (Sahne) oder Crème double

2 EL Parmesan, gerieben

2 EL würziger Greyerzer oder anderer Käse, gerieben

Butter für die Form

Salz und Pfeffer

Den Backofen auf 200 Grad vorheizen. Die Gemüseabschnitte zusammen 5 Minuten im Dampfgarer oder Dämpfeinsatz dämpfen, damit sie weich werden. Eine Auflaufform (ca. 20 x 10 cm) buttern und das Gemüse einfüllen. Gut andrücken. Salzen und pfeffern. Mit dem Rahm oder der Crème double übergießen und mit Käse bestreuen. Mit Alufolie zugedeckt im Ofen 15 Minuten backen, dann die Folie abnehmen und 10 Minuten fertig backen, bis der Käse geschmolzen und goldgelb ist.

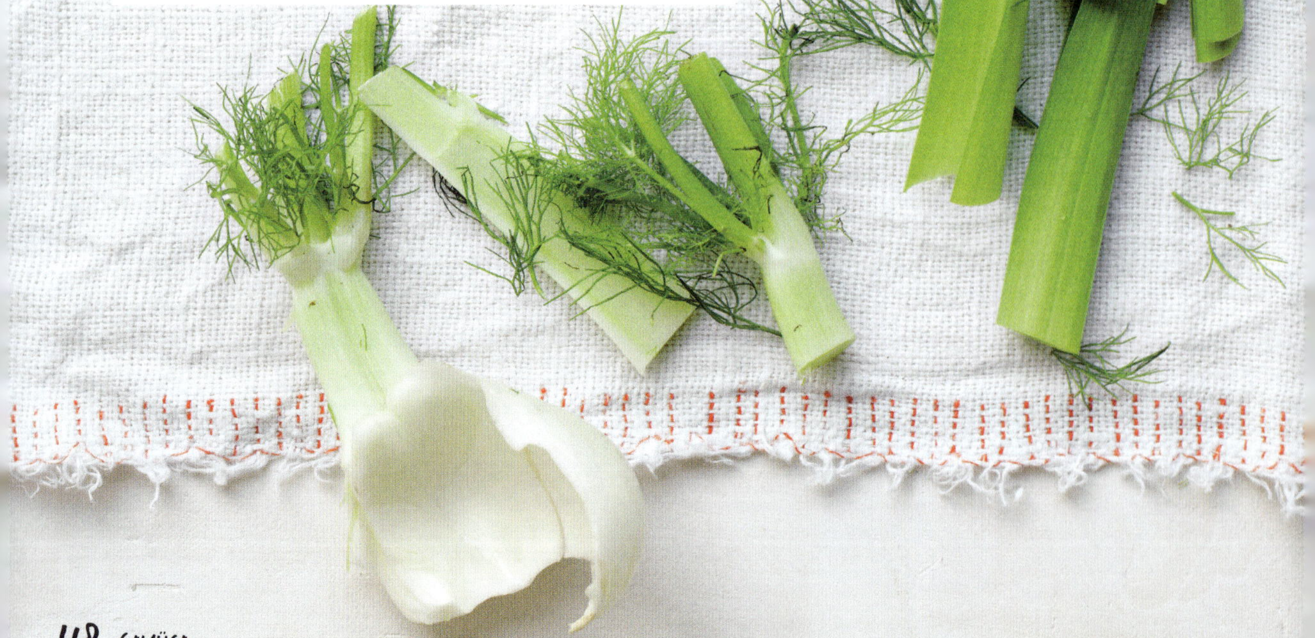

WERFEN SIE LAUCH- UND FENCHELABSCHNITTE NICHT WEG. GEDÄMPFT VERWANDELN SIE SICH IN EINE WUNDERBARE BEILAGE.

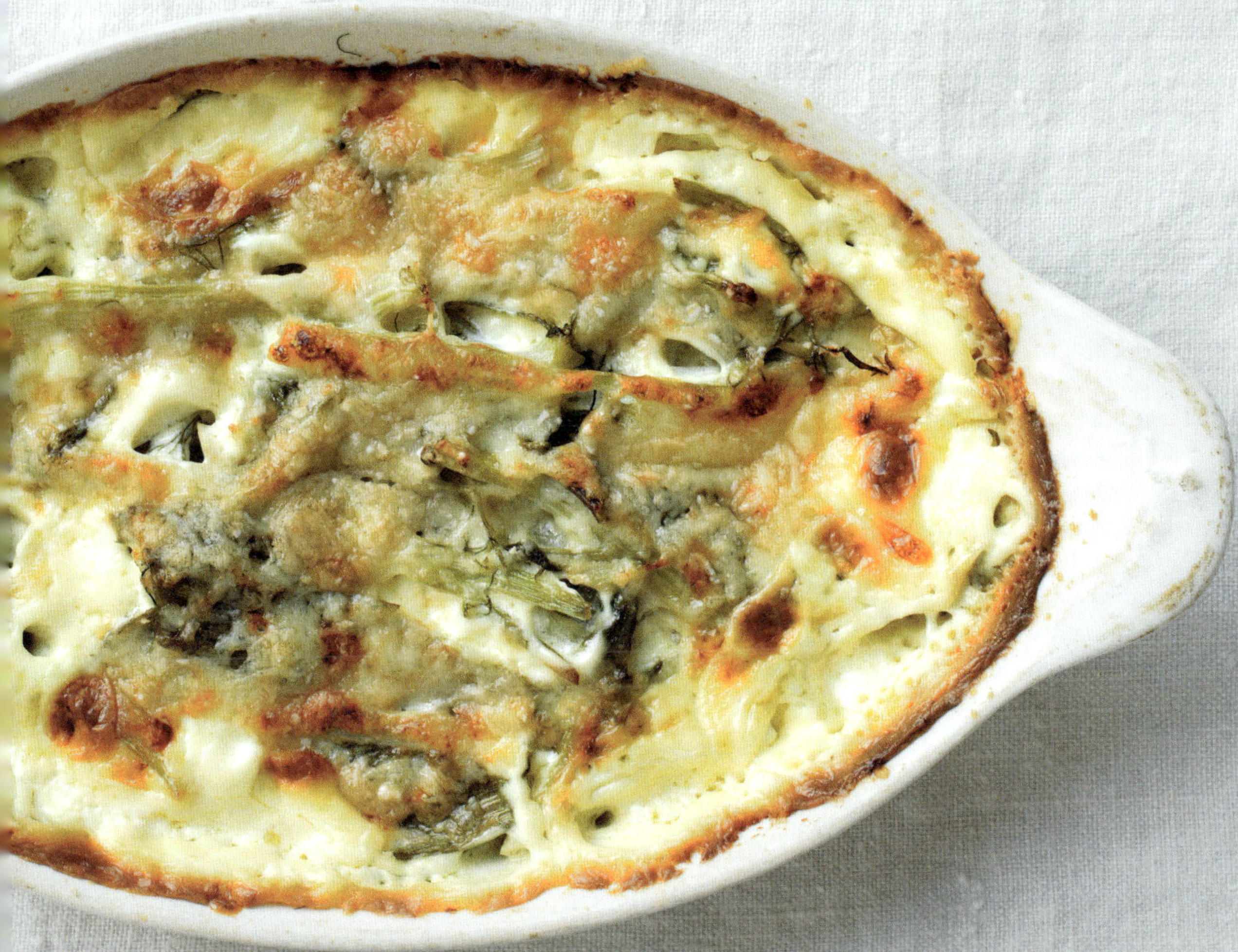

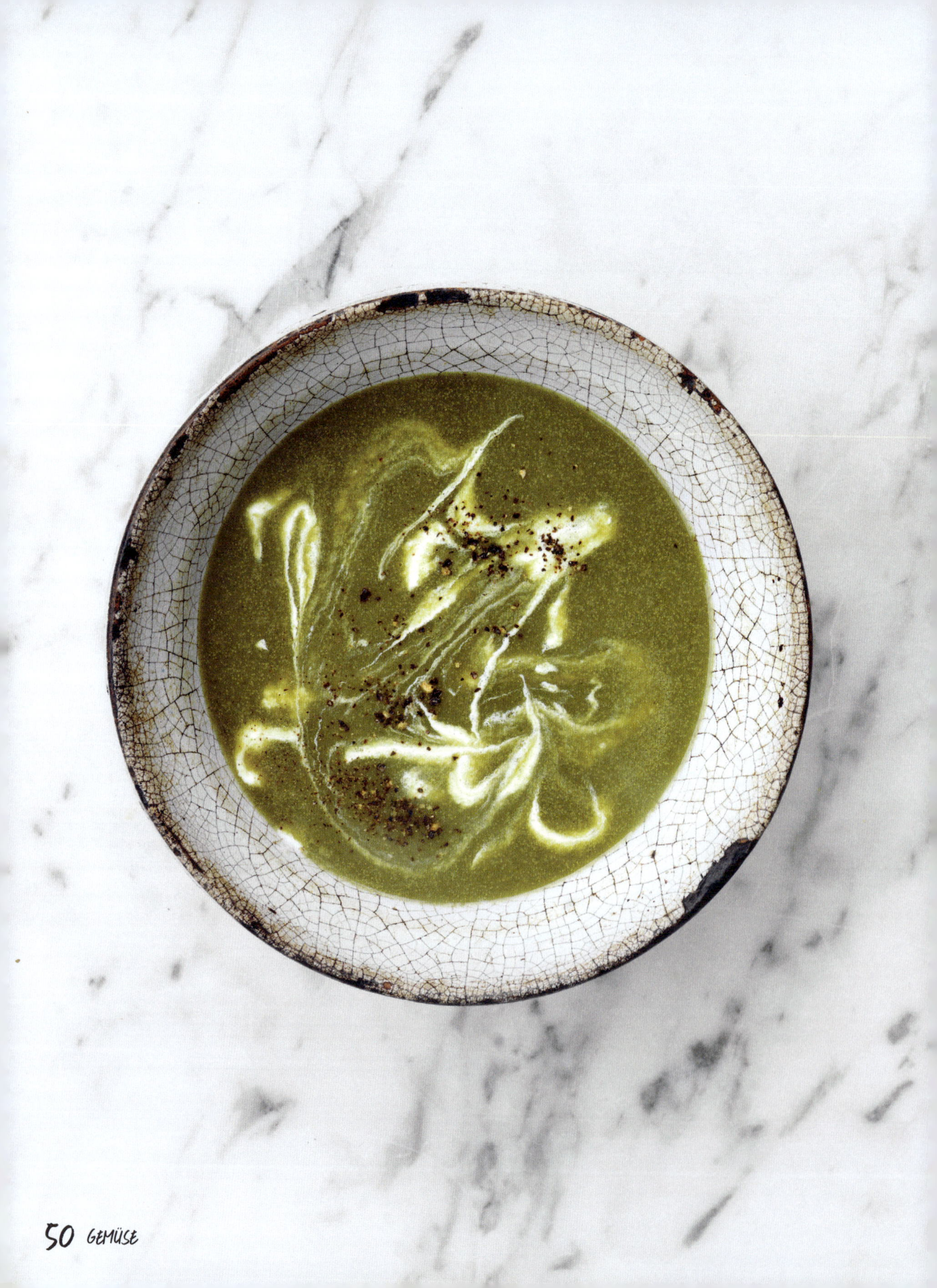

SUPPE AUS ARTISCHOCKEN-BLÄTTERN UND -STIELEN

>>> Für	>>> Zubereiten	>>> Kochen
4 PORTIONEN	10 MINUTEN	25 MINUTEN

Äußere Blätter und Stiele von 8 Artischocken

2 EL Olivenöl extra vergine

200 g Gemüseschalen und -abschnitte (von Zwiebel, Sellerie, Karotte, Petersilie)

200 g Kartoffeln, geschält, gewürfelt

1 l Gemüsebrühe

etwas Rahm (Sahne) zum Servieren

Salz und schwarzer Pfeffer

Die Artischocken waschen und die äußeren Blätter ablösen. Die harte Haut der Stiele entfernen, das Innere in Scheiben schneiden. Das Öl in einer Pfanne erhitzen und die Gemüseschalen und -abschnitte 5 Minuten anbraten; gelegentlich umrühren. Die Artischockenblätter und -stiele hinzufügen und einige Minuten mitbraten, dann die Kartoffelwürfel und zwei Drittel der Brühe hinzufügen. 15–20 Minuten auf mittlerer bis starker Hitze kochen lassen. Falls nötig etwas Brühe nachgießen. Die Suppe mit dem Stabmixer pürieren, damit sie sämig wird. Falls nötig, mit Brühe verdünnen. Durch ein Sieb passieren, mit Salz und Pfeffer abschmecken und zum Servieren etwas Rahm einrühren.

FÜR DIESES REZEPT BRAUCHEN SIE SEHR FRISCHE ARTISCHOCKEN. SIE MÜSSEN AUF DRUCK SEHR FEST SEIN. GROSSE ARTISCHOCKEN SIND OFT HART UND HABEN WENIG GESCHMACK, IM GEGENSATZ ZU MITTELGROSSEN UND KLEINEREN ARTISCHOCKEN, DIE ZART UND SCHMACKHAFT SIND.

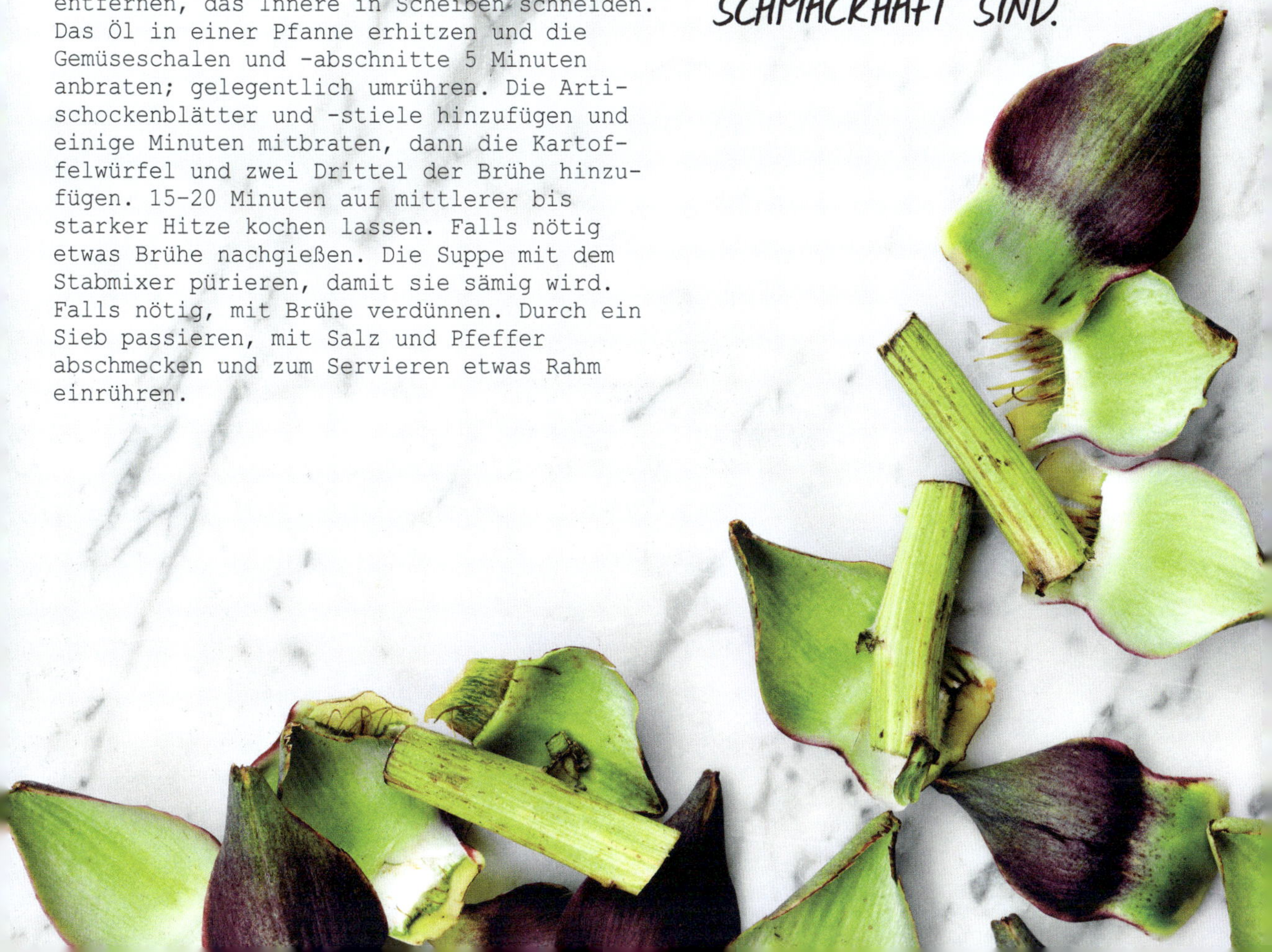

SALAT AUS FENCHELSTIELEN UND -ABSCHNITTEN

>>> Für	>>> Zubereiten	>>> Kochen
2 PORTIONEN	10 MINUTEN	0 MINUTEN

Fenchelgrün und äußere Blätter von 4 Fenchelknollen
2 Orangen
Saft von ½ Zitrone
2 EL Olivenöl extra vergine
Salz und schwarzer Pfeffer
50 g Parmesan, in Spänen

Das Fenchelgrün von den Stielen abschneiden, Stiele und äußere Blätter fein schneiden. In eine Salatschüssel geben. Eine Orange samt bitterer weißer Schicht schälen. Die Filets herauslösen und in die Schüssel geben. Die zweite Orange auspressen, den Saft mit Zitronensaft, Öl, Salz und Pfeffer vermischen. Die Vinaigrette über den Fenchel gießen, gut vermischen. Mit Parmesanspänen und Fenchelgrün bestreuen.

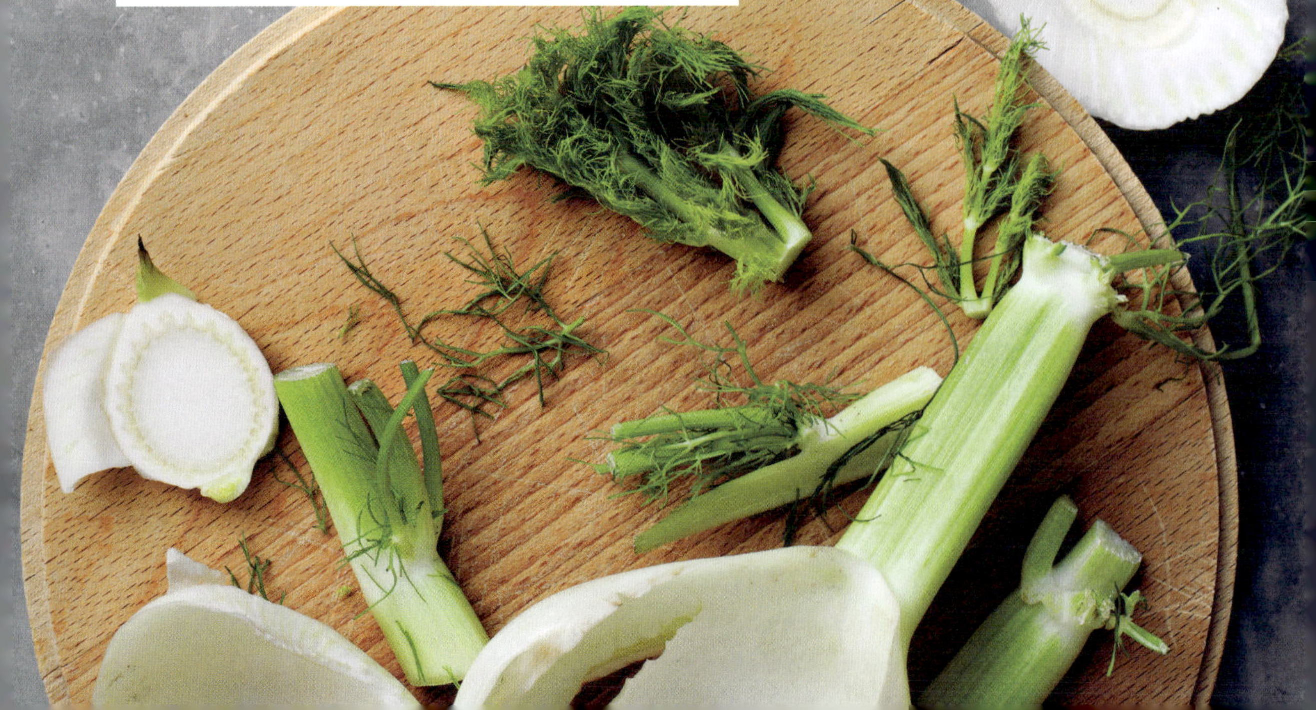

FENCHELGRÜN HAT EINEN ZARTEN ANISGESCHMACK. ES KANN WIE EIN GEWÜRZKRAUT, WIE DILL ODER ESTRAGON, FÜR SALATE, ZU HUHN ODER FISCH, IN FISCH- ODER FLEISCH-MARINADEN UND SUPPEN VERWENDET WERDEN. AUCH GANZE FISCHE KANN MAN AUF EINEM BETT AUS FENCHELGRÜN GAREN.

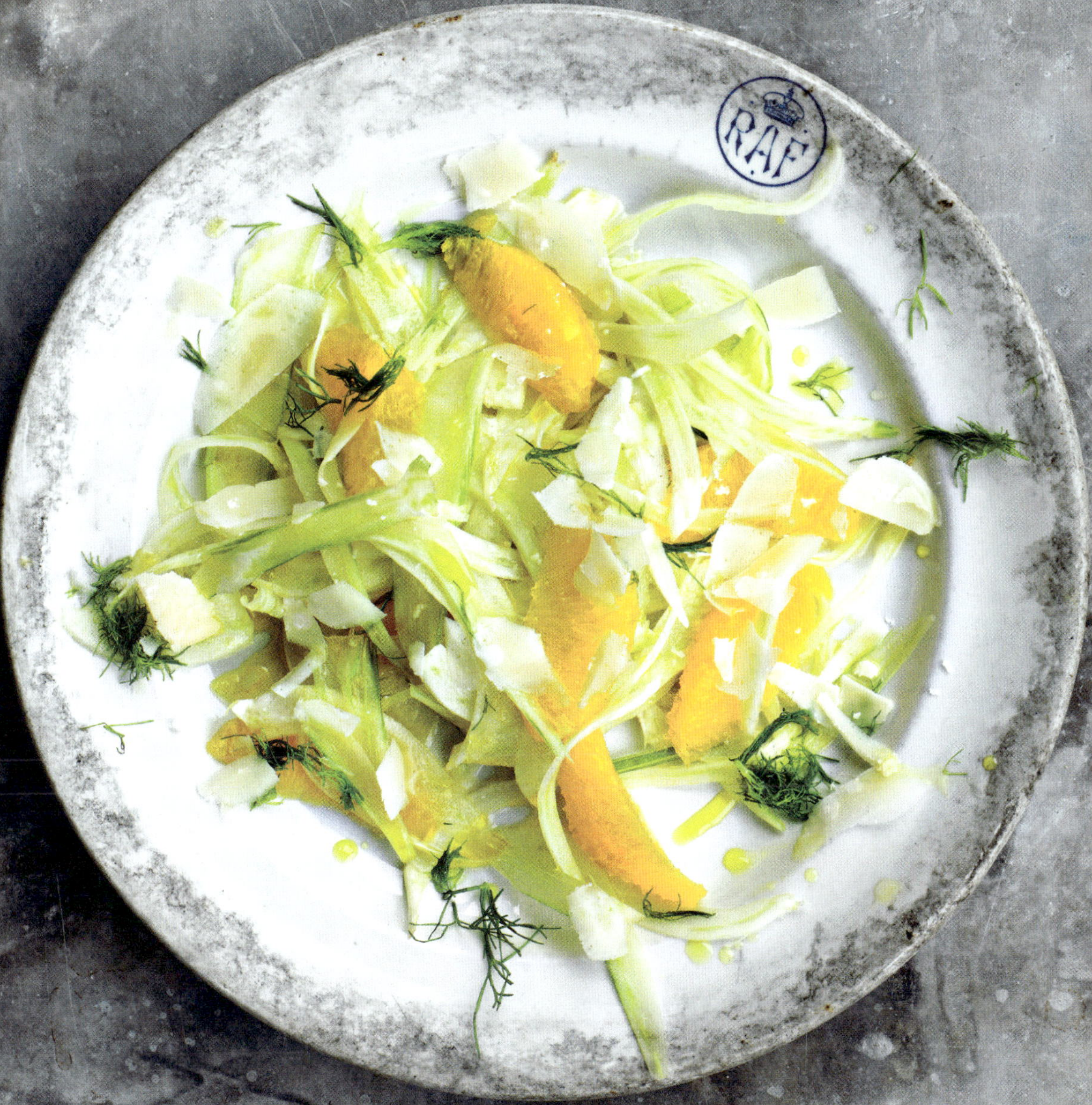

BUNTE GEMÜSEPFANNE

>>> Für	>>> Zubereiten	>>> Kochen
2 PORTIONEN	5 MINUTEN	5 MINUTEN

1 TL geröstetes Sesamöl
5 Strünke von Pak-Choi, geviertelt, geputzt
1 Brokkolistängel, in dünne Stifte geschnitten
4–5 Stängel Koriander, fein gehackt
Schalen von 1–2 Karotten
1 rote Chilischote, fein geschnitten
1 EL Austernsauce
2 EL Sojasauce

Das Sesamöl bei starker Hitze in einer Pfanne erhitzen. Das Gemüse hinzufügen und umrühren. 1–2 Esslöffel Wasser hinzufügen und das Wasser kurz verdampfen lassen, sodass das Gemüse im Dampf gart. Chili, Austern- und Sojasauce hinzufügen und noch einige Minuten weiter erhitzen, bis das Gemüse zart und mit Sauce umhüllt ist.

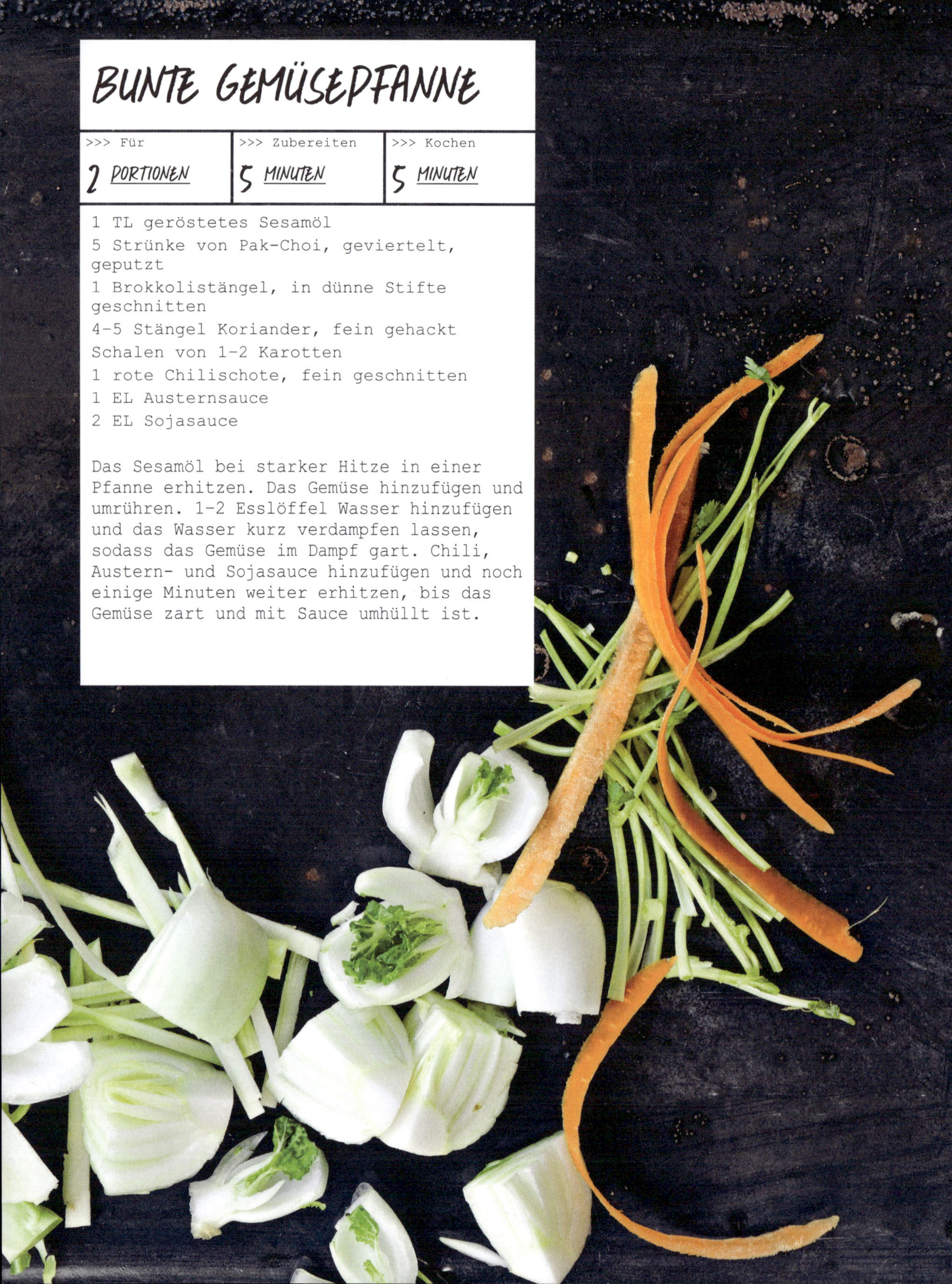

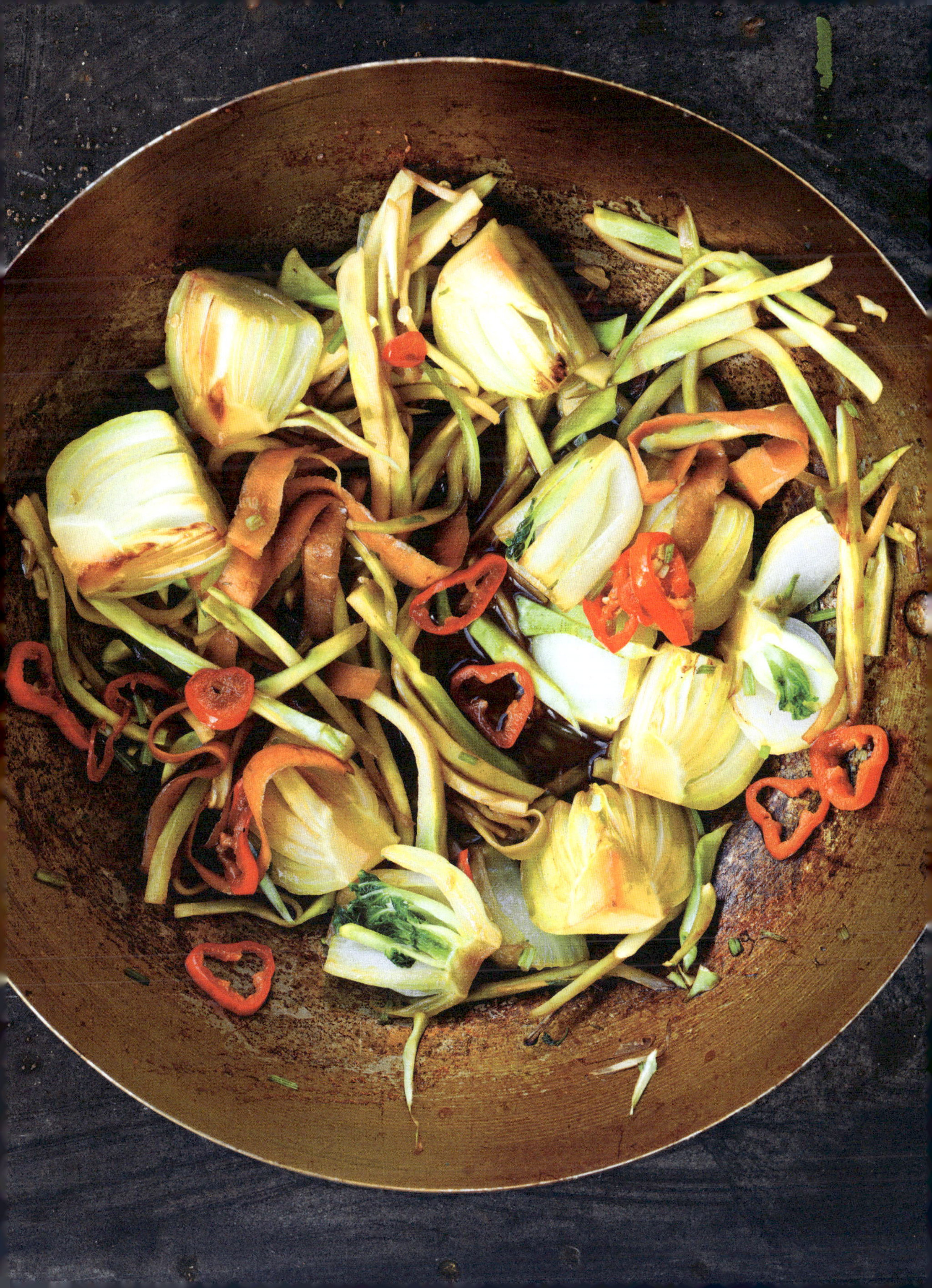

PICKLES AUS SCHALEN UND ABSCHNITTEN

>>> Für 1 Schraubglas (½ l) >>> Zubereiten: 10 Minuten >>> Ruhen: 1 Stunde

Eine Salzlösung aus 1 Esslöffel Salz und 240 ml Wasser herstellen. Umrühren, bis sich das Salz auflöst. 80 ml Essig hinzufügen (ich nehme am liebsten Apfelessig, aber es geht jede Sorte Essig). Die gesäuberten Gemüseschalen mit den jeweiligen Würzzutaten (siehe unten) in ein Schraubglas schichten. Mit der Salzlake übergießen, sodass das Gemüse vollständig davon bedeckt ist. Das Glas verschließen und vor dem Verwenden mindestens 1 Stunde im Kühlschrank ruhen lassen. Die Pickles halten sich im Kühlschrank etwa 2 Wochen.

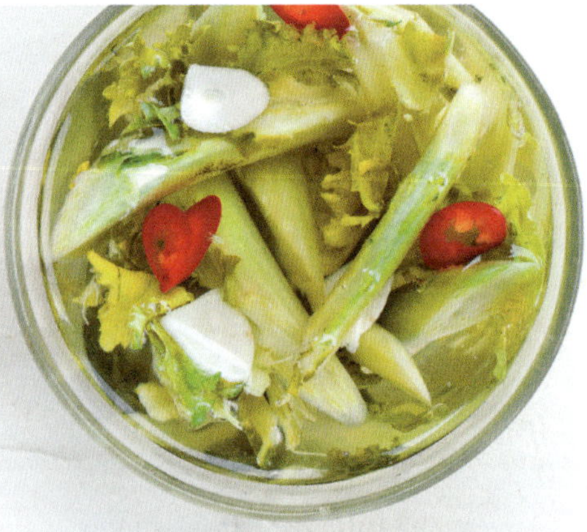

GRÜNKOHL

80 G GRÜNKOHLSTÄNGEL / 2 KNOBLAUCHZEHEN, FEIN GESCHNITTEN / 2 KLEINE ROTE CHILISCHOTEN, FEIN GESCHNITTEN

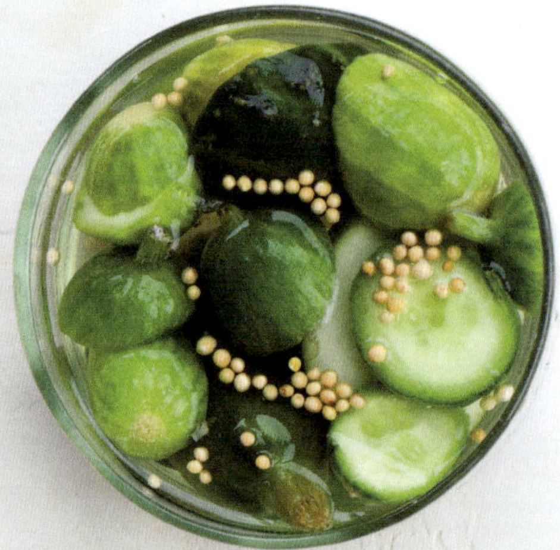

GURKE

180 G GURKENENDSTÜCKE, IN FEINE SCHEIBEN GESCHNITTEN / 1 TL GELBE SENFKÖRNER

Für Pickles aus Grünkohlstängeln oder Auberginenschalen, die eher zäh sind, wird das Gemüse in die Salzlake eingelegt und zugedeckt kurz aufgekocht. Das Gemüse in der Salzlake abkühlen lassen, dann in ein Schraubglas füllen.

Stellen Sie eine Salzlake mit den Gewürzen her. Geben Sie zu Anfang weniger Gemüse dazu, und füllen Sie das Gefäß mit Gemüseschalen und -abschnitten auf, sobald welche anfallen. So erneuern sich die Pickles unendlich!

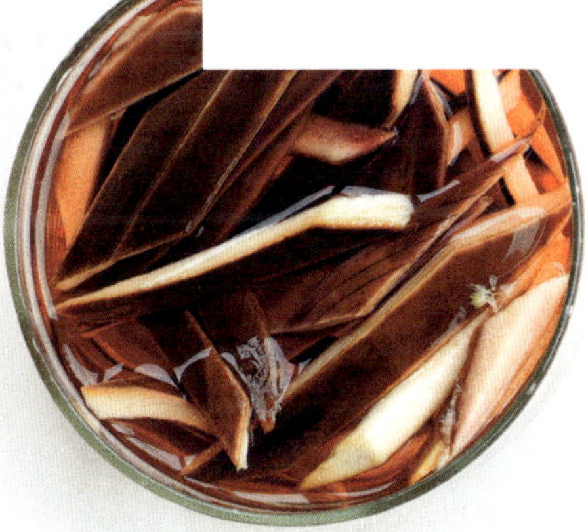

AUBERGINE

120 G AUBERGINENSCHALEN

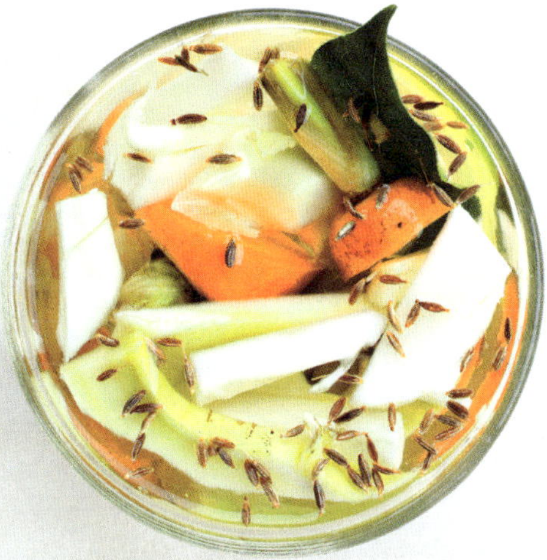

GEMÜSE-STÄNGEL

180 G EINER MISCHUNG AUS KAROTTENSCHALEN, BLUMENKOHL- UND BROKKOLISTÄNGELN / 1 TL KREUZKÜMMELSAMEN, 1 LORBEERBLATT

ROTE GEMÜSESPAGHETTI MIT CHAMPIGNONS UND RAHM

>>> Für	>>> Zubereiten	>>> Kochen
1 PORTION	10 MINUTEN	10 MINUTEN

1 EL Olivenöl
1 Schalotte, klein gewürfelt
1 Scheibe Speck, gewürfelt
50 g Champignons, fein geschnitten
60 ml Rahm (Sahne)
Strunk und äußere Blätter von Rot- oder Weißkohl, in dünne Streifen geschnitten
Salz und schwarzer Pfeffer

Eine Pfanne erhitzen. Öl, Schalotte, Speck und Champignons darin 5 Minuten anbraten. Dabei umrühren, bis der Speck knusprig und die Champignons weich sind. Den Rahm hinzufügen und aufkochen. Die Kohlstreifen dazugeben, alles gut vermischen, salzen und pfeffern. Nach Wunsch mit geriebenem Käse servieren.

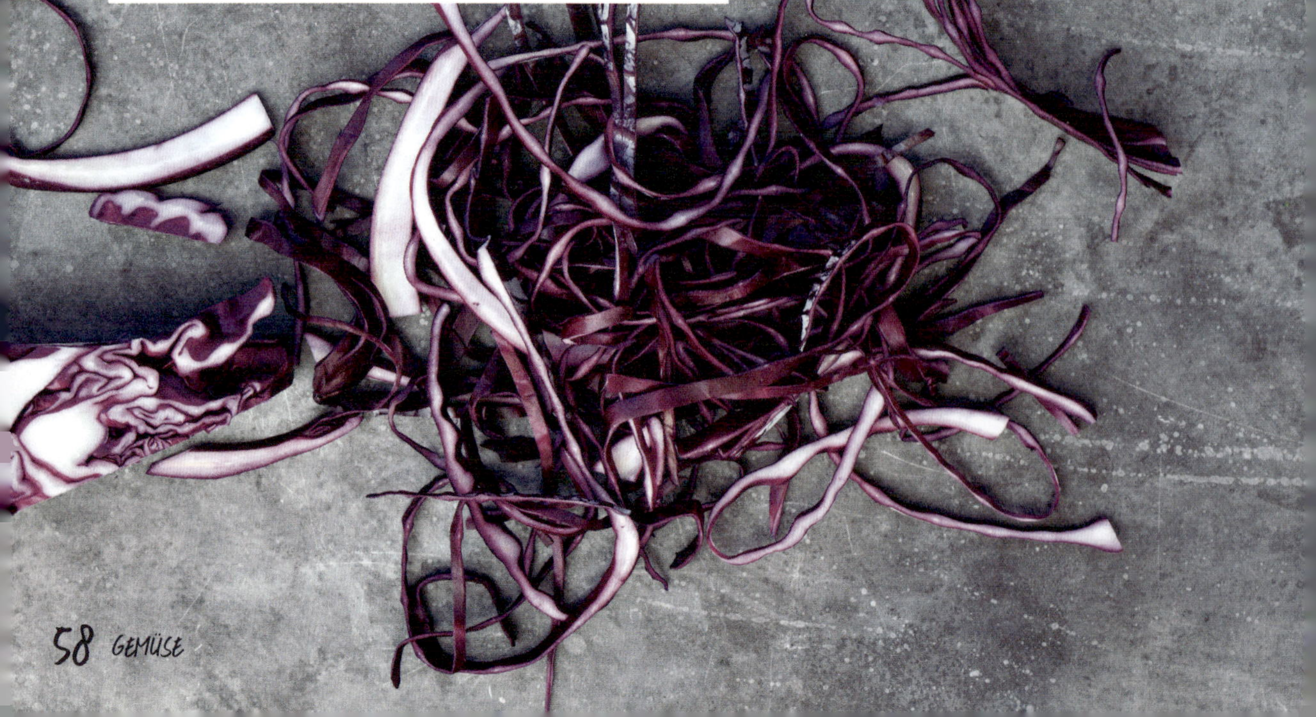

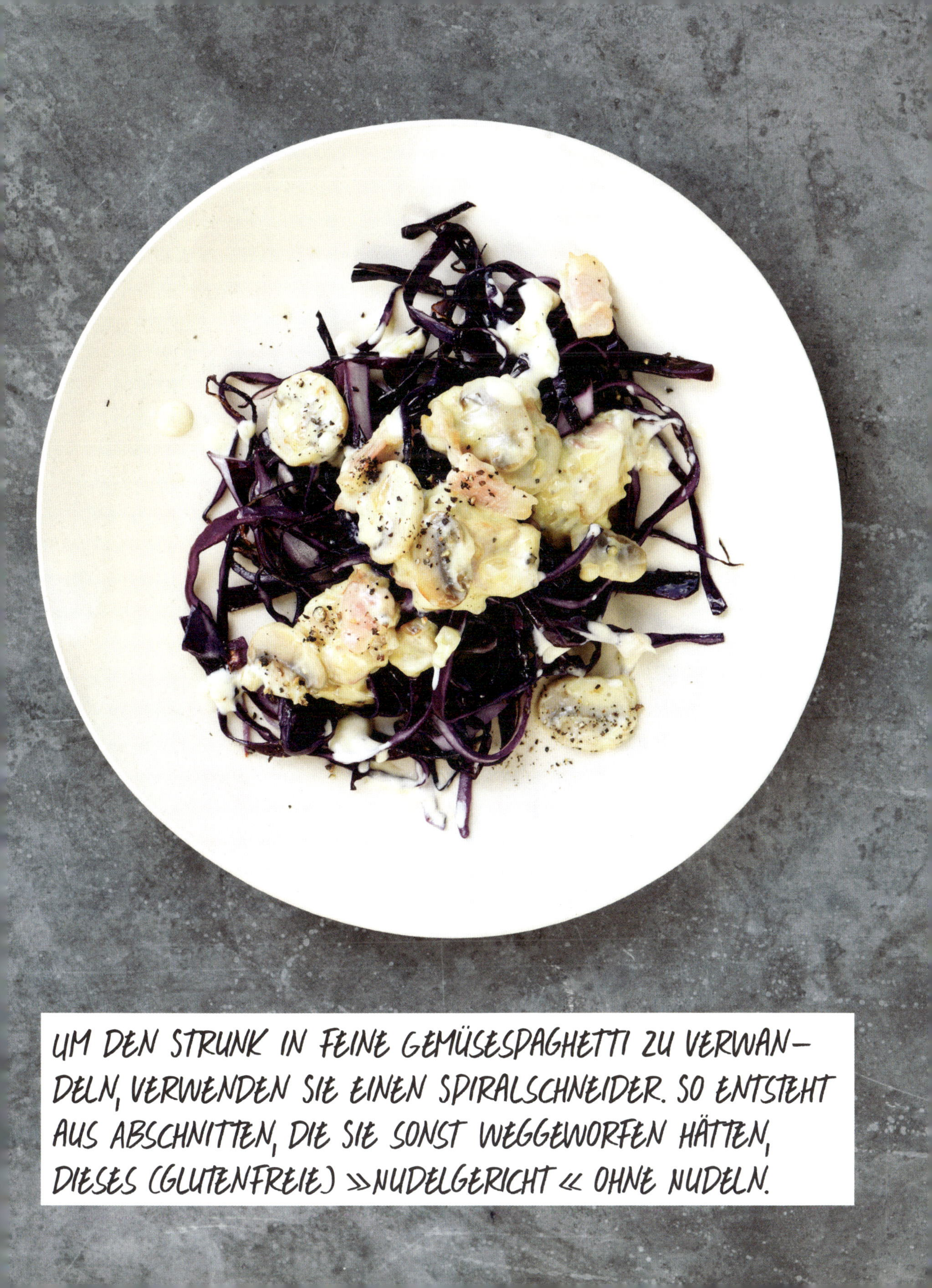

UM DEN STRUNK IN FEINE GEMÜSESPAGHETTI ZU VERWANDELN, VERWENDEN SIE EINEN SPIRALSCHNEIDER. SO ENTSTEHT AUS ABSCHNITTEN, DIE SIE SONST WEGGEWORFEN HÄTTEN, DIESES (GLUTENFREIE) »NUDELGERICHT« OHNE NUDELN.

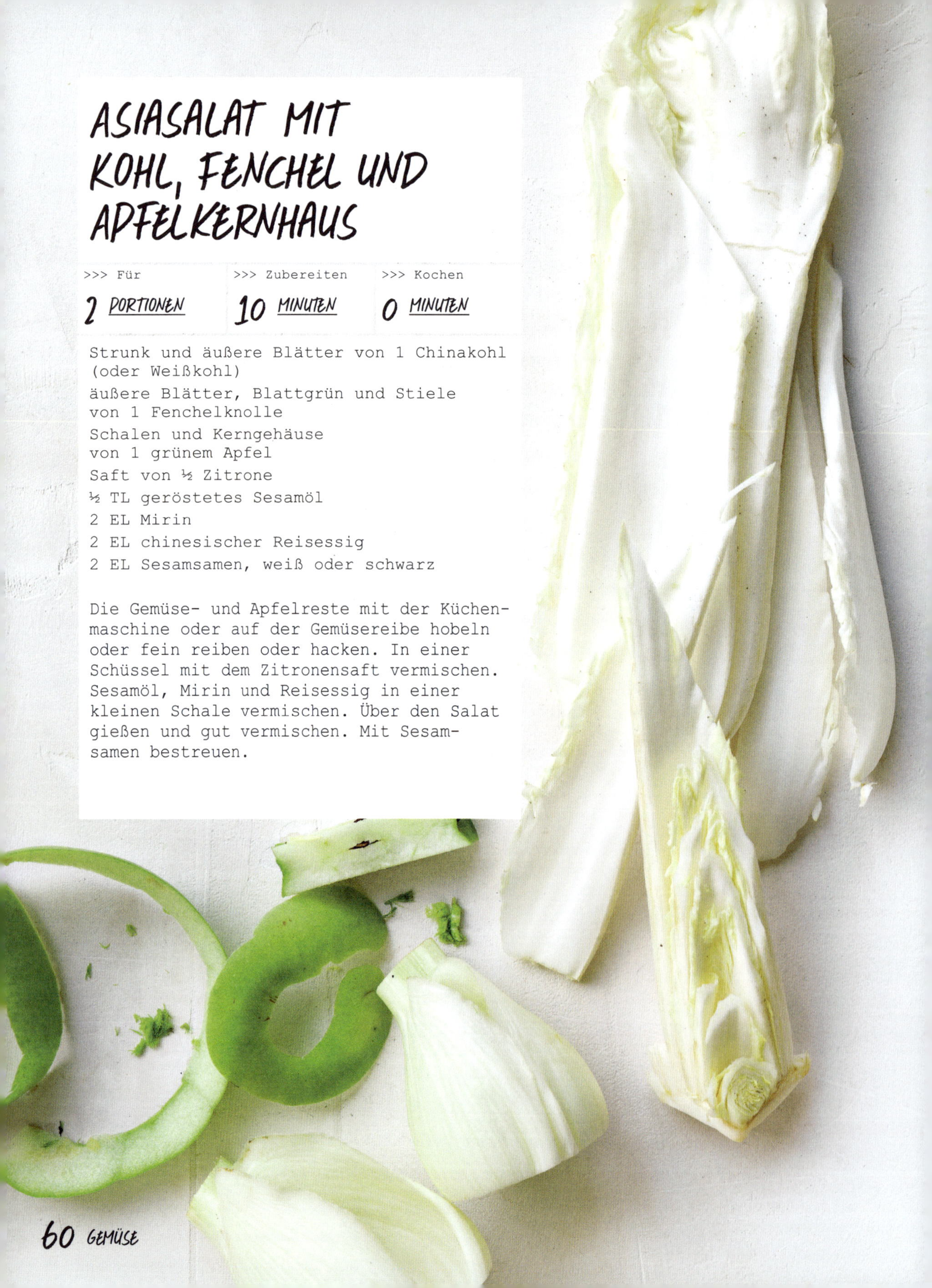

ASIASALAT MIT KOHL, FENCHEL UND APFELKERNHAUS

>>> Für	>>> Zubereiten	>>> Kochen
2 PORTIONEN	10 MINUTEN	0 MINUTEN

Strunk und äußere Blätter von 1 Chinakohl (oder Weißkohl)

äußere Blätter, Blattgrün und Stiele von 1 Fenchelknolle

Schalen und Kerngehäuse von 1 grünem Apfel

Saft von ½ Zitrone

½ TL geröstetes Sesamöl

2 EL Mirin

2 EL chinesischer Reisessig

2 EL Sesamsamen, weiß oder schwarz

Die Gemüse- und Apfelreste mit der Küchenmaschine oder auf der Gemüsereibe hobeln oder fein reiben oder hacken. In einer Schüssel mit dem Zitronensaft vermischen. Sesamöl, Mirin und Reisessig in einer kleinen Schale vermischen. Über den Salat gießen und gut vermischen. Mit Sesamsamen bestreuen.

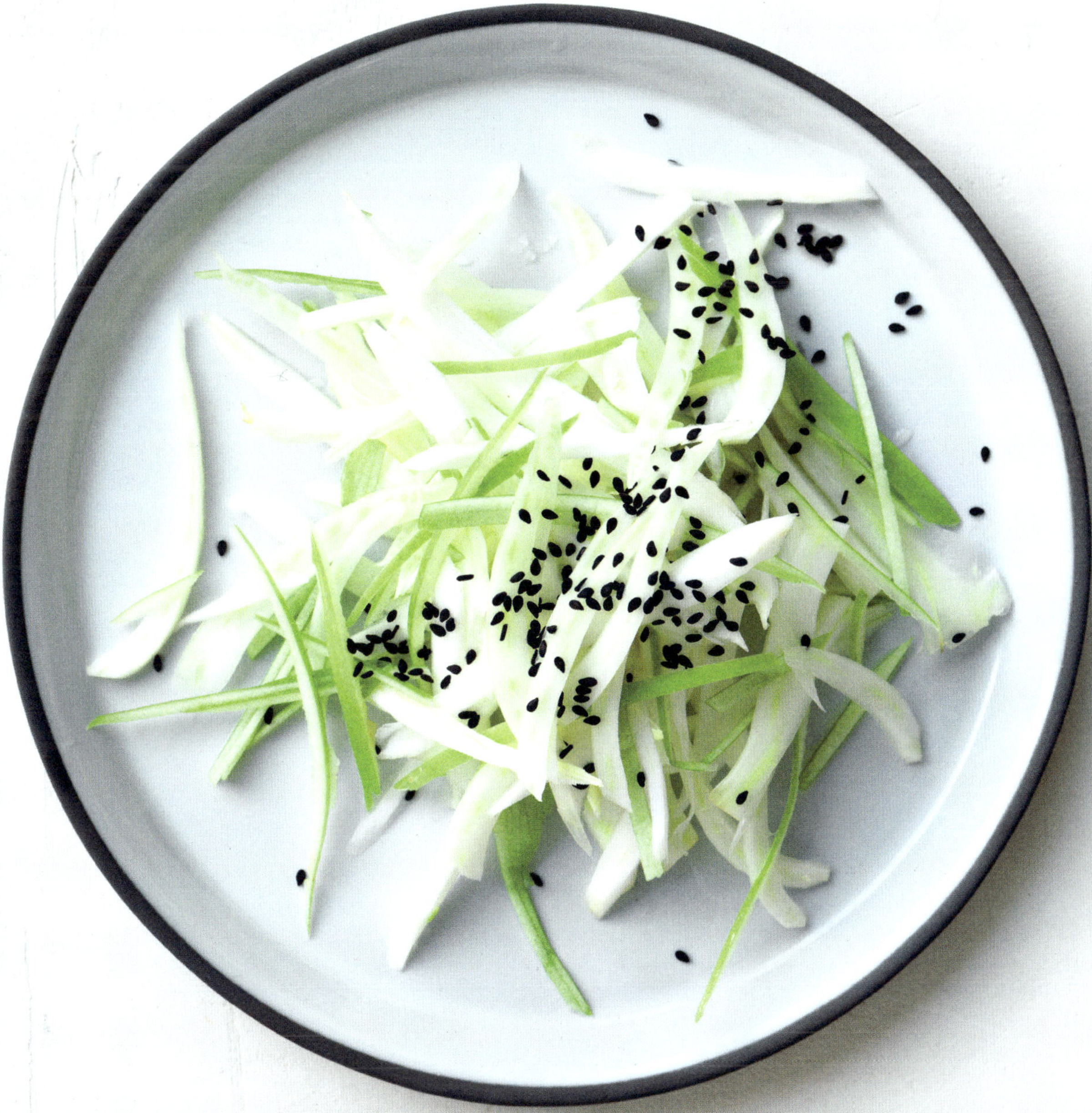

DIESER SALAT HÄLT SICH EINIGE TAGE IM KÜHLSCHRANK. ER SCHMECKT KÖSTLICH UND KANN ALLEIN ODER ALS BEILAGE SERVIERT WERDEN.

SALAT AUS BROKKOLISTÄNGELN

>>> Für	>>> Zubereiten	>>> Kochen
4 PORTIONEN	15 MINUTEN	1 STUNDE

4 Brokkolistängel, geschält, in dünne Streifen geschnitten
2 Karotten, geschält, in dünne Streifen geschnitten
200 g Mayonnaise
3–4 EL Weißweinessig
1 Prise Salz

Die Brokkoli- und Karottenstreifen vermischen. Mayonnaise, Essig und Salz in einer kleinen Schüssel verrühren. Die Sauce über das Gemüse gießen und daruntermischen. Vor dem Servieren 1 Stunde im Kühlschrank ziehen lassen.

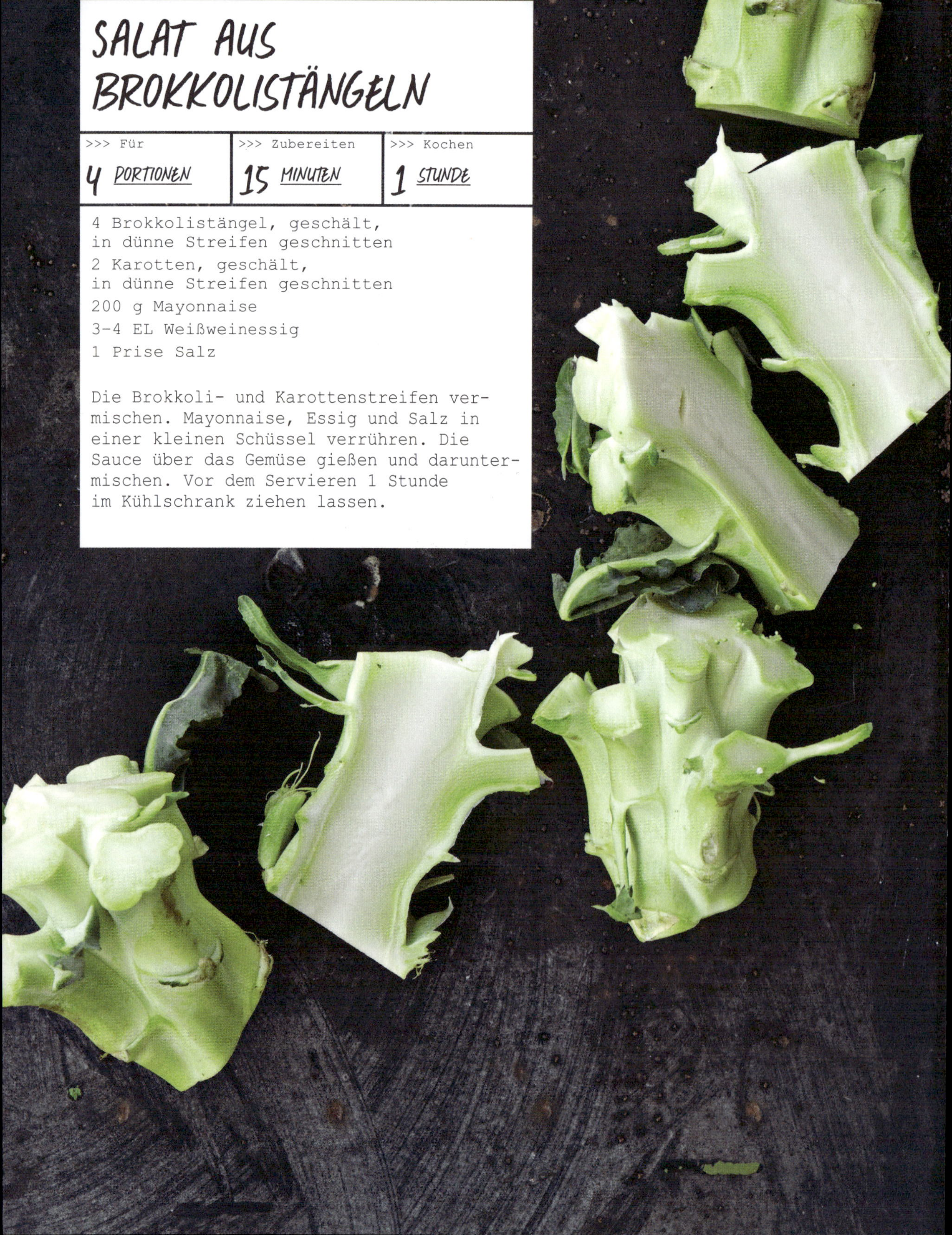

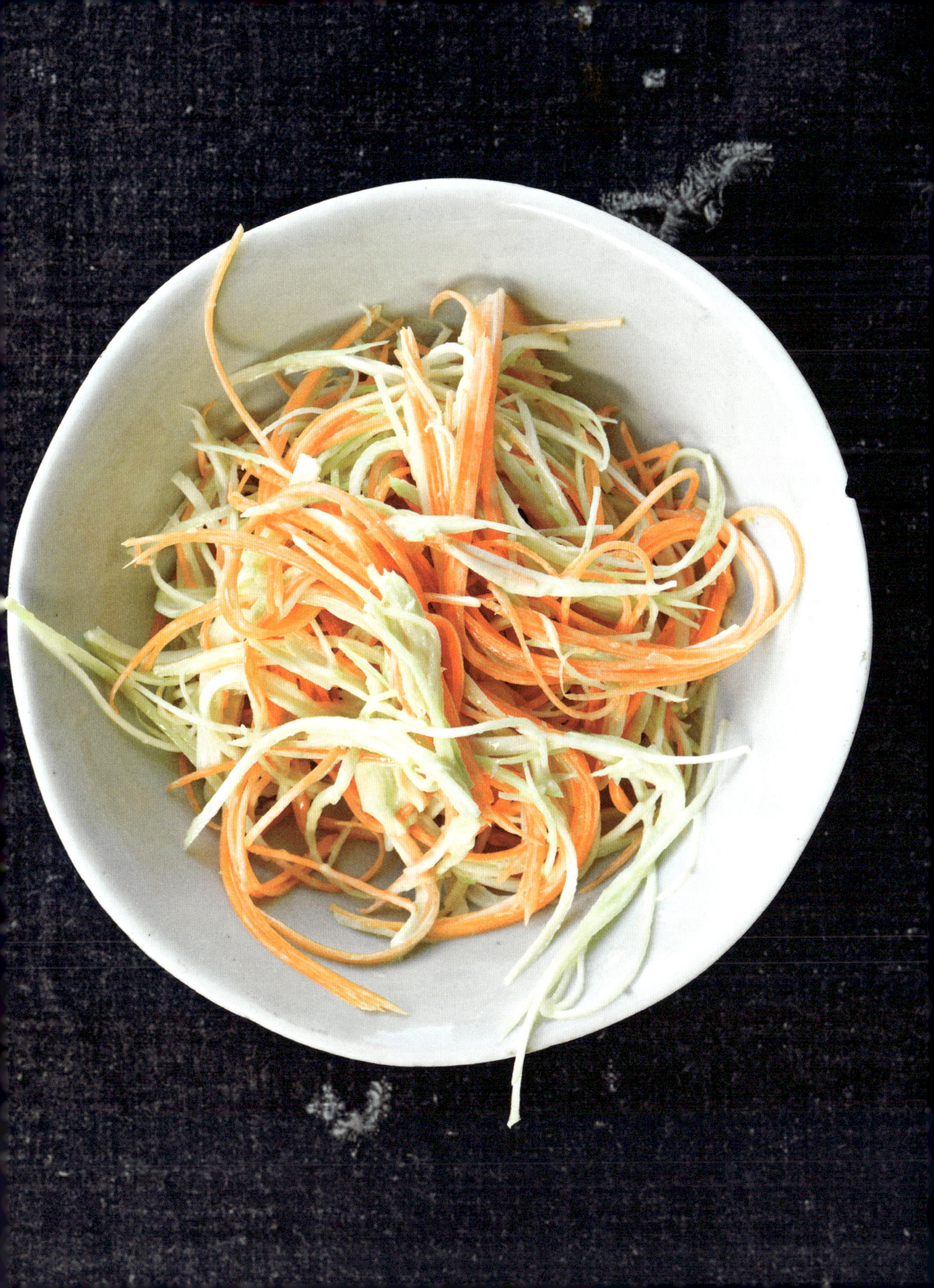

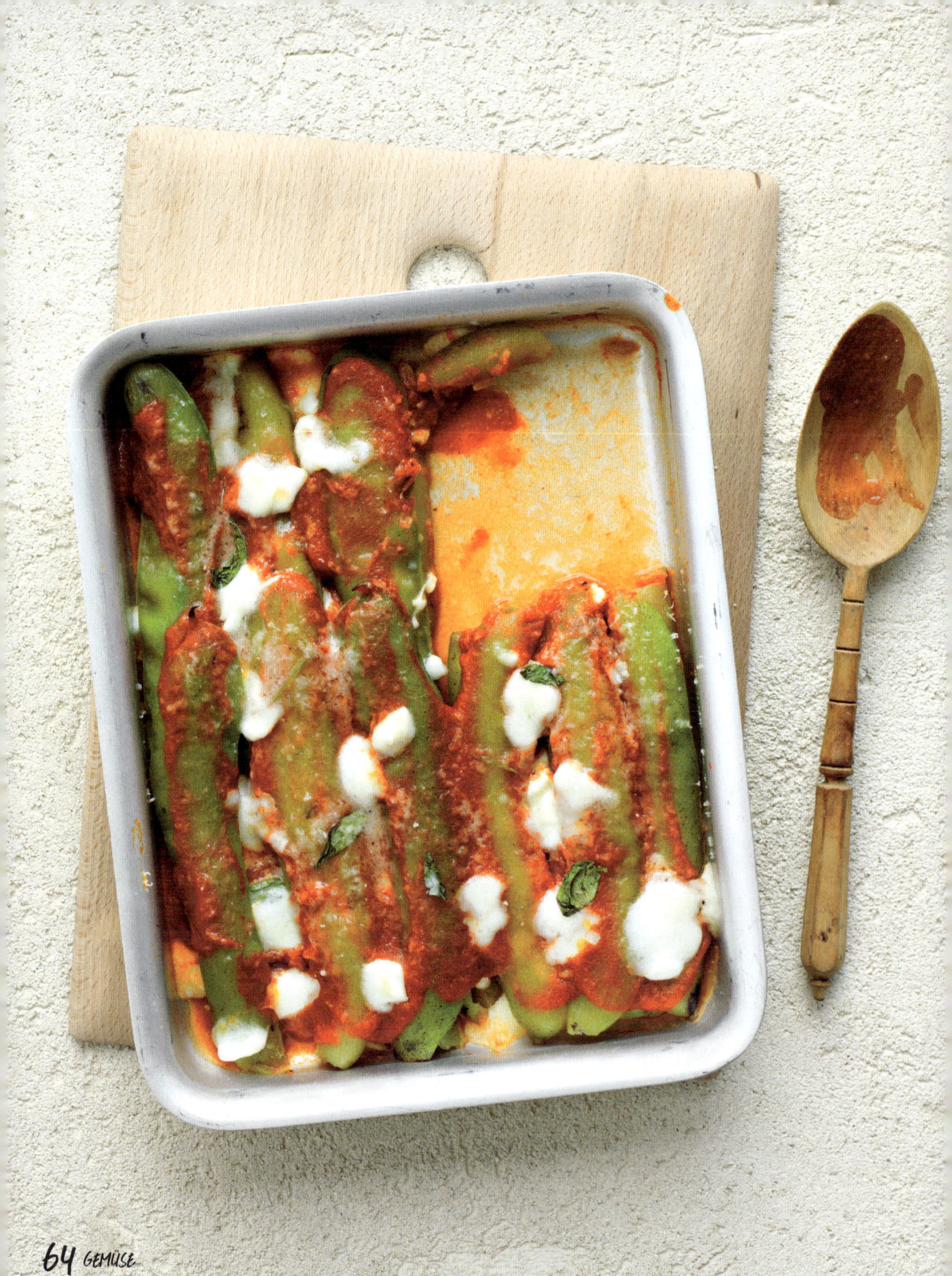

PARMIGIANA AUS BOHNENSCHOTEN

>>> Für	>>> Zubereiten	>>> Backen
4 PORTIONEN	5 MINUTEN	1 STUNDE

500 g leere Schoten von Dicken Bohnen (Bioqualität)
2 EL Olivenöl extra vergine
1 Knoblauchzehe in der Schale
½ l Tomatenpassata
200 g Mozzarella, zerzupft oder in Scheiben
1 Handvoll Basilikumblätter
100 g Parmesan, gerieben
Salz und schwarzer Pfeffer

Den Backofen auf 180 Grad vorheizen. Stielansatz und Fäden von den Schoten entfernen. Die Schoten 10 Minuten in leicht gesalzenem Wasser kochen. In einem Sieb gründlich abtropfen lassen.

Für die Sauce das Olivenöl auf kleiner Temperatur in einem Kochtopf erhitzen. Den Knoblauch darin braten, bis er weich ist. Die Tomatenpassata hinzufügen und salzen. 15 Minuten auf mittlerer Hitze köcheln lassen. Die Knoblauchzehe herausnehmen und wegwerfen.

Eine Auflaufform leicht einölen. Eine Schicht Bohnenschoten hineinlegen. Mit Tomatensauce, etwas Mozzarella und einigen Basilikumblättchen bedecken. Das Einschichten wiederholen, bis alle Zutaten aufgebraucht sind. Mit Parmesan bestreuen. Im Ofen 30 Minuten backen.

DIE SCHALEN MACHEN ETWA ACHTZIG PROZENT DES GEWICHTS DER BOHNEN AUS; SIE SIND EINES DER PRODUKTE MIT DEM HÖCHSTEN ABFALLANTEIL. EIN GUTER GRUND, DIESES KÖSTLICHE GERICHT AUSZUPROBIEREN, DAS DURCH SEINE GESCHMACKSFÜLLE ÜBERZEUGT UND ZUDEM LEICHTER IST ALS DIE KLASSISCHE PARMIGIANA, DA DIE BOHNENSCHOTEN NUR BLANCHIERT WERDEN.

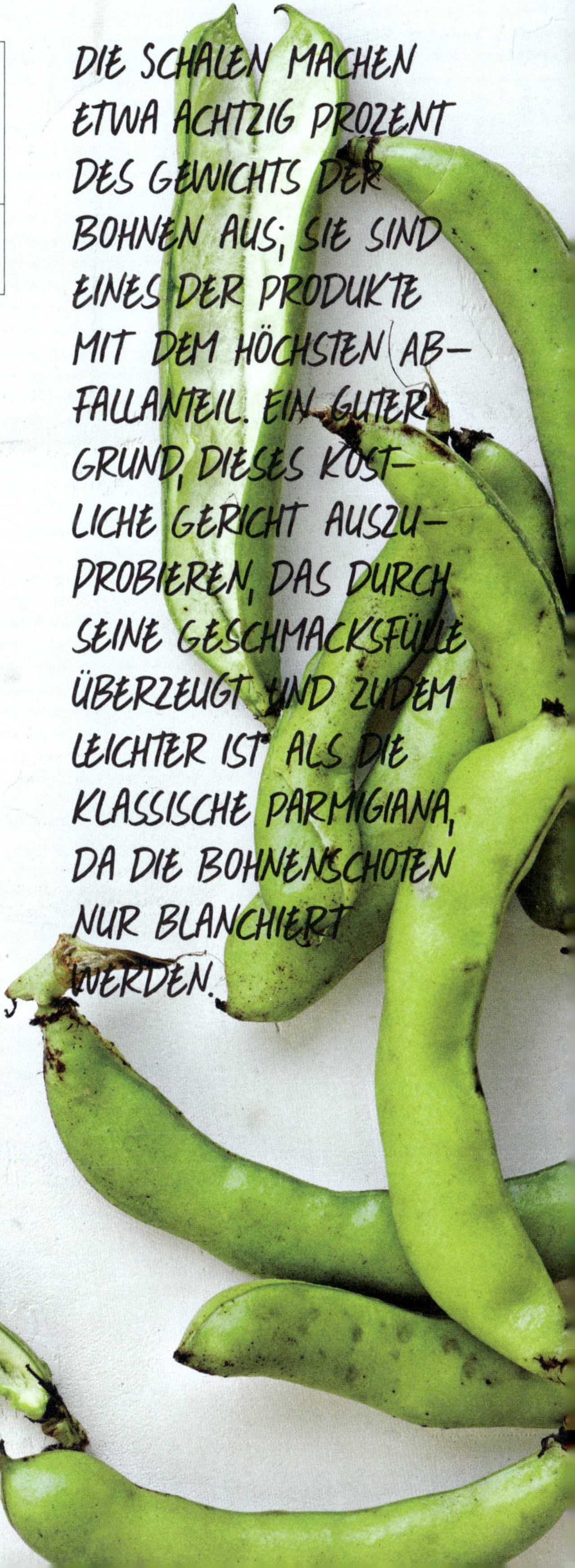

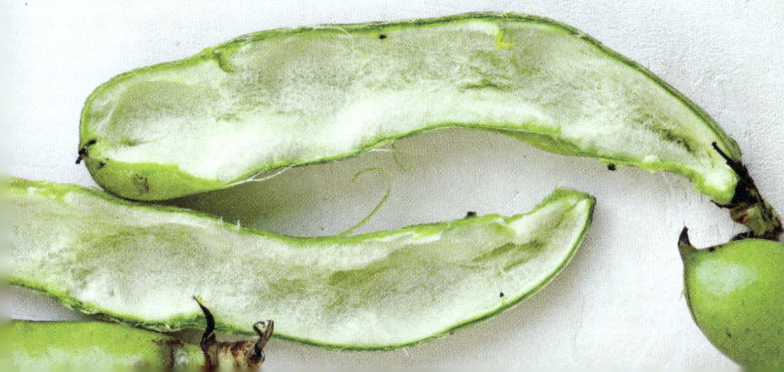

SUPPE AUS BLUMENKOHLSTÄNGELN UND KARTOFFELSCHALEN

>>> Für	>>> Zubereiten	>>> Kochen
2 PORTIONEN	10 MINUTEN	25 MINUTEN

1 EL Olivenöl, zusätzlich etwas Olivenöl zum Servieren
1 kleine Zwiebel, gewürfelt
1 Knoblauchzehe, klein gewürfelt
Stängel und Strunk von 2 Köpfen Blumenkohl (300–400 g), zerkleinert
200 g Kartoffelschalen (von ca. 6 Stück)
1 Zweig Thymian, Blätter abgezupft
½ l Gemüse- oder Hühnerbrühe
Salz und schwarzer Pfeffer
4 EL Rahm (Sahne), zusätzlich etwas Rahm zum Servieren

Das Öl auf mittlerer Hitze in einer Pfanne erhitzen. Zwiebel und Knoblauch 2 Minuten andünsten. Blumenkohl, Kartoffelschalen und Thymianblätter hinzufügen, unter Rühren 1–2 Minuten dünsten. Die Brühe hinzufügen, zudecken und aufkochen. Bei mittlerer Temperatur 10–15 Minuten köcheln lassen, bis das Gemüse weich ist. Großzügig salzen und pfeffern. Von der Herdplatte nehmen und etwas abkühlen lassen. Den Rahm hinzufügen und alles mit dem Stabmixer pürieren, bis die gewünschte Konsistenz erreicht ist. Falls die Suppe zu dick ist, noch etwas Wasser hinzufügen. Mit etwas Rahm und Olivenöl beträufeln, nach Wunsch wenig schwarzen Pfeffer darübermahlen und servieren.

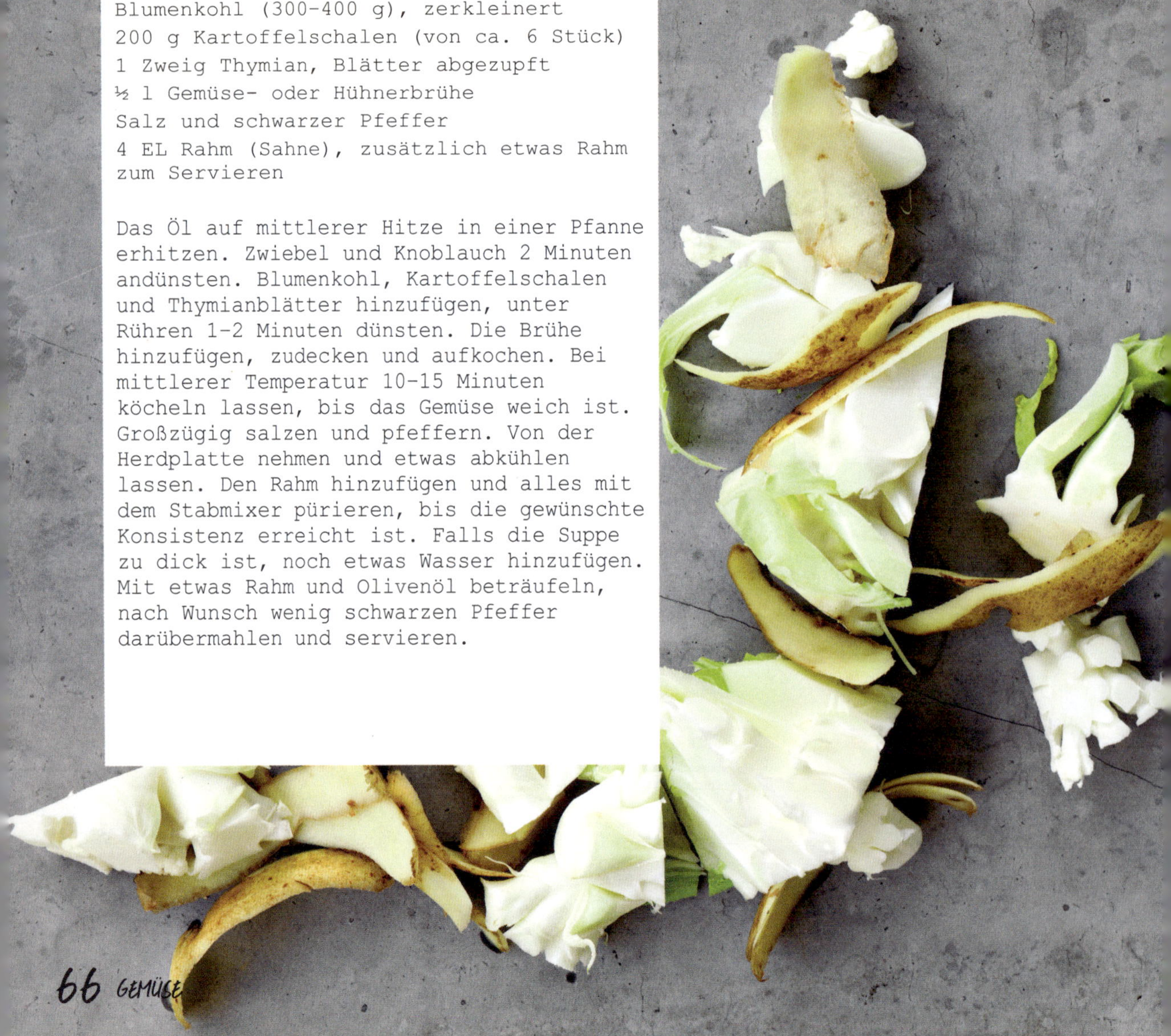

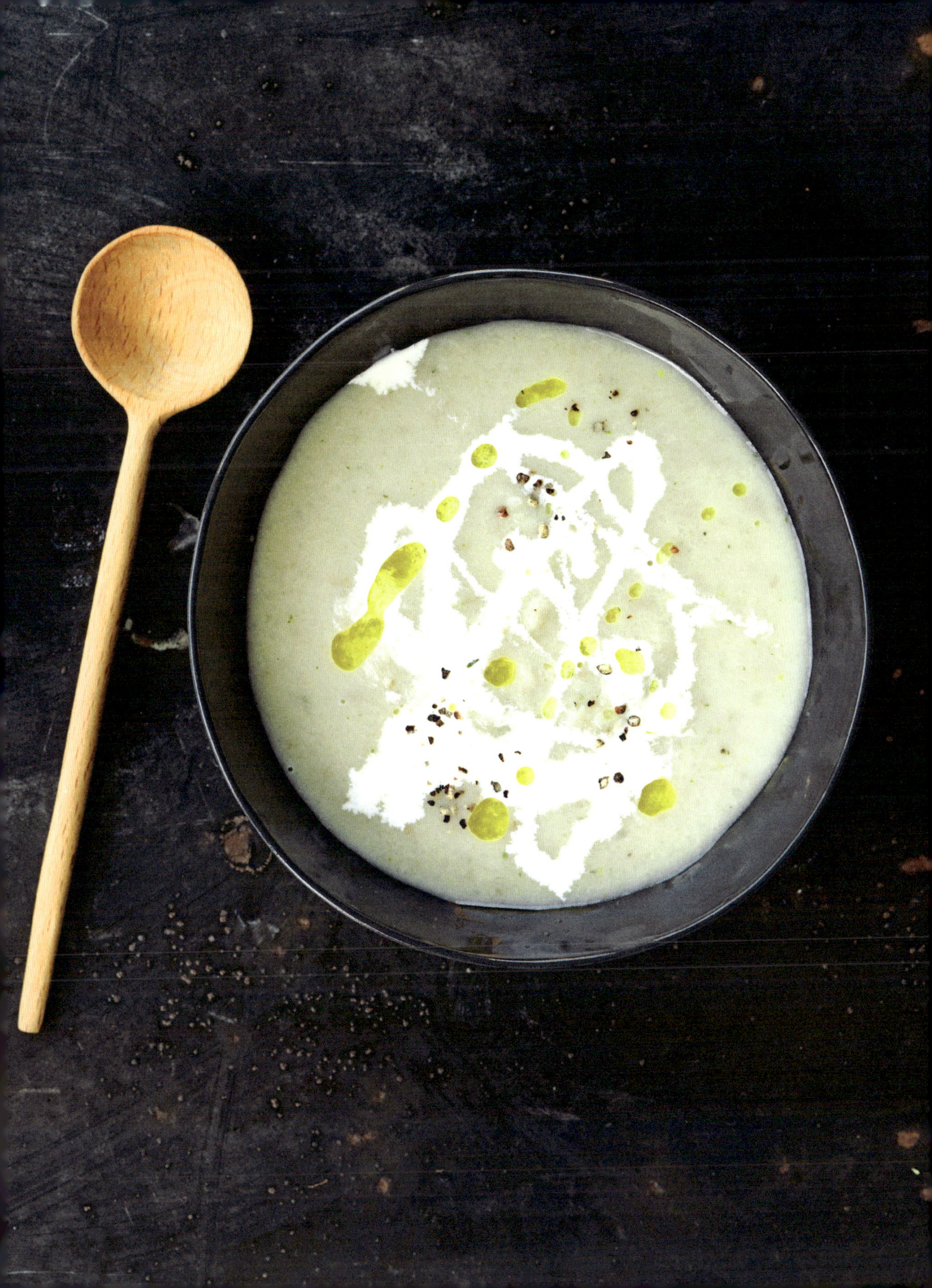

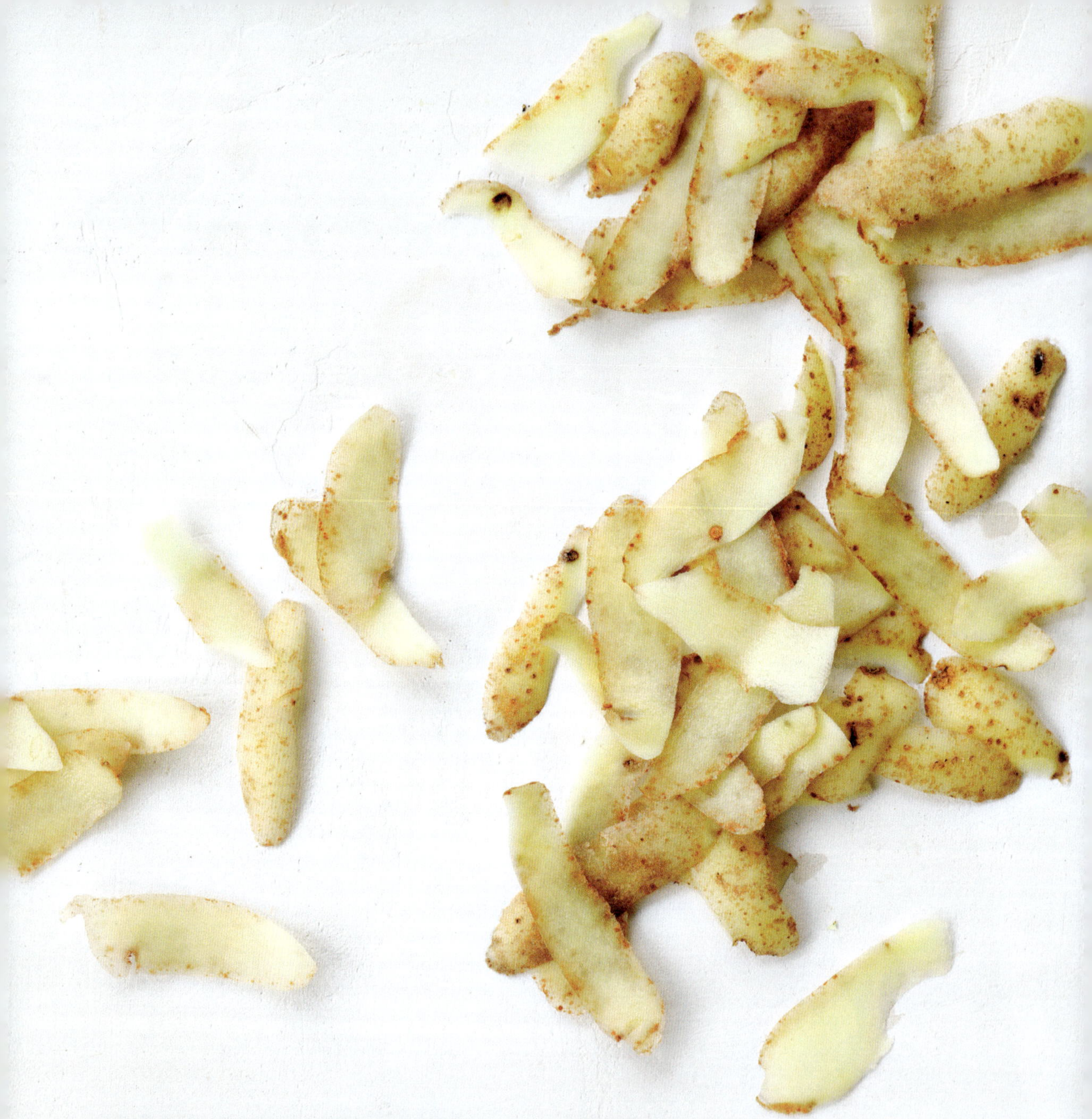

CHIPS AUS KARTOFFELSCHALEN

DIE KARTOFFELSCHALEN MÖGLICHST BALD NACH DEM SCHÄLEN VERARBEITEN; SIE VERLIEREN SCHNELL AN QUALITÄT. GRÜNE SCHALENTEILE ENTFERNEN UND WEGWERFEN; SIE ENTHALTEN DAS UNVERTRÄGLICHE SOLANIN.

>>> Für

2 PORTIONEN

>>> Zubereiten

5 MINUTEN

>>> Backen

15 MINUTEN

Schalen von 3 Kartoffeln
2 EL Olivenöl
Salz

Den Backofen auf 200 Grad vorheizen. Ein Blech mit Backpapier auslegen. Die Kartoffelschalen mit Olivenöl vermischen und mit Salz bestreuen. Auf das Blech geben und 15 Minuten knusprig backen.

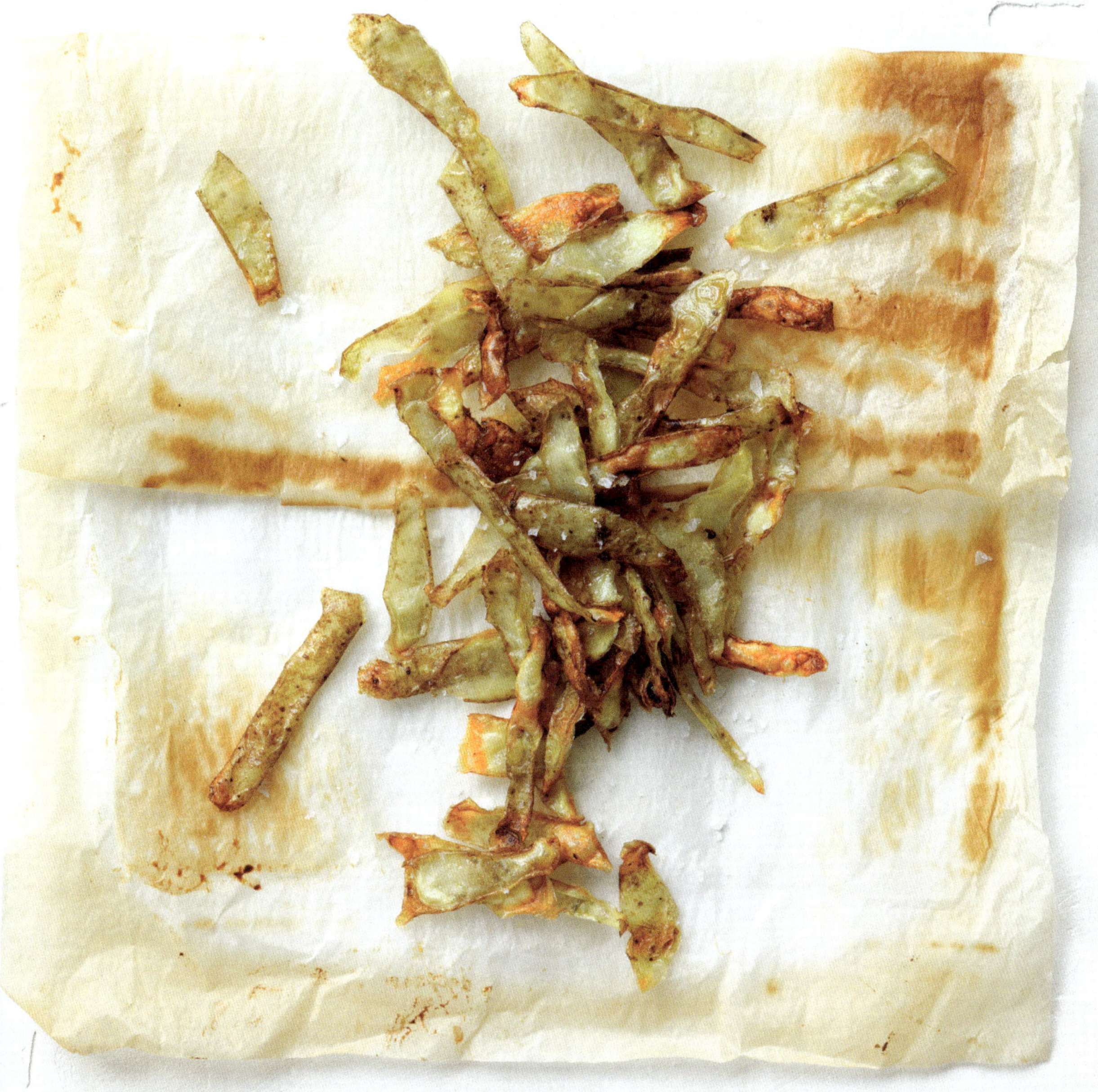

CHIPS AUS GEMÜSESCHALEN ODER -BLÄTTERN

>>> Für 2 Portionen
>>> Zubereiten: 5 Minuten
>>> Backen: 15 Minuten

Den Backofen auf 180 Grad vorheizen. Ein Blech mit Backpapier auslegen. Die Gemüseschalen und -blätter (siehe unten) in eine Schüssel geben, Öl, Salz und Pfeffer hinzufügen und gut vermischen. Die Schalen in einer Lage auf das Blech geben. Im Ofen 15 Minuten goldgelb und knusprig backen. Aufpassen, dass sie nicht verbrennen. Aus dem Backofen nehmen, 1 Minute abkühlen lassen und servieren. Die Chips halten sich in einer luftdicht verschlossenen Dose bis zu 5 Tage.

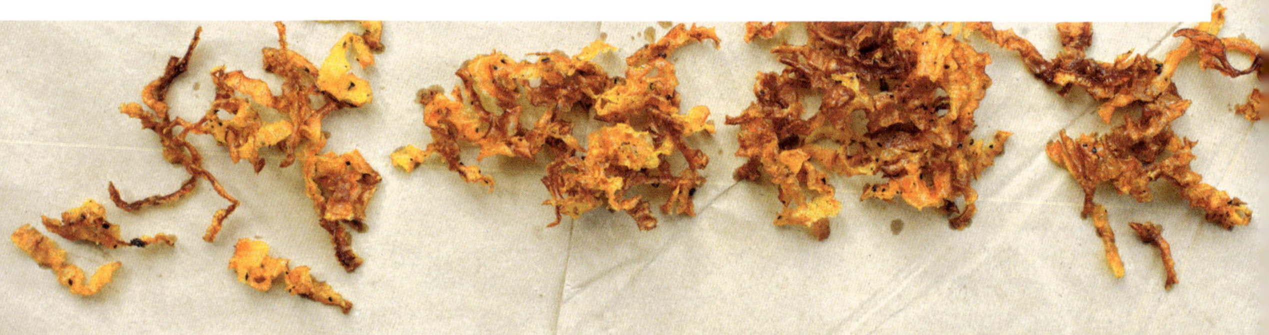

KAROTTE

SCHALEN VON 6 GROSSEN KAROTTEN / 2 EL OLIVENÖL EXTRA VERGINE / 1 TL SALZ, SCHWARZER PFEFFER

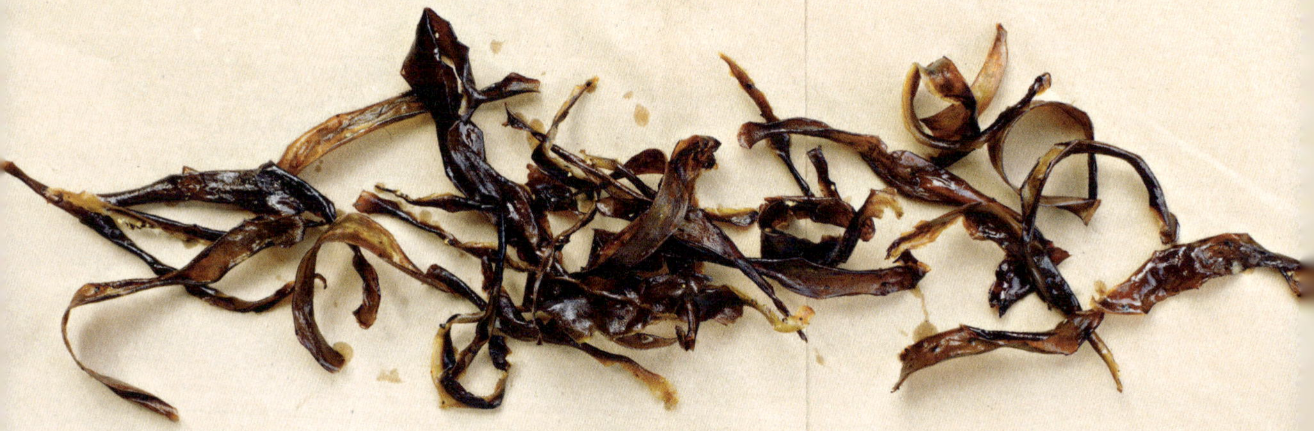

AUBERGINE

SCHALEN VON 3 AUBERGINEN / 2 EL OLIVENÖL EXTRA VERGINE, 1 TL SALZ, SCHWARZER PFEFFER

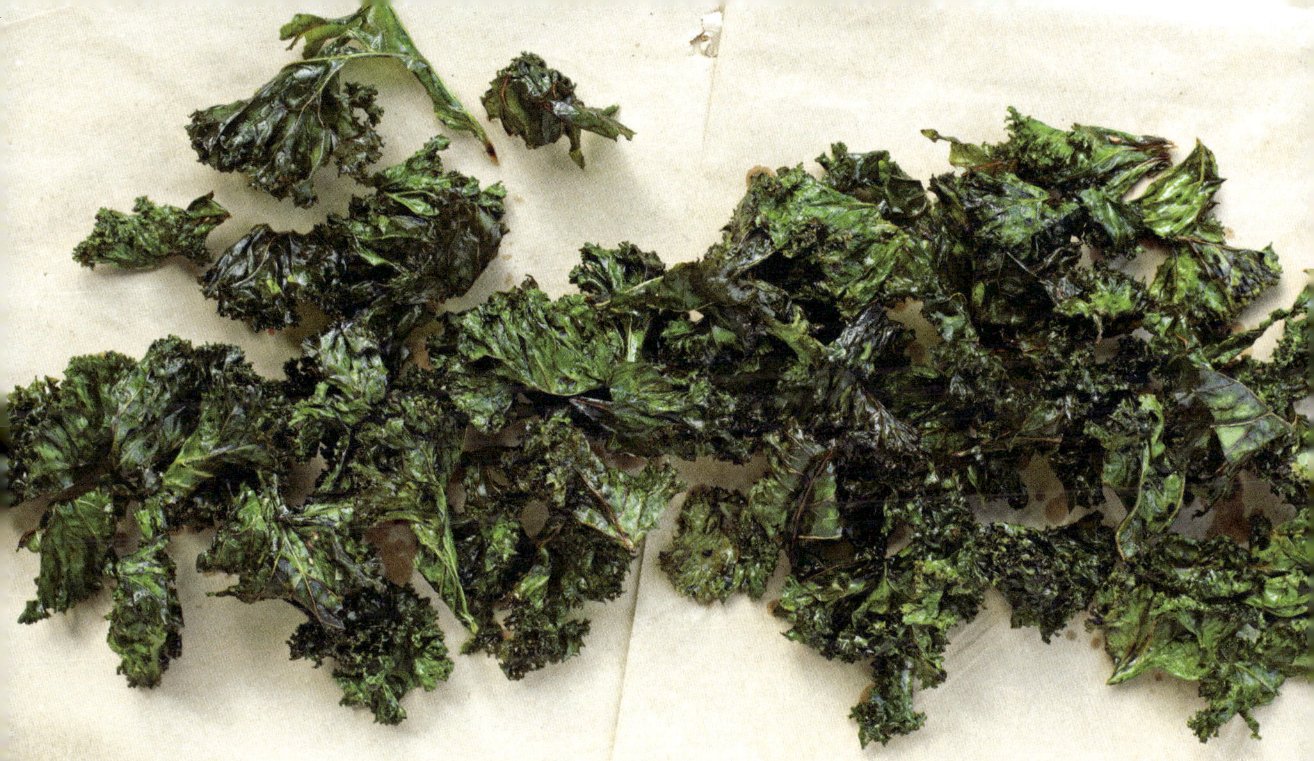

GRÜNKOHL

150 G GRÜNKOHL (ABSCHNITTE UND/ODER GELBLICHE BLÄTTER), GROB ZERTEILT / 2 EL OLIVENÖL EXTRA VERGINE, 1 TL SALZ, SCHWARZER PFEFFER

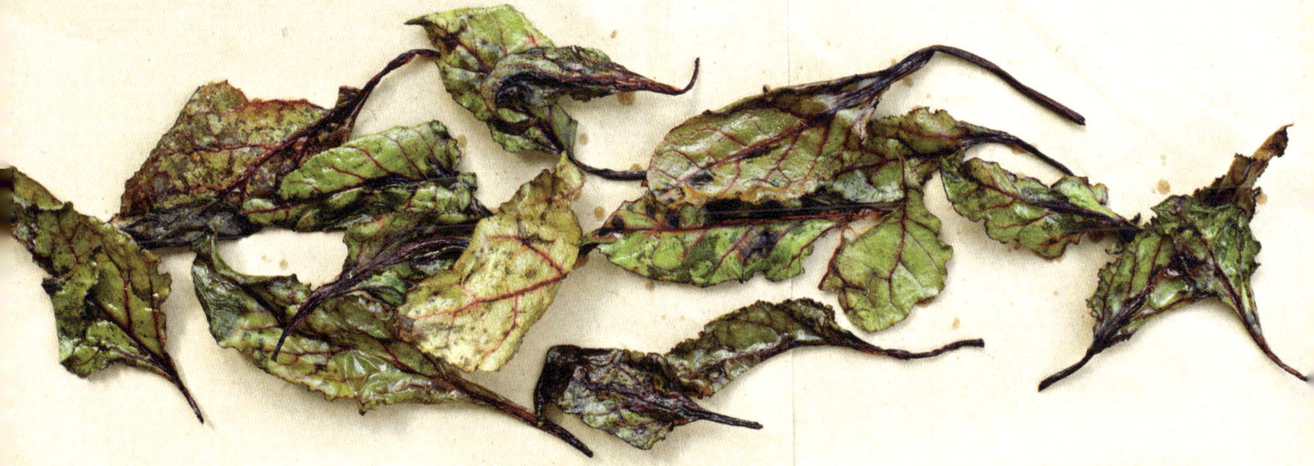

ROTE BETE

BLÄTTER VON 1 BUND ROTE BETE / 2 EL OLIVENÖL EXTRA VERGINE, 1 TL SALZ, SCHWARZER PFEFFER

MUFFINS AUS KAROTTEN- UND PASTINAKENSCHALEN

>>> Für	>>> Zubereiten	>>> Backen
12 MUFFINS	15 MINUTEN	15 MINUTEN

100 g Karotten- und Pastinakenschalen, gemischt
125 g Butter
125 g Zucker
2 Eier, leicht verquirlt
40 g Haselnüsse, gemahlen
70 g Mehl mit 2 Msp. Backpulver, gesiebt

Frosting
125 g Frischkäse (z.B. Philadelphia)
1 TL Vanilleextrakt
3 EL Puderzucker

Den Backofen auf 180 Grad vorheizen. Ein Muffinblech mit 12 Mulden mit Papierförmchen auskleiden.

Die Gemüseschalen im Blitzhacker (Cutter) oder von Hand ganz fein hacken. Butter und Zucker mit dem elektrischen Handrührgerät schaumig schlagen. Die Eier unter ständigem Rühren nach und nach hinzufügen. Die Hälfte der Haselnüsse und der Mehl-Backpulver-Mischung bei geringer Geschwindigkeit unterrühren. Dann die restlichen Haselnüsse und die zweite Hälfte der Mehlmischung sowie die gehackten Schalen unterrühren.

In jedes Förmchen 1 gehäuften Esslöffel Teig geben. Im Ofen 12–15 Minuten backen.

Für das Frosting alle Zutaten miteinander verrühren. Die Muffins vor dem Servieren damit überziehen.

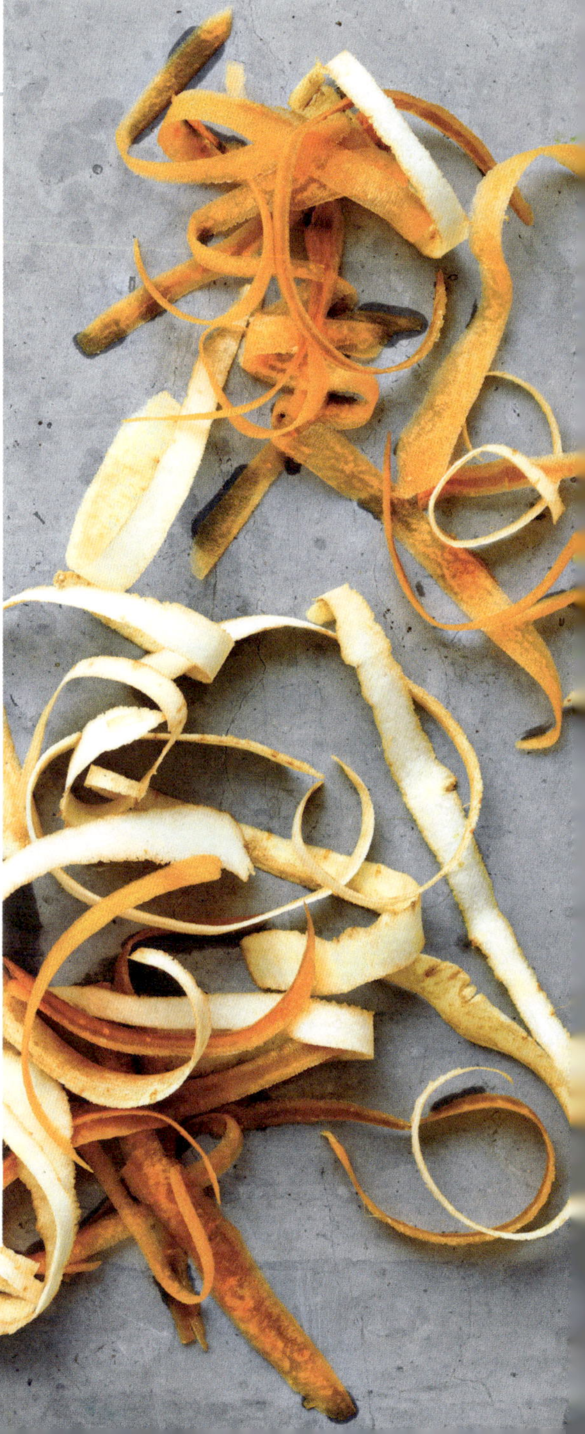

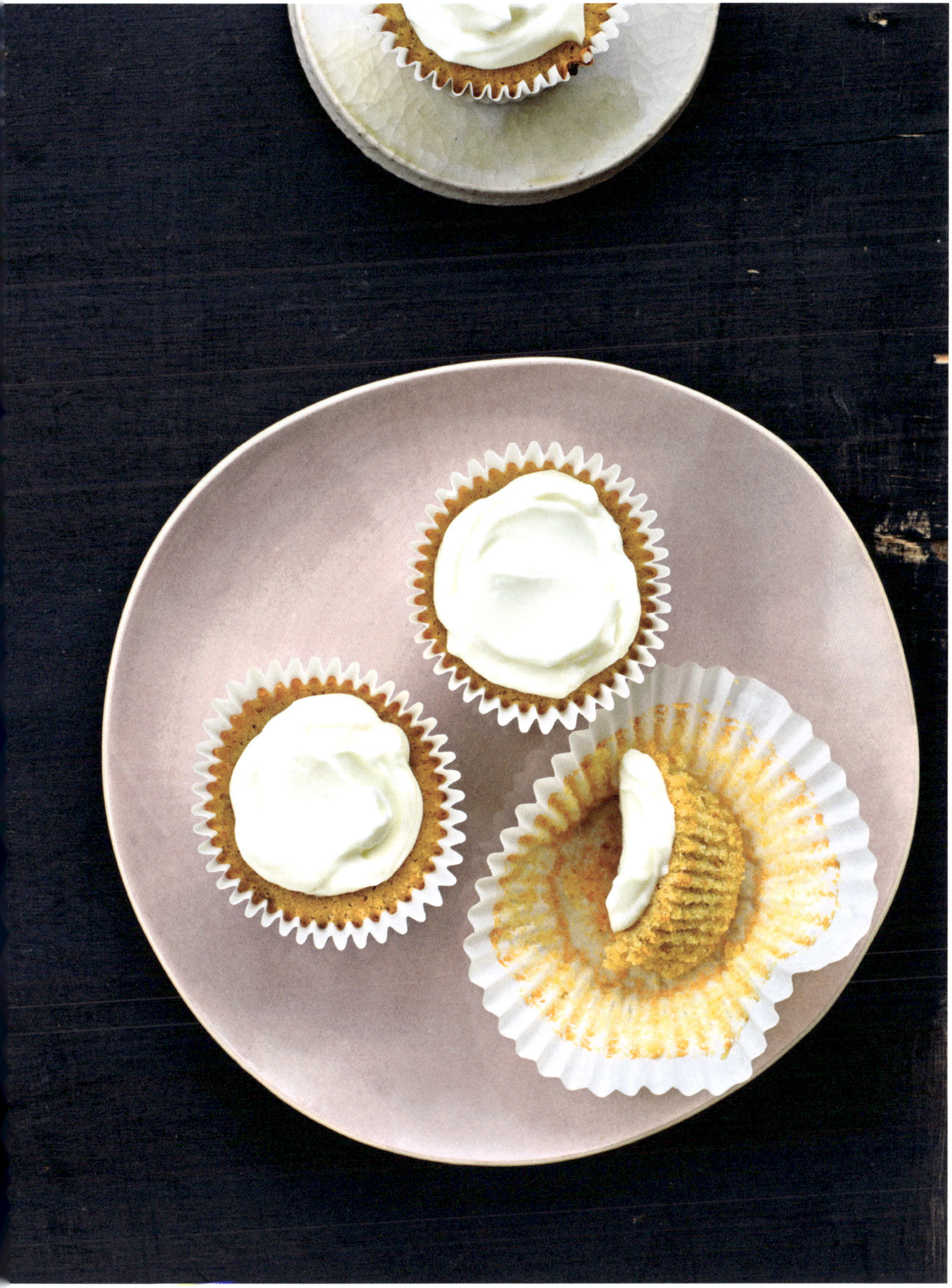

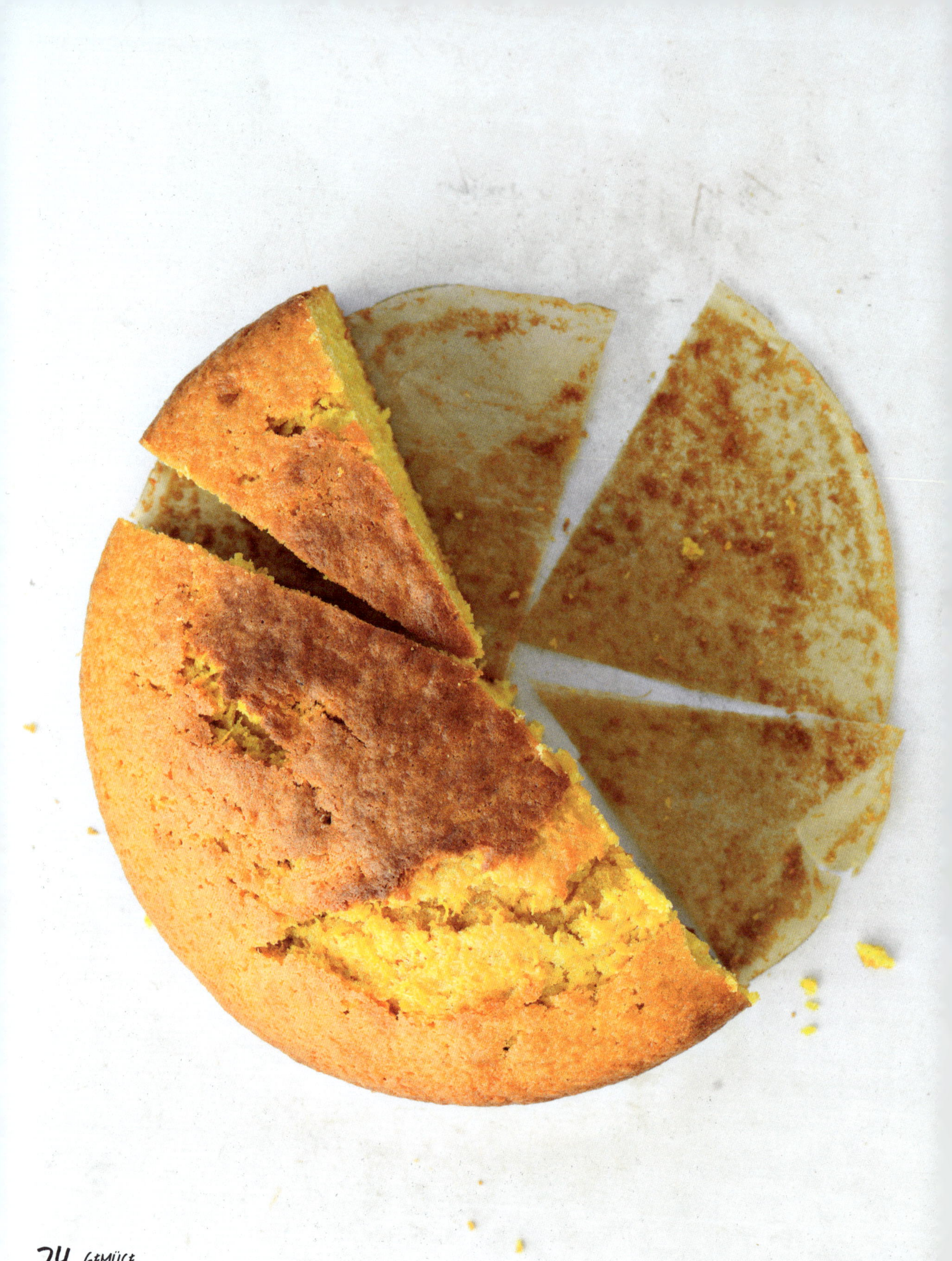

KUCHEN AUS AUSGEPRESSTEM KAROTTENFRUCHTFLEISCH

>>> Für	>>> Zubereiten	>>> Backen
1 KUCHEN Ø 22 CM	15 MINUTEN	45 MINUTEN

180 g Zucker
3 Eier
Abrieb von 1 unbehandelten Zitrone
100 ml Sonnenblumenöl
300 g Mehl
3 gestrichene TL Backpulver
ausgepresstes Fruchtfleisch von 3 großen Karotten
150 ml Orangensaft

Den Backofen auf 180 Grad vorheizen. Ein Blech mit Backpapier auslegen.

Den Zucker und die Eier 5 Minuten aufschlagen, dann Zitronenschale und Öl hinzufügen. Mehl und Backpulver unterheben. Karottenfruchtfleisch und Orangensaft hinzufügen und gut einarbeiten. Den Teig in die Form füllen. Im Ofen etwa 40 Minuten backen. 10 Minuten abkühlen lassen, aus der Form lösen, auf ein Gitter setzen und vollständig abkühlen lassen.

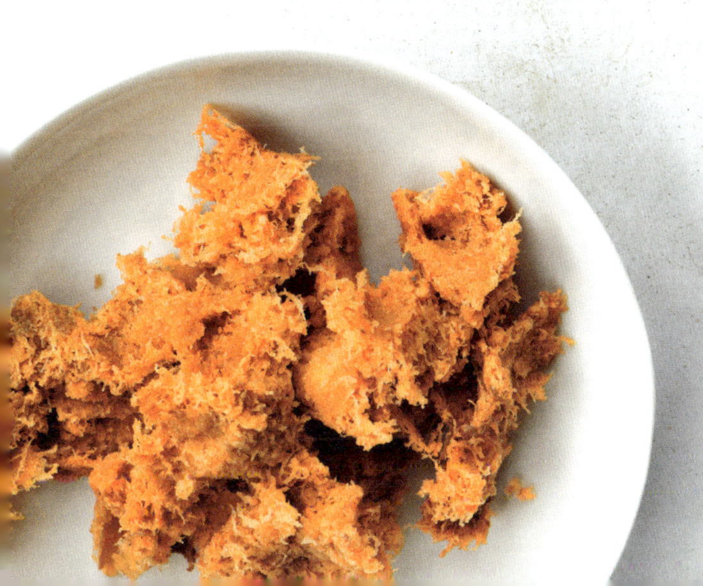

DAS FRUCHTFLEISCH VON OBST UND GEMÜSE, DAS NACH DEM AUSPRESSEN ÜBRIG BLEIBT, KANN AUF VERSCHIEDENE WEISE WEITERVERWENDET WERDEN. MAN KANN ES SAUCEN ODER SAUCENGERICHTEN, BRÜHEN, QUICHES, BROTTEIG, MUFFINS ODER CRACKERS ZUGEBEN ODER ES ALS BALLASTSTOFFREICHE ERGÄNZUNG UNTER EINEN FRISCH GEPRESSTEN SAFT RÜHREN. ES HÄLT SICH IN EINEM FEST VERSCHLOSSENEN BEHÄLTER ODER BEUTEL MAXIMAL EINEN TAG. EINFRIEREN IST NICHT ZU EMPFEHLEN, WEIL DADURCH NÄHRSTOFFE ZERSTÖRT WERDEN. VOR DER VERWENDUNG WASSER ODER SAFT HINZUFÜGEN, UM DIE FEHLENDE FLÜSSIGKEIT ZU ERSETZEN.

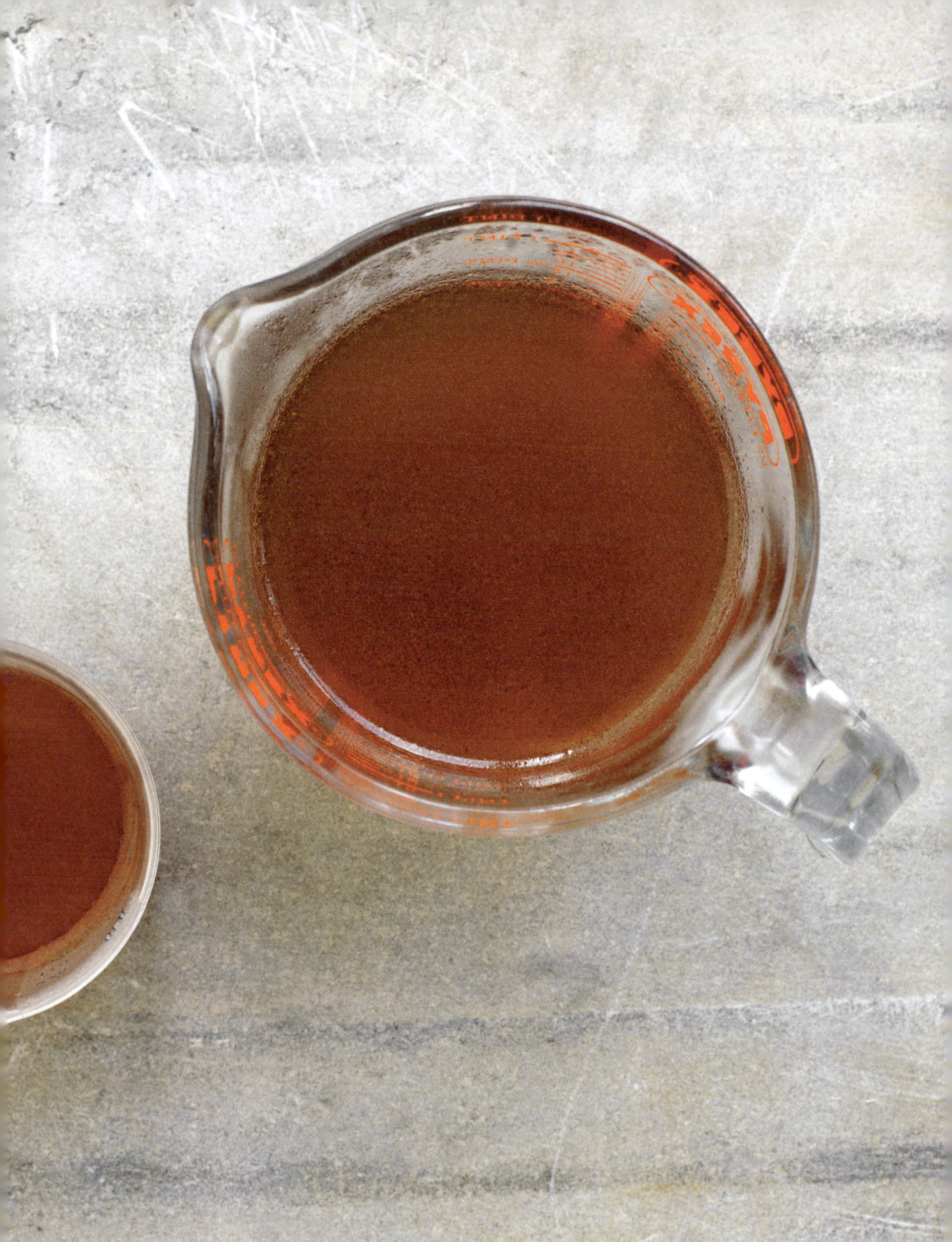

BRÜHE AUS GEMÜSEABSCHNITTEN

>>> Für	>>> Zubereiten	>>> Kochen
1 LITER	10 MINUTEN	2–2½ STUNDEN

2 EL Olivenöl extra vergine
600 g Gemüseschalen und/oder Gemüseabschnitte (z.B. von Lauch, Pastinaken, Fenchel, Kartoffeln, Thymianstängel, Salatblätter)
6 Kirschtomaten
1 Bouquet garni (Seite 44)
schwarzer Pfeffer und Salz

Das Olivenöl auf mittlerer Hitze in einem Kochtopf erhitzen. Die Gemüseschalen und -abschnitte unter Rühren darin anbraten, bis sie leicht Farbe annehmen. Tomaten, Bouquet garni und Pfeffer hinzufügen. Mit kaltem Wasser bedecken und aufkochen. 1 Stunde auf kleiner Hitze köcheln lassen. Durch ein Sieb gießen und dann nochmals 1 Stunde köcheln lassen, um die Brühe weiter zu konzentrieren. Nach Geschmack salzen. Abkühlen lassen.

Die Brühe hält sich im Kühlschrank 3–4 Tage, im Gefrierschrank bis zu 3 Monate.

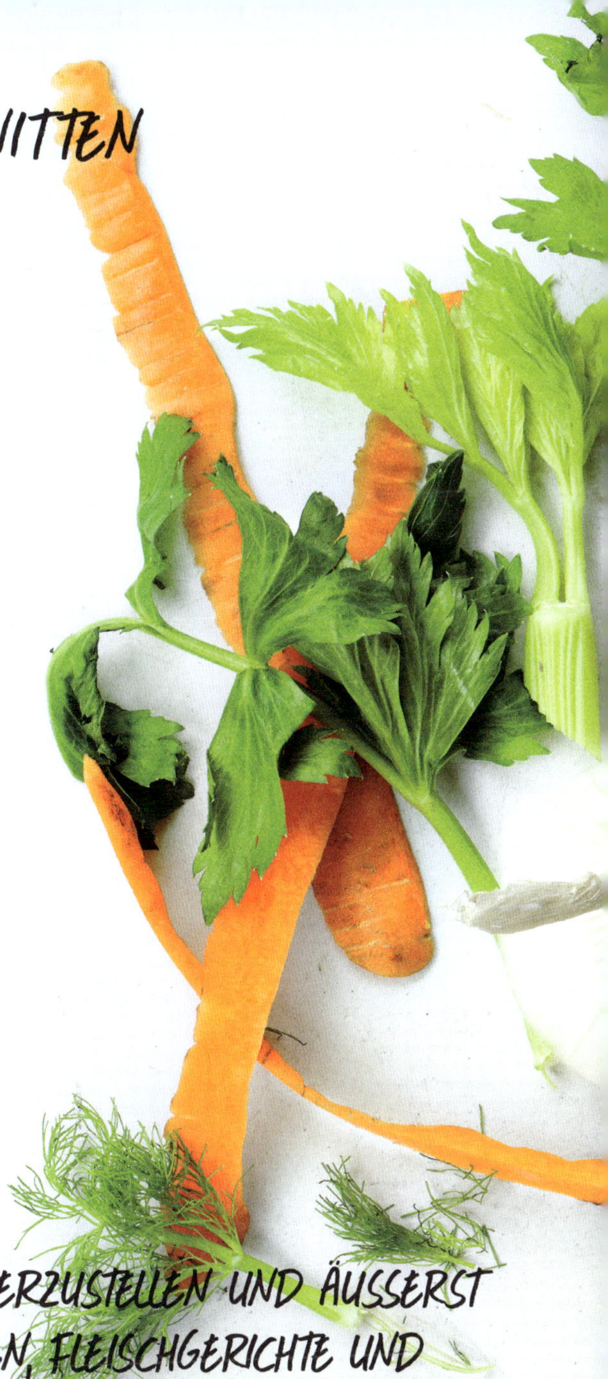

GEMÜSEBRÜHE IST SEHR EINFACH HERZUSTELLEN UND ÄUSSERST VIELSEITIG VERWENDBAR, FÜR SUPPEN, FLEISCHGERICHTE UND RISOTTO. SAMMELN SIE DIE SCHALEN, ABSCHNITTE UND STÄNGEL VON GEMÜSE UND KRÄUTERN IN EINEM BEUTEL IM GEFRIERSCHRANK, BIS SIE GENUG FÜR EINE BRÜHE HABEN. STATT DER KIRSCHTOMATEN KÖNNEN SIE AUCH EINEN ODER ZWEI ESSLÖFFEL TOMATENMARK HINZUFÜGEN.

KÜRBISSCHALEN-PULVER

>>> Für	>>> Zubereiten	>>> Trocknen
300 G	10 MINUTEN	5 STUNDEN

Schale von 1 großen Kürbis (möglichst mit etwas Fruchtfleisch), gewaschen und getrocknet

Die Schale in Stücke schneiden und etwa 5 Stunden im Dörrgerät (Dehydriergerät) oder mit Umluft auf der niedrigstmöglichen Stufe (50–60 Grad) im Ofen trocknen, bis die ganze Feuchtigkeit verdampft ist. Den Trocknungsgrad der Schale regelmäßig überprüfen. Bei einer höheren Temperatur kann die Schale verbrennen. Die vollständig getrocknete Schale im Blitzhacker oder im Hochleistungsmixer zu Pulver verarbeiten. In einem luftdicht verschlossenen Behälter oder Schraubglas an einem kühlen, trockenen Ort aufbewahren.

Trocken zum Würzen verwenden oder 1 Teil Pulver mit 2½ Teilen Wasser verflüssigen.

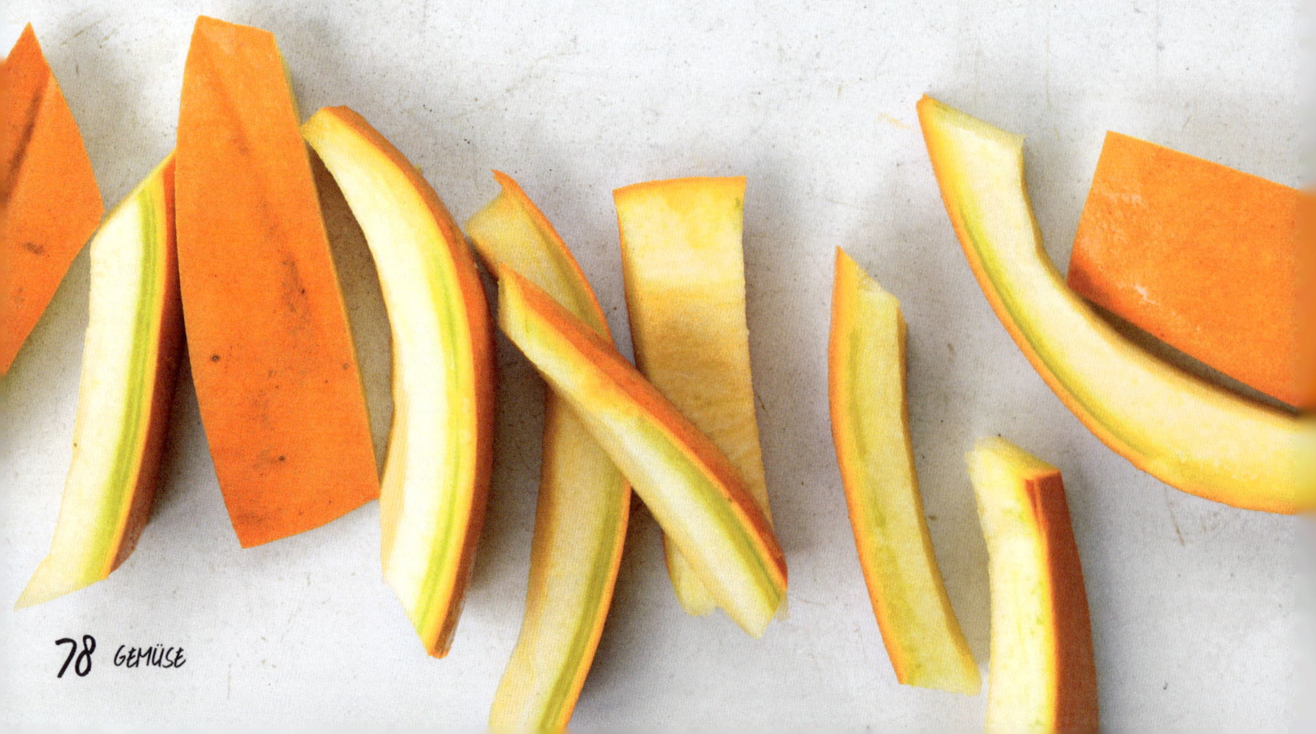

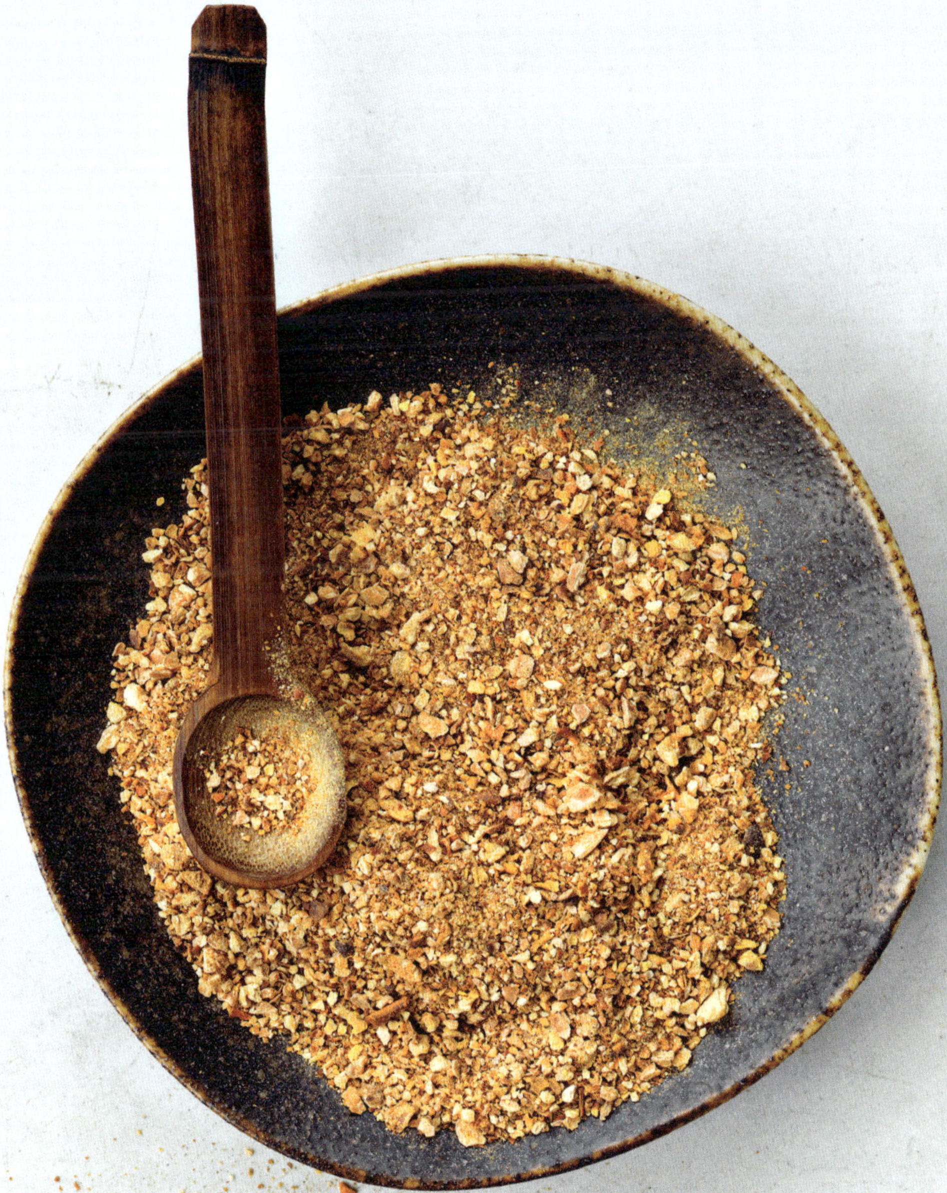

MIT KÜRBISSCHALENPULVER KANN MAN ZAHLREICHE GERICHTE WIE RAGOUTS, SUPPEN, KUCHEN ODER BROTE AROMATISIEREN ODER PASTATEIG FÄRBEN. MIT WASSER VERMISCHT, ERGIBT DAS PULVER EIN PÜREE, DAS MAN FÜR SALZIGE KUCHEN ODER QUICHES VERWENDEN KANN.

4 MÖGLICHKEITEN ZUR VERWENDUNG VON KÜRBISSCHALENPULVER

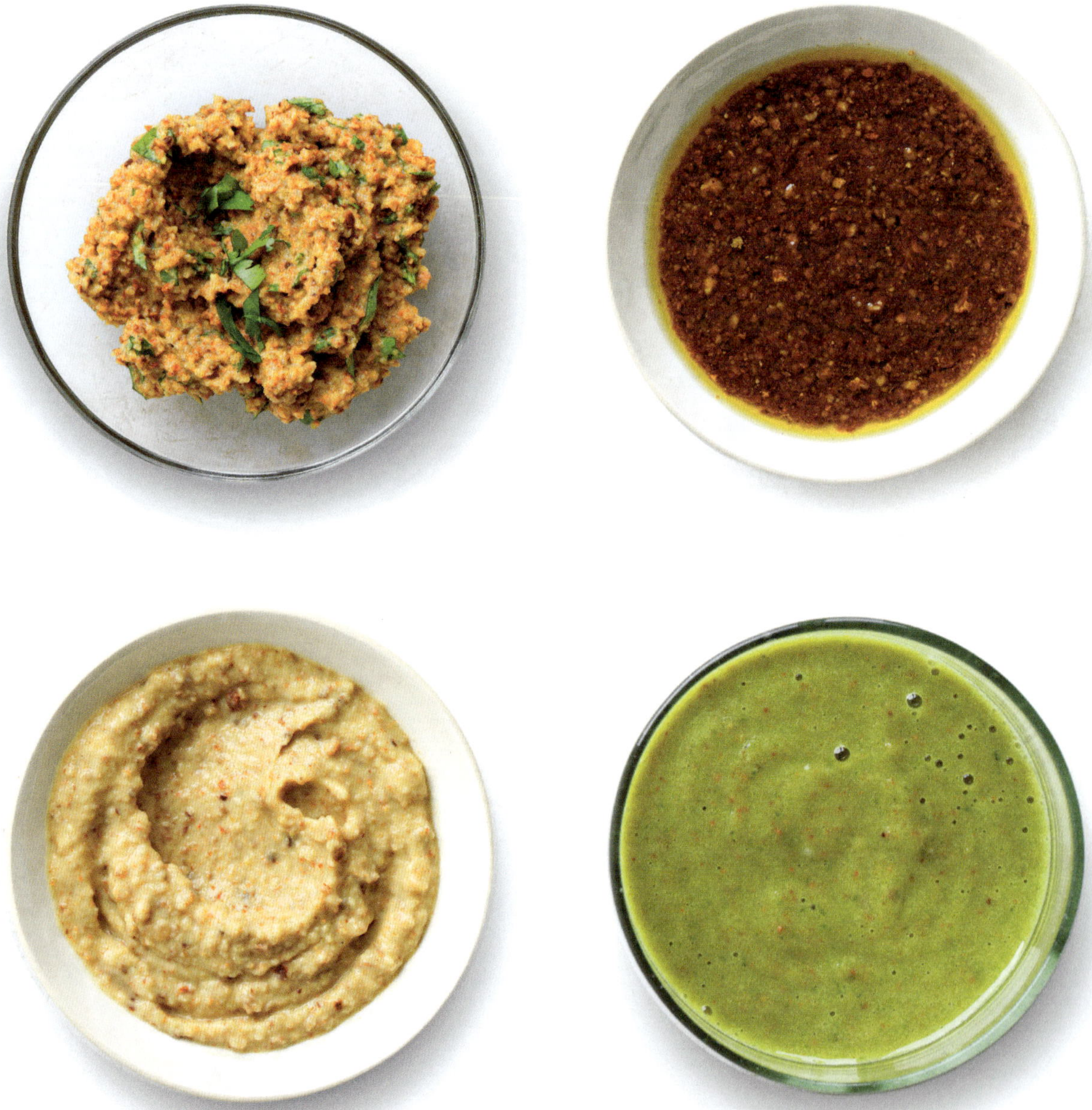

WÜRZIGER KÜRBISDIP

>>> Für	>>> Zubereiten	>>> Kochen
4 PORTIONEN	10 MINUTEN	0 MINUTEN

60 g Kürbisschalenpulver (Seite 78)
2 EL Naturjoghurt
1 TL gemahlener Kreuzkümmel
1 Knoblauchzehe, gepresst
1 EL gehackter Koriander
Salz, schwarzer Pfeffer

Das Kürbisschalenpulver mit 150 ml Wasser anrühren. Dann den Joghurt unterrühren. Die restlichen Zutaten hinzufügen und vermischen. Salzen und pfeffern.

MARINADE FÜR HUHN

>>> Für	>>> Zubereiten	>>> Kühlen
4 PORTIONEN	10 MINUTEN	1 STUNDE

30 g Kürbisschalenpulver (Seite 78)
1 TL Paprikapulver
1 TL gemahlener Ingwer
1 Knoblauchzehe, gepresst
2 EL Honig
100 ml Olivenöl extra vergine
Salz, schwarzer Pfeffer

Das Kürbisschalenpulver mit 75 ml Wasser anrühren. Mit allen anderen Zutaten vermischen, salzen und pfeffern. Hühnerfleisch in die Marinade einlegen und 1 Stunde im Kühlschrank ziehen lassen.

KÜRBISHUMMUS

>>> Für	>>> Zubereiten	>>> Kochen
4 PORTIONEN	5 MINUTEN	0 MINUTEN

30 g Kürbisschalenpulver (Seite 78)
200 g Kichererbsen aus der Dose, abgespült
2 TL Tahinpaste
1 Knoblauchzehe, gepresst
2 EL Zitronensaft
3 EL Olivenöl extra vergine

Das Kürbisschalenpulver mit 75 ml Wasser anrühren. Zusammen mit allen weiteren Zutaten im Mixer oder Blitzhacker sämig pürieren, dabei das Öl in einem dünnen Strahl einlaufen lassen. Falls nötig noch etwas Wasser hinzufügen. Zum Servieren nach Wunsch mit Olivenöl beträufeln und mit Kürbisschalenpulver bestreuen.

KÜRBIS-SMOOTHIE

>>> Für	>>> Zubereiten	>>> Kochen
2 PORTIONEN	5 MINUTEN	0 MINUTE

30 g Kürbisschalenpulver (Seite 78)
1 Banane, 100 g Spinat
120 ml Kokosmilch
160 ml Mandelmilch
1 TL Ahornsirup

Das Kürbisschalenpulver mit 75 ml Wasser anrühren. Das Püree mit allen anderen Zutaten in den Mixer geben und pürieren, bis es gleichmäßig und cremig ist. Sollte der Smoothie zu dick sein, einfach noch etwas Mandelmilch oder Wasser hinzufügen.

BRÖTCHEN MIT KÜRBISSCHALENPULVER

>>> Für	>>> Zubereiten	>>> Ruhen	>>> Backen
12 STÜCK	40 MINUTEN	2 STUNDEN	35 MINUTEN

200 g Kürbisschalenpulver (Seite 78)
1 kg Brotmehl, gesiebt
15 g Meersalz
2 Päckchen Trockenhefe
2 EL Olivenöl extra vergine, zusätzlich Olivenöl zum Bestreichen

Das Kürbisschalenpulver mit ½ l Wasser anrühren. Das Mehl mit Salz und Hefe sieben. Das Kürbisschalenpüree hinzufügen und 5 Minuten kneten, bis sich der Teig vom Schüsselrand löst. Mit Frischhaltefolie abdecken und an einem warmen, zugluftfreien Ort gehen lassen, bis sich das Volumen verdoppelt hat.

Den Teig auf einer leicht bemehlten Arbeitsfläche kneten, in 12 Portionen teilen und diese zu runden Brötchen formen.

Die Teigkugeln auf ein mit Backpapier belegtes Blech legen, mit Öl bestreichen, mit Frischhaltefolie abdecken und 1 Stunde gehen lassen.

Den Backofen auf 200 Grad vorheizen, die Brötchen 10 Minuten backen, dann die Temperatur auf 180 Grad zurückschalten und weitere 10 Minuten backen, bis sie goldgelb sind. Aus dem Backofen nehmen und auf einem Gitter abkühlen lassen.

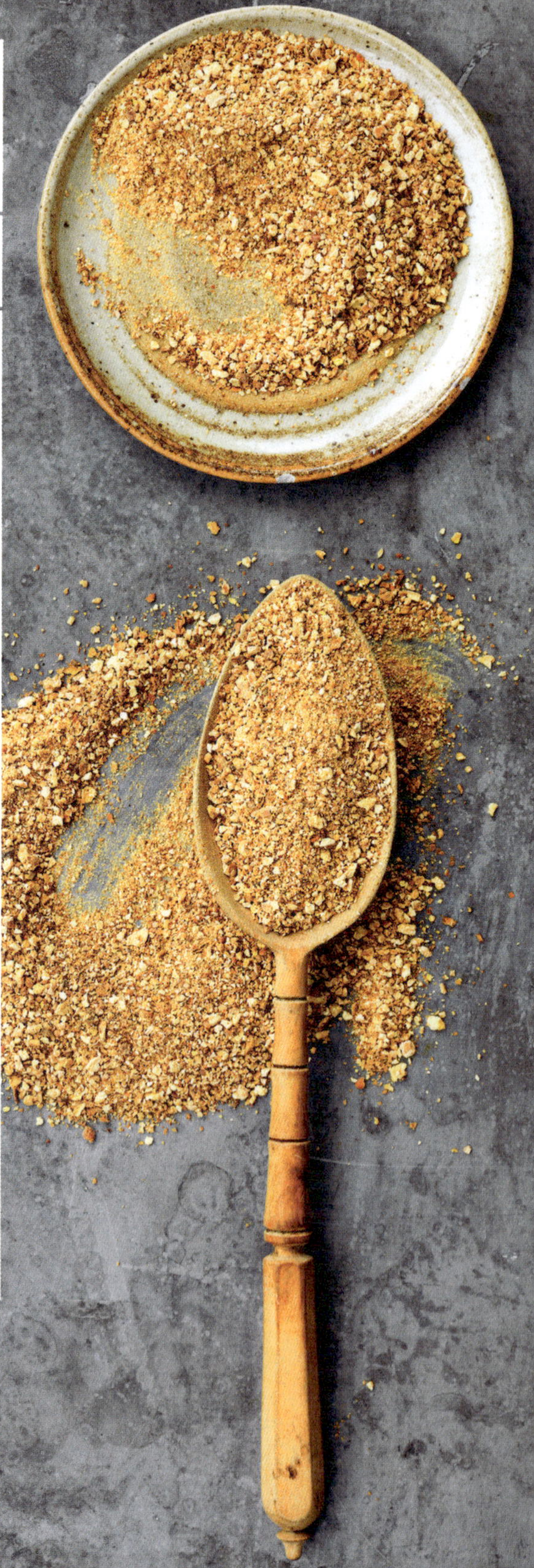

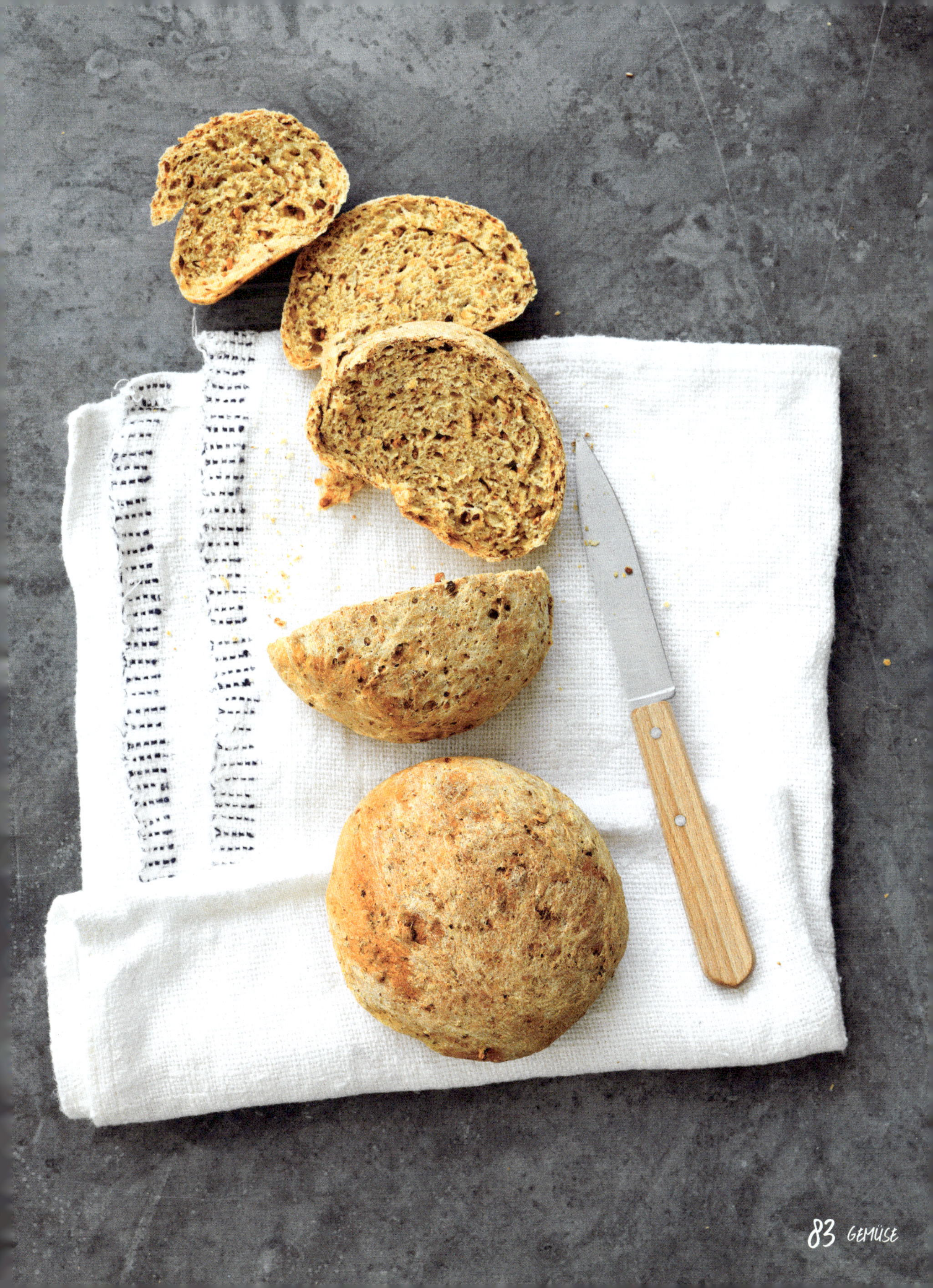

KÜRBISKERN-CRACKER

>>> Für	>>> Zubereiten	>>> Backen
24 STÜCK	10 MINUTEN	50 MINUTEN

160 g Chiasamen
Kerne von einem 2 kg schweren Kürbis, gewaschen, getrocknet
1 TL Salz
1 TL Rosmarinblättchen

Den Backofen auf 180 Grad vorheizen.

Die Chiasamen mit ¼ l Wasser vermischen und einige Minuten ruhen lassen, damit die Samen das Wasser aufsaugen und ihre gelartige Konsistenz entwickeln. Alle anderen Zutaten daruntermischen.

Ein Blech mit Backpapier auslegen und die Masse darauf ausstreichen (je dünner, desto knuspriger werden die Cracker). Im Ofen 30 Minuten backen. Aus dem Backofen nehmen und mit einem Messer in Stücke schneiden. Die Cracker wenden und weitere 20 Minuten backen. Die fertigen Cracker aus dem Backofen nehmen und auf einem Gitter abkühlen lassen.

In einer luftdicht verschlossenen Dose halten sie eine Woche.

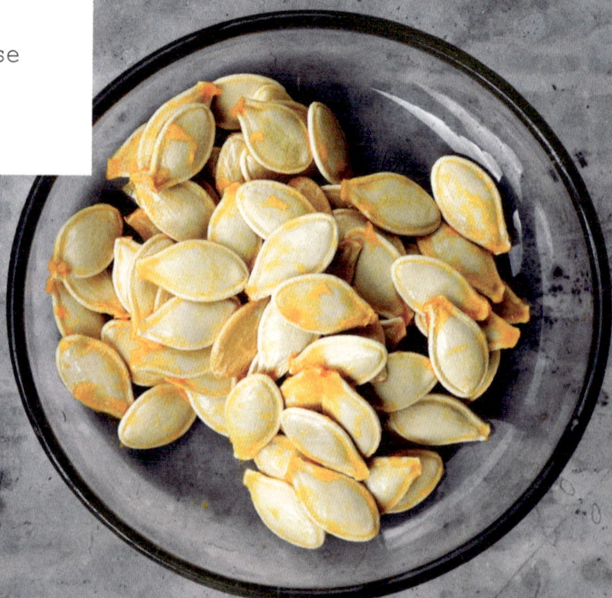

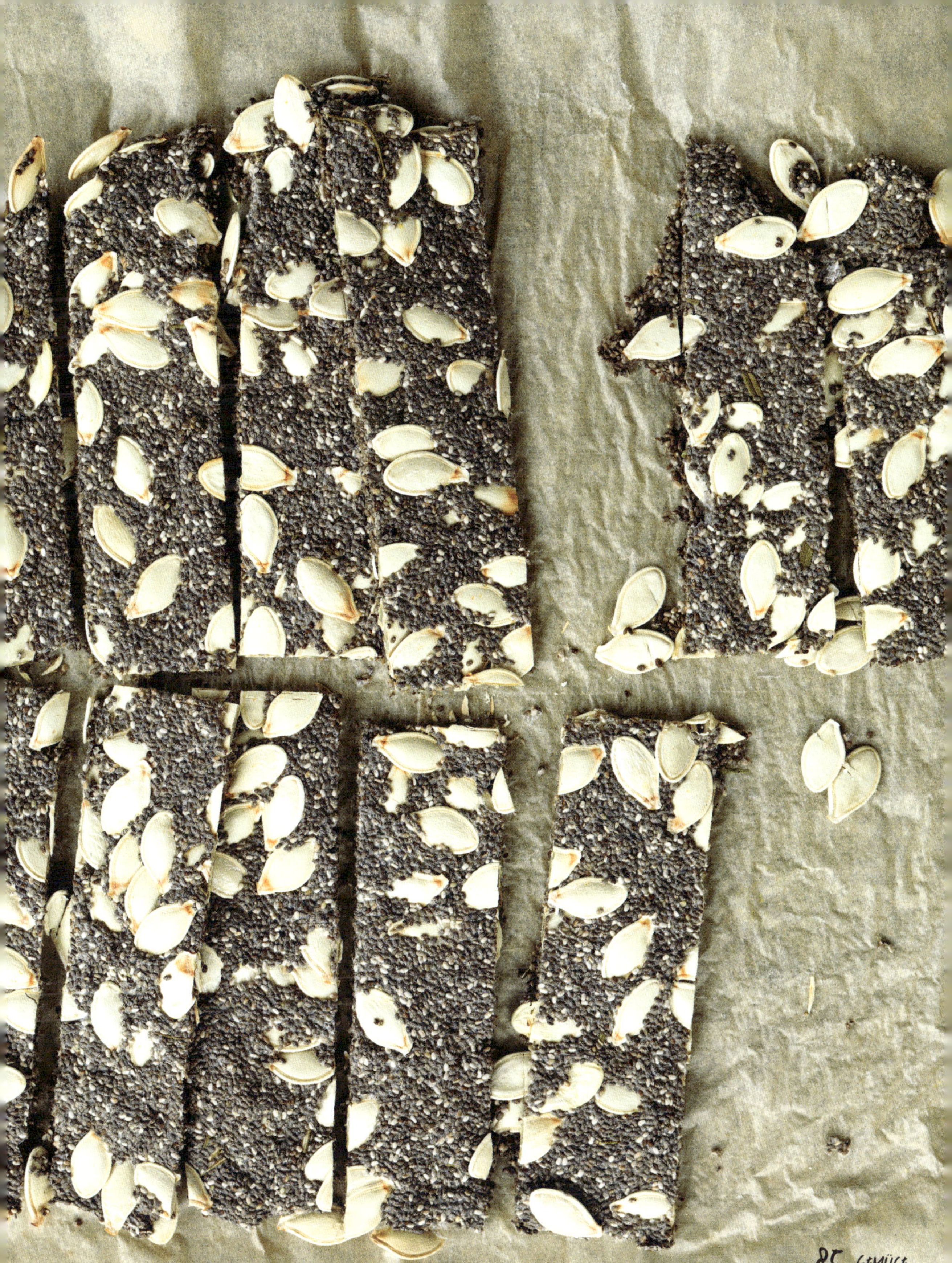

GERÖSTETE KÜRBISKERNE

>>> Für	>>> Zubereiten	>>> Backen
1 KLEINE SCHÜSSEL	5 MINUTEN	20 MINUTEN

Kerne von einem 1½ kg schweren Kürbis, gewaschen, getrocknet

2 EL Olivenöl extra vergine

½ TL Gewürz nach Belieben (Chiliflocken, Paprika, Cayennepfeffer)

Salz

Den Backofen auf 180 Grad vorheizen.

Die Kürbiskerne in einer Lage auf dem Blech verteilen, mit Öl beträufeln, mit Salz und Gewürz nach Wahl bestreuen. Alles gut vermischen. Die Kürbiskerne im Ofen 20 Minuten rösten, bis sie beginnen, goldbraun zu werden. Nach der Hälfte der Backzeit wenden. Herausnehmen und abkühlen lassen.

Die Kerne halten sich luftdicht verschlossen bis zu 2 Wochen.

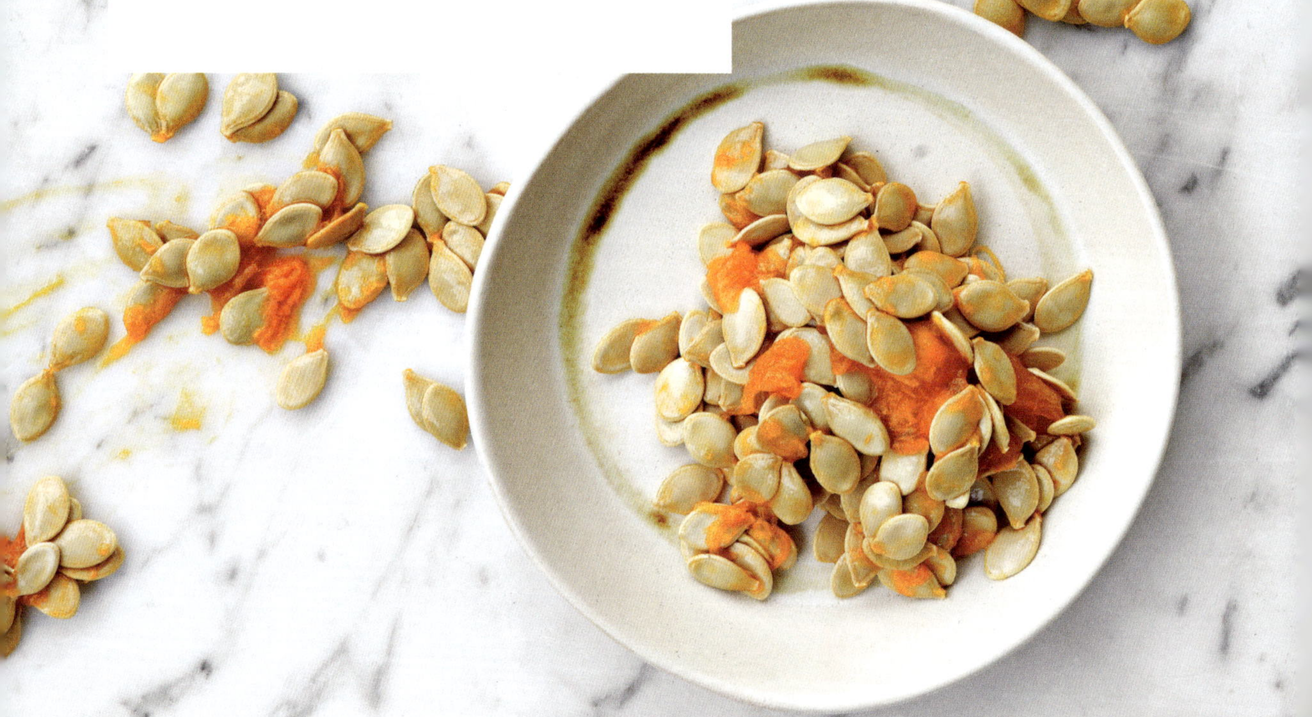

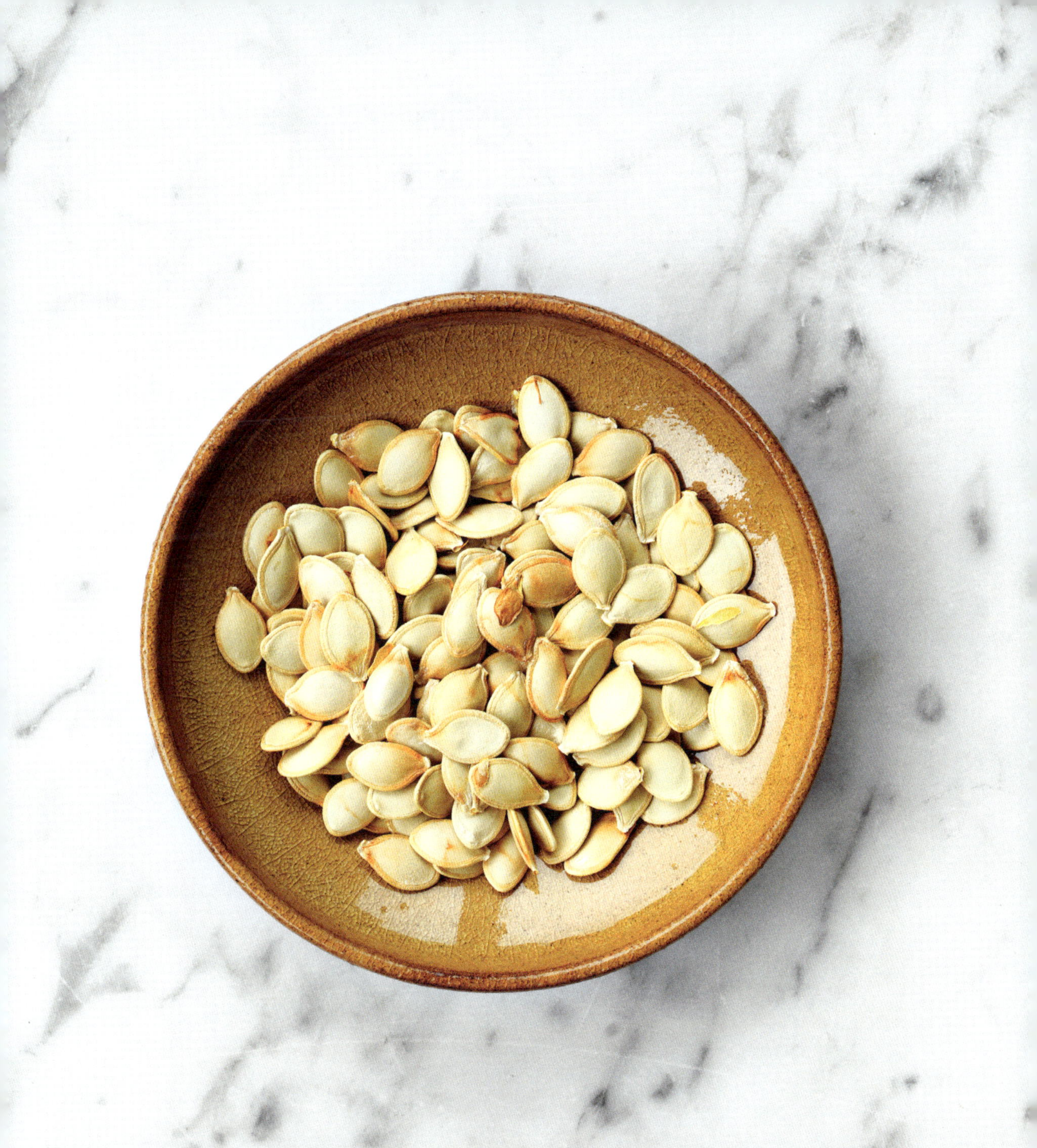

WENN SIE EINEN KÜRBIS VERARBEITEN, WERFEN SIE DIE KERNE NICHT WEG! SIE SCHMECKEN IN EINEM GRANOLA ODER AUCH IN BROT GANZ HERVORRAGEND. SIE KÖNNEN SIE AUCH HACKEN UND UNTER EINEN SALAT MISCHEN.

RELISH AUS ROTE-BETE-BLÄTTERN

>>> Für	>>> Zubereiten	>>> Kochen
350 G	10 MINUTEN	0 MINUTEN

100 g Meerrettich, geschält, gerieben
1 TL Weißweinessig
1 TL Zitronensaft
1 TL brauner Zucker
250 g Rote-Bete-Blätter samt Stielen, grob gehackt
Salz und schwarzer Pfeffer

Meerrettich, Essig, Zitronensaft und Zucker in einer Schüssel vermischen. Die Rote-Bete-Blätter und -Stiele gut daruntermischen. Nach Geschmack salzen. In sterilisierte Gläser füllen.

Das Relish hält sich im Kühlschrank bis zu 2 Wochen.

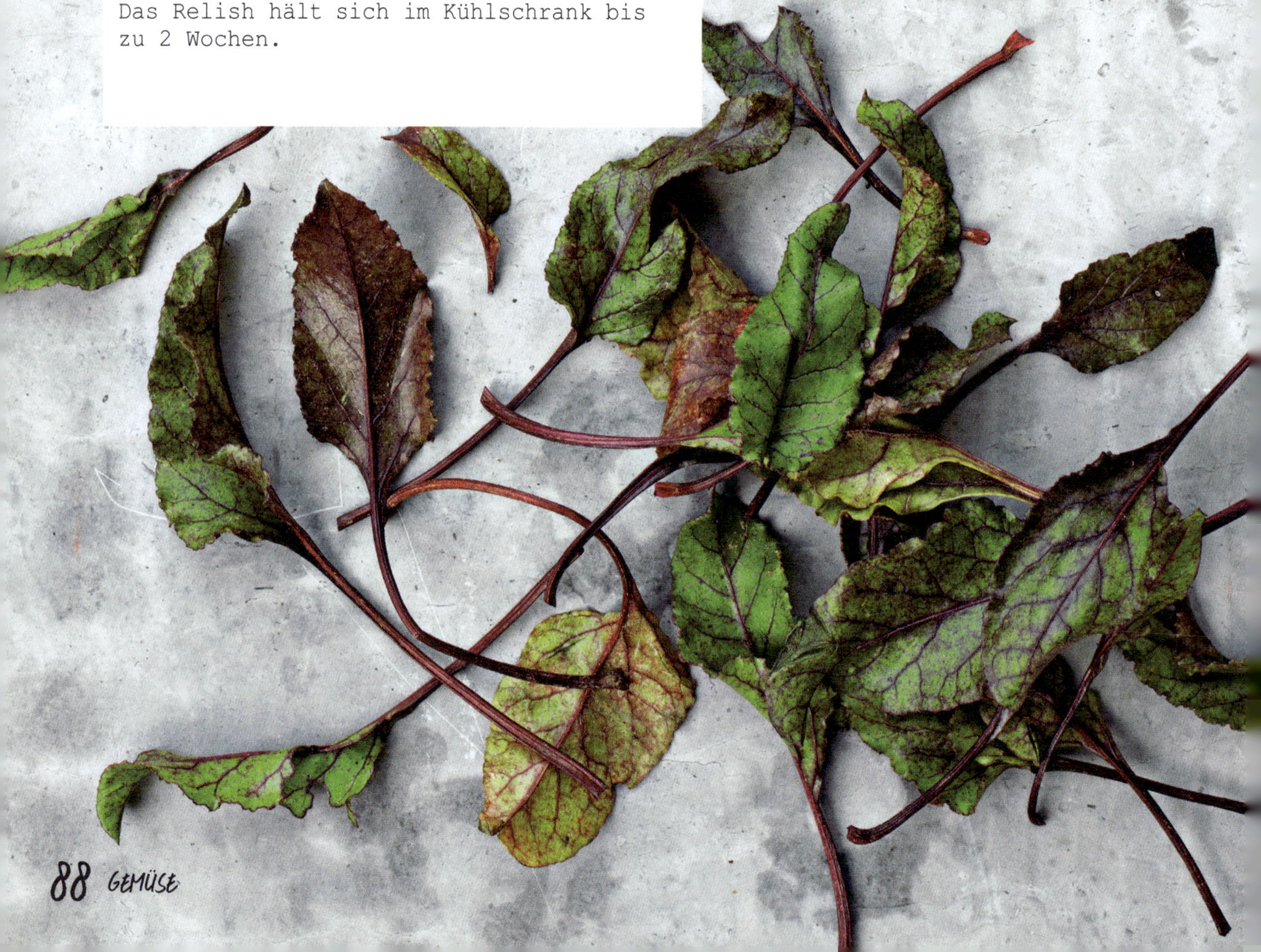

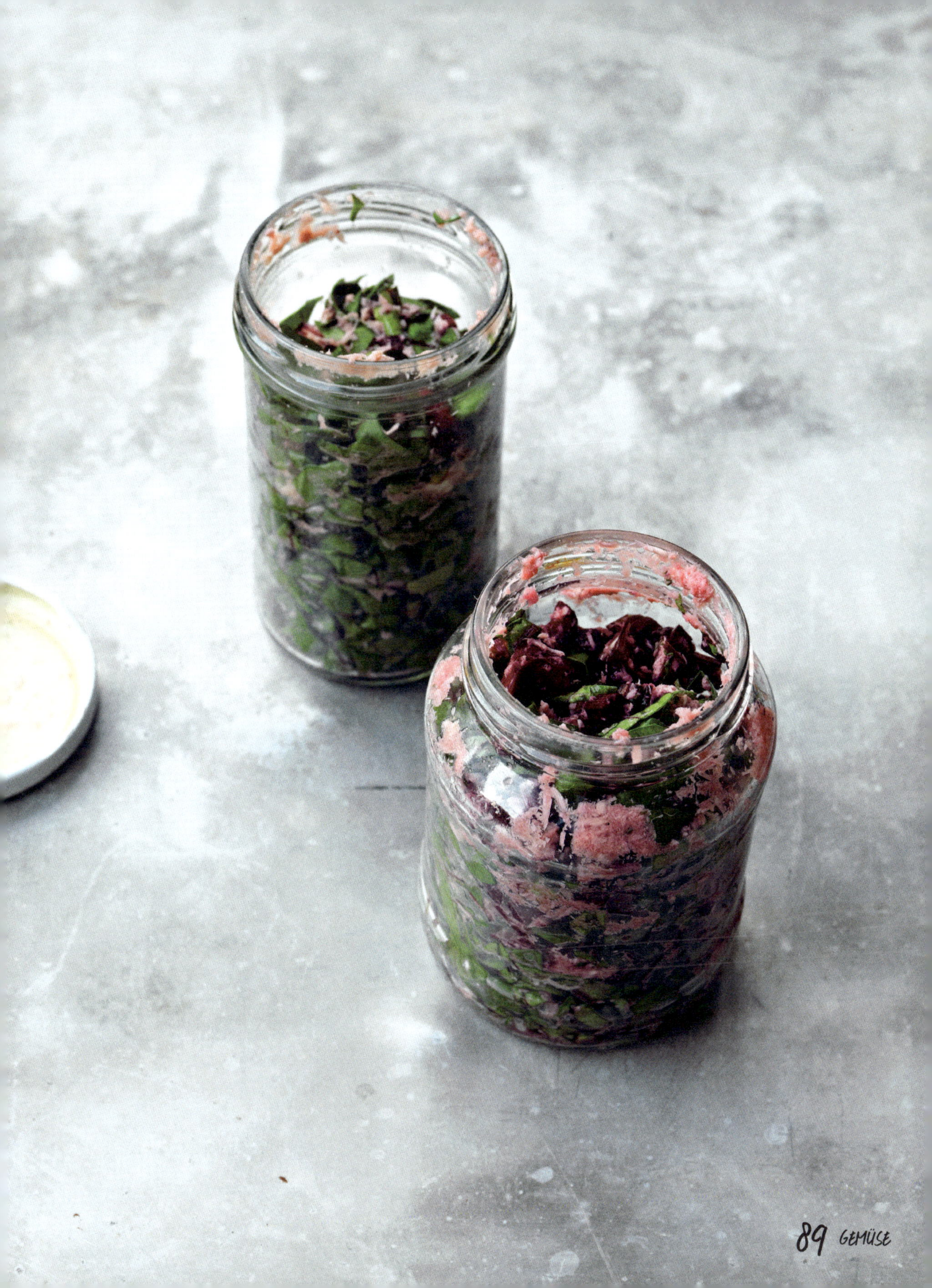

ROTE-BETE-BLÄTTER MIT KNOBLAUCH UND CHILI

>>> Für	>>> Zubereiten	>>> Kochen
2 PORTIONEN	5 MINUTEN	5 MINUTEN

1 EL Olivenöl
1 rote Chilischote, fein geschnitten
1 Knoblauchzehe, fein geschnitten
Blätter von 1 Bund Rote Bete, grob gehackt (mit oder ohne Stiele)
Salz und schwarzer Pfeffer

Das Öl auf mittlerer bis starker Hitze in einer Pfanne erhitzen. Chili und Knoblauch darin 1 Minute anbraten. Die Rote-Bete-Blätter mit 1 Esslöffel Wasser hinzufügen und 1–2 Minuten erhitzen, bis sie zusammenfallen. Salzen, pfeffern und sofort servieren.

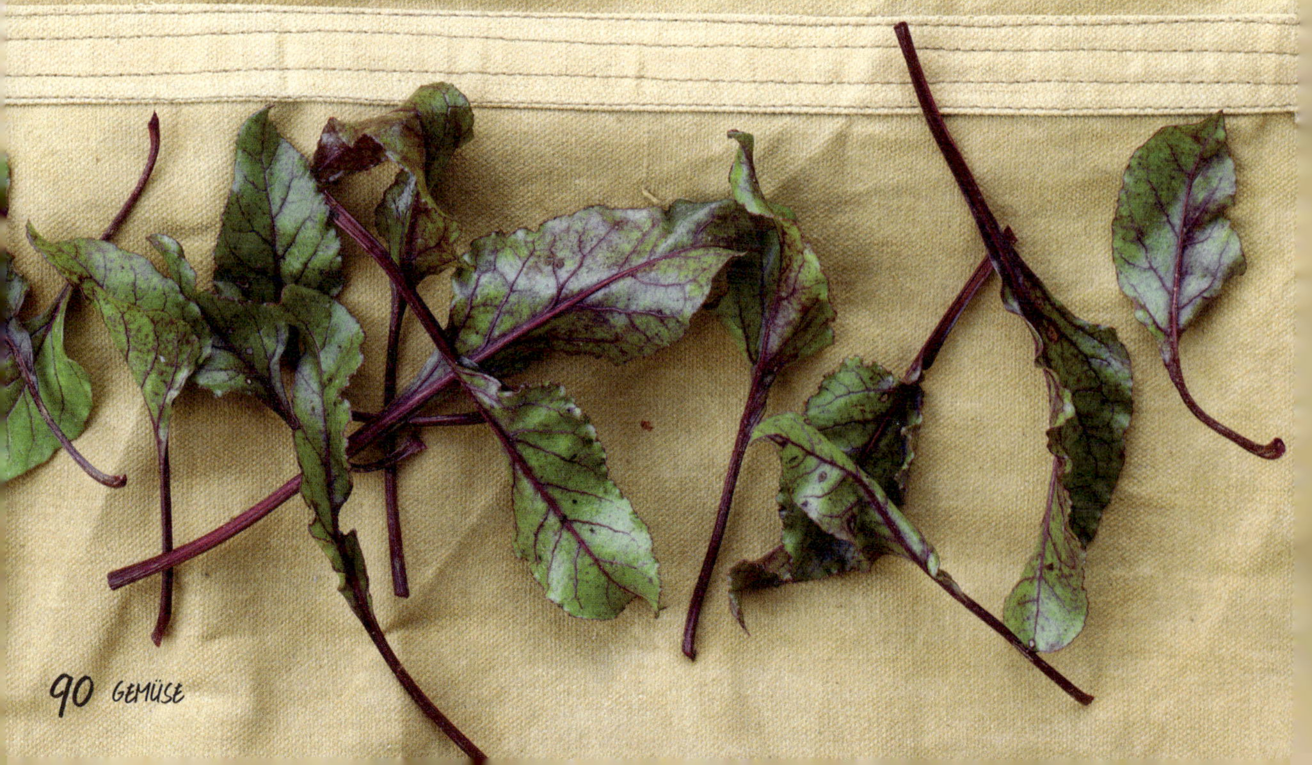

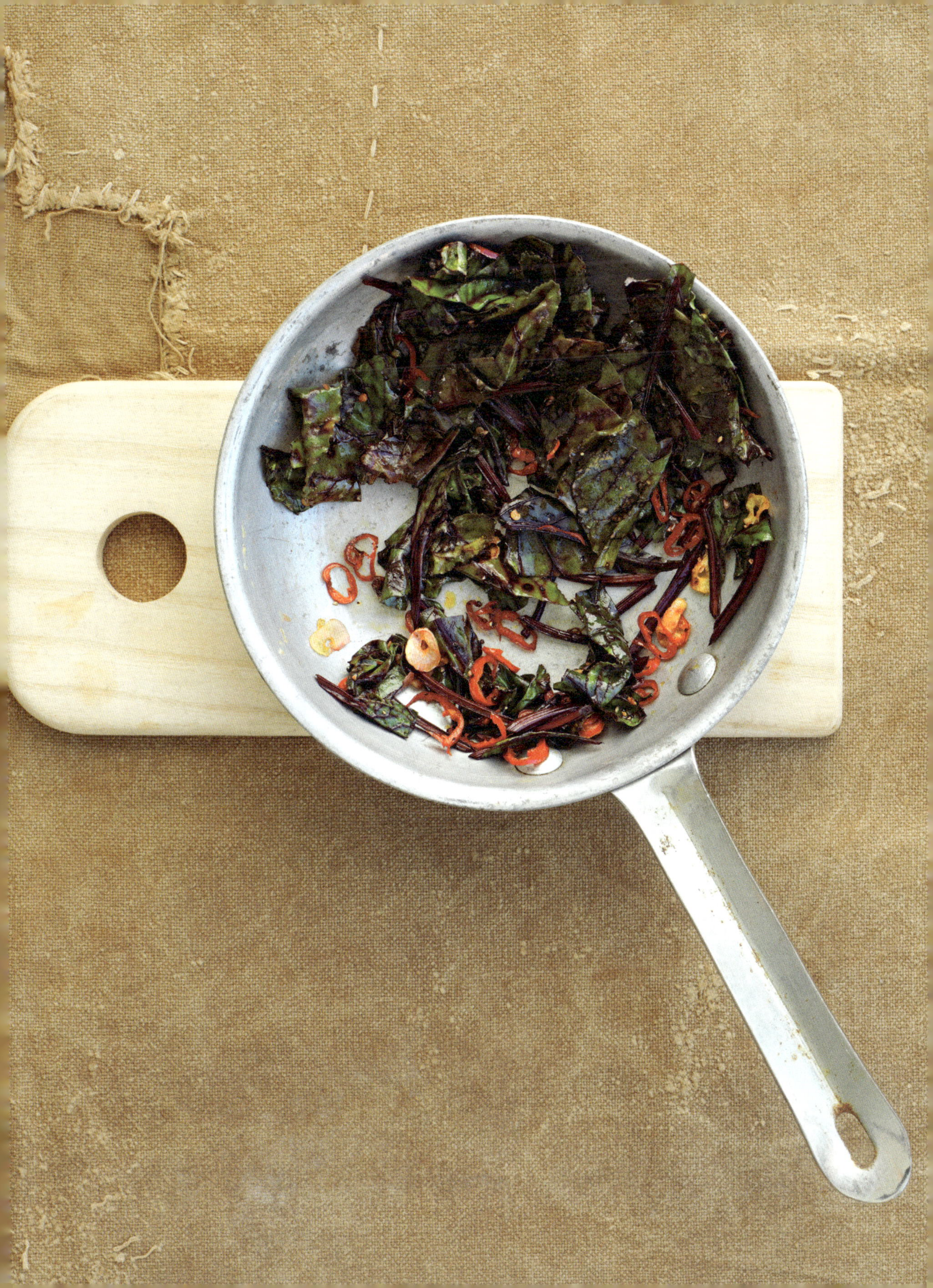

PULVER AUS AUSGE-PRESSTER ROTER BETE

>>> Für	>>> Zubereiten	>>> Trocknen
50 G	30 MINUTEN	3–4 STUNDEN

200 g ausgepresstes Rote-Bete-Fruchtfleisch (zurückbleibend nach dem Auspressen von Rote-Bete-Saft)

Den Backofen auf die geringstmögliche Stufe vorheizen (50–60 Grad). Falls keine so niedrige Temperatureinstellung vorhanden ist, auf die niedrigste Stufe stellen und die Backofentüre leicht geöffnet lassen, indem man ein gefaltetes Küchentuch dazwischenklemmt, damit die Feuchtigkeit entweichen und die Luft zirkulieren kann.

Das ausgepresste Fruchtfleisch auf einem Blech verteilen und 3–4 Stunden im Ofen trocknen lassen, bis es ganz trocken ist. Das getrocknete Fruchtfleisch hält sich luftdicht verschlossen an einem dunklen, trockenen Ort bis zu 6 Monate.

Bei Bedarf erst kurz vor der Verwendung zu Pulver mahlen.

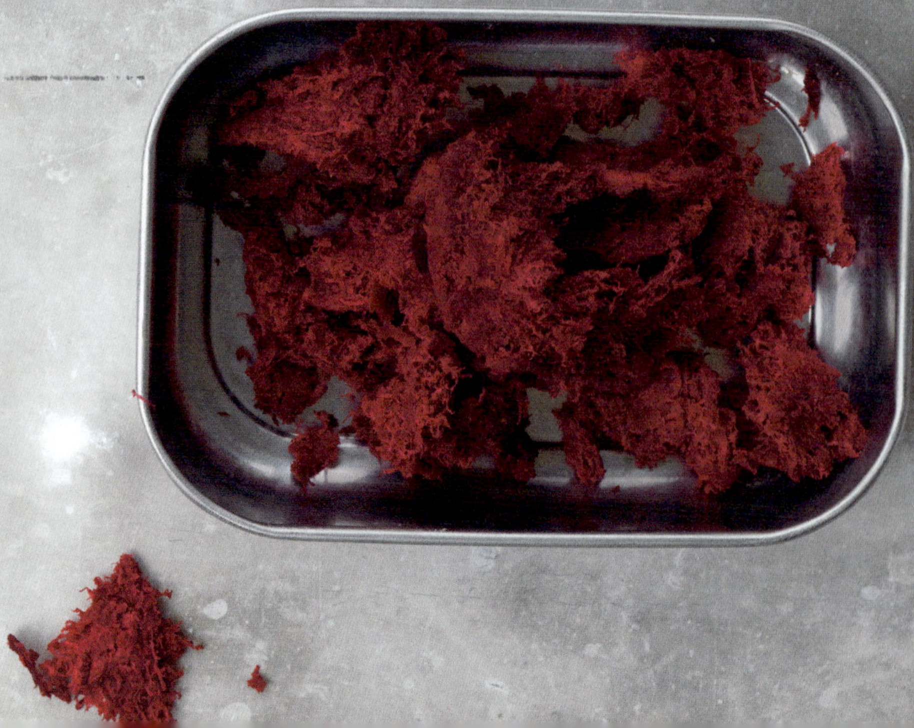

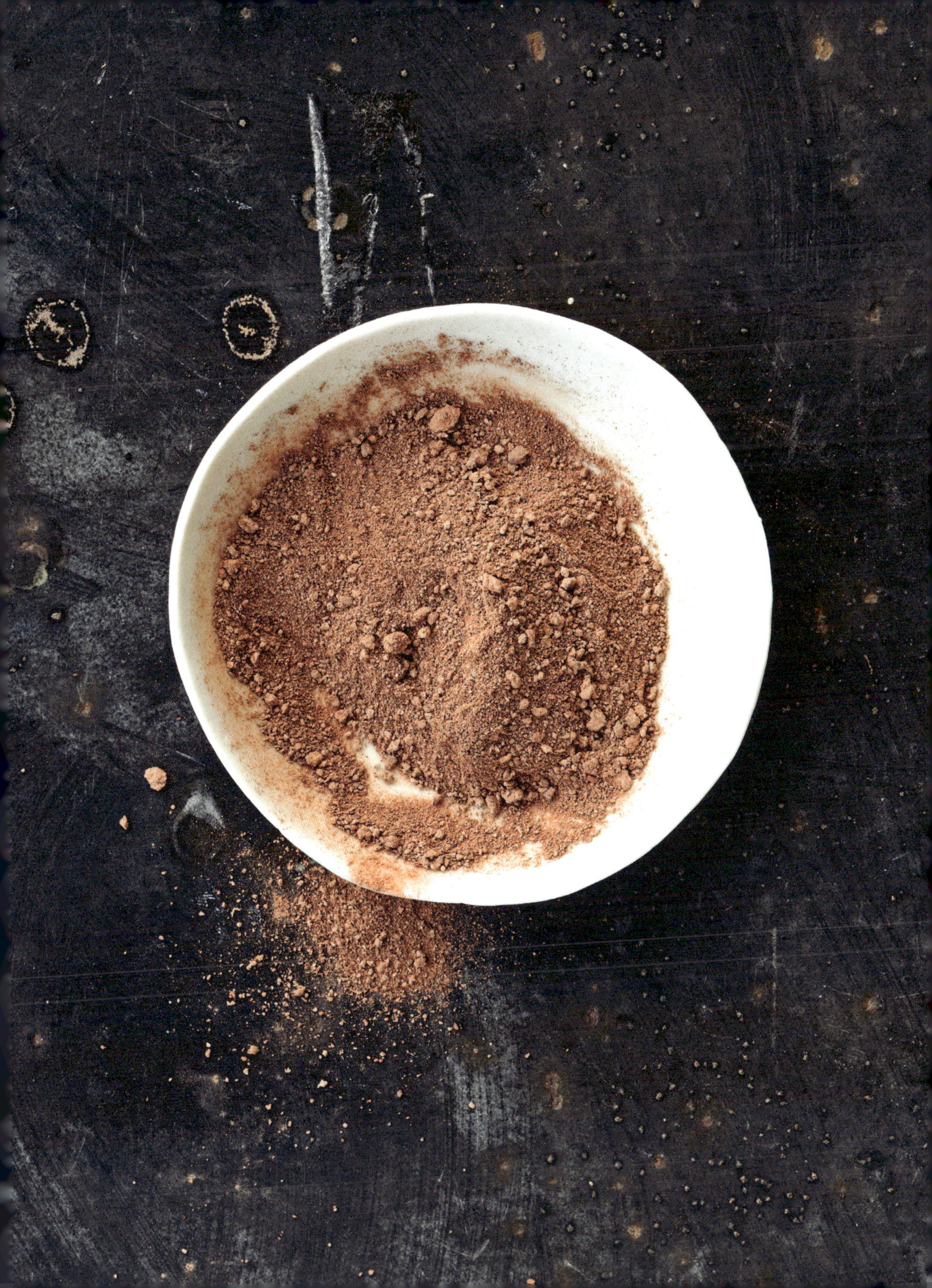

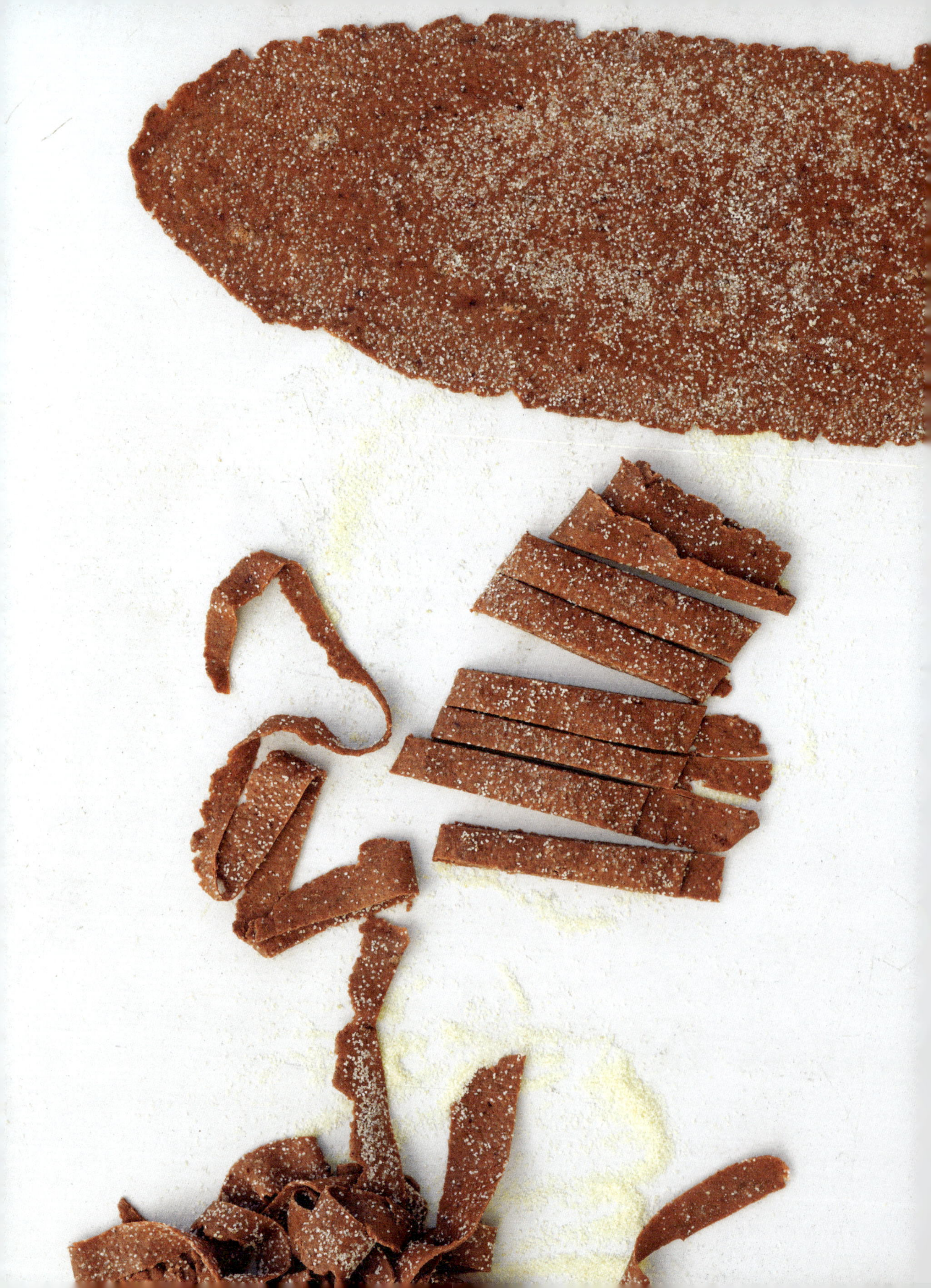

NUDELN MIT ROTE-BETE-PULVER

>>> Für	>>> Zubereiten	>>> Kühlen
500 G	40 MINUTEN	30 MINUTEN

400 g Mehl Type 550 (Weiß oder Halbweiß)
40 g Rote-Bete-Pulver (Seite 92)
1 TL Salz
4 Eier, verquirlt
feiner Grieß zum Bestreuen

Mehl, Rote-Bete-Pulver und Salz in einer Schüssel vermischen. In der Mitte eine Mulde formen und die Eier hineingeben. Sorgfältig zu einem Teig mischen und 20 Minuten kneten, bis er glatt und elastisch ist. Eine etwa 20 cm lange Rolle formen, in Frischhaltefolie wickeln und 30 Minuten im Kühlschrank ruhen lassen.

Den Teig aus der Frischhaltefolie wickeln und in 6 Stücke teilen. Die Arbeitsfläche mit feinem Grieß bestreuen und das erste Teigstück 2 mm dünn zu einem Rechteck ausrollen; die anderen Stücke wieder in die Frischhaltefolie wickeln. Den ausgerollten Teig 15 Minuten trocknen lassen. Dann von beiden Längsseiten her etwa 5 cm einschlagen und mit einem großen, scharfen Messer in Streifen schneiden. Die Tagliatelle für ein beliebiges Pastarezept verwenden und nach Rezept kochen.

> KNETEN
20 MINUTEN

> RUHEN
30 MINUTEN
im Kühlschrank

> AUSROLLEN

> TROCKNEN
15 MINUTEN

> SCHNEIDEN

KÖSTLICH SCHMECKEN DIE ROTE-BETE-TAGLIATELLE MIT PFEFFER, KNOBLAUCH UND GLATTER PETERSILIE.

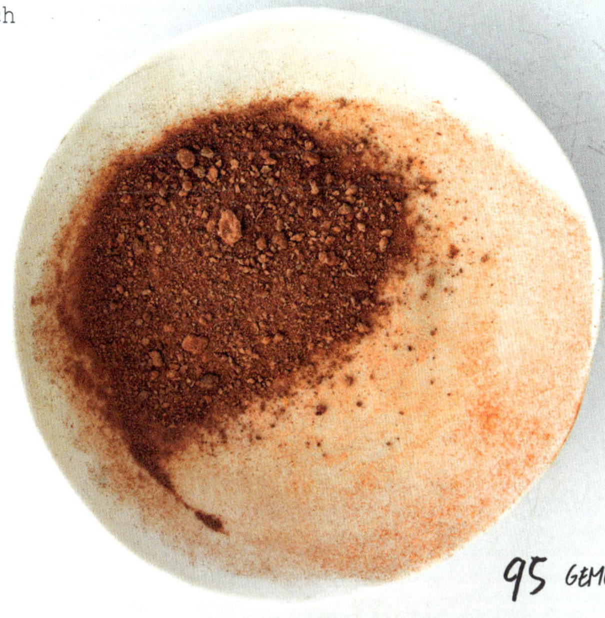

GEMÜSERESTE WACHSEN LASSEN

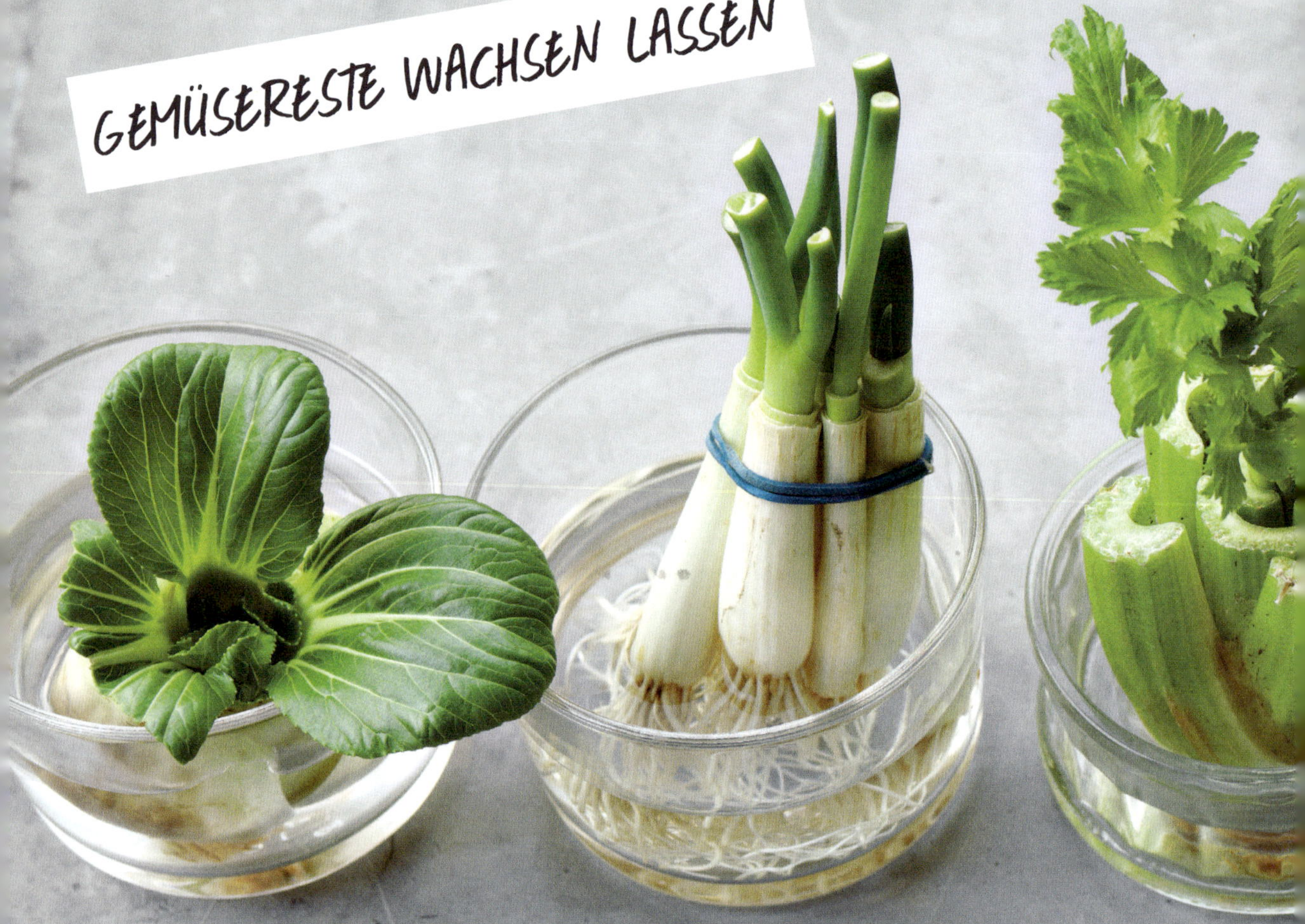

PAK CHOI LAUCHZWIEBELN STANGENSELLERIE

VIELE GEMÜSEABSCHNITTE UND WURZELKNOLLEN KANN MAN NICHT NUR VERKOCHEN, SONDERN DARAUS AUCH NEUES PFLANZENGRÜN ZIEHEN. SIE BRAUCHEN NUR DER ANLEITUNG ZU FOLGEN, SIE IN ETWAS WASSER EINZUSTELLEN UND KÖNNEN SICH SCHON BALD AN NEUEM, FRISCHEM GRÜN ERFREUEN.

Zahlreiche Teile von Gemüsen können zur Bewurzelung in Wasser gestellt werden. Natürlich braucht es dazu ein bisschen Zeit, und auch ein grüner Daumen kann nicht schaden. Die folgenden Pflanzen eignen sich für Anfänger:

Kopfsalat	Stangensellerie	Zitronengras
Pak Choi	Lauch	Fenchel
Frühlingszwiebeln		

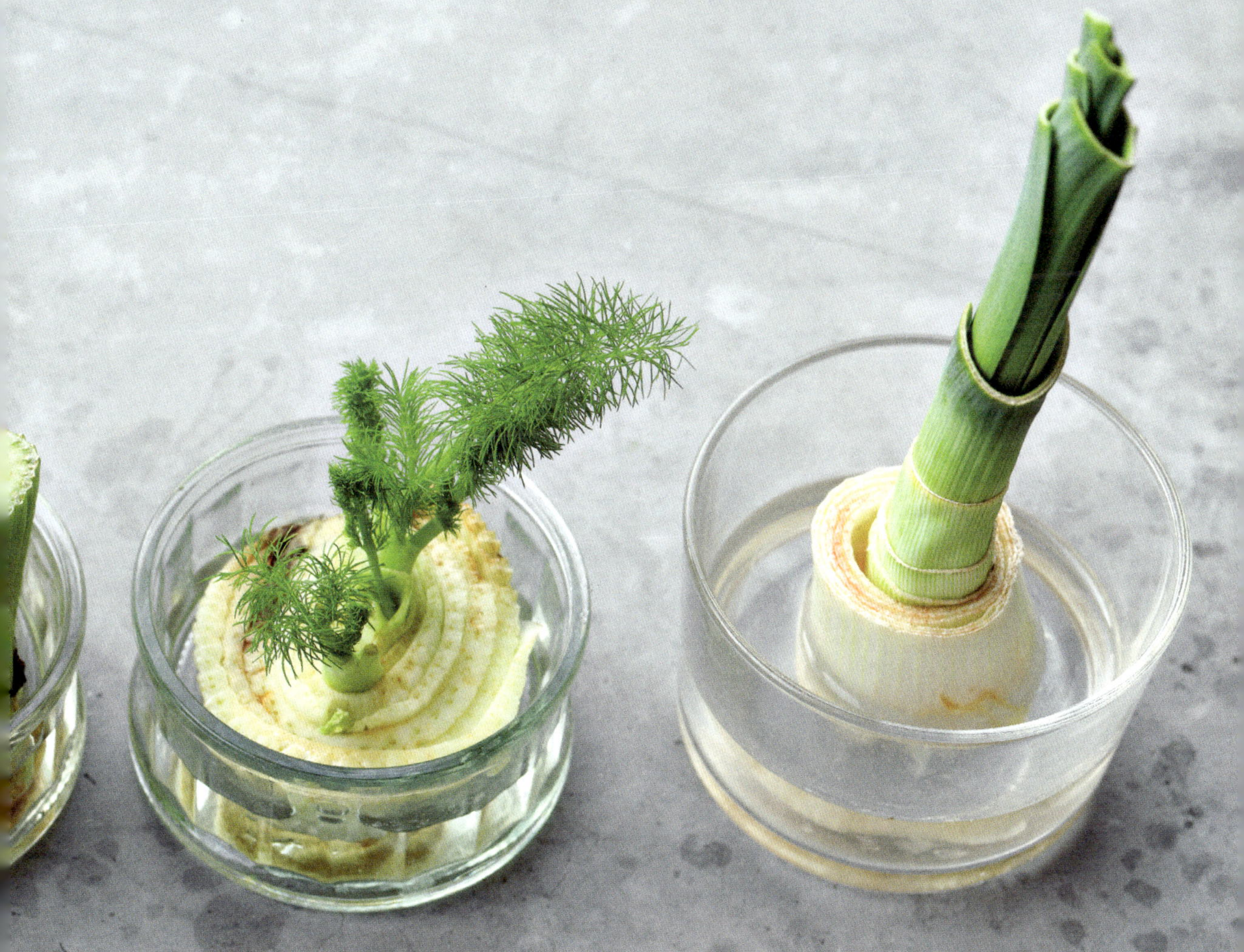

FENCHEL

LAUCH

Schritt 1
Das Gemüse etwa 5 cm oberhalb der Wurzeln abschneiden.

Schritt 2
Das Gemüsestück gut putzen und in einem etwas höheren Behältnis in 2-3 cm Wasser stellen.

Schritt 3
Warten, bis es sprießt. Je nach Pflanze dauert das 2 oder 3 Tage.

Schritt 4
Das Wasser alle 2 Tage wechseln oder frisches Wasser hinzufügen.

Schritt 5
Das neu gebildete, frische Grün ernten!

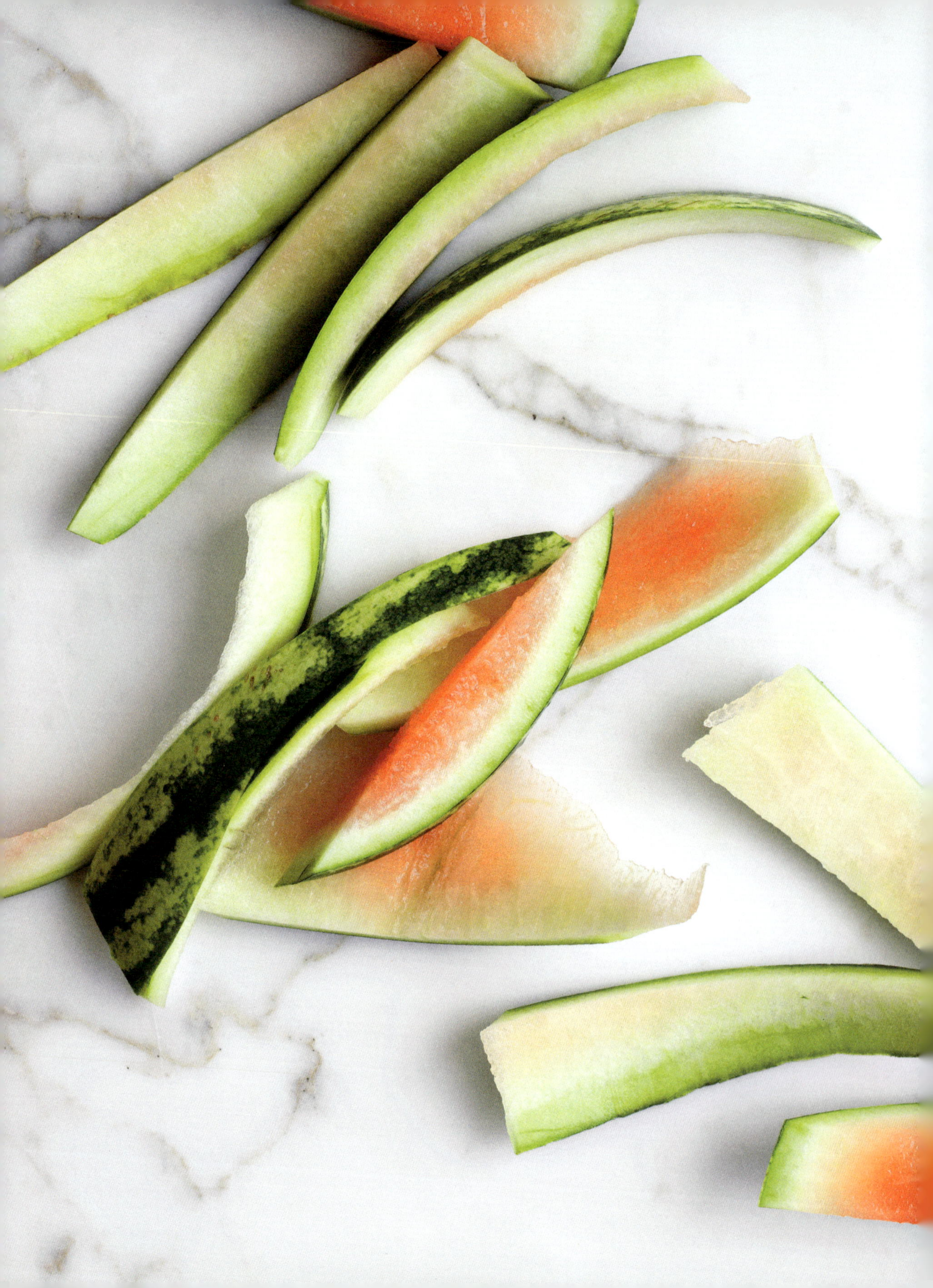

FRÜCHTE

Früchte sind Nahrungsmittel, die oft sehr schnell reif werden; daher besteht die Gefahr, dass sie auch sehr schnell verderben. Die folgenden einfachen Rezepte helfen Ihnen, überreife Früchte zu verwenden und zu konservieren. Sie werden auch entdecken, wie Sie Teile, die Sie bisher als Abfall betrachtet haben, weiterverwenden können.

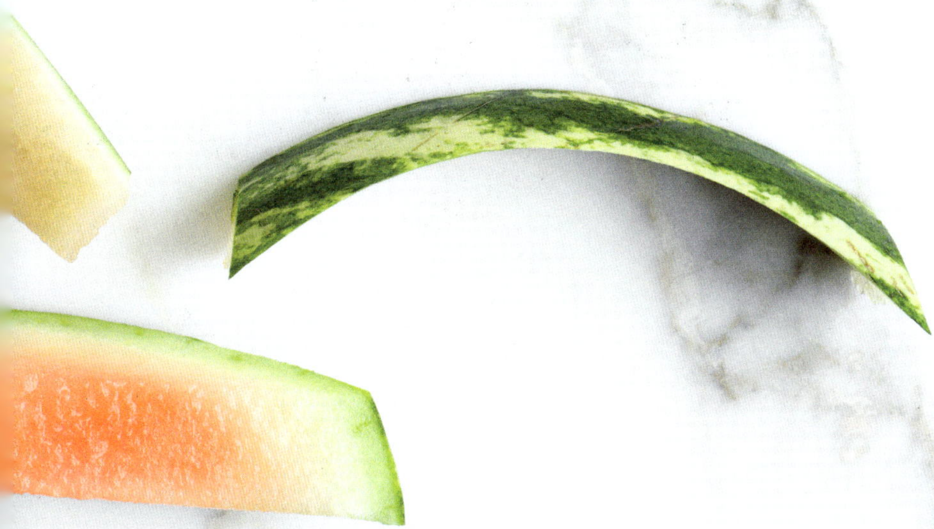

CHIPS AUS APFELSCHALEN

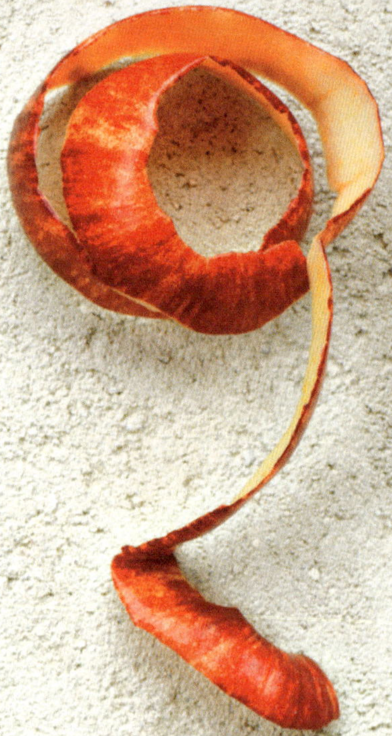

>>> Für	>>> Zubereiten	>>> Backen
2 PORTIONEN	2 MINUTEN	12 MINUTEN

Schalen von 2 Äpfeln
(oder Menge nach Belieben)

Zimt-Zucker zum Bestreuen

1 Spritzer Zitronensaft oder einige Tropfen Vanilleextrakt

Den Backofen auf 200 Grad vorheizen. Ein Backblech mit Backpapier auslegen.

Die Apfelschalen mit Zimt-Zucker bestreuen, mit Zitronensaft oder Vanilleextrakt beträufeln. Gut vermischen. Die Schalen auf dem Blech verteilen und im Ofen 10-12 Minuten backen. Den Backvorgang genau überwachen, die Schalen verbrennen sehr rasch.

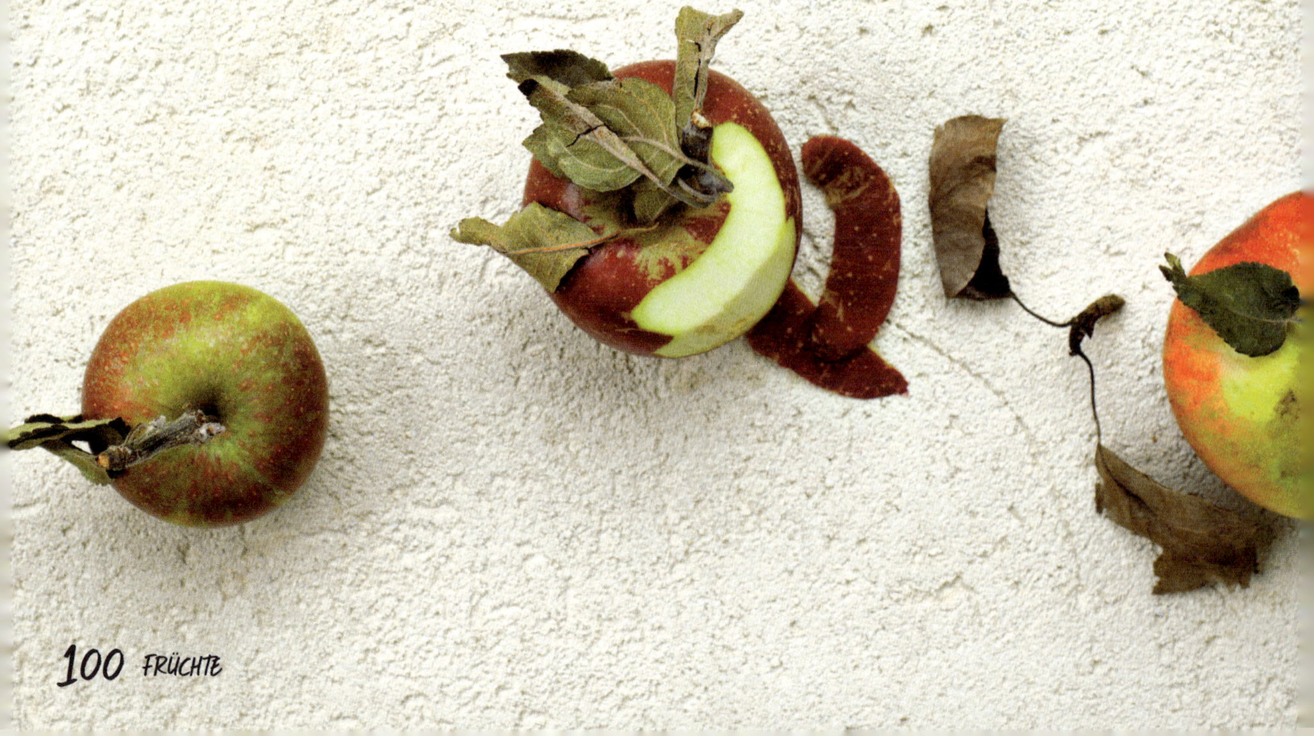

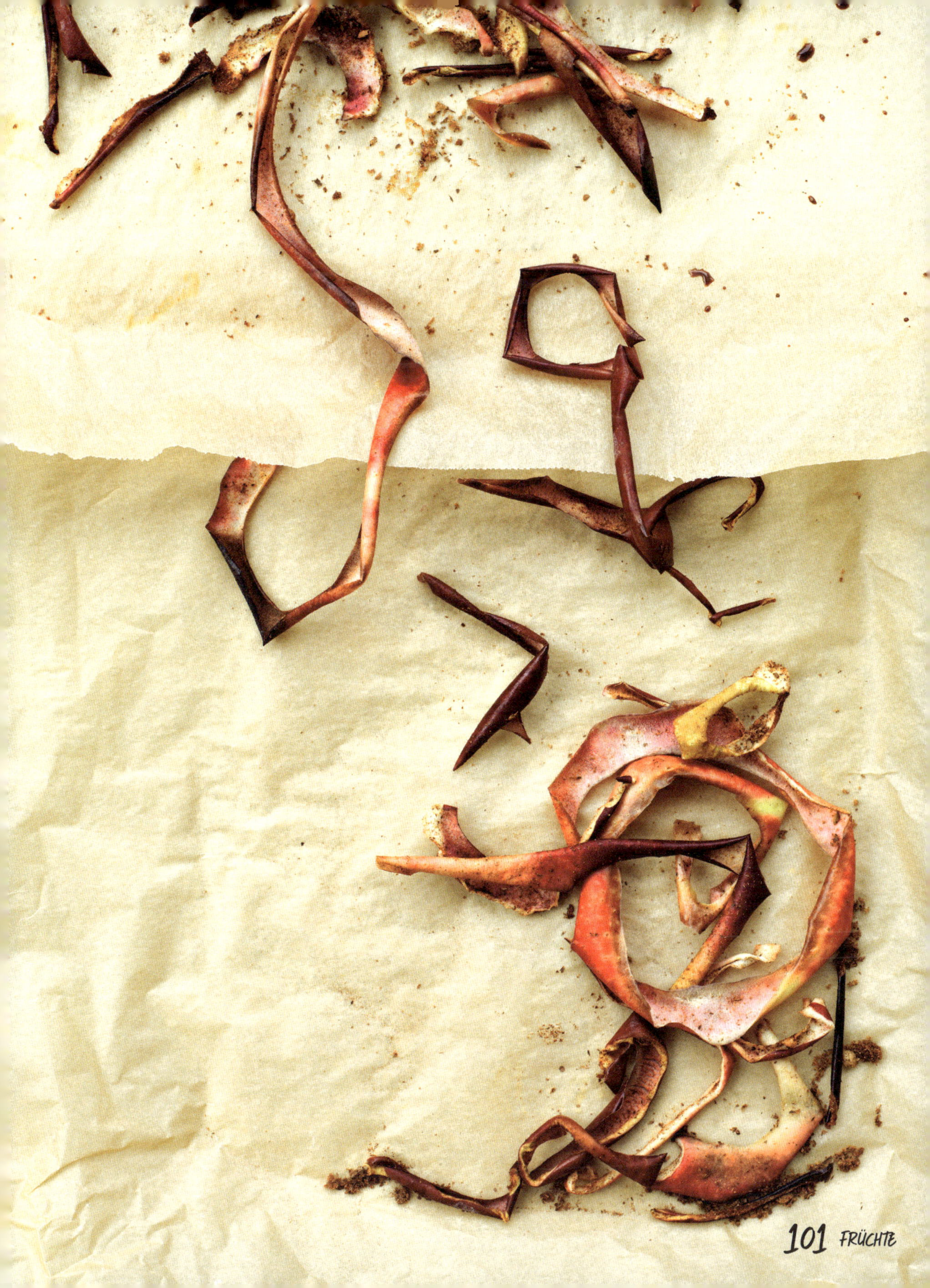

KEKSE MIT APFELSCHALEN

>>> Für	>>> Zubereiten	>>> Backen
20 KEKSE	15 MINUTEN	20 MINUTEN

125 g weiche Butter
150 g Zucker
Abrieb von 1 unbehandelten Zitrone
1 Ei, leicht verquirlt
200 g Mehl
2 gestrichene TL Backpulver
Schalen von 2 Äpfeln, in feine Streifen geschnitten

Den Backofen auf 180 Grad vorheizen. 2 Bleche mit Backpapier auslegen.

Die Butter mit 100 g Zucker und der Zitronenschale 1 Minute cremig rühren. Das Ei hinzufügen und weiterrühren, bis es gut eingearbeitet ist. Mehl und Backpulver mischen und darunterziehen.

Die restlichen 50 g Zucker mit 1 Teelöffel Wasser in einer Pfanne auf geringer Hitze karamellisieren lassen. Wenn der Zucker braun wird, die Apfelschalen hinzufügen und 2 Minuten unter ständigem Rühren erhitzen.

Esslöffelgroße Portionen Teig auf das Blech setzen und jeweils 1 Teelöffel karamellisierte Apfelschalen daraufsetzen. Die Kekse im Ofen 15 Minuten backen. Vor dem Servieren abkühlen lassen. Sie halten sich luftdicht verschlossen bis zu einer Woche.

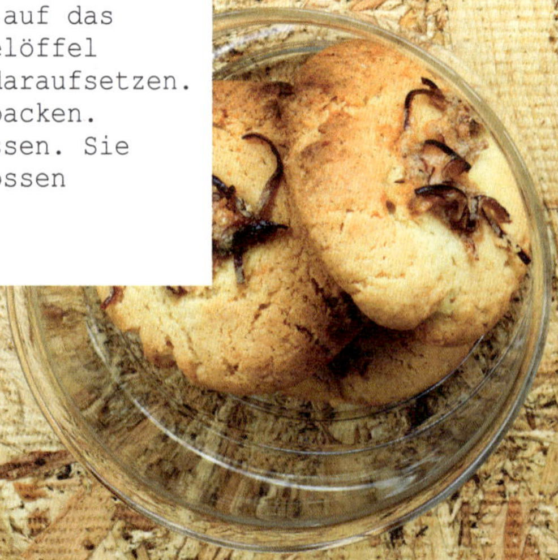

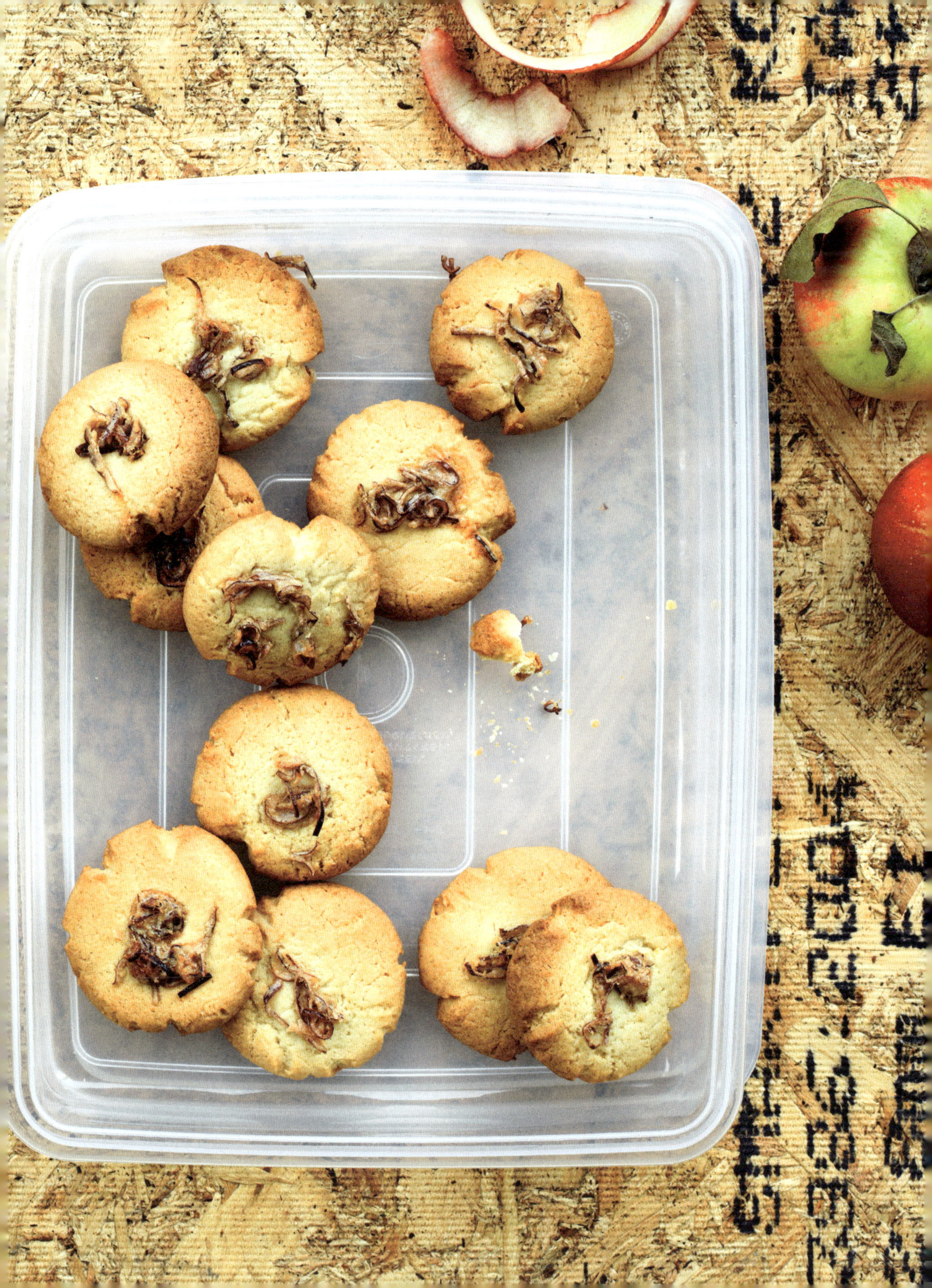

APFELSCHALENESSIG

>>> Für	>>> Zubereiten	>>> Fermentieren
1/2 l	10 Minuten	4–6 Wochen

500 g Apfelschalen und Kerngehäuse (von ca. 1 kg Äpfel)
200 g Zucker

Die Apfelreste in einer großen Schüssel einen Tag lang braun werden lassen. Dann bis etwa 10 cm unterhalb dem oberen Rand Wasser hinzufügen. Den Zucker zugeben, mit einem Musselin (Mulltuch) abdecken und dieses mit einem Gummiband fixieren. An einem dunklen, mäßig warmen Ort aufbewahren. Nach einigen Tagen sollte die Flüssigkeit leicht eindicken und sich an der Oberfläche ein heller Schaum bilden. Nach einem Monat können Sie den Essig probieren. Er wird immer intensiver, je länger er fermentiert. Sobald der Essig den gewünschten Geschmack hat, durch ein feines Sieb abgießen und in sterilisierte Flaschen füllen. Er hält sich luftdicht verschlossen bis zu 3 Monate.

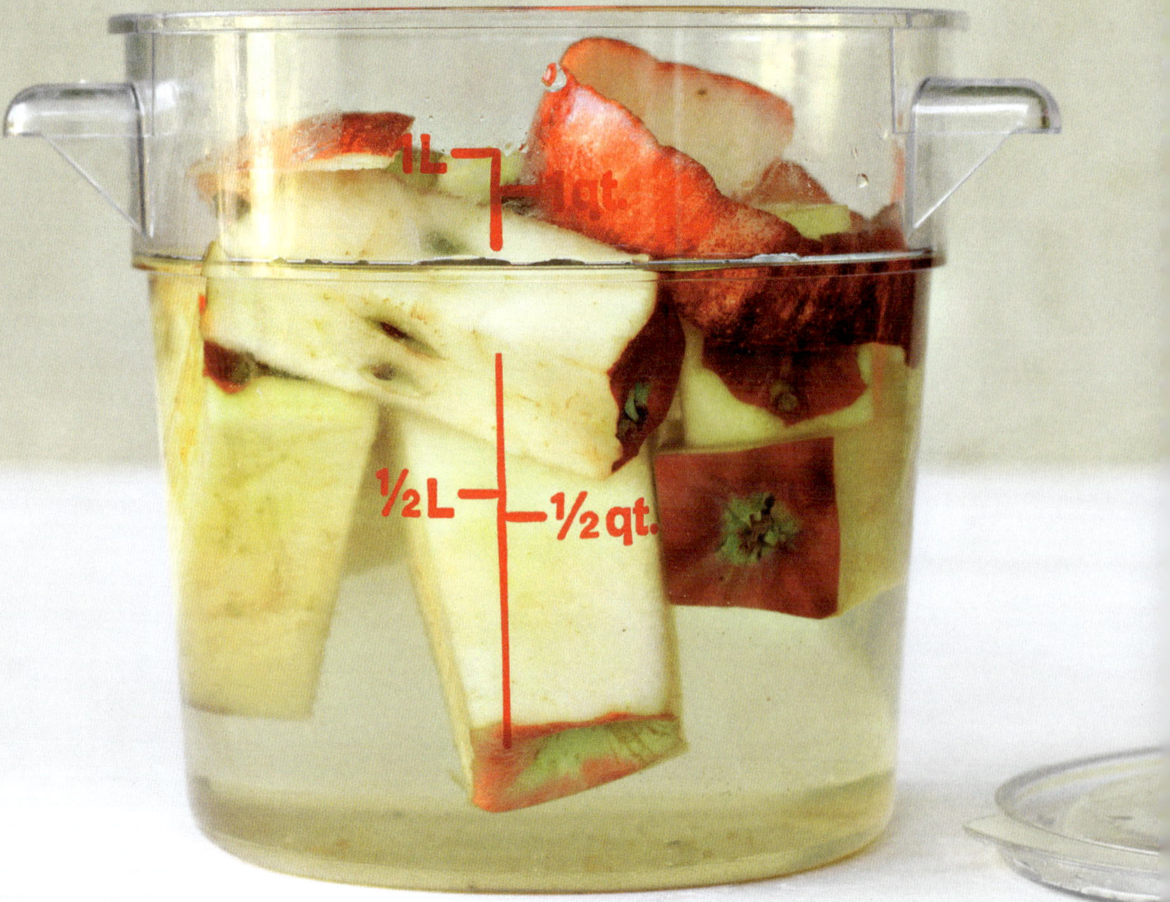

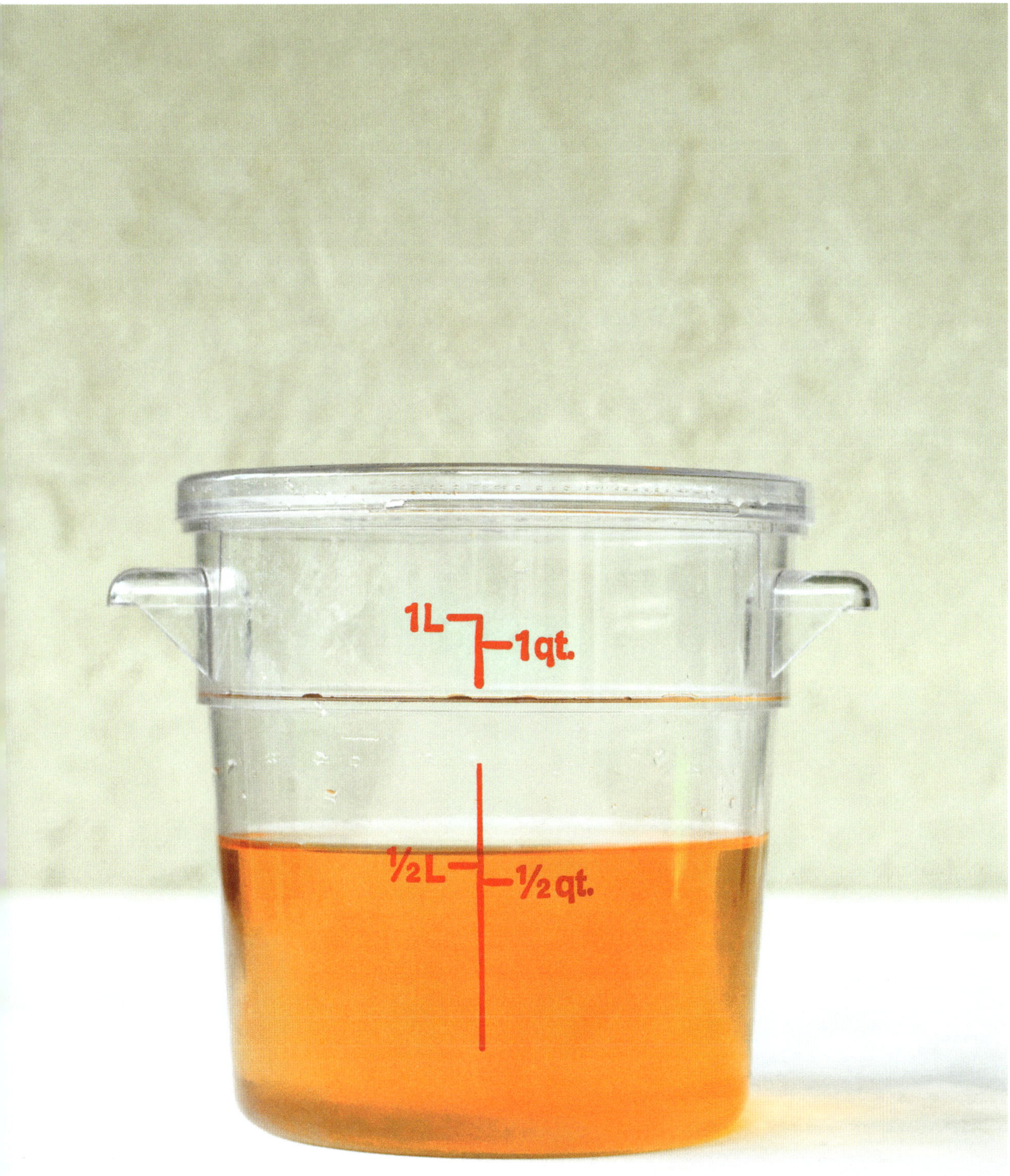
1L
1qt.
½L
½qt.

APFELSCHALEN-SMOOTHIE

>>> Für 1/4 l	2 ganze Äpfel, in Stücke geschnitten (mit Schale und Kerngehäuse) / 200 ml Milch / 1 TL Honig / 1 TL gemahlene Mandeln / 1 TL Zimtpulver
>>> Zubereiten 5 MINUTEN	Die Apfelkerne entfernen und wegwerfen. Die Apfelstücke (samt Schale und Kerngehäuse) in den Mixer geben. Milch, Honig und Mandeln hinzufügen. Auf höchster Stufe 2-3 Minuten mixen. In Gläser gießen und mit Zimt bestreuen.

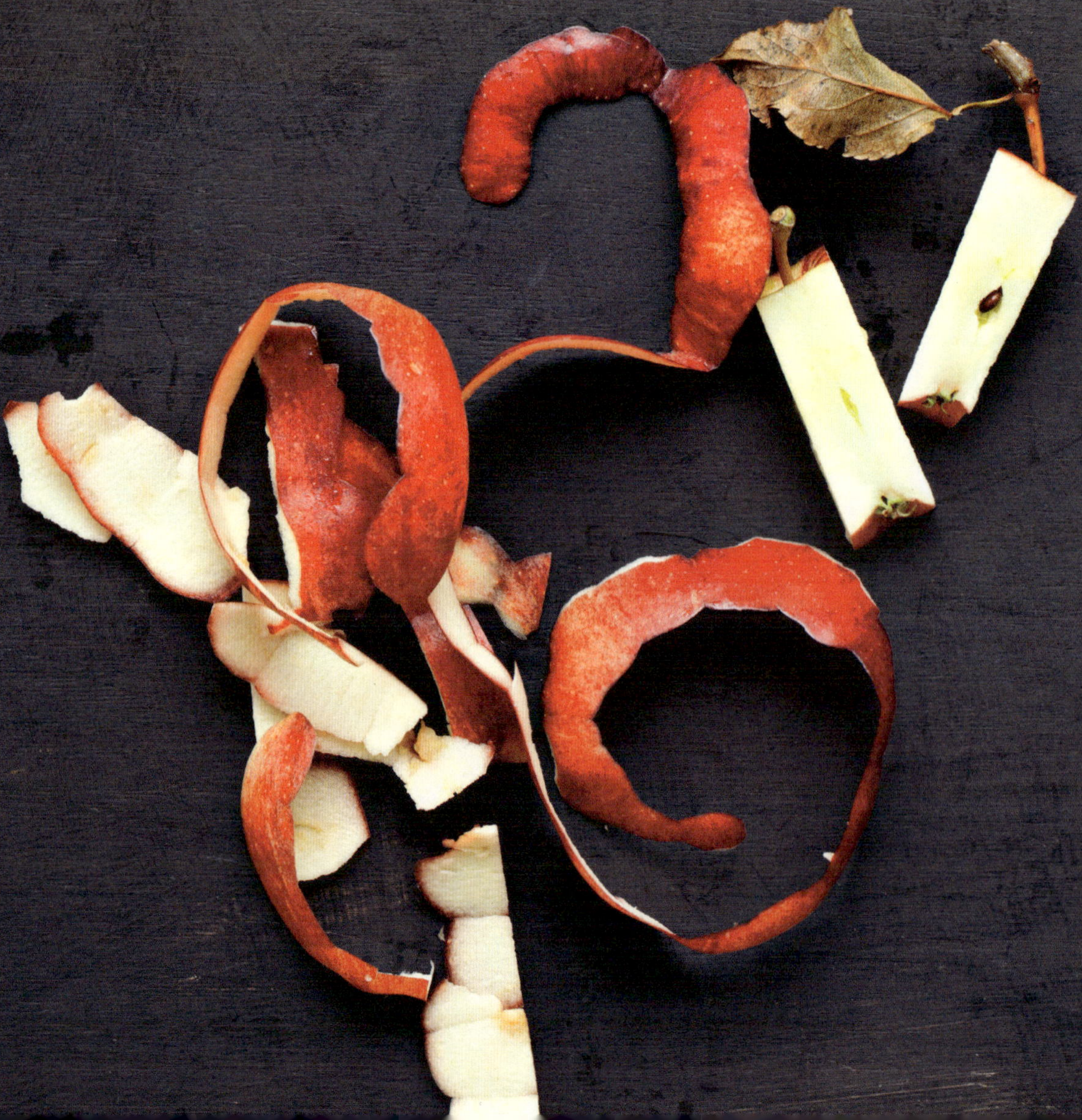

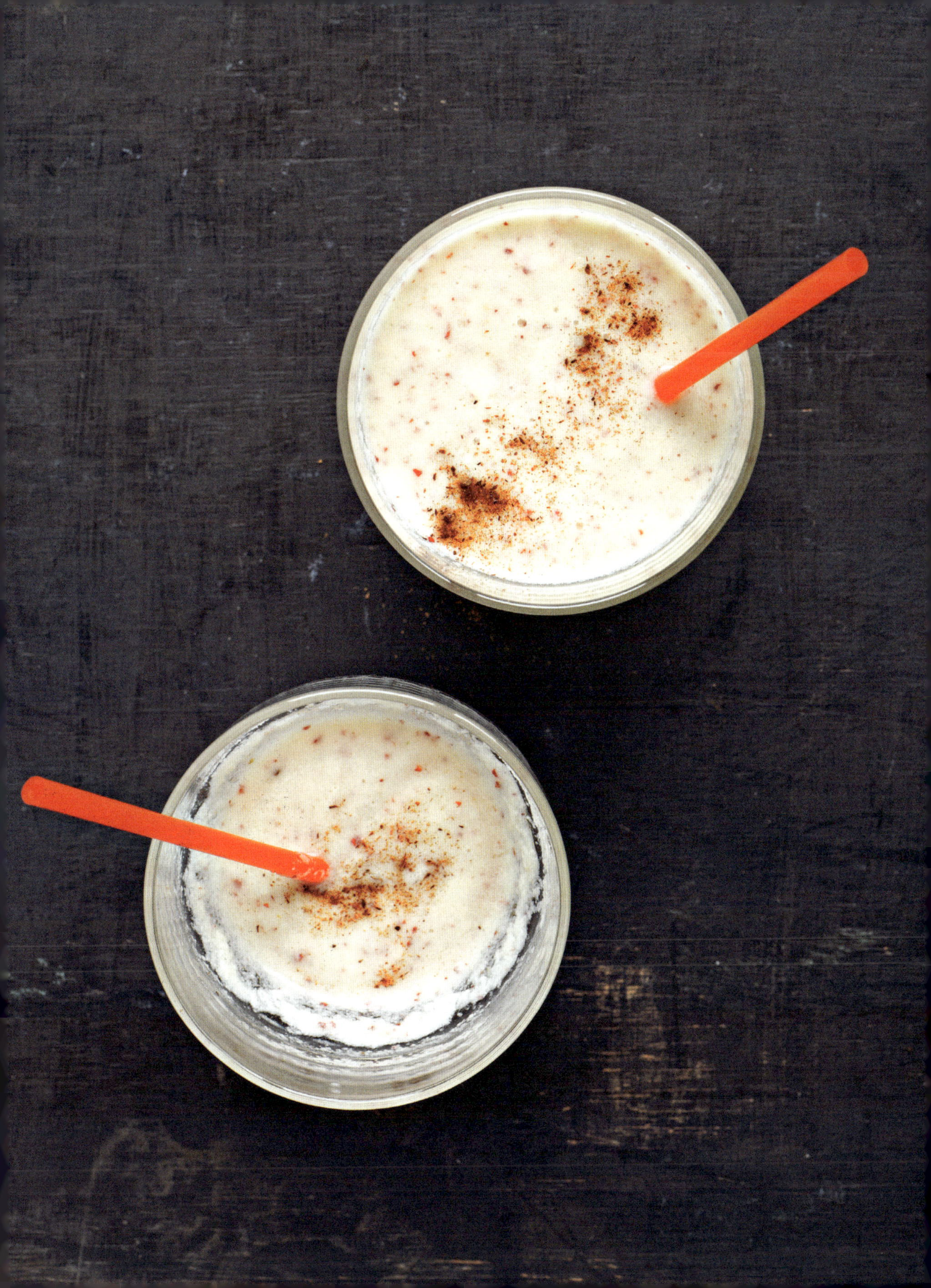

KONFITÜRE AUS APFELKERNHAUS UND ERDBEERSTIELEN

>>> Für	>>> Zubereiten	>>> Kochen
125 ML	5 MINUTEN	25 MINUTEN

Kerngehäuse und Schalen von 6 Äpfeln
100 g Erdbeerstiele mit etwas Fruchtfleisch
220 g Zucker
Saft von ½ Zitrone

Alle Zutaten mit ¼ l Wasser in einen Kochtopf geben und mischen. Aufkochen, dann bei reduzierter Temperatur 20–25 Minuten köcheln lassen. Dabei gelegentlich umrühren und die Fruchtstücke zerdrücken, damit der Saft austritt. Sobald die Flüssigkeit eindickt und klebrig wird, den Topf von der Herdplatte nehmen. Kerngehäuse und Erdbeerstiele mit einem Seihlöffel herausnehmen. Die Konfitüre in ein sterilisiertes Glas füllen. Vor dem Verschließen vollständig abkühlen lassen.

Die Konfitüre hält sich im Kühlschrank bis zu 2 Wochen.

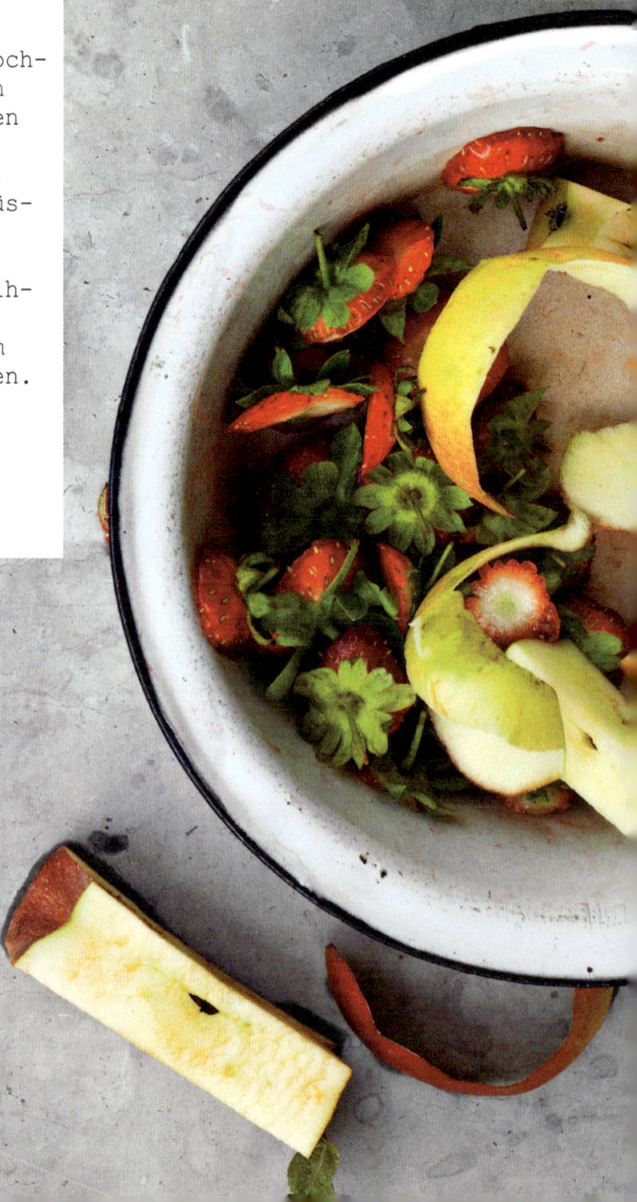

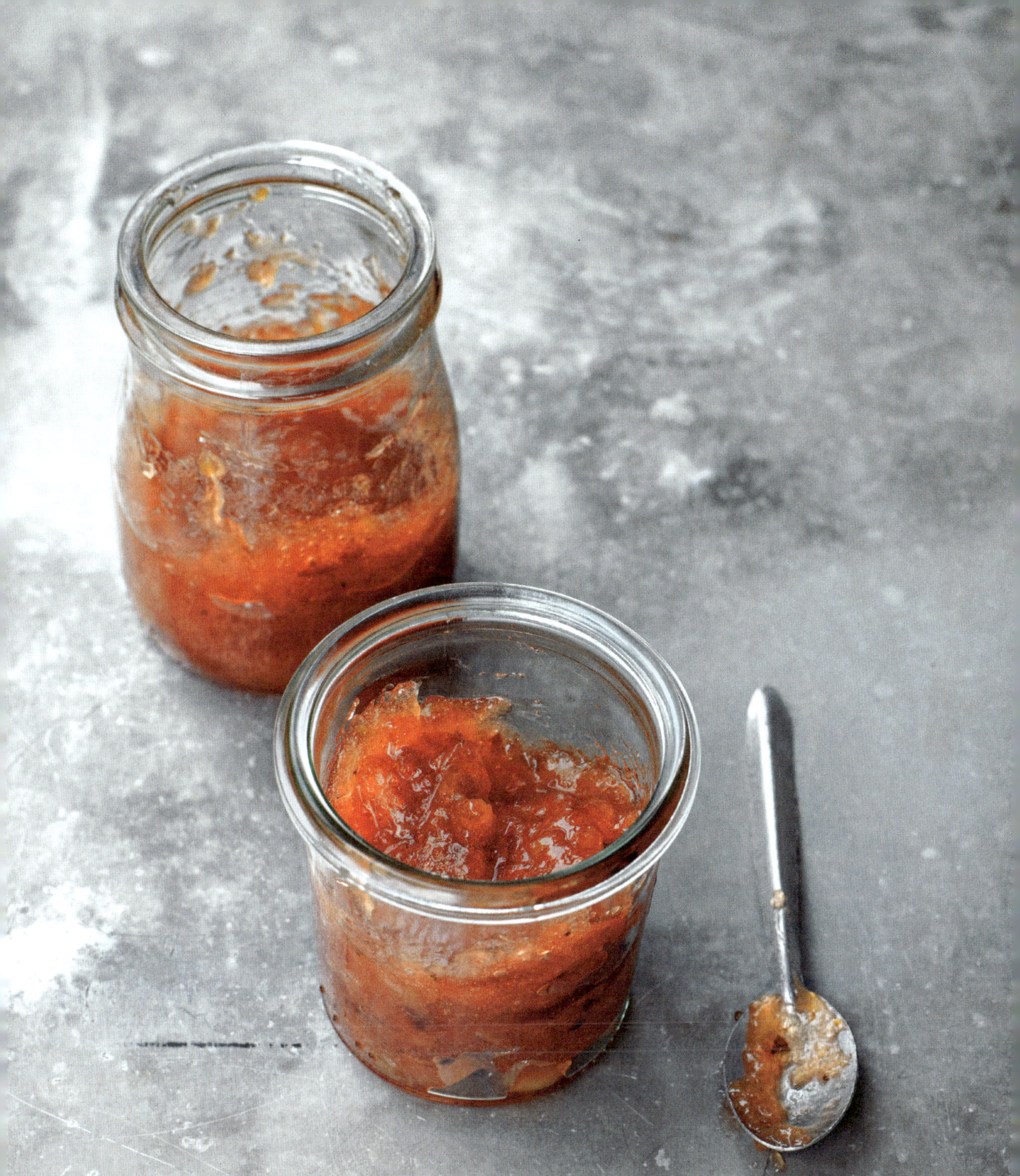

WENN SIE MEHR KERNGEHÄUSE ZU VERARBEITEN HABEN, VERDOPPELN ODER VERDREIFACHEN SIE DIE MENGEN DER ANDEREN ZUTATEN DEMENTSPRECHEND.

LIKÖR AUS ZITRONENSCHALEN

>>> Für	>>> Zubereiten	>>> Kochen	>>> Ruhen
2 LITER	15 MINUTEN	5 MINUTEN	40 TAGE

Schalen von 10 unbehandelten Zitronen, in langen Streifen abgeschält, dann die bittere weiße Schicht entfernt

700 ml reiner 95-prozentiger Alkohol (klarer Korn- oder Weinbrand) oder Wodka

700 g Zucker

Die Schalen und den Alkohol in ein verschließbares Gefäß geben. 10 Tage an einem kühlen Ort ziehen lassen. Den Zucker mit 1 Liter Wasser in einem großen Topf auf mittlerer Stufe aufkochen, bis er sich auflöst. Abkühlen lassen. Den Sirup über die Zitronenschalen gießen, gut umrühren und alles durch ein feines Sieb abseihen.

Den Likör in sterilisierte Flaschen füllen und einen Monat an einem dunklen, kühlen Ort ruhen lassen. Dann im Gefrierschrank aufbewahren.

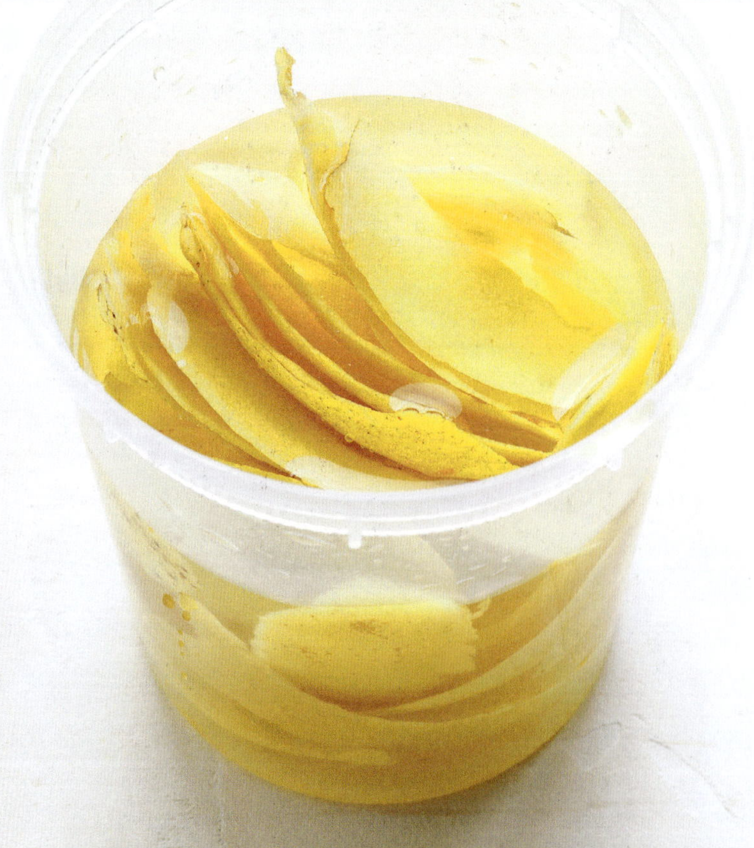

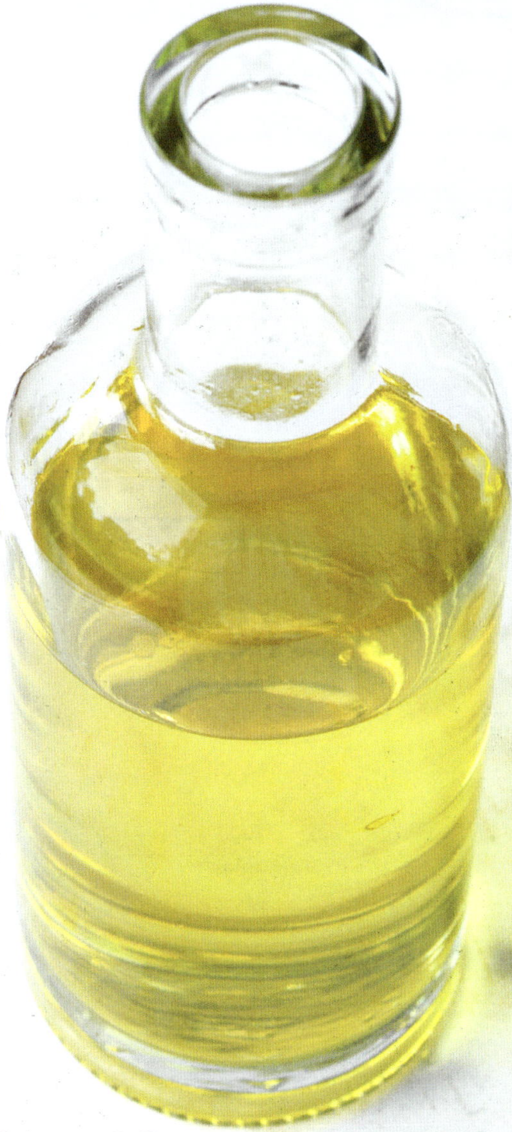

FÜR DIESES REZEPT EMPFEHLEN SICH AMALFI-ZITRONEN VON GUTER QUALITÄT UND ETWA 95-PROZENTIGER ALKOHOL, DER ALLENFALLS DURCH WODKA ERSETZT WERDEN KANN. DEN LIKÖR KANN MAN PUR, NACH WUNSCH AUF EIS, MIT KOHLESÄUREHALTIGEM WASSER AUFGEGOSSEN ODER IN EINEM COCKTAIL GENIESSEN. ER LÄSST SICH AUCH GUT ÜBER EISCREME ODER EINEN FRUCHTSALAT TRÄUFELN.

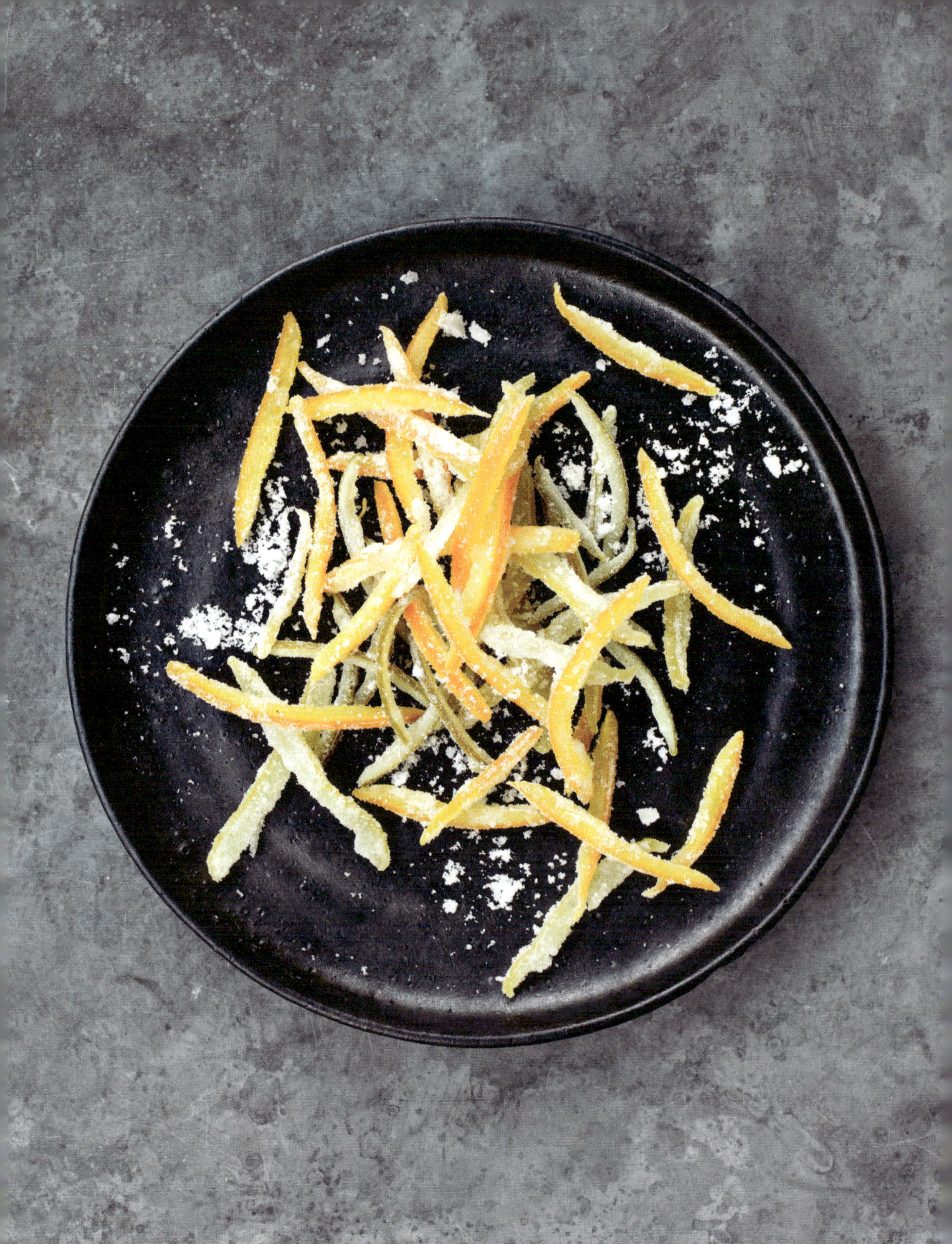

KANDIERTE ORANGENSCHALEN

>>> Für 100 g
>>> Zubereiten: 15 Minuten
>>> Kochen: 15 Minuten
>>> Ruhen: 1 Stunde

100 g unbehandelte Orangenschalen, in dünne Streifen geschnitten
100 g Zucker
Zucker zum Überziehen

Die Orangenschalen in einen Kochtopf geben und mit Wasser bedecken. Aufkochen, dann die Temperatur reduzieren und 10 Minuten köcheln lassen. Abgießen und den Vorgang wiederholen.

Den Zucker mit 70 ml Wasser aufkochen, bis er sich aufgelöst hat. Die Orangenschalen hinzufügen und 30 Minuten köcheln lassen, bis sie weich und durchscheinend sind. Im Sirup abkühlen lassen, dann mit einem Seihlöffel herausheben. Mit Küchenpapier trocken tupfen, dann in Zucker wälzen. Die Orangenschalen in einer Lage auf einem Gitter ausbreiten und 1 Stunde trocknen lassen.

In einem luftdicht verschlossenen Behälter halten sie sich an einem trockenen und kühlen Ort 6-8 Wochen.

TIPP: 100 g dunkle Schokolade in einer kleinen Schüssel über einem Wasserbad schmelzen. Jeweils eine Hälfte der Schalenstreifen in die Schokolade tauchen, überschüssige Schokolade abtropfen lassen. Auf Backpapier legen und fest werden lassen.

SIE KÖNNEN DIE SCHALEN VON VERSCHIEDENEN ZITRUSFRÜCHTEN (ORANGE, ZITRONE, LIMETTE ODER GRAPE-FRUIT) MISCHEN. GEHACKT AROMATISIEREN SIE KUCHEN, MUFFINS ODER ANDERE LECKEREIEN.

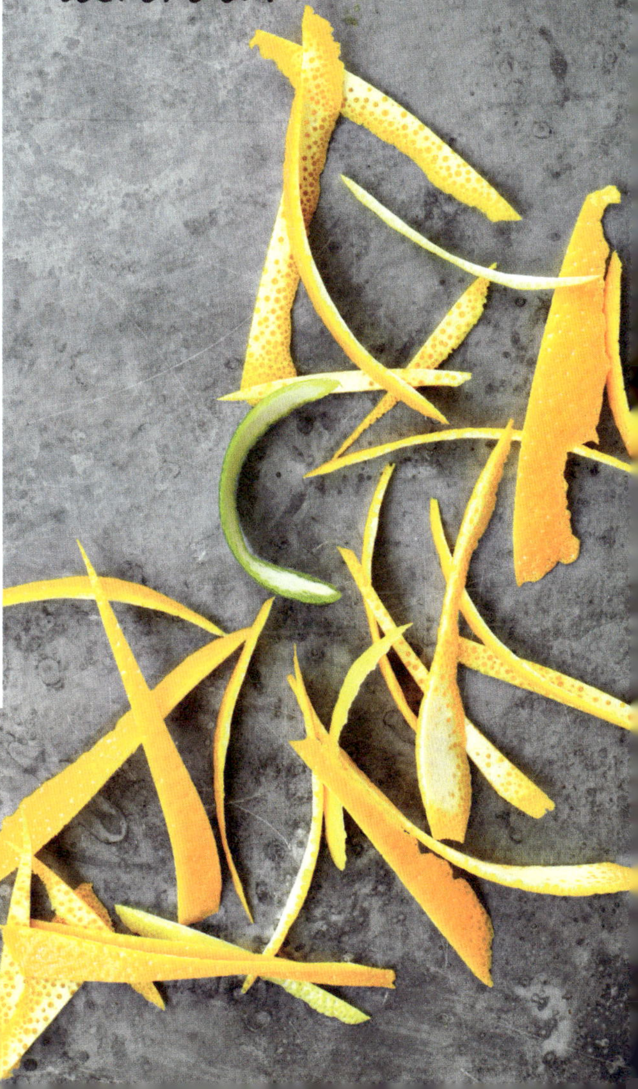

ORANGENSCHALEN-PULVER

>>> Für	>>> Zubereiten	>>> Trocknen
2 ESSLÖFFEL	5 MINUTEN	2½ STUNDEN

Schale von 2 unbehandelten Orangen (oder anderen Zitrusfrüchten)

Den Backofen auf die geringstmögliche Temperatur (50-60 Grad) vorheizen.
Die Schalen gut waschen und trocknen. Mit einem scharfen Messer in dünne Streifen schneiden, dabei die bittere weiße Innenhaut entfernen. Die Schalenstreifen in einer Lage auf ein Blech legen.
Im Backofen 2½ Stunden trocknen, bis sie vollständig trocken und brüchig sind. Auskühlen lassen, dann luftdicht verschlossen aufbewahren. Bei Bedarf die benötigte Menge in einer Kaffee- oder Gewürzmühle oder im Blitzhacker mahlen.
Schalen bzw. Pulver halten sich luftdicht verschlossen, kühl und trocken aufbewahrt, 1 Monat.

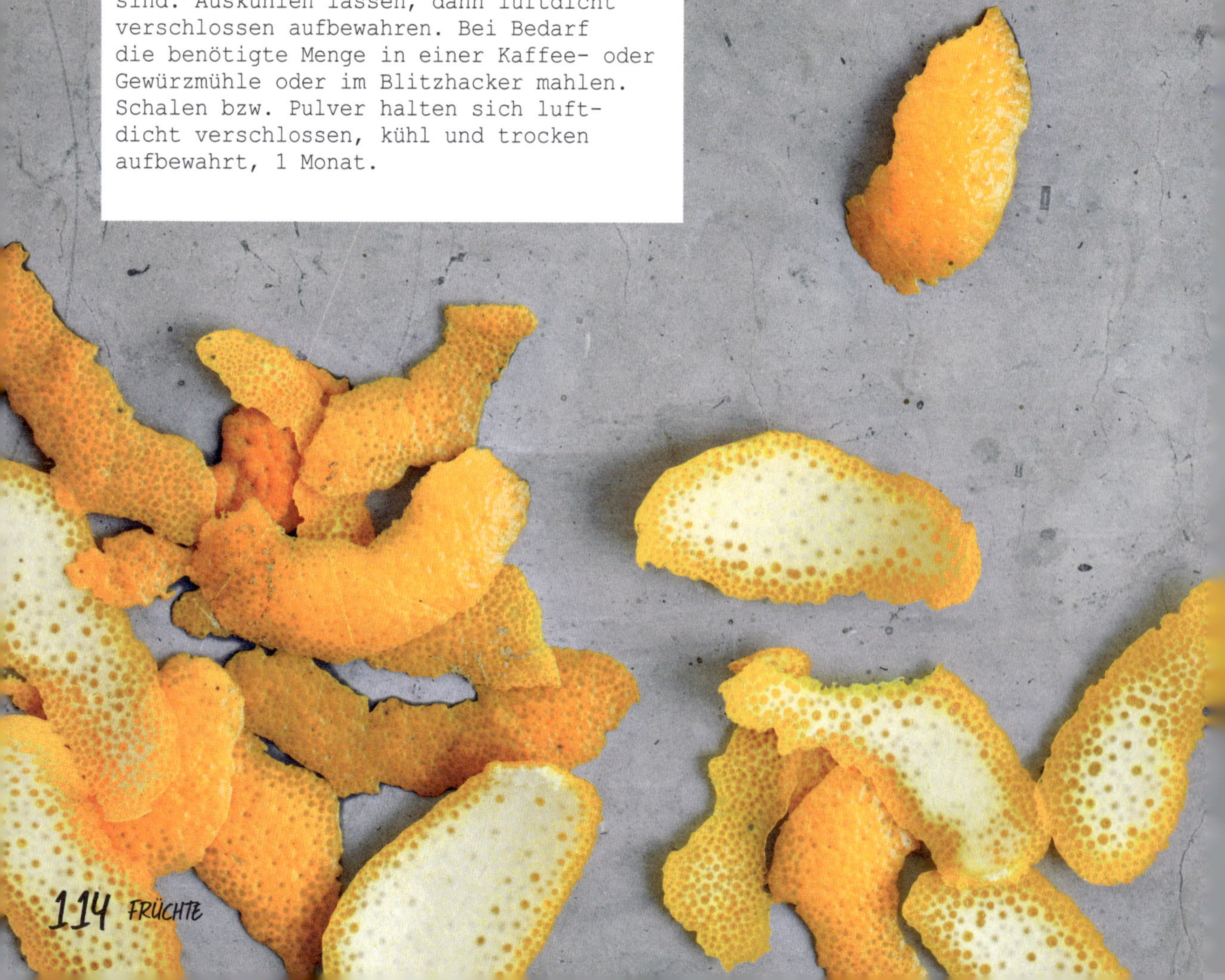

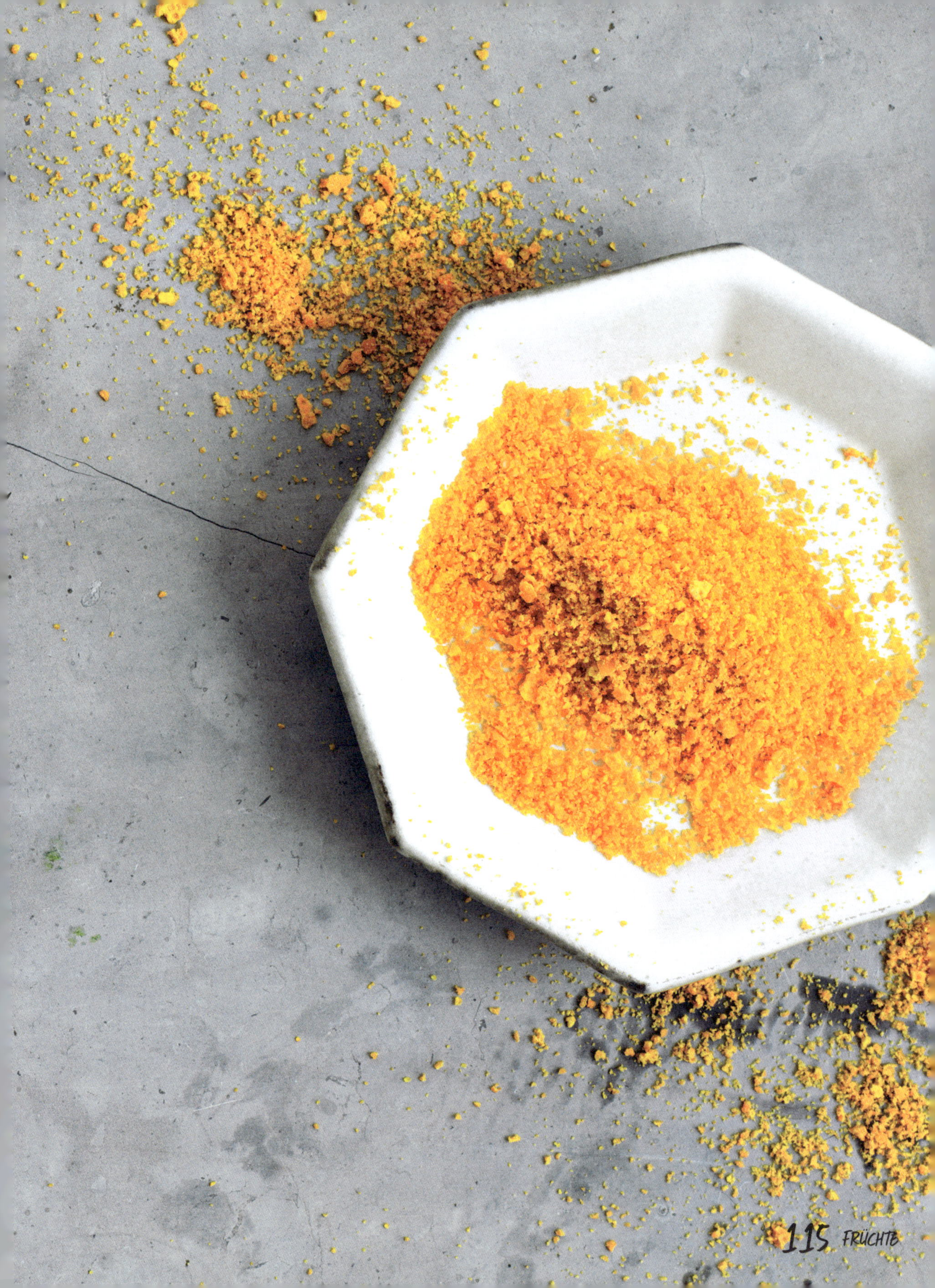

4 MÖGLICHKEITEN ZUR VERWENDUNG VON ZITRUSSCHALENPULVER

TEE MIT ZITRONE, INGWER UND HONIG

>>> Für 2 Portionen
>>> Zubereiten: 5 Minuten
>>> Kochen: 10 Minuten

1 TL Zitronenschalenpulver (Seite 114) / 10 g Ingwer, in Scheiben geschnitten / 30 g Honig

Alle Zutaten in ½ l Wasser aufkochen. Durch ein Sieb in 2 Tassen abseihen. Der Tee schmeckt auch eisgekühlt köstlich. Dazu im Kochtopf abkühlen lassen und mit Eiswürfeln servieren.

Für dieses Pulver können alle Zitrusfrüchte verwendet werden. Probieren Sie es auch mit Grapefruit oder Mandarine.

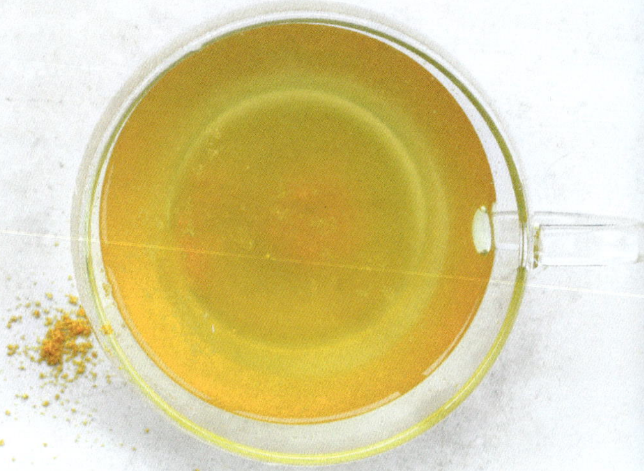

ORANGENZUCKER

>>> Für 2 Esslöffel
>>> Zubereiten: 5 Minuten
>>> Kochen: 0 Minuten

1 TL Orangenschalenpulver (Seite 114)
2 EL Zucker

Das Orangenschalenpulver mit dem Zucker vermischen. Abschmecken und nach Bedarf noch vom einen oder anderen dazugeben. Den Rand eines Cocktailglases damit dekorieren, auf ein Butterbrot streuen oder Muffins und Vanillekekse vor dem Backen damit bestreuen, um ihnen eine fruchtige Note zu geben.

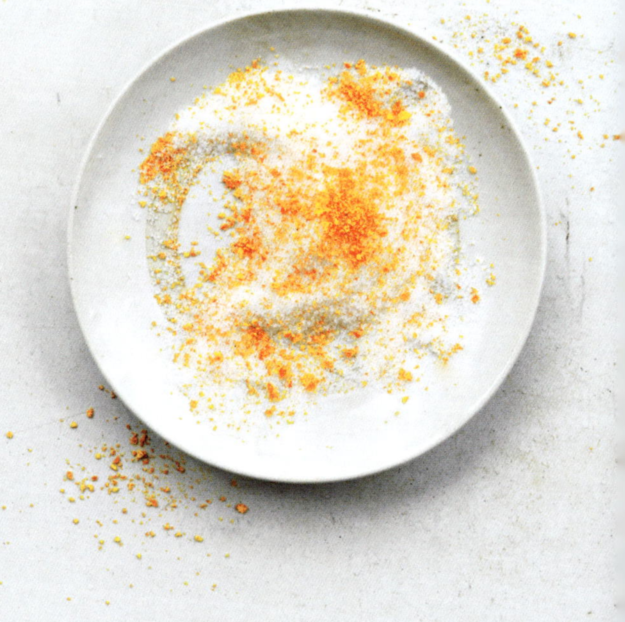

DIESE EINFACHE GLASUR EIGNET SICH ZUM ÜBERZIEHEN VON KUCHEN UND COOKIES.

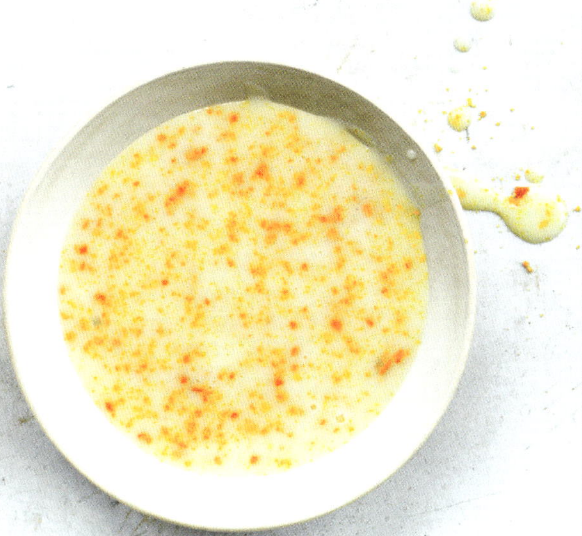

ZITRONENGLASUR

>>> Für einen mittelgroßen Kuchen
>>> Zubereiten: 5 Minuten
>>> Kochen: 0 Minuten

110 g Puderzucker / ½ TL Zitronenschalenpulver (Seite 114) / 1 EL Milch

Alle Zutaten in einer kleinen Schüssel verrühren, 1-2 Esslöffel Wasser hinzufügen, bis eine dickflüssige Glasur entstanden ist. Nach Bedarf noch etwas Wasser hinzufügen.

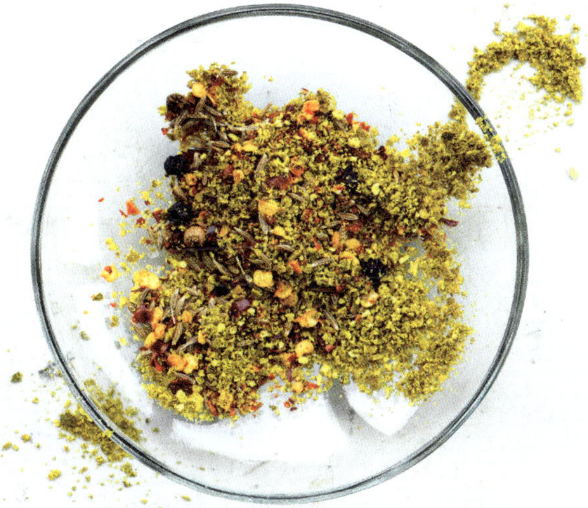

KRÄUTERMARINADE FÜR FISCH

>>> Für 1 Esslöffel
>>> Zubereiten: 5 Minuten
>>> Kochen: 0 Minuten

1 TL Limettenschalenpulver (Seite 114) / ½ TL getrocknete Chiliflocken / ½ TL Kreuzkümmelsamen / 2 TL Salz / 3–4 schwarze Pfefferkörner

Alle Zutaten im Mörser zerstoßen oder im Blitzhacker oder in einer Gewürzmühle zu feinem Pulver mahlen. Fisch (oder Huhn) vor dem Braten damit einreiben.

CREME AUS ROSA GRAPEFRUITSCHALEN

>>> Für	>>> Zubereiten	>>> Kochen
325 ML	5 MINUTEN	35 MINUTEN

Reste von 1 Grapefruit (die in Streifen geschnittene unbehandelte Schale oder ½ ausgepresste Grapefruit)

2 große Eier und 2 Eigelb

120 g Zucker

80 g Butter

Die Grapefruitstücke mit 240 ml Wasser in einen kleinen Kochtopf geben und zugedeckt aufkochen. Dann 20 Minuten auf kleiner Hitze köcheln lassen. Die Wassermenge gelegentlich überprüfen; es werden zuletzt etwa 120 ml Flüssigkeit benötigt. Wenn mehr Flüssigkeit vorhanden ist, diese einige Minuten ohne Deckel einkochen lassen. Von der Herdplatte nehmen und zugedeckt abkühlen lassen. Durch ein feines Sieb gießen und 120 ml Flüssigkeit abmessen. (Falls Schalen verwendet wurden, diese aufbewahren und trocknen, um daraus kandierte Schalen herzustellen; siehe Seite 112.)

Eier, Eigelbe und Zucker in einem Kochtopf mit dem Schneebesen bei mittlerer Hitze verrühren. Die Butter und die beiseitegestellte Grapefruitflüssigkeit hinzufügen. Mit dem Schneebesen schlagen, bis die Masse eindickt. Durch ein Sieb passieren und in ein sterilisiertes Glas füllen.

Die Creme hält sich im Kühlschrank bis zu 2 Wochen.

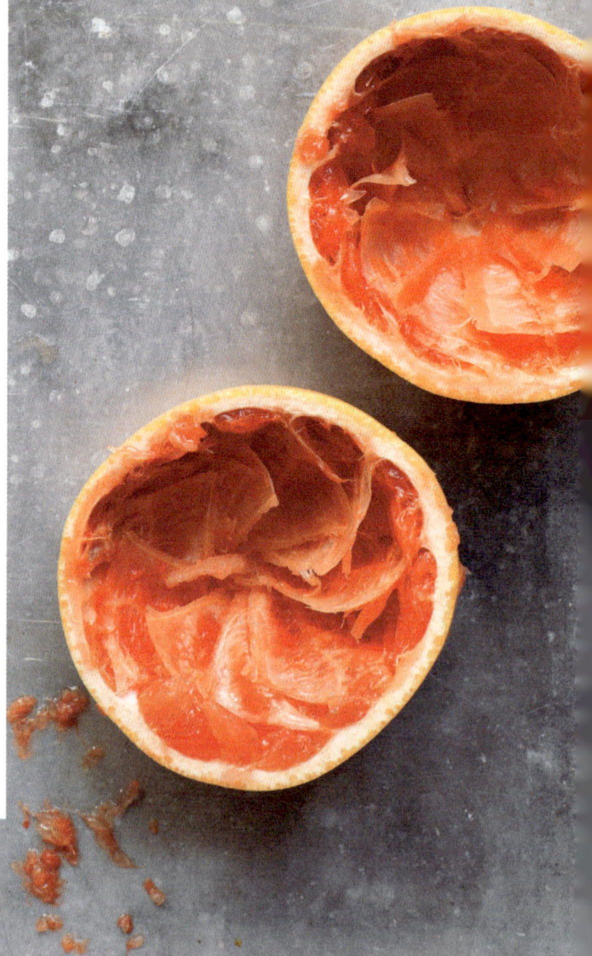

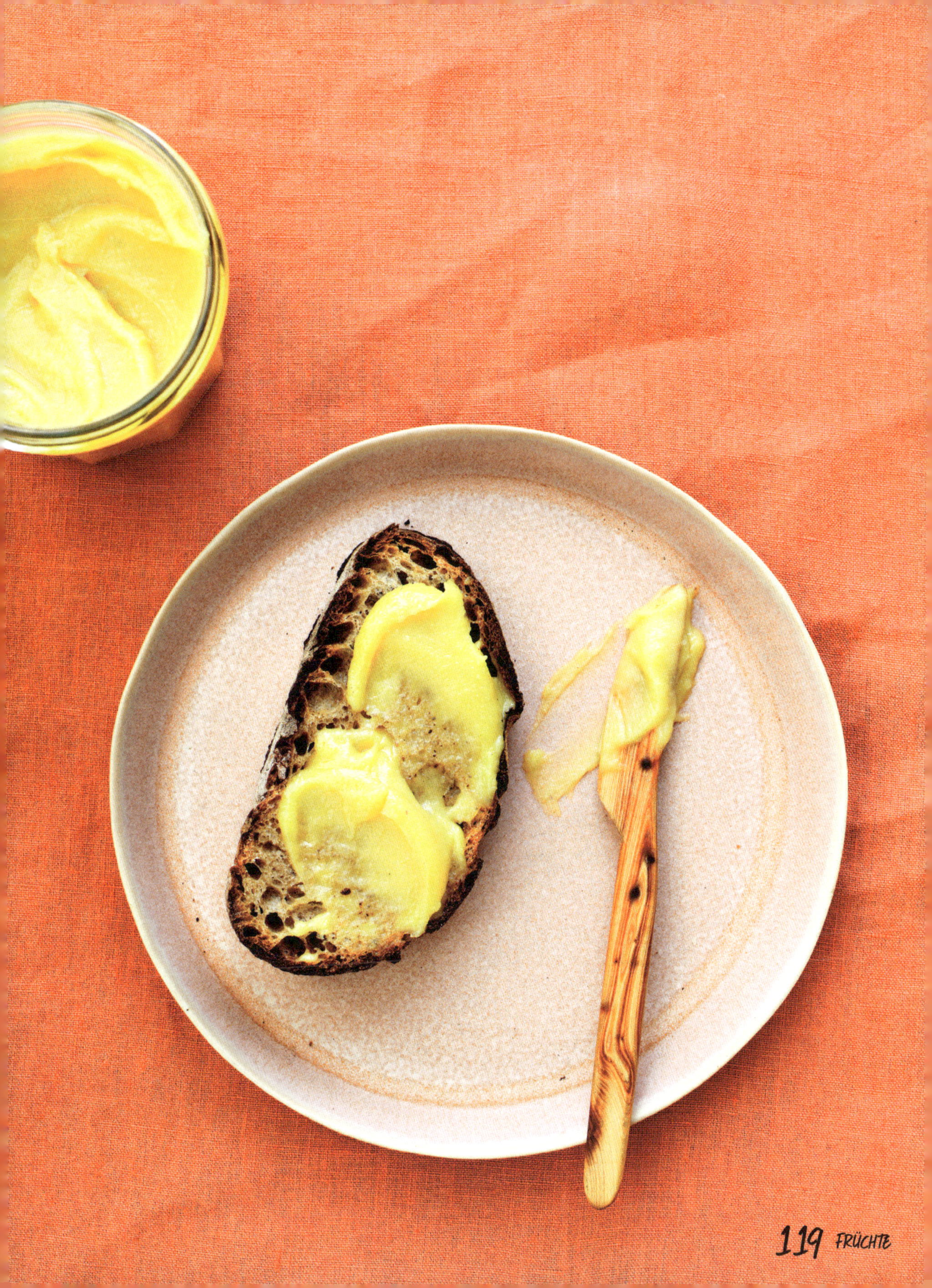

ORANGENSCHALEN-SENF

>>> Für

500 G

>>> Zubereiten

5 MINUTEN

>>> Kochen

50 MINUTEN

>>> Ruhen

2 NÄCHTE + 2 WOCHEN

600 g unbehandelte Schalen von ausgepressten Orangen, in Stücke geschnitten
150 g Zucker
120 g Glukosesirup
60 ml Senföl

Die Orangenschalenstücke mit Zucker, Glukosesirup und 200 ml Wasser in einen Kochtopf geben und 10 Minuten kochen lassen. Über Nacht zugedeckt ziehen lassen. Am nächsten Tag aufkochen und so lange kochen, bis die Masse dick und klebrig wird. Im Mixer oder Blitzhacker pürieren, dabei ein paar kleinere Orangenstücke belassen. Das Senföl unter die erkaltete Masse rühren. In sterilisierte Gefäße füllen, verschließen, auf den Kopf stellen und über Nacht ruhen lassen. Am nächsten Tag wieder umdrehen. Vor der Verwendung an einem kühlen trockenen Ort 2 Wochen ruhen lassen.

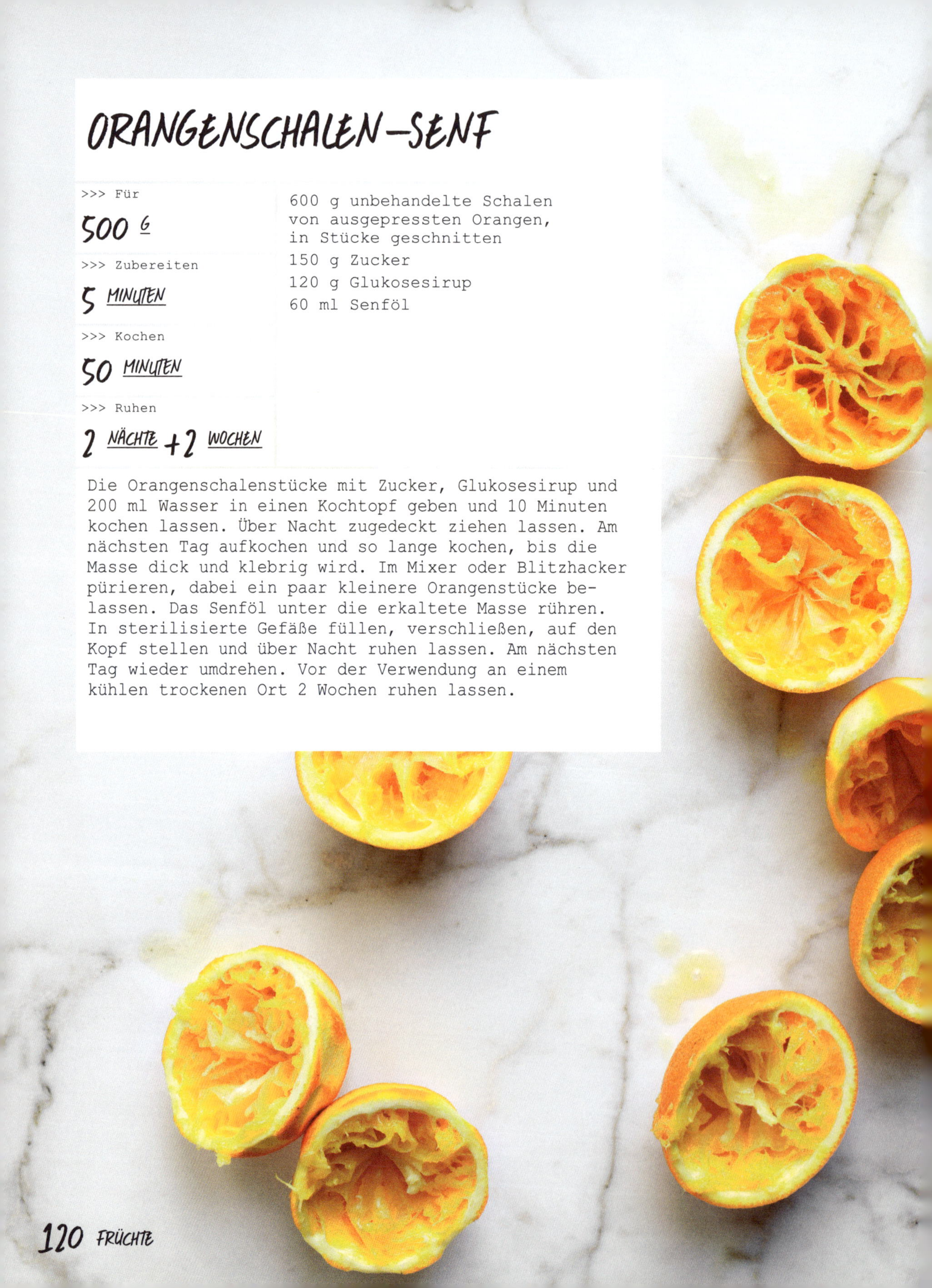

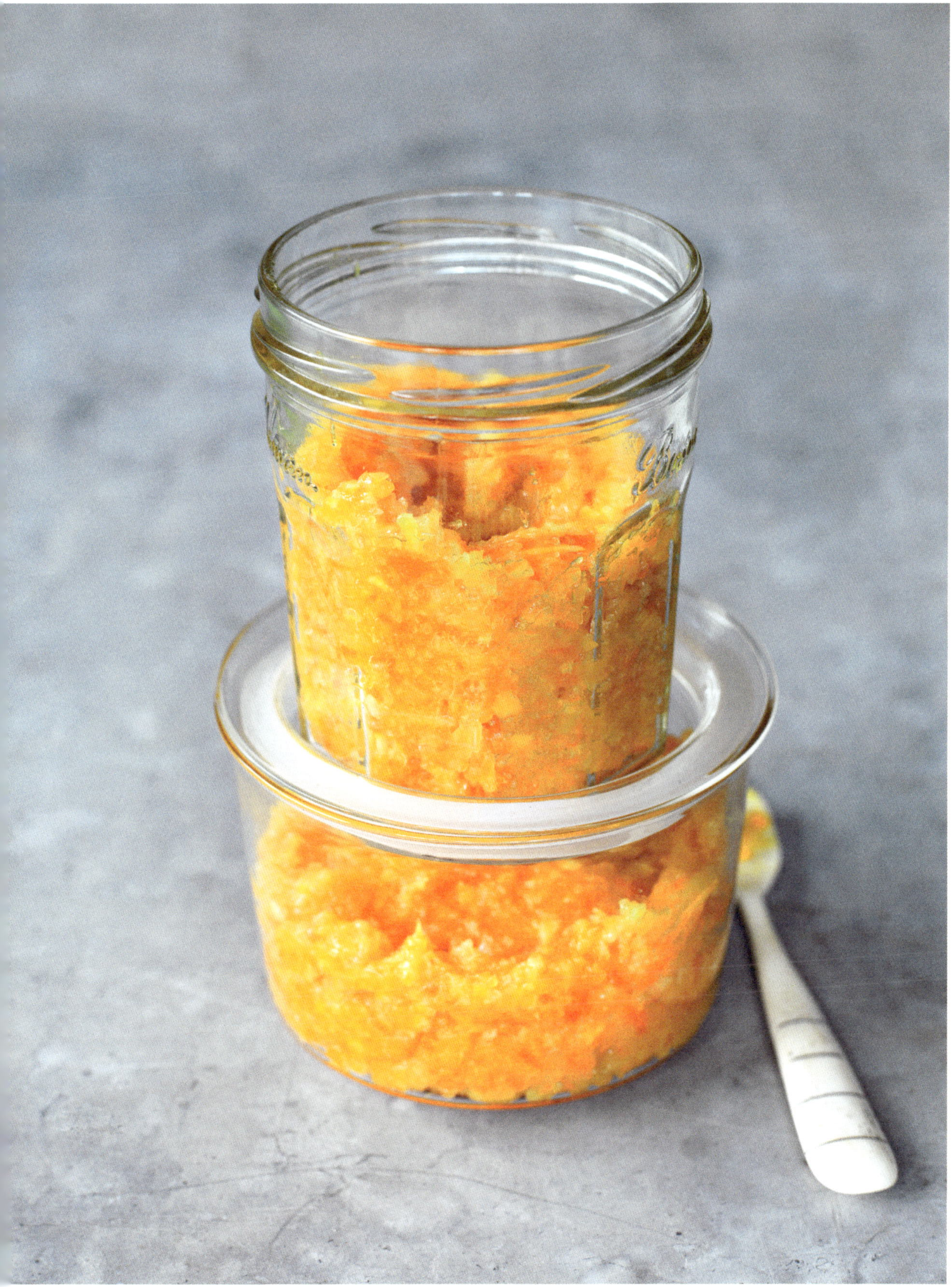

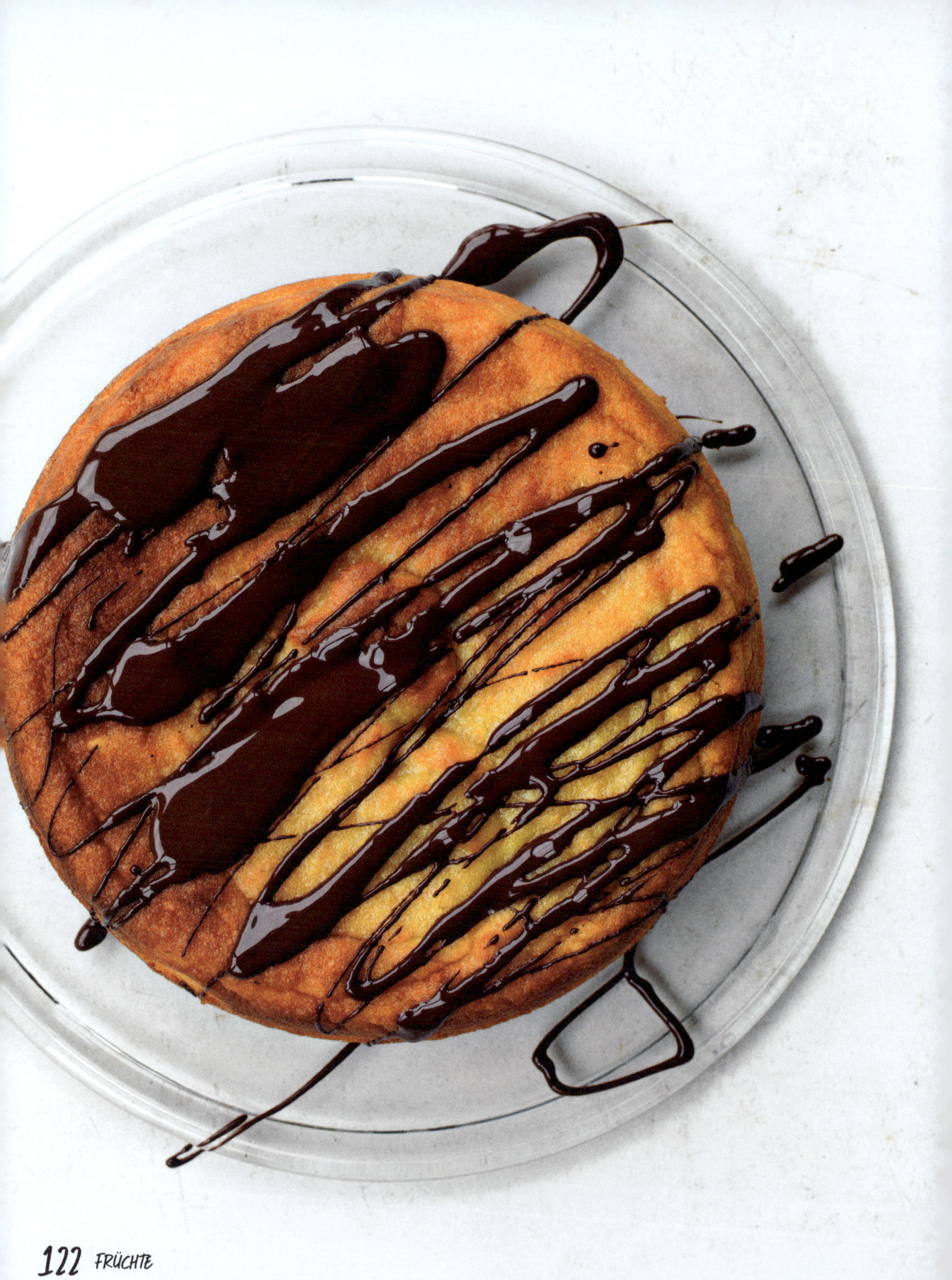

KUCHEN MIT ORANGEN-SCHALEN UND MANDELN

>>> Für 1 Kuchen
>>> Zubereiten: 15 Minuten
>>> Backen: 1¾ Std.

4 ausgepresste unbehandelte Orangenhälften
5 Eier, verquirlt
200 g gemahlene Mandeln
200 g Zucker
¾ TL Backpulver
Butter oder Öl für die Form
100 g dunkle Schokolade, geschmolzen

Die Orangenhälften in einen Kochtopf geben, mit Wasser bedecken und aufkochen. 1¼ Stunden zugedeckt kochen lassen, dabei die Wassermenge regelmäßig überprüfen. Abkühlen lassen.

Den Backofen auf 180 Grad vorheizen. Eine Springform von 20 cm Durchmesser fetten.

Die Orangen grob hacken und im Blitzhacker oder Mixer pürieren. Die restlichen Zutaten, außer der Schokolade, hinzufügen und daruntermixen. Den Teig in die Kuchenform füllen und glatt streichen. Im Ofen 35–40 Minuten backen. Abkühlen lassen und dann mit der geschmolzenen Schokolade dekorieren.

VERWENDEN SIE DIE SCHALE IHRER AUSGEPRESSTEN ORANGEN FÜR DIESEN KÖSTLICHEN KUCHEN. AUCH ORANGEN, DIE IHREN HÖHEPUNKT SCHON ÜBERSCHRITTEN HABEN, KÖNNEN SIE NOCH VERWENDEN. SCHNEIDEN SIE DIE WEICHEN ODER FAULIGEN TEILE WEG, UND VERWENDEN SIE DEN REST FÜR DIESEN KUCHEN.

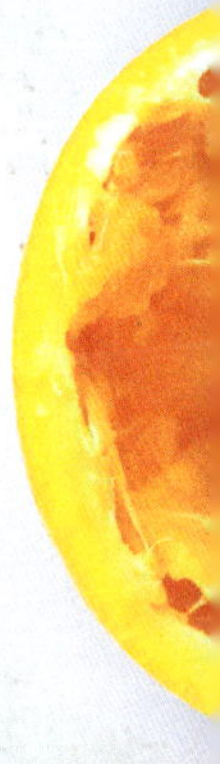

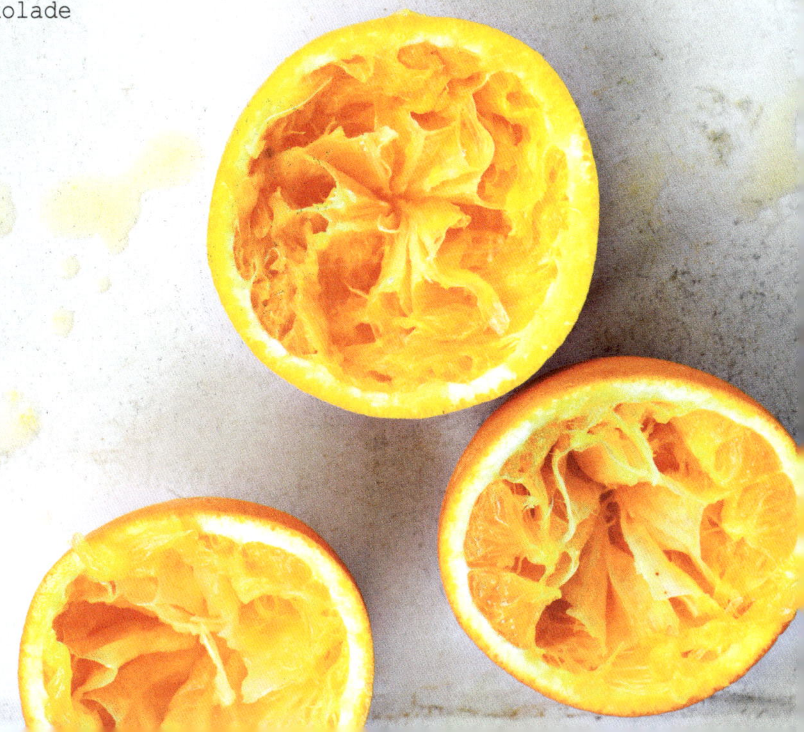

CRUMBLE AUS ÜBERREIFEN FRÜCHTEN

>>> Für **6–8** PORTIONEN

>>> Zubereiten **15** MINUTEN

>>> Backen **35–40** MINUTEN

225 g Mehl

350 g Zucker

115 g kalte Butter

600 g gemischte überreife Früchte (ausreichend, um eine Auflaufform zu füllen), falls nötig zerkleinert

Saft und Abrieb von 1 unbehandelten Zitrone

Den Backofen auf 200 Grad vorheizen.

Das Mehl mit 100 g Zucker sieben. Die Butter in Würfel schneiden und mit den Fingerspitzen in die Mehlmischung einarbeiten, damit ein feiner, krümeliger Teig entsteht. 100 ml Wasser mit den restlichen 250 g Zucker aufkochen, die Früchte hinzufügen und ein paar Minuten köcheln lassen. Zitronensaft und -schale daruntermischen. Die Fruchtmischung in die Auflaufform geben und mit den Streuseln bestreuen. Im Ofen 35-40 Minuten backen, bis die Früchte gar sind und der Streusel goldgelb ist. Vor dem Servieren 15 Minuten abkühlen lassen.

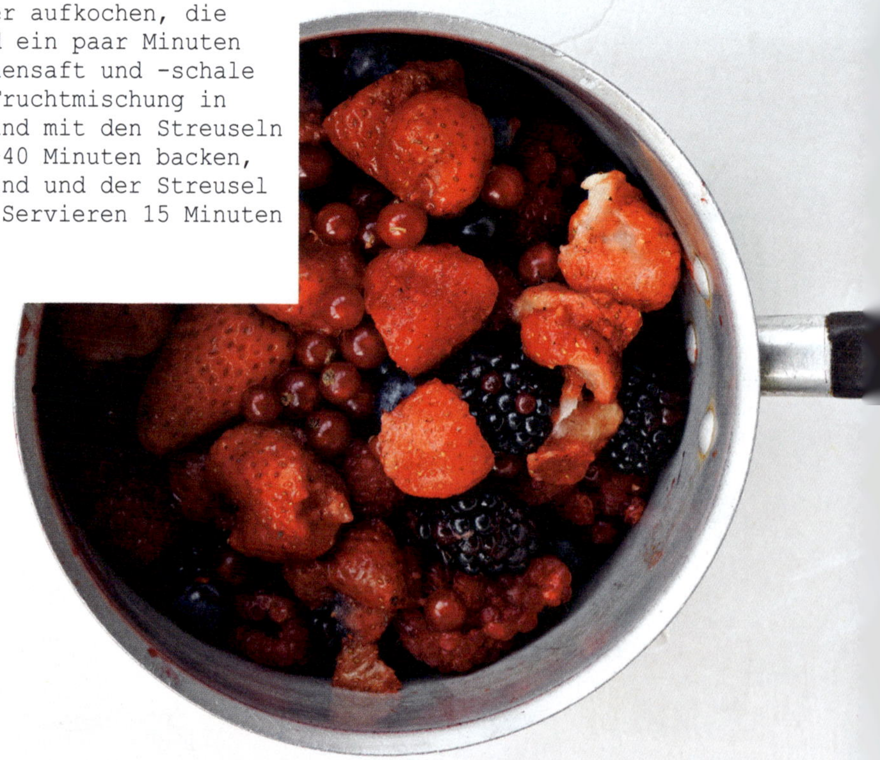

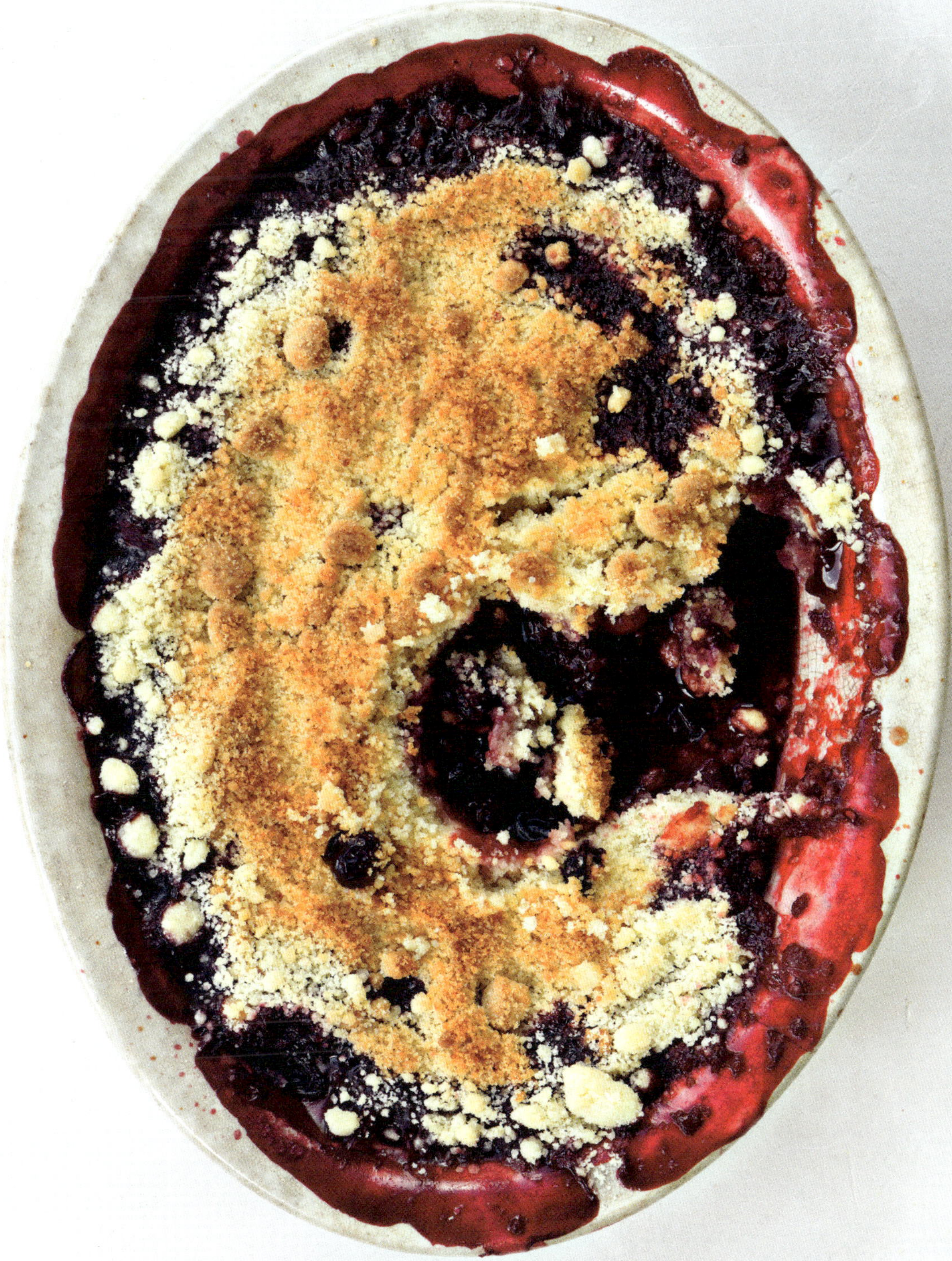

BANANENBROT AUS ÜBERREIFEN BANANEN

>>> Für	>>> Zubereiten	>>> Backen
1 CAKE, 23 CM LANG	15 MINUTEN	45–50 MINUTEN

200 g Mehl
150 g Rohrohrzucker
2 gestrichene TL Backpulver
½ TL Natrium-Bikarbonat
125 g Butter, geschmolzen
2 Eier
60 ml Milch
1 TL Vanilleextrakt
2 große überreife Bananen, zerdrückt
etwas geschmolzene Butter für die Form

Den Backofen auf 160 Grad vorheizen.

Mehl, Zucker, Backpulver und Bikarbonat in einer Schüssel vermischen. In einer anderen Schüssel Butter, Eier, Milch, Vanilleextrakt und die zerdrückten Bananen vermischen. Zur Mehlmischung geben und gut vermischen. Den Teig in die gefettete Form füllen und im Ofen 45–50 Minuten backen. Für die Garprobe mit einer Messerspitze einstechen: Sie muss beim Herausziehen sauber sein. 5 Minuten abkühlen lassen und dann aus der Form lösen.

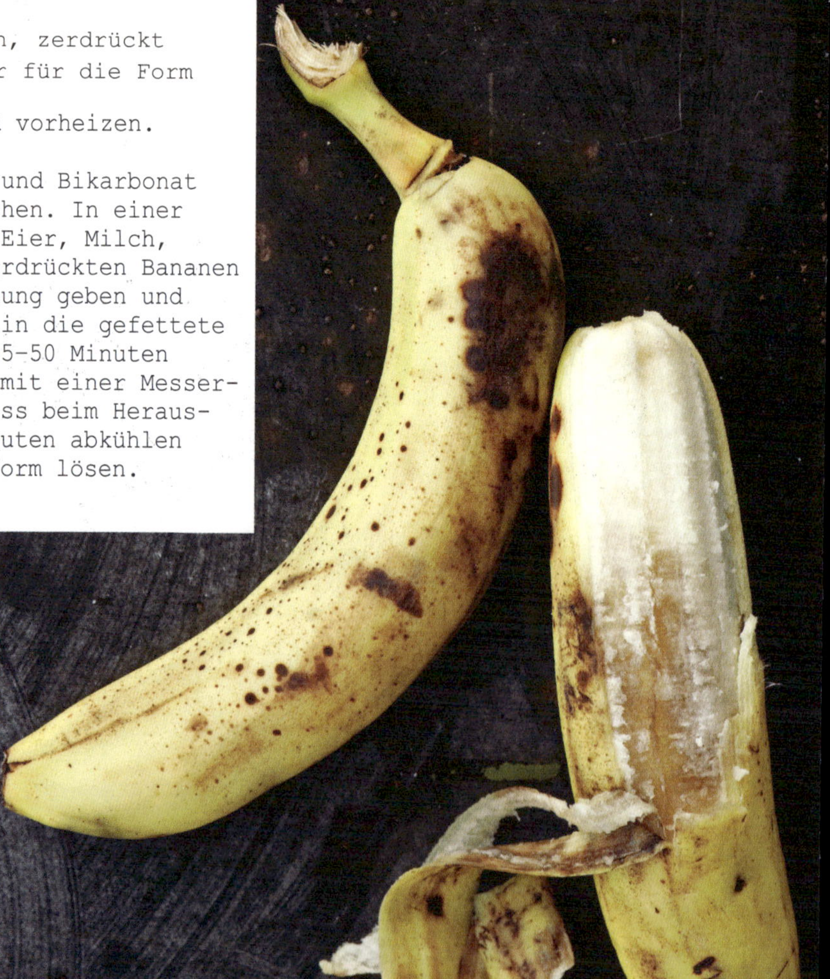

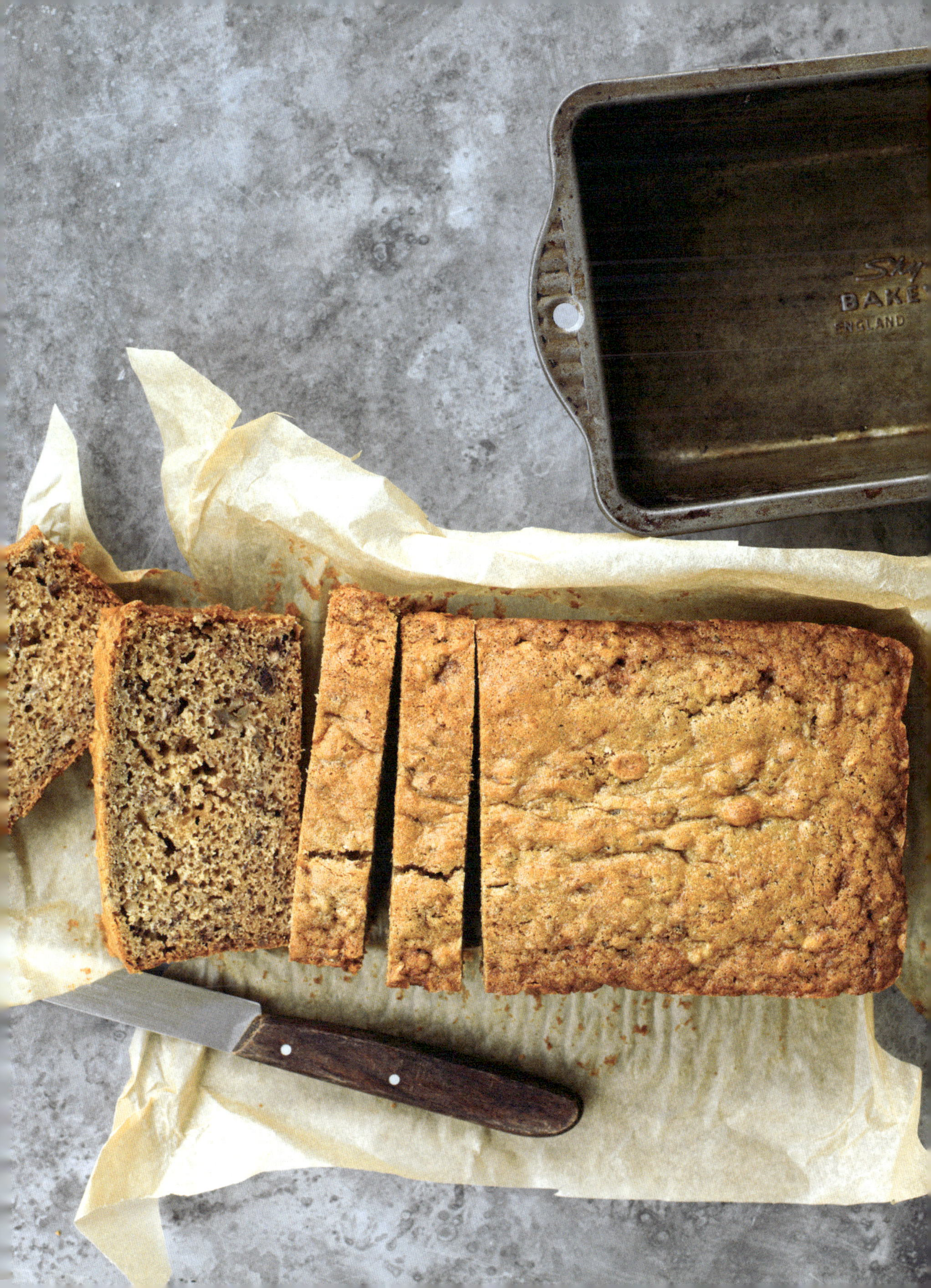
ENGLAND

4 IDEALE REZEPTE FÜR ÜBERREIFE BANANEN

Hier finden Sie einige meiner Lieblingsrezepte und Tipps für die Verwendung überreifer Bananen. Wenn Sie gerade keine Zeit haben, die Bananen zu verarbeiten, werden diese einfach geschält, halbiert und eingefroren. Sie können auch im Ganzen, mit der Schale eingefroren werden. Dann einfach 1 oder 2 Stunden vor der Zubereitung von Pancakes (Rezept gegenüber) oder Bananenbrot (Seite 126) zum Auftauen aus dem Gefrierschrank nehmen.

MANGO-BANANEN-EIS

>>> Für 350 ml Eiscreme
>>> Zubereiten: 10 Minuten

2 überreife Bananen, tiefgefroren
250 g Mango, tiefgefroren

Beide Zutaten zusammen im Blitzhacker oder Mixer mixen und sofort servieren.

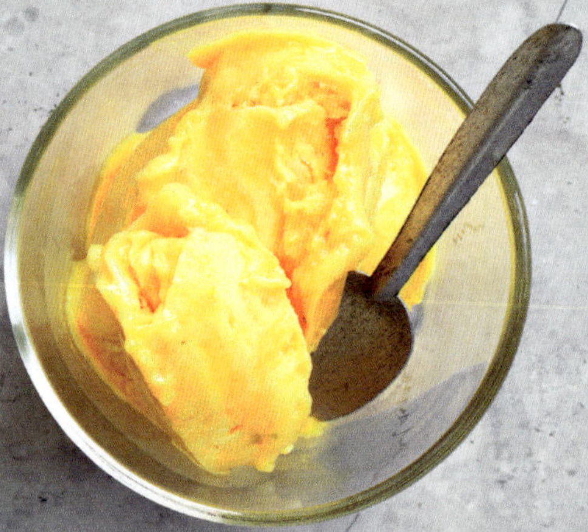

BANANEN-SCHOKO-EIS AM STIEL

>>> Für 4 Stieleis
>>> Zubereiten: 10 Minuten

2 überreife Bananen
50 g dunkle Schokolade

Die Bananen schälen und quer halbieren. Einen Eisstiel in die Schnittfläche stecken. Die Schokolade zerkleinern und in der Mikrowelle oder in einer kleinen Schüssel über einem Wasserbad schmelzen.

Jede Bananenhälfte in die geschmolzene Schokolade tauchen. Auf einem mit Backpapier belegten Brett in den Gefrierschrank stellen.

Das tiefgefrorene Stieleis in Tüten verpackt im Gefrierschrank aufbewahren.

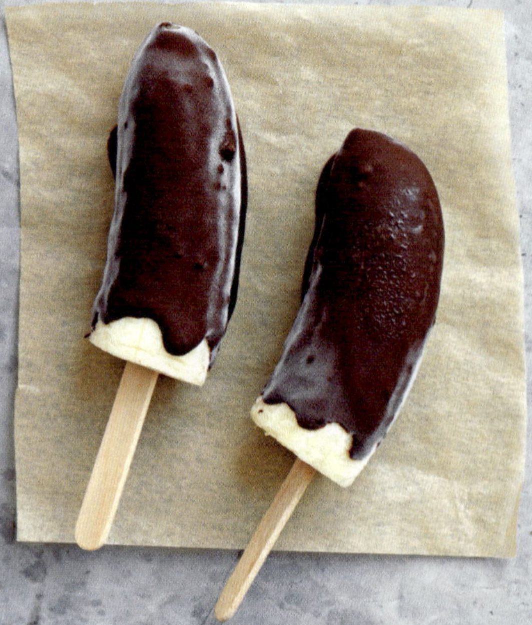

PANCAKES AUS ÜBERREIFEN BANANEN

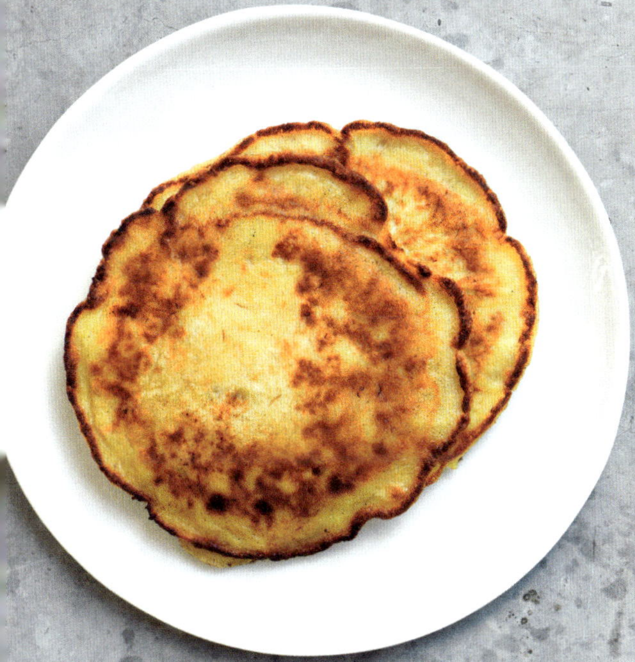

>>> Für 10-12 Pancakes
>>> Zubereiten: 10 Minuten

1 überreife Banane, zerdrückt
140 g Mehl
1½ gestrichene TL Backpulver
1 Ei
240 ml Milch
Butter zum Ausbacken

Alle Zutaten miteinander vermischen (durch die Banane wird es leicht klumpig). In einer Pfanne etwas Butter schmelzen, jeweils 1 kleinen Schöpflöffel Teig hineingießen und backen, bis sich an der Oberfläche Bläschen bilden. Wenden und auf der anderen Seite goldbraun backen. Den restlichen Teig ebenso ausbacken.

GUT IN DEN TAG STARTEN …

GRÜNER SMOOTHIE

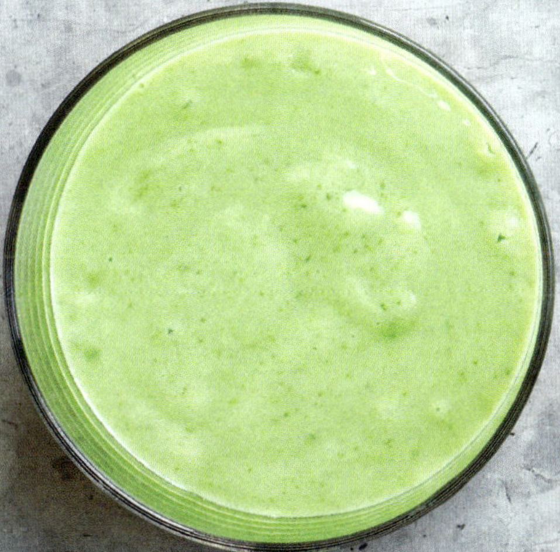

>>> Für 1 Portion (ca. ¼ l)
>>> Zubereiten: 5 Minuten

½–1 überreife Banane, tiefgefroren
½ Avocado
1 Handvoll Spinat- oder Grünkohlblätter
2 EL Joghurt
1 TL Honig
125–150 ml Kokoswasser

Alle Zutaten im Mixer zu einem sämigen Smoothie mixen. Falls nötig mit etwas Wasser verdünnen.

COULIS AUS ÜBERREIFEN ROTEN FRÜCHTEN

>>> Für	>>> Zubereiten	>>> Kochen
1/4 l	5 Minuten	15–20 Minuten

250 g überreife rote Früchte, tiefgefroren
2 EL Puderzucker

Früchte und Puderzucker in einem Kochtopf vermischen und auf kleiner Hitze erwärmen. Dabei gelegentlich umrühren, damit sich der Zucker auflöst und die Früchte nicht anbrennen. Beim Erhitzen tritt der Fruchtsaft aus. 15-20 Minuten köcheln lassen, damit die Masse leicht eindickt. Mit dem Stabmixer pürieren. Je nach verwendeter Fruchtsorte den Coulis durch ein Sieb streichen, um etwaige Kerne zu entfernen, dann in ein sterilisiertes Gefäß füllen.

Der Coulis hält sich im Kühlschrank bis zu 2 Wochen.

TIPP: Bei der Zubereitung mit frischen Früchten 2 Esslöffel Wasser hinzufügen.

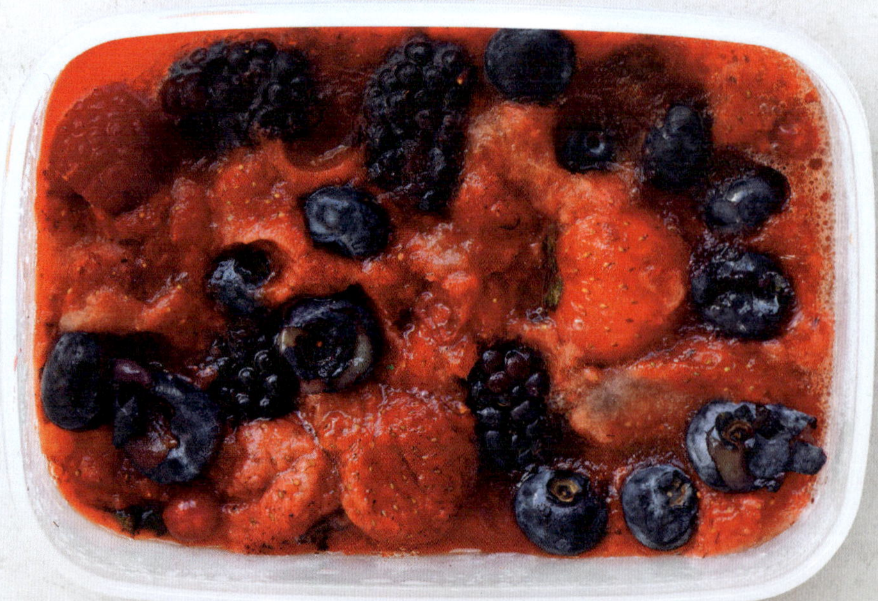

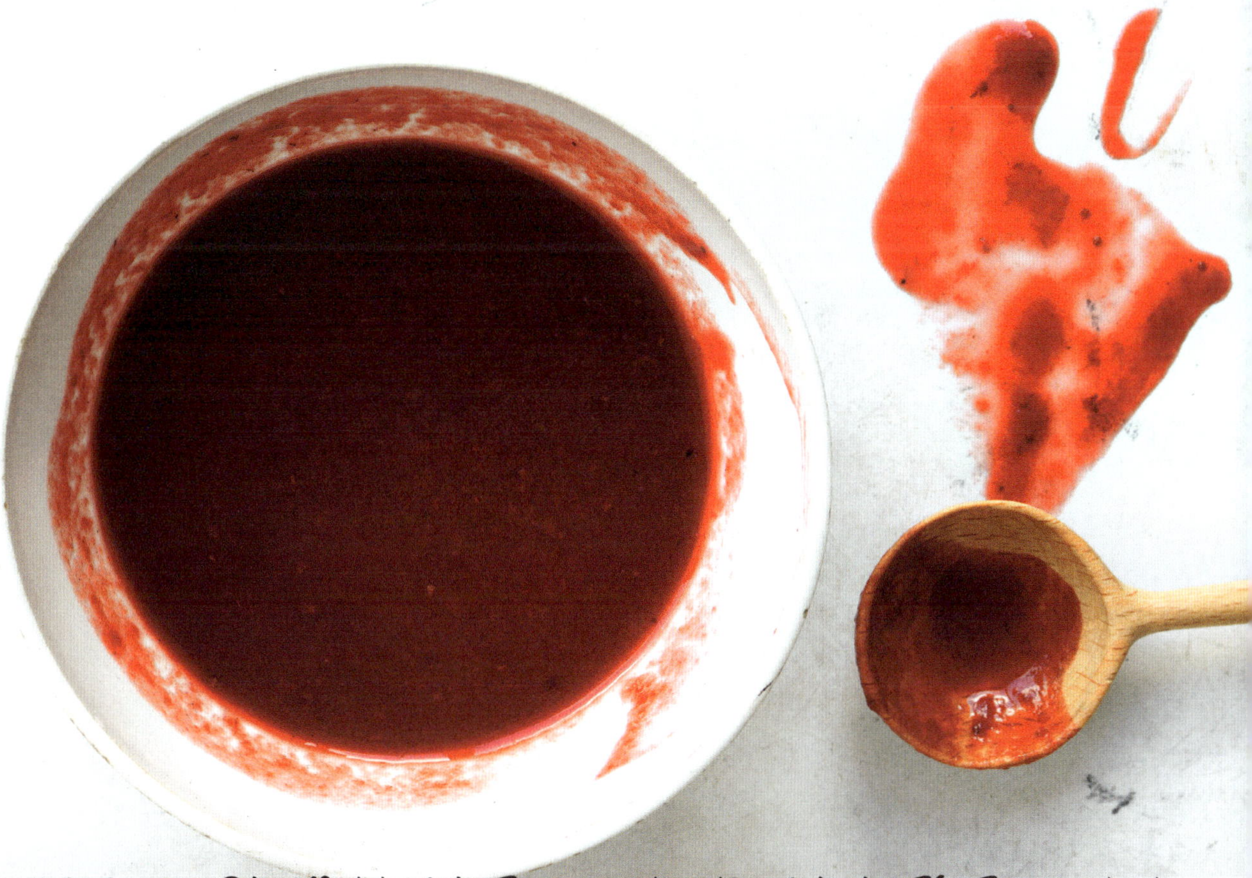

DIESES REZEPT KANN MIT FRISCHEN UND MIT TIEFGEFRORENEN FRÜCHTEN ZUBEREITET WERDEN. ÜBERREIFE ROTE FRÜCHTE KÖNNEN SIE IN EINEM BEUTEL IM GEFRIERSCHRANK AUFBEWAHREN. SOBALD SIE AUSREICHEND FRÜCHTE BEISAMMEN HABEN, BEREITEN SIE DIESEN LECKEREN COULIS ZU. MAN KANN IHN ÜBER EIN DESSERT GIESSEN ODER ZUM FRÜHSTÜCK IN JOGHURT ODER INS MÜSLI RÜHREN.

SIRUP AUS ERDBEERSTIELEN

>>> Für	>>> Zubereiten	>>> Kochen
125 ML	5 MINUTEN	20 MINUTEN

60 g Erdbeerstiele mit etwas Fruchtfleisch (von ca. 1 Schale)
80 g Zucker
1 EL Zitronensaft

Alle Zutaten mit 125 ml Wasser in einen kleinen Kochtopf geben und auf geringer Hitze erwärmen. Regelmäßig umrühren, bis sich der Zucker aufgelöst hat, dann 20 Minuten zugedeckt köcheln lassen. Die Erdbeeren mit einem Löffelrücken zerdrücken, damit sie ihren Saft abgeben. Im Mixer pürieren, dann abkühlen lassen und in ein sterilisiertes Glas oder in eine sterilisierte Flasche füllen und im Kühlschrank aufbewahren.

Zum Servieren 1–2 Esslöffel Sirup mit Mineralwasser (mit oder ohne Kohlensäure) aufgießen. Nach Wunsch Eiswürfel dazugeben und mit Limette und Minze garnieren.

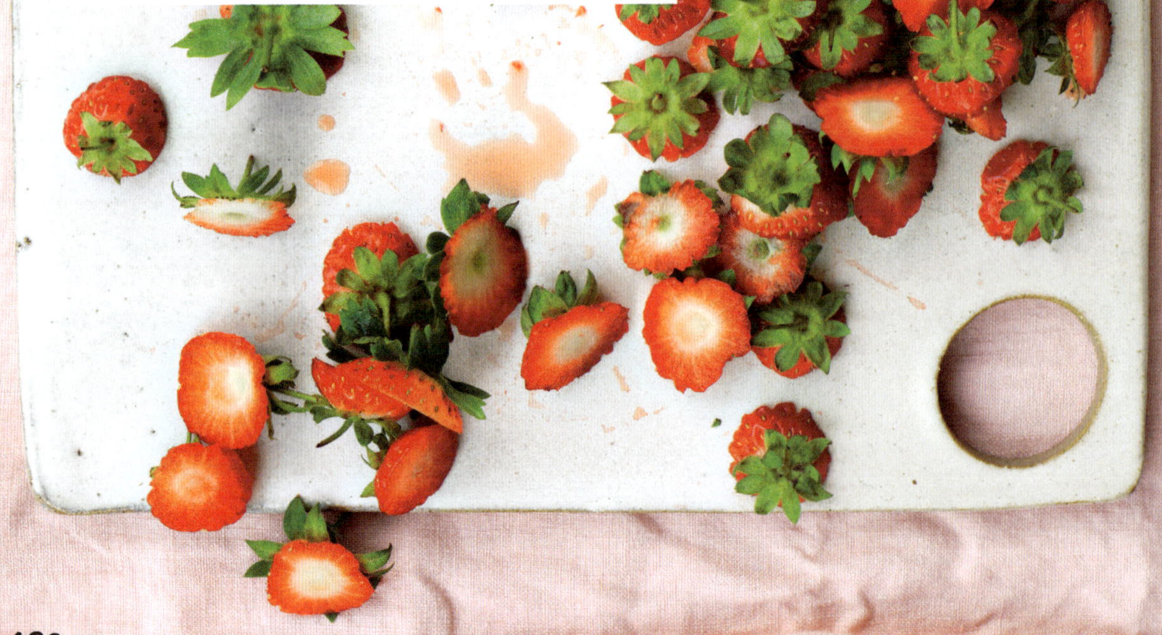

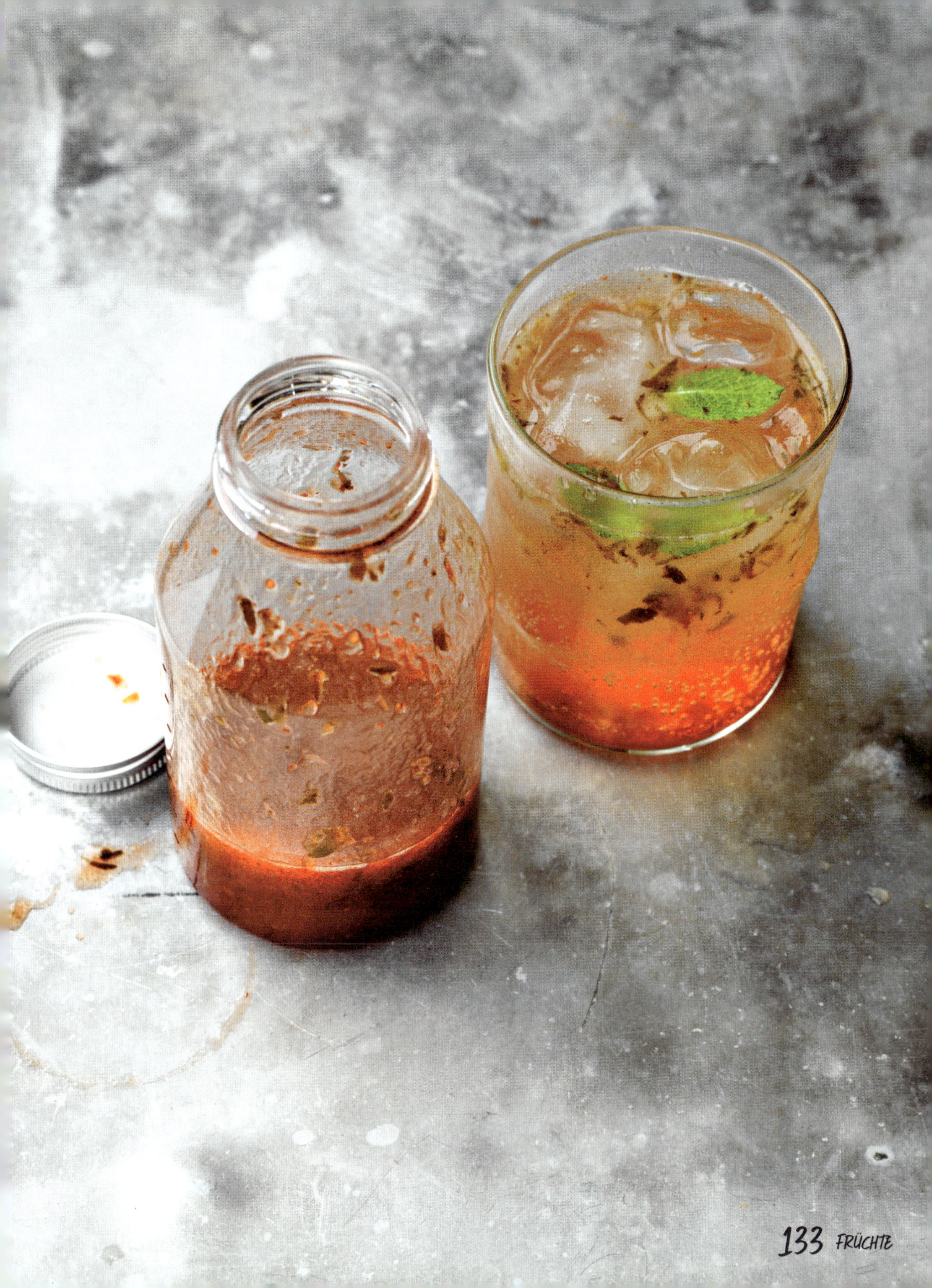

EINGEMACHTE WASSERMELONENSCHALE

>>> Für

½ l

>>> Zubereiten

15 MINUTEN

>>> Marinieren

1 NACHT

>>> Kochen

45 MINUTEN

30 g Salz

350 g Wassermelonenschale (wenn möglich mit ½ cm Fruchtfleisch, geht aber auch ohne), in 2 cm große Stücke geschnitten

300 g Zucker

350 ml Apfelessig

2 Zimtstangen

1 TL Senfkörner

2 Gewürznelken

Das Salz mit 480 ml Wasser in einer Schüssel vermischen, bis es sich aufgelöst hat. Die Melonenschale hinzufügen und zugedeckt über Nacht in den Kühlschrank stellen.

Am nächsten Morgen die Schalen abtropfen lassen. Alle weiteren Zutaten mit 340 ml Wasser in einen Kochtopf geben, umrühren und aufkochen. Die Schalen hinzufügen und 30 Minuten zugedeckt köcheln lassen. Dann den Deckel abnehmen und weitere 5–10 Minuten köcheln lassen, bis die Schalen durchscheinend werden. Abkühlen lassen, in sterilisierte Gläser abfüllen und verschließen. Im Kühlschrank aufbewahren.

Passt sehr gut zu Käse.

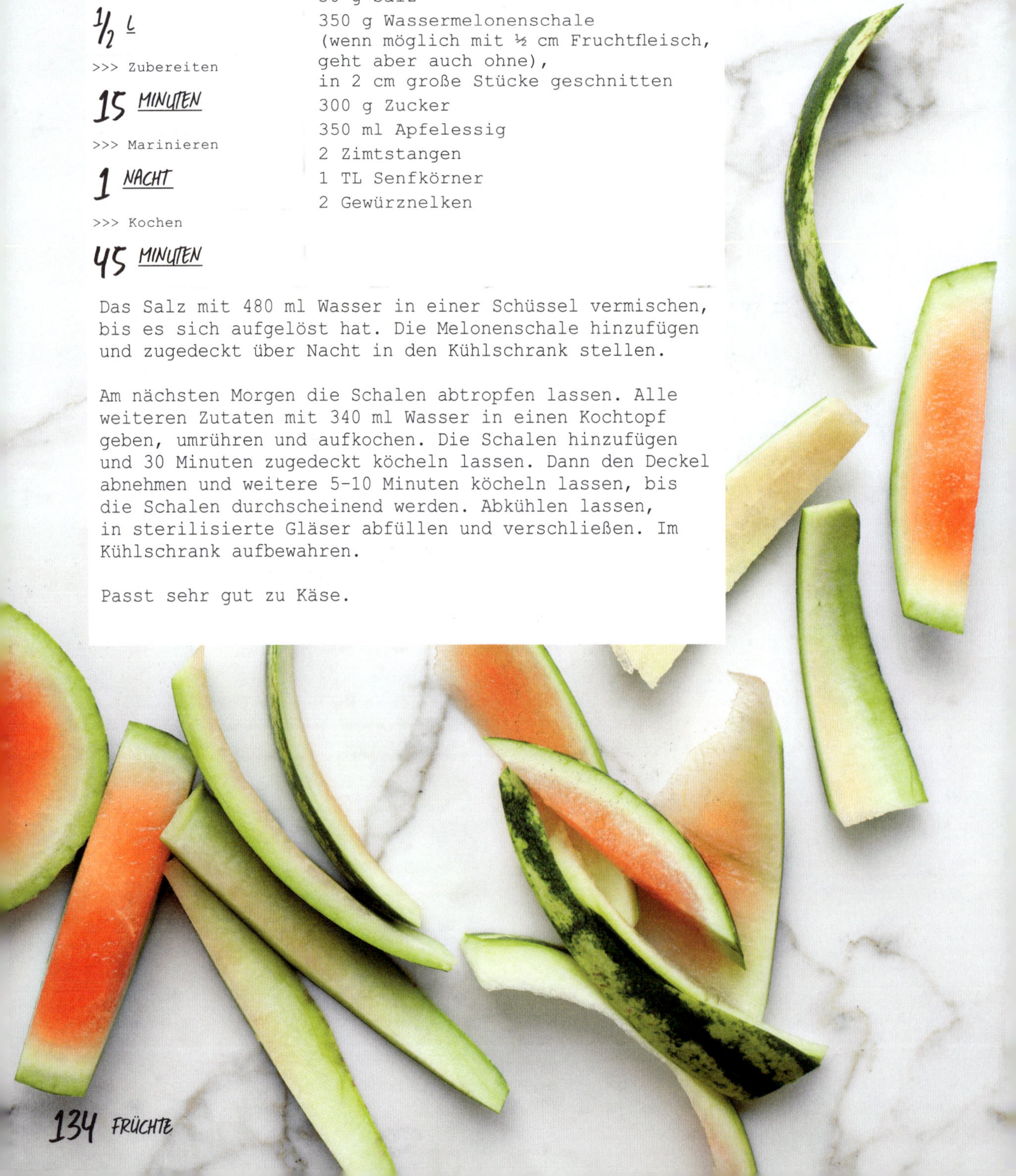

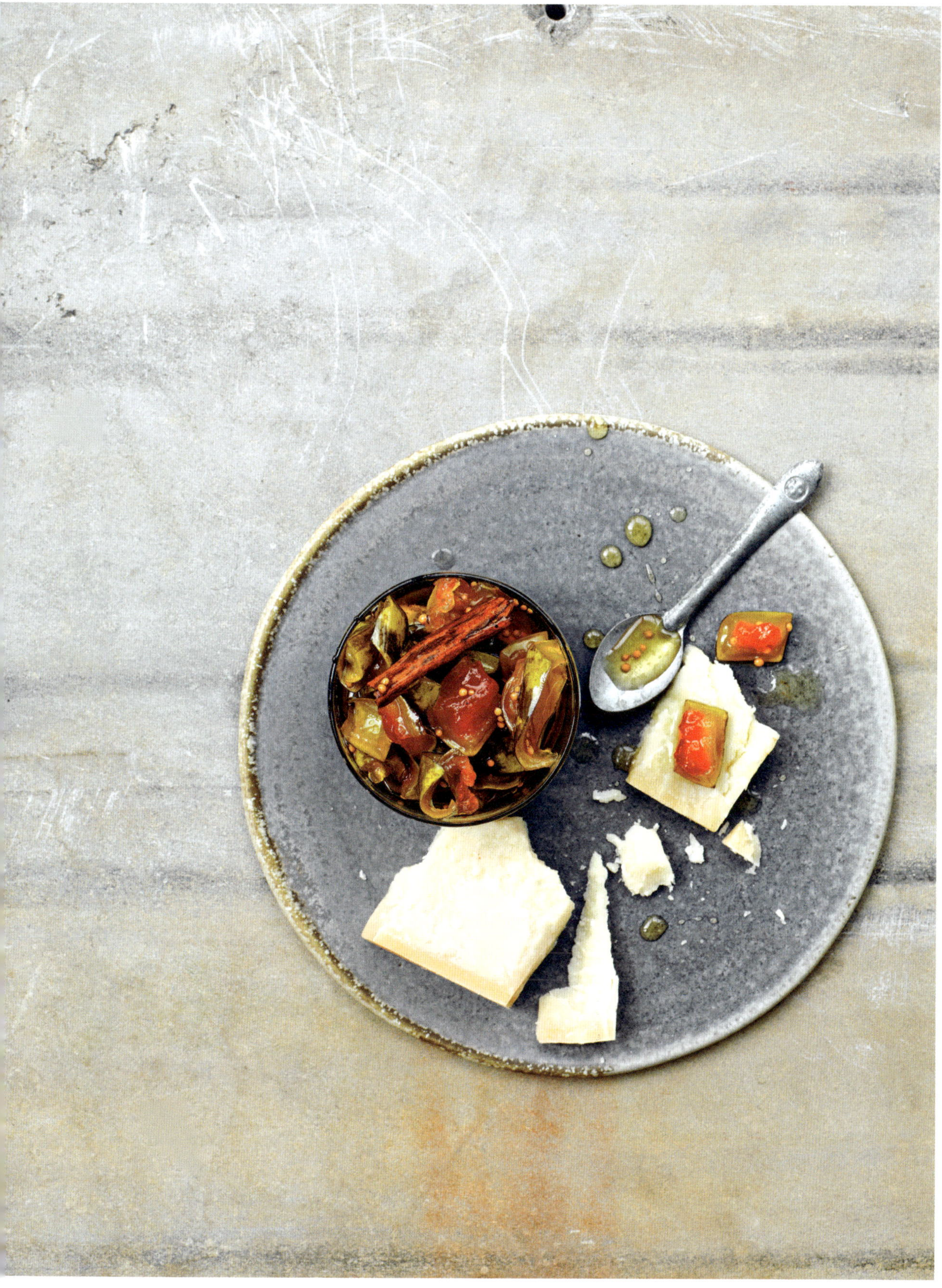

MOUSSE AUS ÜBERREIFER AVOCADO UND SCHOKOLADE

>>> Für

2 PORTIONEN

>>> Zubereiten

10 MINUTEN

>>> Kochen

5 MINUTEN

>>> Kühlen

3 STUNDEN

115 g dunkle Schokolade / 60 ml Crème double / 1 überreife Avocado, geschält, entkernt / ½ TL Vanilleextrakt / 30 g Zucker / 1 Prise Salz / geriebene Schokolade und Minzeblätter zum Dekorieren

Schokolade und Crème double in einer Schüssel im Wasserbad schmelzen (die Schüssel darf das Wasser nicht berühren), cremig rühren und kurz abkühlen lassen. Avocado, Vanille, Zucker und Salz im Blitzhacker oder Mixer pürieren, die abgekühlte Schokolade hinzufügen und weiter mixen, bis eine sämige Mousse entstanden ist. In kleine Schalen füllen und mindestens 3 Stunden kühl stellen (die Mousse kann auch am Vortag zubereitet werden). Mit geriebener Schokolade und Minzeblättern servieren.

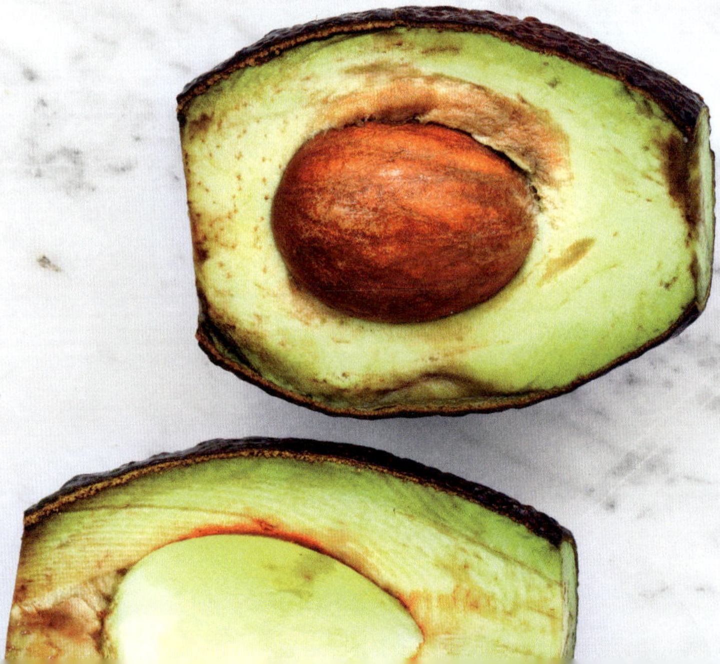

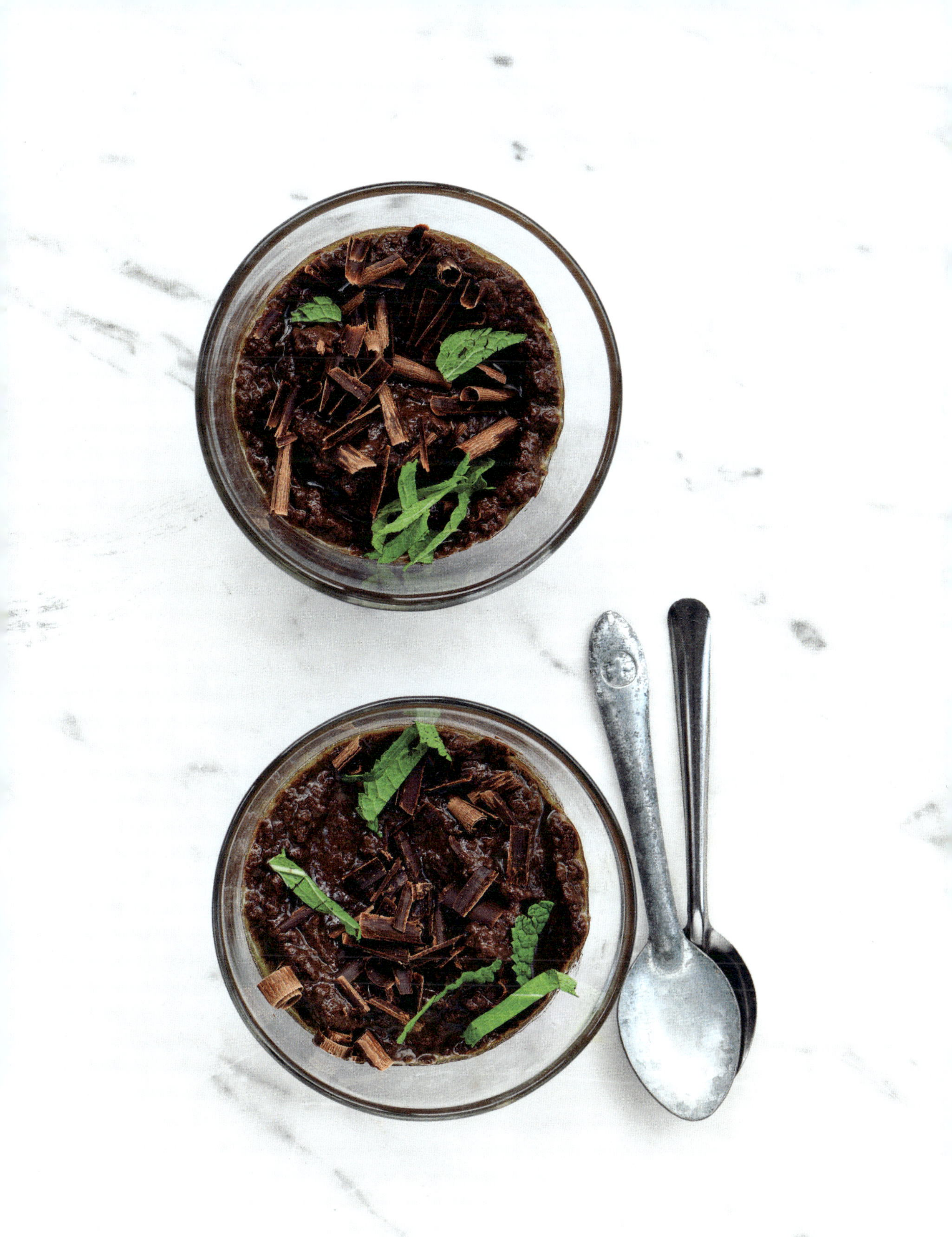

PESTO AUS ÜBERREIFER AVOCADO

>>> Für	>>> Zubereiten	>>> Kochen
1/4 l	10 MINUTEN	0 MINUTEN

250 g Basilikumblätter
1 überreife Avocado, geschält, entkernt
1 Knoblauchzehe, geschält
50 g Pinienkerne
2 EL Zitronensaft
125 ml Olivenöl extra vergine
Salz

Alle Zutaten im Blitzhacker oder Mixer mehrmals stoßweise mixen, bis eine fast homogene Masse entstanden ist.

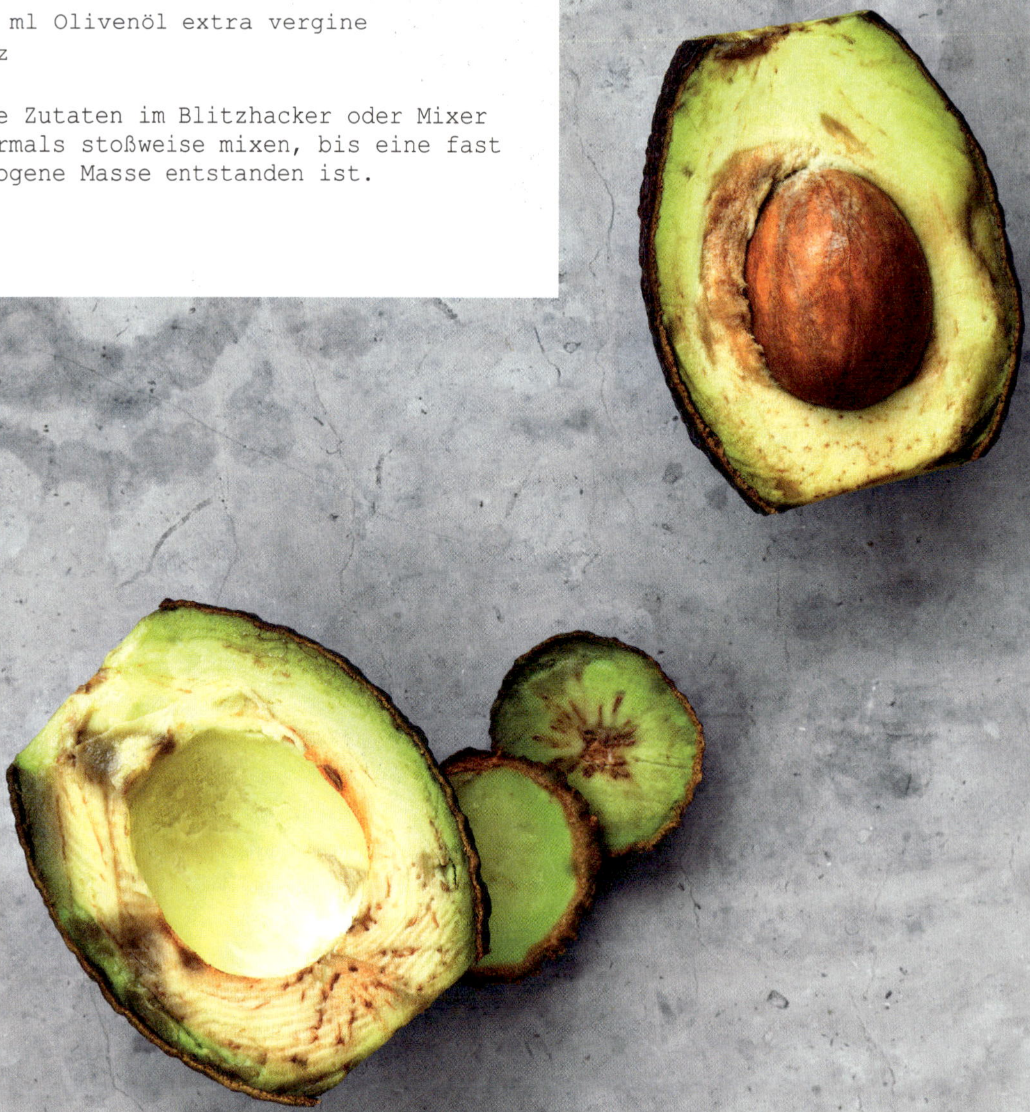

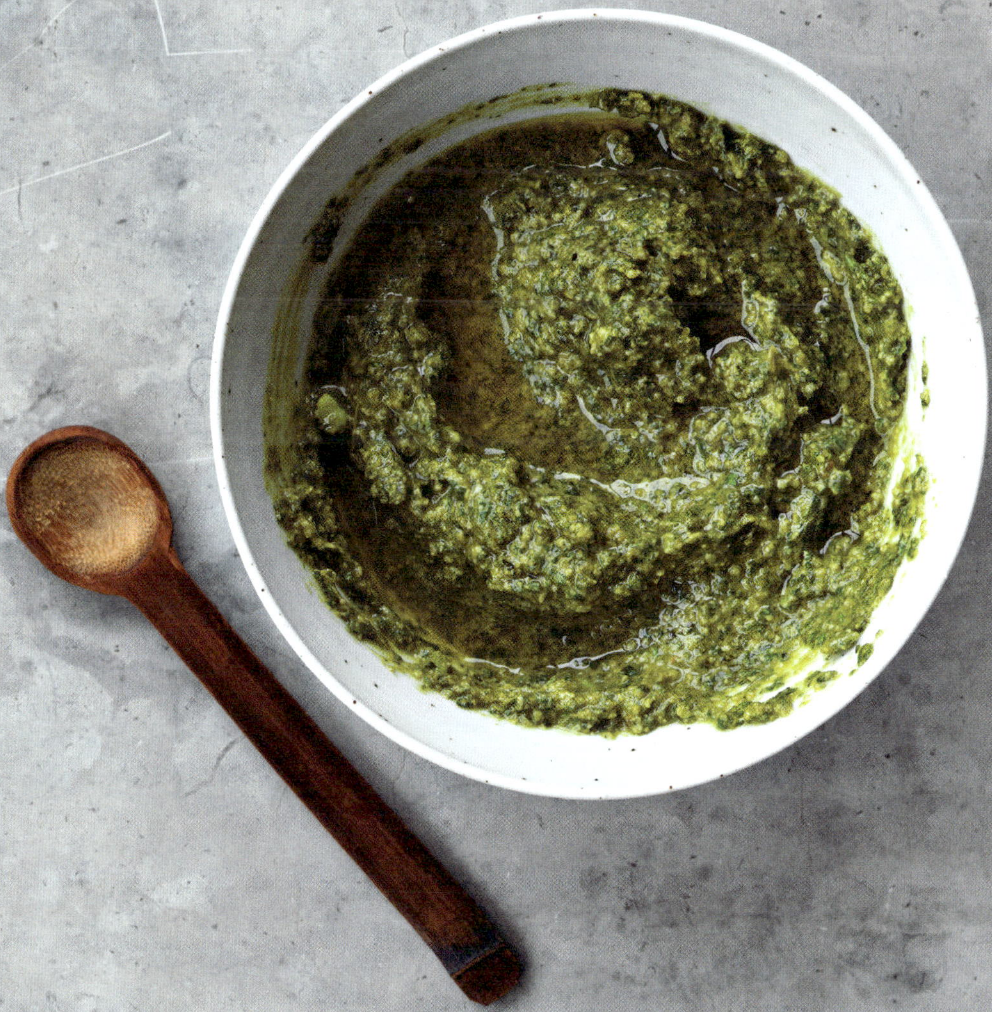

DIESES REZEPT LÄSST SICH GUT IN RELATIV GROSSEN MENGEN ZUBEREITEN UND AUF GANZ UNTERSCHIEDLICHE WEISE VERWENDEN. ALS PESTO MIT NUDELN ODER ALS BROTAUFSTRICH SCHMECKT ES IMMER, GARANTIERT! DAS PESTO DIREKT MIT FRISCHHALTEFOLIE ABDECKEN, UM ZU VERMEIDEN, DASS ES SICH DURCH LUFTKONTAKT VERFÄRBT. ES HÄLT SICH BIS ZU 5 TAGE GUT IM KÜHLSCHRANK.

WELCHE ANDEREN NAHRUNGSMITTEL KANN MAN WIEDERVERWENDEN?

KAFFEESATZ

Kaffeesatz beseitigt schlechte Gerüche im Kühlschrank. Dazu eine kleine Schüssel mit Kaffeesatz füllen und ein paar Tage offen in den Kühlschrank stellen. Das funktioniert übrigens auch im Schuhschrank. Kaffeesatz kann auch als Dünger verwendet werden, denn er ist reich an Nährstoffen wie Kalzium, Stickstoff, Kalium, Magnesium und anderen Mineralien. Er eignet sich für Pflanzen, die saure Böden mögen.

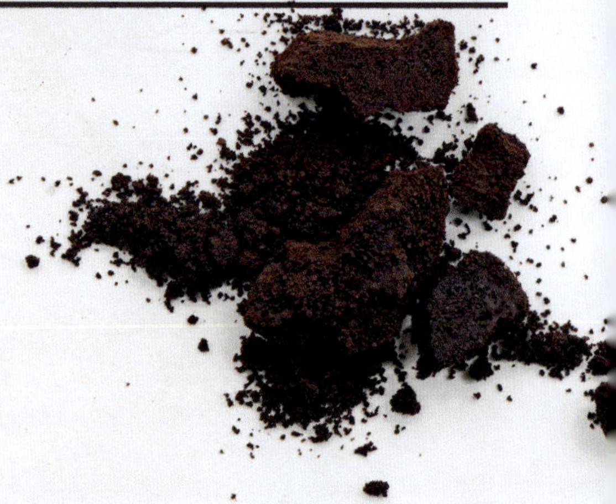

TEEBEUTEL

Sammeln Sie gebrauchte Teebeutel in einer kleinen Schüssel. Nach ein paar Tagen haben Sie genügend Teeblätter beisammen, um einen großen Krug Eistee zuzubereiten. Gießen Sie kochendes Wasser über die Beutel und fügen Sie etwas Zitrusschalenpulver (Seite 114), Pfirsichschalen oder einige Erdbeerstiele zum Aromatisieren hinzu. Lassen Sie den Tee ziehen, bis er abgekühlt ist (damit es schneller geht, zum Abkühlen in den Kühlschrank stellen). Abseihen und mit Eiswürfeln servieren.

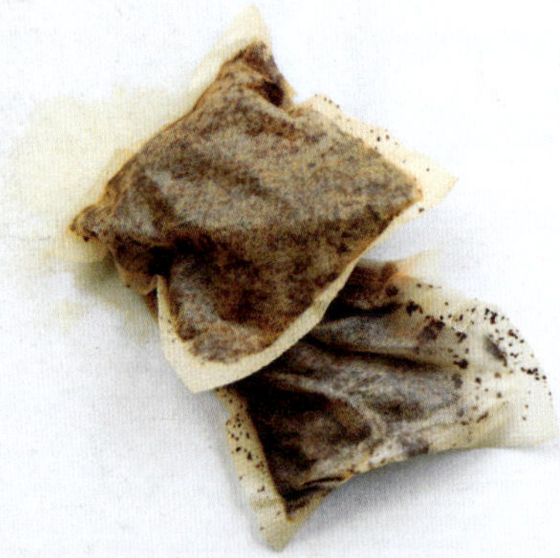

EIERSCHALEN

Schnecken kriechen nicht gerne über spitze zerkleinerte Eierschalen. Verstreuen Sie diese Eierschalen im Garten, um diese Schädlinge zu vertreiben. Eierschalen liefern auch Kalzium für Ihre Tomatenpflanzen. Es reicht schon, ein paar Eierschalen in die Erde zu geben, bevor die Tomaten gepflanzt werden.

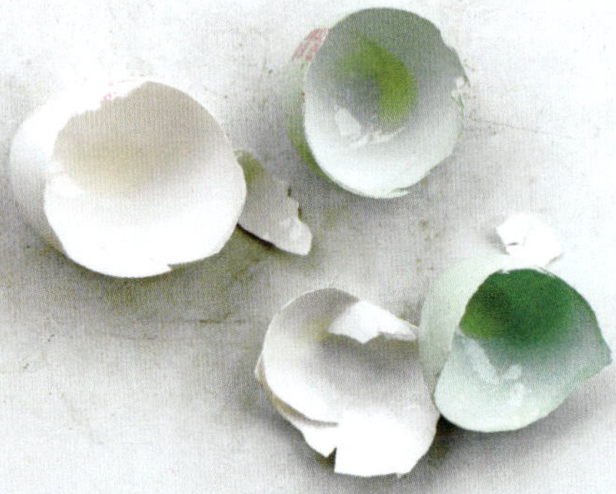

Viele Schalen und Abfälle lassen sich verkochen, und jene, die sich dafür nicht eignen, können trotzdem noch auf vielfältige Weise genutzt werden, bevor sie auf dem Kompost landen. Hier ein paar Tipps dazu.

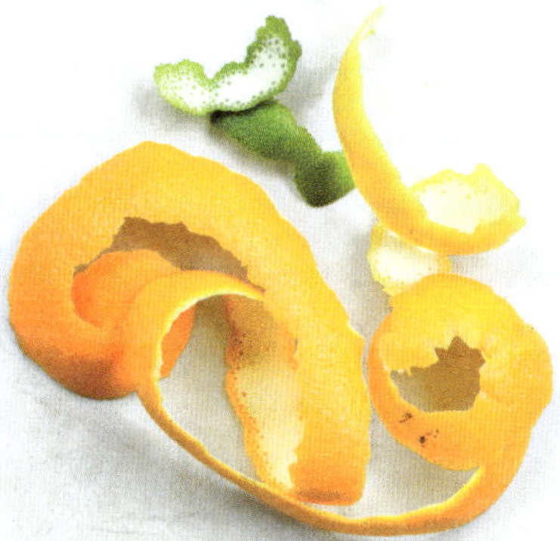

ZITRUSSCHALEN

Für einen Zitrusreiniger ein Gefäß zur Hälfte mit Zitrusschalen füllen; es darf aber kein Fruchtfleisch mehr dran sein. Das Gefäß mit weißem Essig auffüllen und 2 Wochen an einem dunklen, kühlen Ort ruhen lassen. Nach und nach können noch mehr Zitrusschalen hinzugefügt werden. Die Flüssigkeit nach 2 Wochen abseihen und den Zitrusessig in eine Sprühflasche füllen. Dieser Essig kann mit Wasser verdünnt werden. Geeignet als wohlriechendes Reinigungsmittel für fast alle Oberflächen, zudem chemiefrei und natürlich abbaubar.

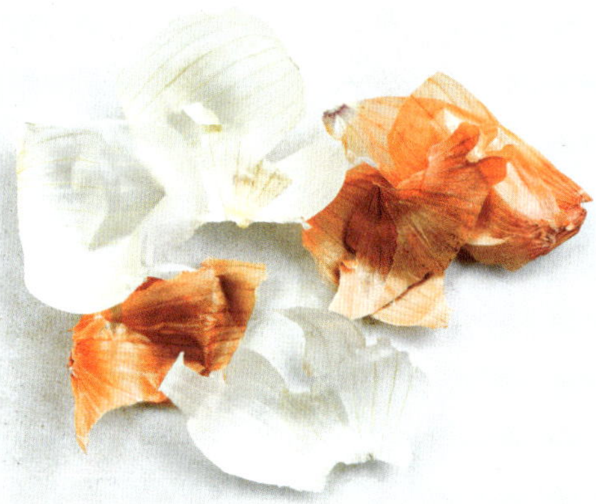

ZWIEBELSCHALEN

Zwiebelschalen enthalten viele Antioxidantien und stimulieren die Immunabwehr. Werfen Sie sie nicht weg! Kochen Sie sie in einer Brühe mit, sie wird dadurch aromatischer. Sie können sie auch fein geschnitten einem Crêpe- oder Pfannkuchenteig hinzufügen. Sie eignen sich auch zum Färben. Kochen Sie sie dazu in Wasser zusammen mit dem zu färbenden Stoff auf.

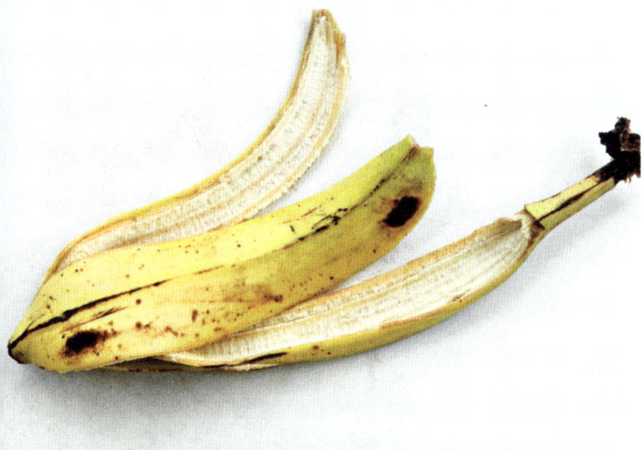

BANANENSCHALEN

Das in den Bananenschalen enthaltene Magnesium und Kalium verleiht Glanz. Polieren Sie Ihre Schuhe oder Silber mit der Innenseite der Bananenschale und wischen Sie mit einem Tuch nach. Bananenschalen machen auch Fleisch zarter: Dazu werden sie zusammen mit dem Bratenstück mitgebraten. Im Kompost zersetzen sie sich und reichern die Erde mit Nährstoffen an. In Stücke geschnitten und rund um Rosenstöcke eingegraben, vertreiben sie Insekten, die diesen Geruch nicht mögen.

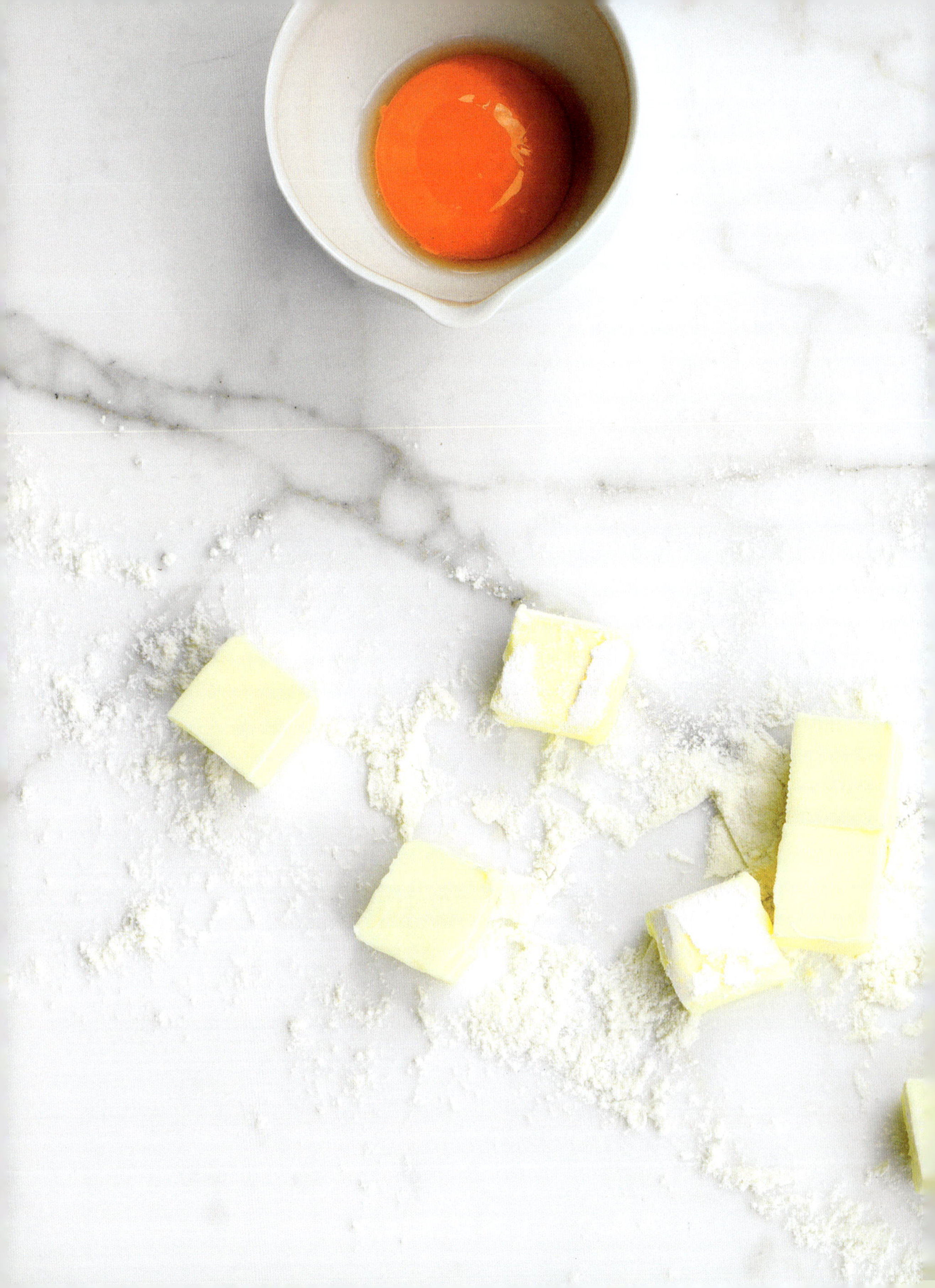

MILCH-PRODUKTE & EIER

Diese Gruppe von Lebensmitteln verursacht meist am wenigsten Abfall. Aber manchmal müssen sie schnell verbraucht werden, da ihre Mindesthaltbarkeit abläuft. Und oft werden in den Rezepten nur Eiweiße oder nur Eigelbe benötigt und der nicht verwendete Rest dann weggeworfen. Das muss nicht sein! Für Eiweiß gibt es einen praktischen Kniff: Man kann es in Eiswürfelbehältern einfrieren, ein Eiweiß passt ziemlich genau in ein Würfelfach. Tiefgefroren wird es dann in Beutel verpackt. Es taut schnell wieder auf und lässt sich auf die Weise problemlos in der richtigen Menge weiterverwenden.

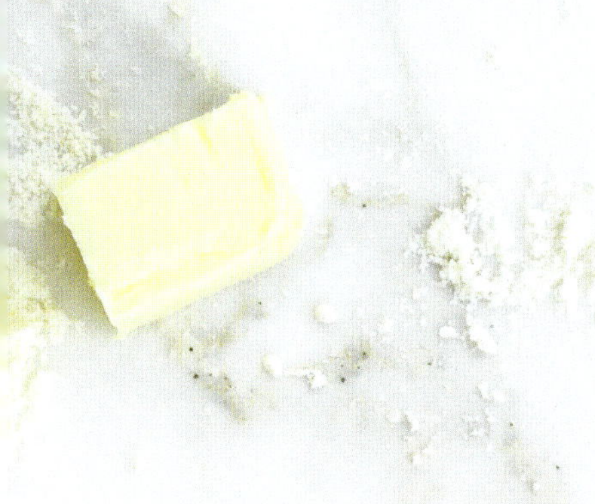

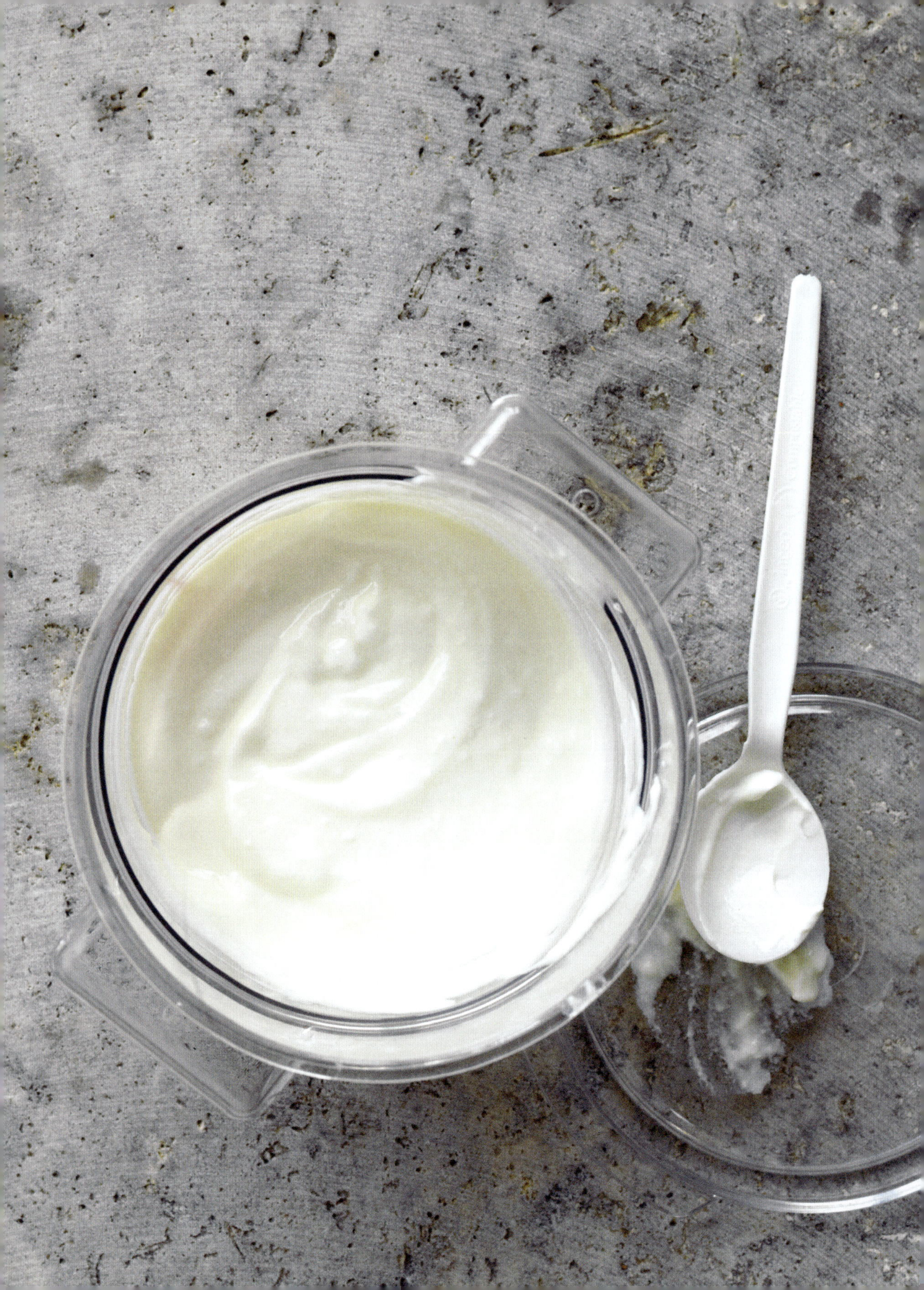

EWIGER JOGHURT

>>> Für 1/4 l

>>> Zubereiten 15 MINUTEN

>>> Ruhen 4–6 STUNDEN

1 l Vollmilch
2 EL Naturjoghurt (Rest aus dem Becher)

Die Milch in einen Kochtopf mit dickem Boden oder in einen Gusseisentopf mit Deckel geben. Auf mittlerer Hitze unter ständigem Rühren erhitzen, bis die Milch fast kocht (94 Grad). Von der Herdplatte nehmen und lauwarm abkühlen lassen. Dabei regelmäßig umrühren, damit sich keine Haut bildet.

Den Joghurtrest in eine Schüssel geben und etwa 120 ml der lauwarmen Milch hinzufügen. Mit dem Schneebesen verrühren, damit sich der Joghurt verflüssigt und erwärmt. Diese Mischung vorsichtig unter die restliche Milch rühren. Den Deckel auflegen und den Topf an einen warmen Ort stellen. Man kann dazu den Backofen auf niedriger Stufe vorwärmen, dann ausschalten, wenn man die Milch erwärmt; so ist er genau richtig lauwarm, wenn die Joghurtmischung fertig gerührt ist. Den Joghurt 4-6 Stunden in der Restwärme des Backofens fest werden lassen. Je länger Sie ihn an der Wärme lassen, desto fester wird er. Wenn sich an der Oberfläche des Joghurts Molke abgesetzt hat, rühren Sie diese mit dem Schneebesen unter. Den Joghurt in Gläser füllen und im Kühlschrank aufbewahren.

Sie können ein Glas dieses Joghurts verwenden, um neuen Joghurt herzustellen. Wenn der Joghurt nicht mehr so fest wird wie am Anfang, dann ist es an der Zeit, einen neuen Joghurt zu kaufen, um die häusliche Herstellung wieder neu anzukurbeln.

TIPP: Für eine Art griechischen Joghurt lassen Sie den fertigen Joghurt 4-6 Stunden in einem Musselintuch abtropfen.

JOGHURT, DER AKTIVE BAKTERIENKULTUREN ENTHÄLT, KANN MAN ALS BASIS FÜR EINE EIGENE JOGHURTKULTUR ZUM SELBERMACHEN VERWENDEN. DAS GEHT GANZ EINFACH UND IST DEUTLICH BILLIGER, ALS DEN JOGHURT ZU KAUFEN. ES BRAUCHT DAZU NUR EINEN REST AUS EINEM JOGHURTBECHER.

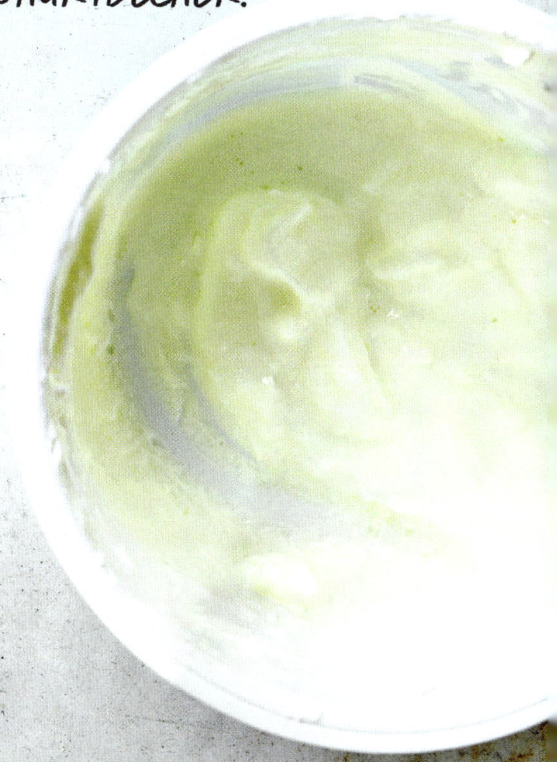

FONDUE AUS KÄSERESTEN

>>> Für	>>> Zubereiten	>>> Kochen
4 PORTIONEN	5 MINUTEN	10 MINUTEN

400 g Käsereste (Emmentaler, Greyerzer, Vacherin, Gorgonzola, Parmesan usw.), weiche Käse in kleine Stücke geschnitten, Hartkäse gerieben

30 g Mehl

1 Knoblauchzehe, halbiert

100 ml trockener Weißwein

Salz, schwarzer Pfeffer, frisch geriebene Muskatnuss

Die Käsereste in eine Schüssel geben, das Mehl hinzufügen und vermischen. Einen Fonduetopf mit Knoblauch ausreiben. Den Wein hineingießen und mittelstark erhitzen. Jeweils eine Handvoll Käse hinzufügen, dabei ständig umrühren, bis der Käse geschmolzen ist und leicht brodelt. Die Mischung muss cremig sein. Mit Salz, Pfeffer und Muskatnuss würzen.

Den Fonduetopf aufs Rechaud stellen. Brotwürfel dazu servieren.

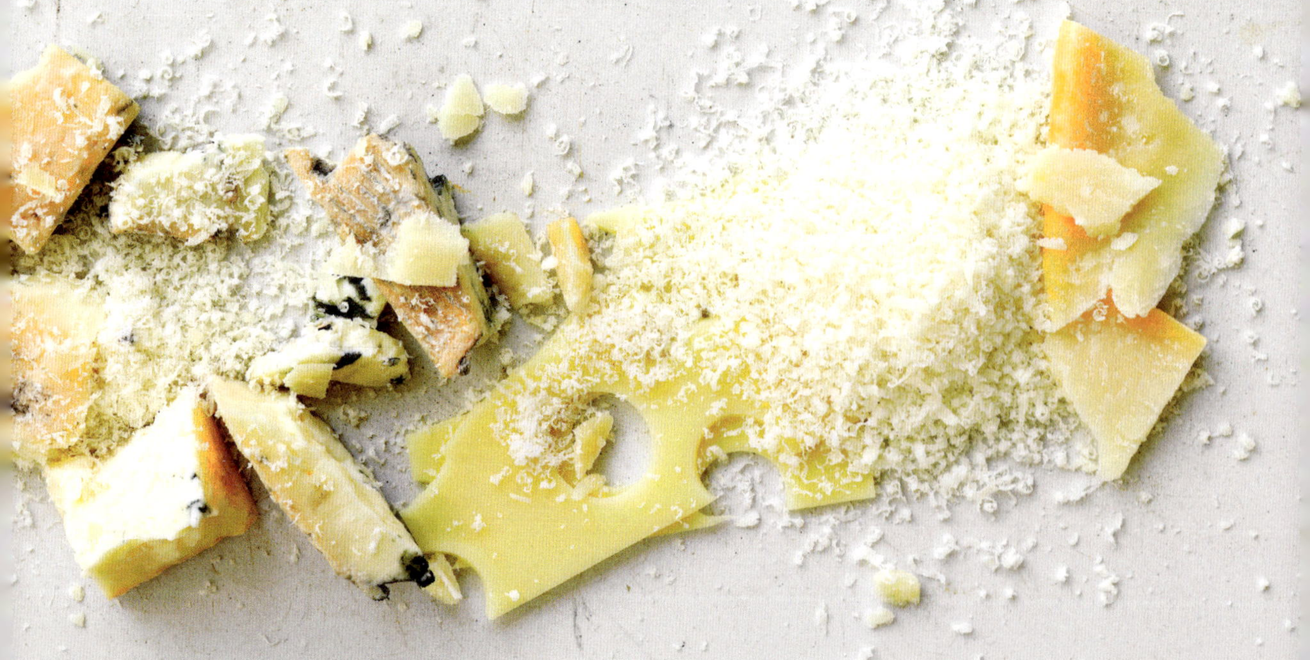

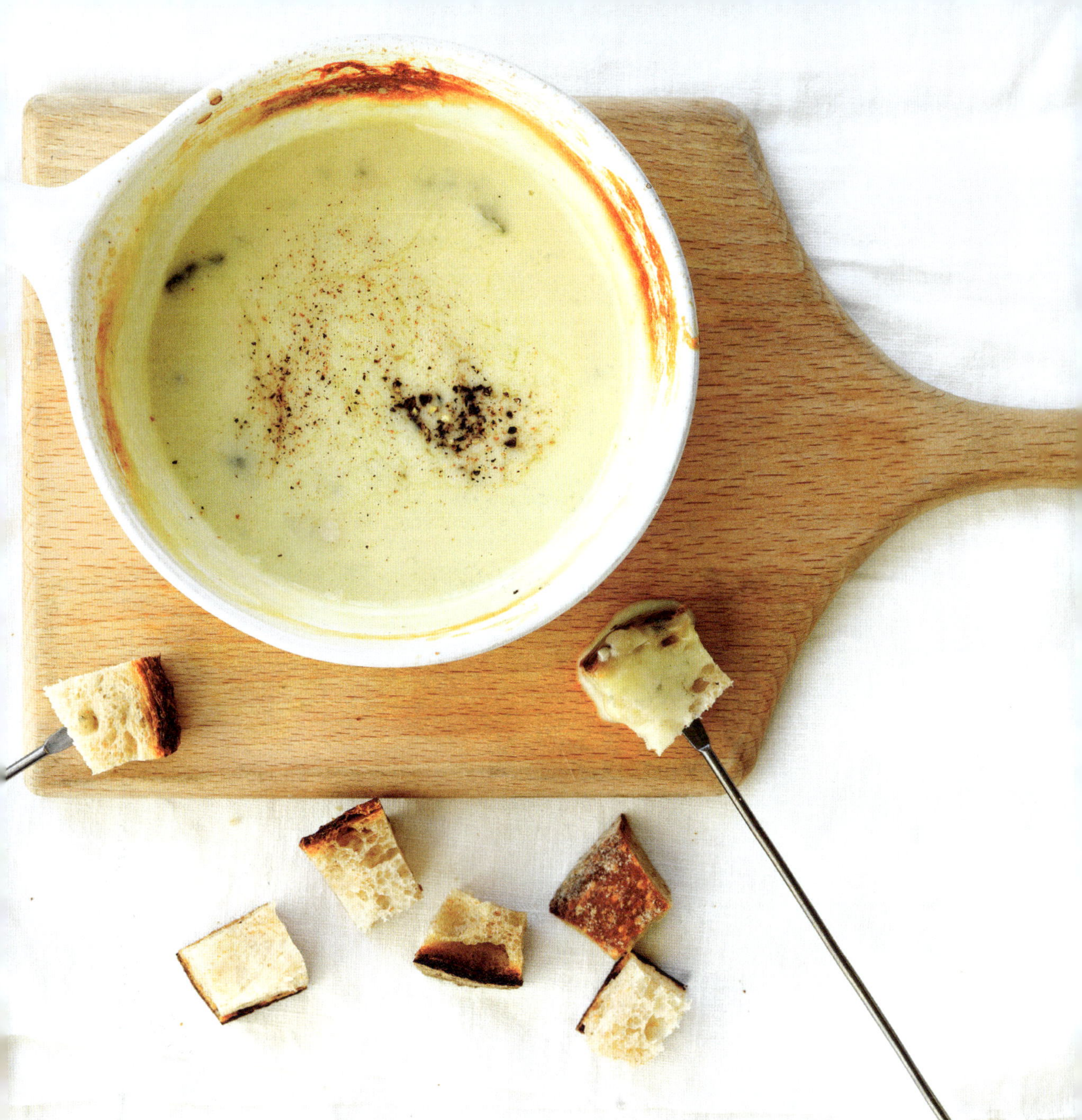

KÄSERESTE, INSBESONDERE VON WEICHKÄSE, KANN MAN SCHMELZEN UND ZUSAMMEN MIT PASTA ALS SAUCE SERVIEREN. RESTE VON HARTKÄSE WERDEN AM BESTEN GERIEBEN UND ÜBER PASTA ODER EINEN AUFLAUF GESTREUT ODER UNTER EINEN OMELETTENTEIG GEMISCHT.

SOUFFLÉ AUS KÄSERESTEN

>>> Für	>>> Zubereiten	>>> Kochen/Backen
4 PORTIONEN	10 MINUTEN	45 MINUTEN

20 g Butter
40 g Mehl
125 ml Milch
1 Prise frisch geriebene Muskatnuss
Salz und schwarzer Pfeffer
100 g Käsereste, zerkleinert
1 großes Ei, getrennt
Olivenöl für die Formen

Für die Béchamelsauce die Butter in einem Topf auf kleiner Hitze schmelzen. Das Mehl hinzufügen und mit dem Schneebesen klumpenfrei verrühren. Die Milch hinzufügen und umrühren, bis die Sauce eindickt. Mit Muskat, Salz und Pfeffer würzen. Den Käse in die warme Sauce einrühren, dann das Eigelb hinzufügen und kräftig rühren. Mit Salz und Pfeffer abschmecken. In eine Schüssel füllen und abkühlen lassen.

Den Backofen auf 180 Grad vorheizen. Die Souffléformen mit Olivenöl einfetten.

Das Eiweiß zu Schnee schlagen und vorsichtig unter die Käsemasse heben. Die Formen zu zwei Dritteln damit füllen. Im Ofen 25 Minuten backen, dann sofort servieren.

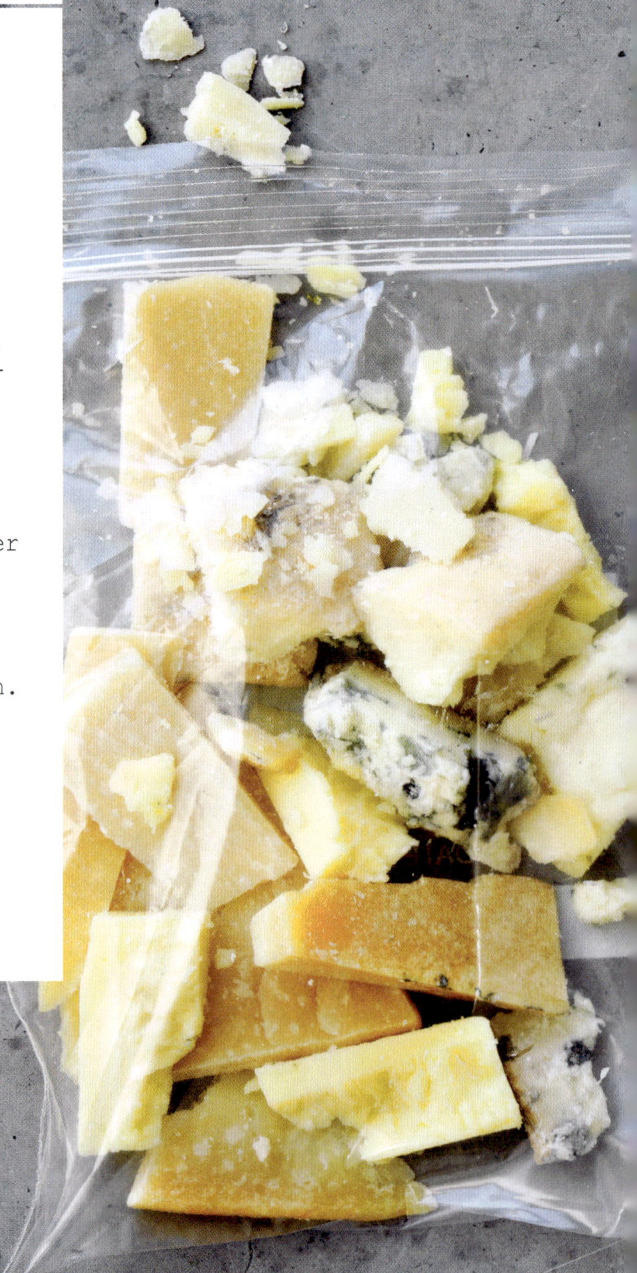

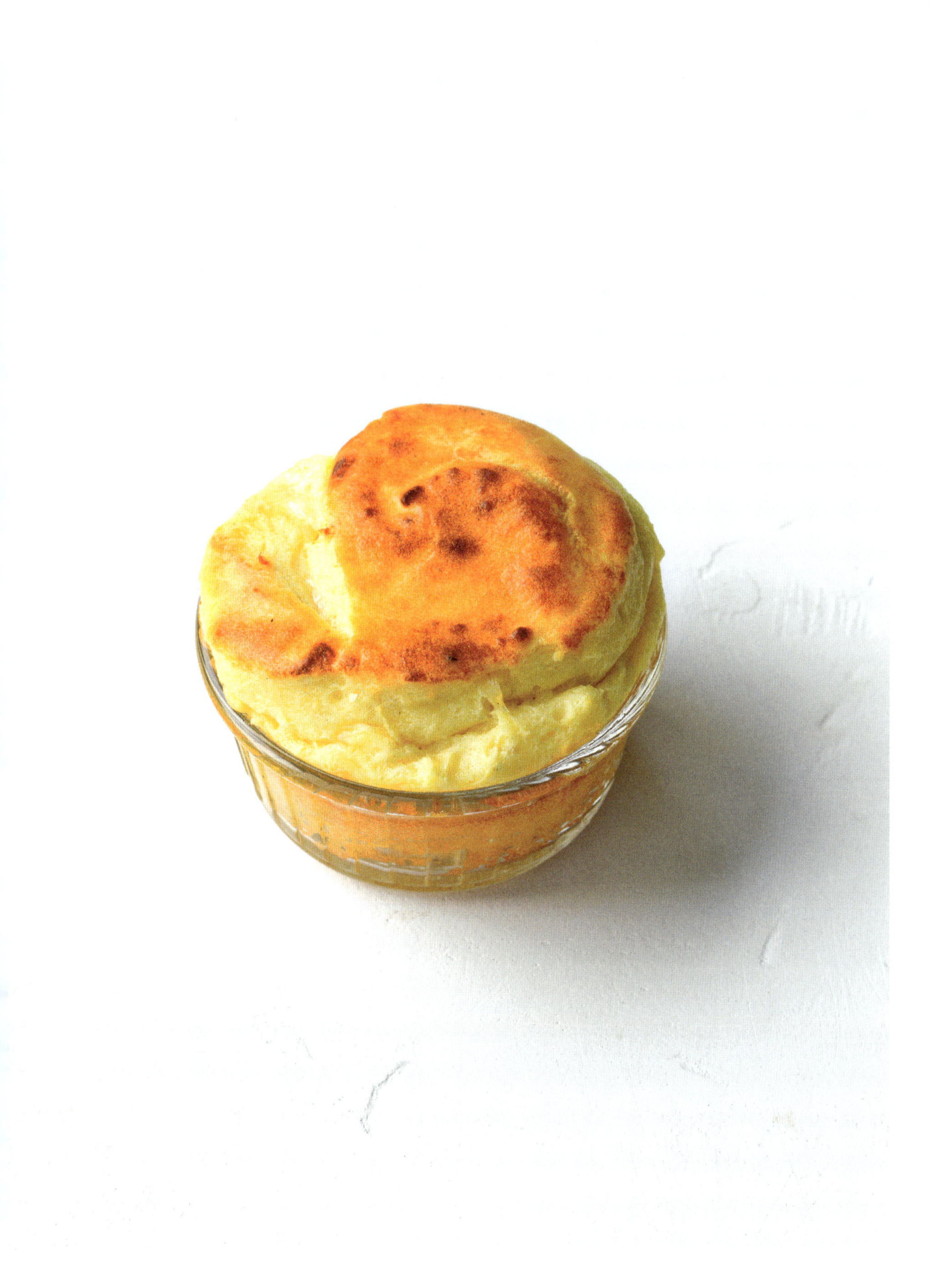

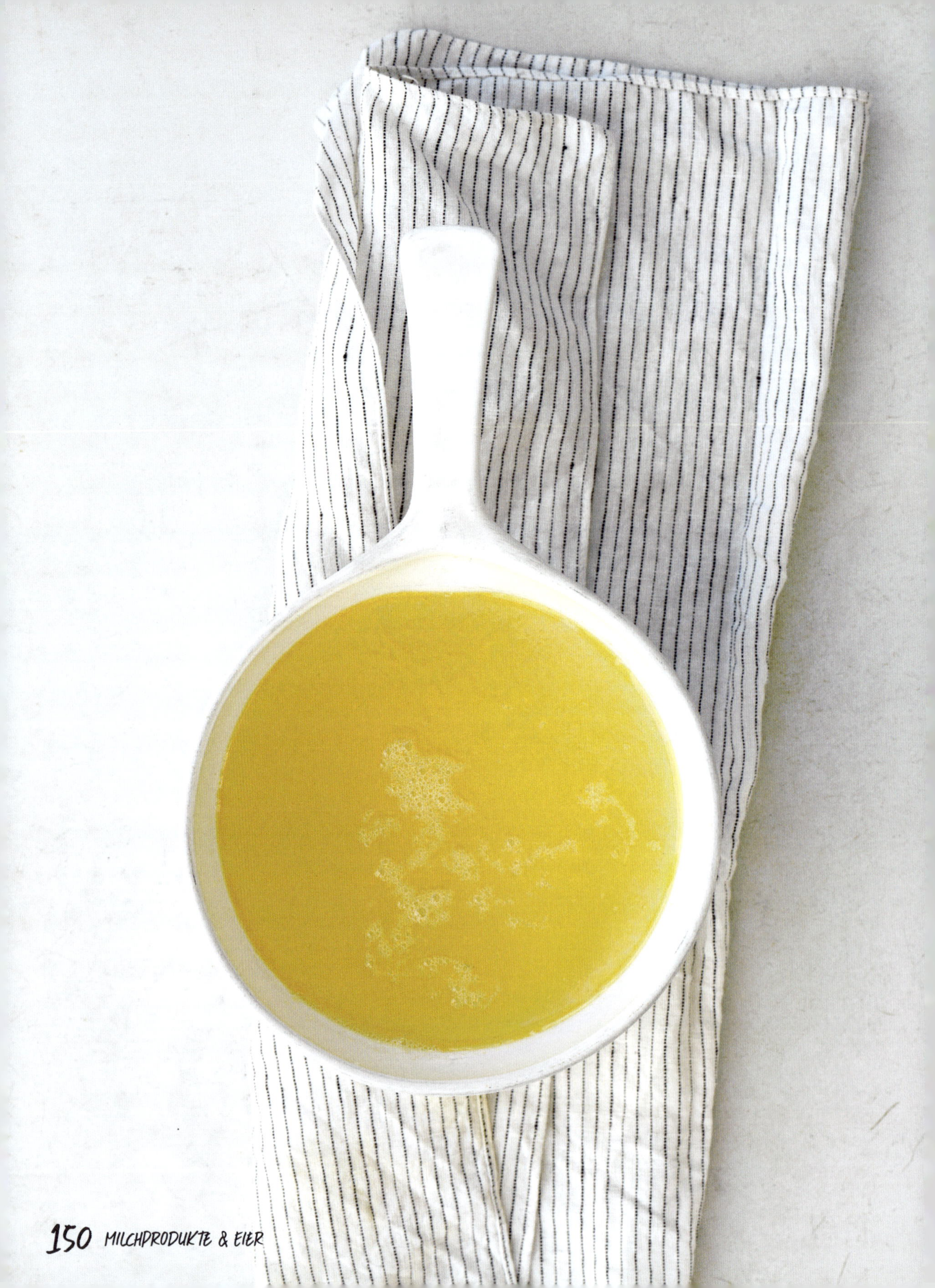

BRÜHE AUS PARMESANRINDE

>>> Für **1½ LITER** | >>> Zubereiten **10 MINUTEN** | >>> Kochen **1 STUNDE + 5 MINUTEN**

2 EL Olivenöl extra vergine
150 g Gemüseschalen und -reste (Zwiebel, Sellerie, Karotte und Petersilie), zerkleinert
Fenchelgrün und äußere Blätter von 1 Fenchelknolle
200 g Parmesanrinde, zerkleinert
1 Lorbeerblatt
1 TL schwarze Pfefferkörner

Das Olivenöl in einer Pfanne erhitzen, Gemüseschalen und -reste mit dem Fenchel auf mittlerer Hitze 5 Minuten braten, bis alles weich ist und goldbraun wird. Die restlichen Zutaten hinzufügen und 2 Liter Wasser zugießen. Aufkochen und 1 Stunde köcheln lassen. Die Brühe vor der Verwendung durch ein feines Sieb abseihen.

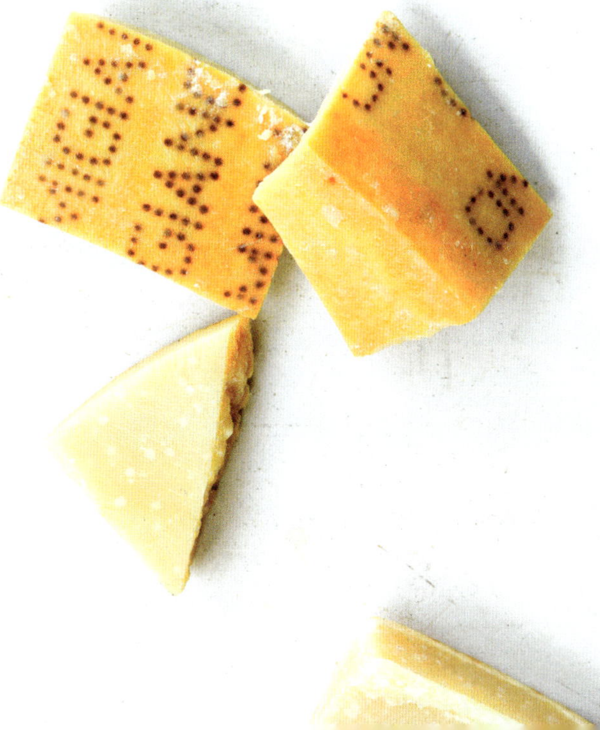

DIE RINDE VON PARMESANKÄSE IST ESSBAR. SIE IST WEDER MIT WACHS NOCH MIT PAPIER ÜBERZOGEN. KRATZEN SIE MIT DEM MESSER DIE DÜNNE ÄUSSERE SCHICHT AB UND VERWENDEN SIE DIE RINDE ZUM BEISPIEL ZUM AROMATISIEREN EINER SUPPE, EINES RISOTTOS ODER FÜR EINE BRÜHE.

DIE RINDENRESTE KÖNNEN SIE IM GEFRIERSCHRANK IN EINEM BEUTEL AUFBEWAHREN, BIS SIE DAVON GENÜGEND FÜR DIE ZUBEREITUNG DIESER PARMESANBRÜHE HABEN.

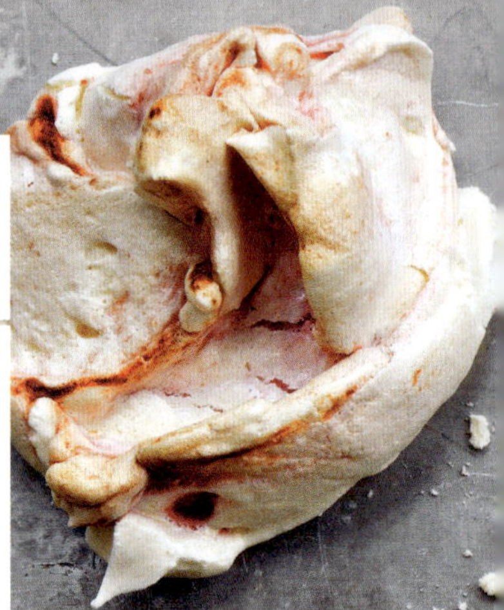

MERINGUE

>>> Für 12–15 STÜCK	2 Eiweiß 110 g Zucker Aroma nach Wahl (siehe Tipp)
>>> Zubereiten 15 MINUTEN	
>>> Backen 45 MINUTEN	
>>> Kühlen 1 STUNDE (ODER LÄNGER)	

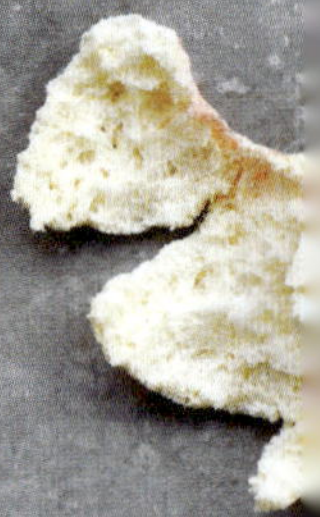

Den Backofen auf 150 Grad vorheizen.

Die Eiweiße halb steif schlagen, dann den Zucker einrieseln lassen und weiterschlagen, bis der Eischnee fest und glänzend ist. Falls gewünscht ein Aroma hinzufügen.

Die Meringuemasse mit einem Spritzbeutel oder mit einem Löffel in gewünschter Größe auf ein mit Backpapier belegtes Blech setzen. (Ich nehme oft nur einen gehäuften Teelöffel voll, aber wählen Sie die Menge, die Ihnen passt.) Die Temperatur des Backofens auf 120 Grad zurückschalten und die Meringues 40–45 Minuten backen. Den Backofen ausschalten und die Meringues mindestens noch 1 Stunde im Backofen abkühlen lassen.

TIPP: Die Meringues können zum Beispiel mit ½ Teelöffel Orangenschalenpulver (Seite 114), dem Mark einer Vanilleschote oder mit 1 Teelöffel Coulis aus überreifen roten Früchten (Seite 130) aromatisiert werden.

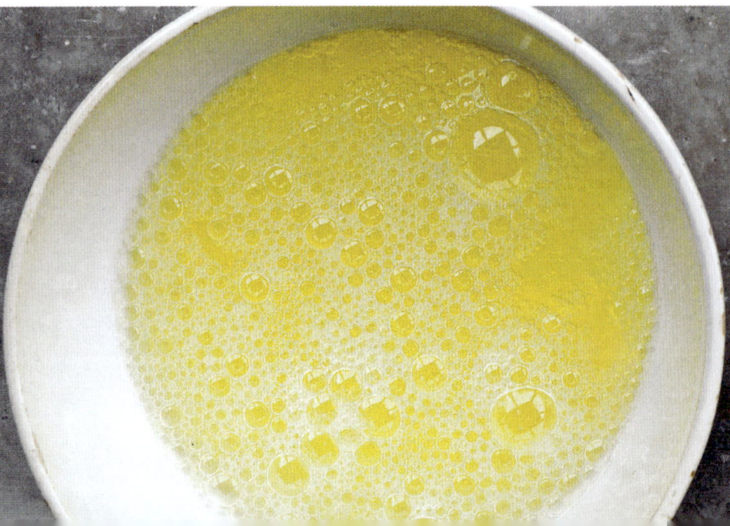

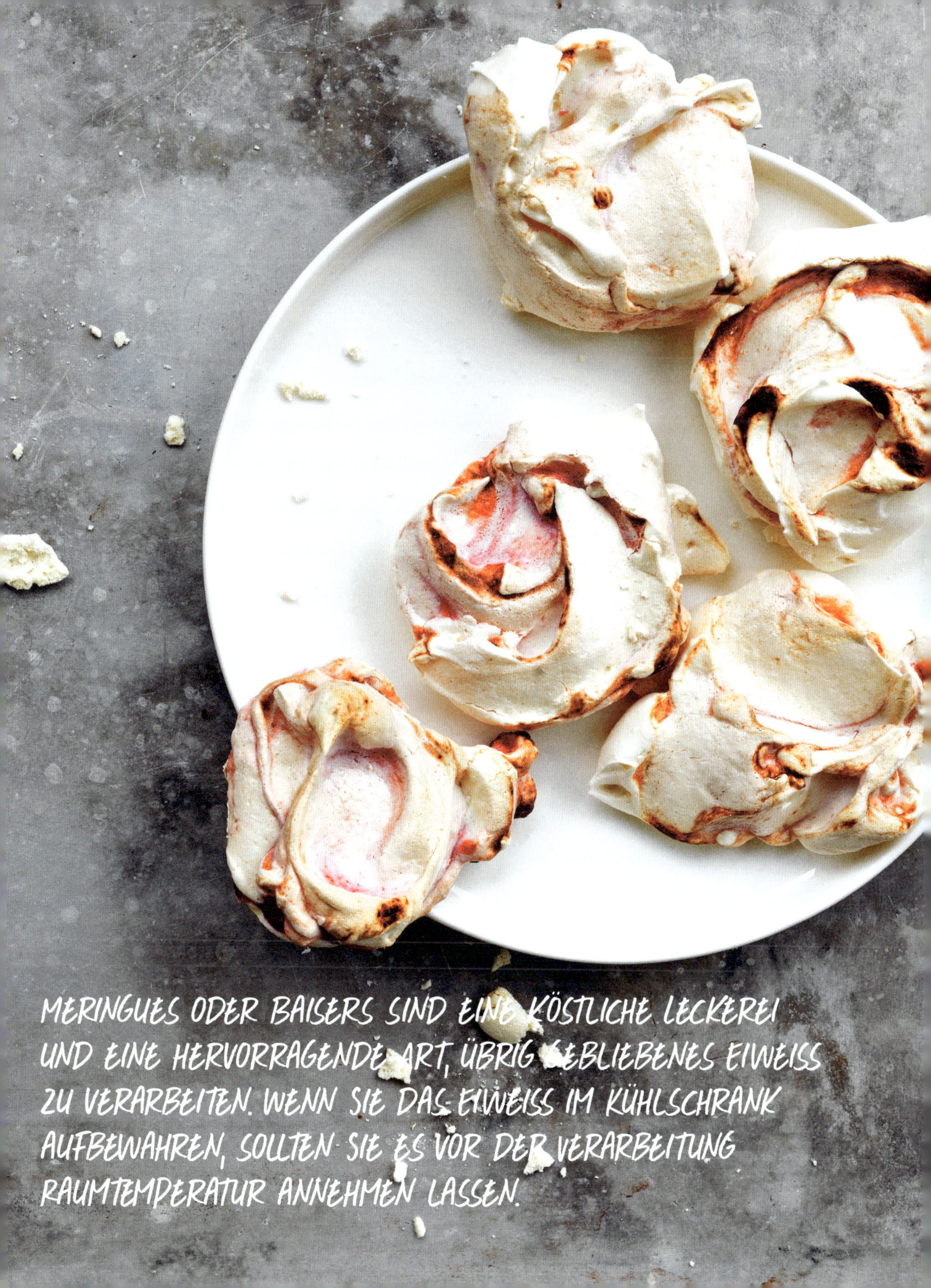

MERINGUES ODER BAISERS SIND EINE KÖSTLICHE LECKEREI UND EINE HERVORRAGENDE ART, ÜBRIG GEBLIEBENES EIWEISS ZU VERARBEITEN. WENN SIE DAS EIWEISS IM KÜHLSCHRANK AUFBEWAHREN, SOLLTEN SIE ES VOR DER VERARBEITUNG RAUMTEMPERATUR ANNEHMEN LASSEN.

FINANCIERS MIT EIWEISS

>>> Für
12 STÜCK

>>> Zubereiten
20 MINUTEN

>>> Backen
20 MINUTEN

240 g gemahlene Mandeln
240 g Puderzucker
1 TL Backpulver
8 Eiweiß
250 g Butter, geschmolzen
2–3 reife Steinfrüchte (Pfirsiche oder Pflaumen), halbiert, dann in feine Scheiben geschnitten

Den Backofen auf 190 Grad vorheizen. Mit 10 g der Butter 12 kleine Backformen einfetten.

Mandeln, Puderzucker und Backpulver in einer Schüssel vermischen. Das Eiweiß nach und nach gut einrühren und kräftig aufschlagen. Die restliche Butter hinzufügen und nur noch so viel rühren, wie nötig. Den Teig nicht ganz bis zum Rand in die Formen füllen. Die Fruchtscheiben auf den Teig legen und die Financiers 20 Minuten backen, bis sie goldbraun werden. Aus dem Backofen nehmen und auf einem Gitter abkühlen lassen.

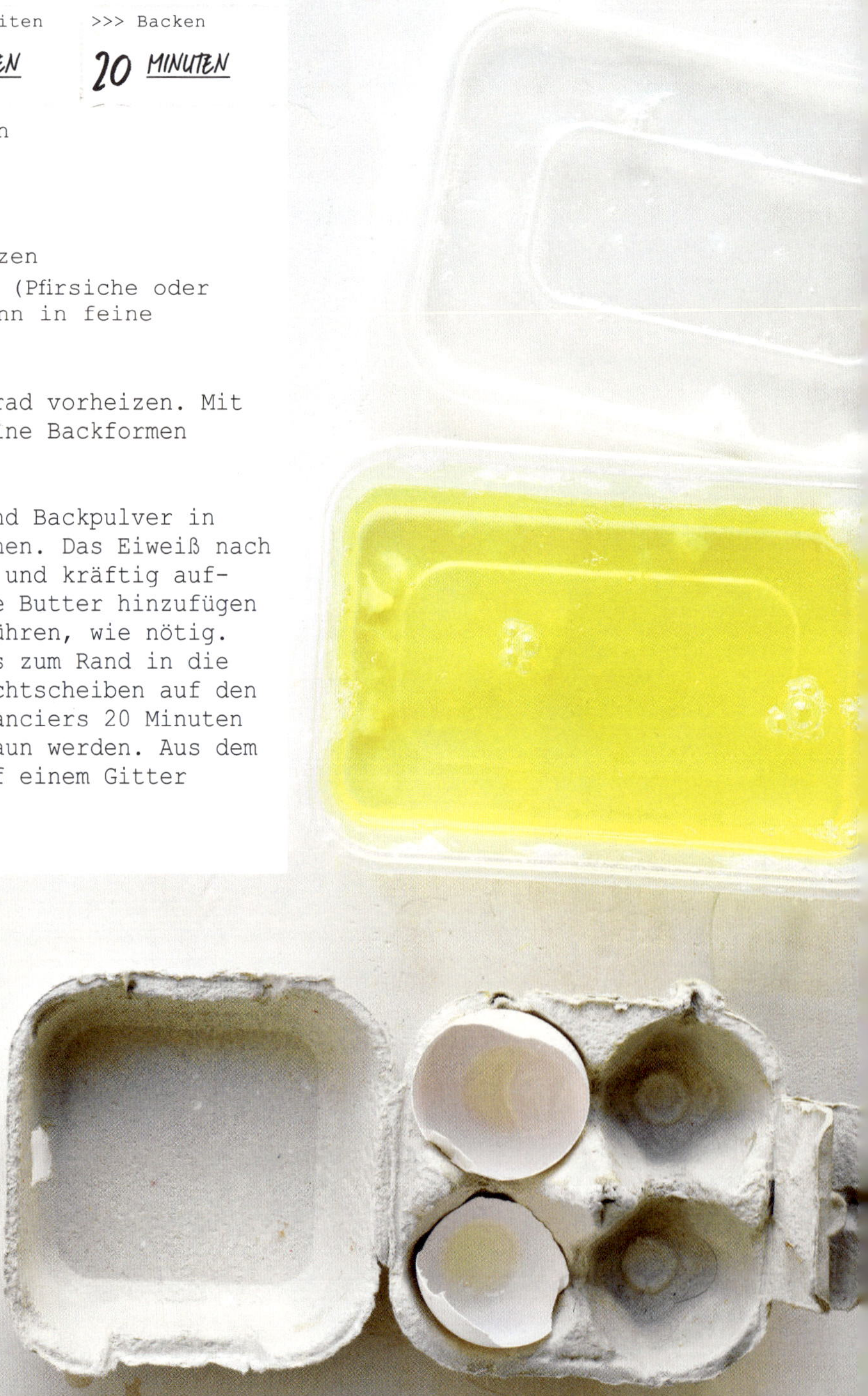

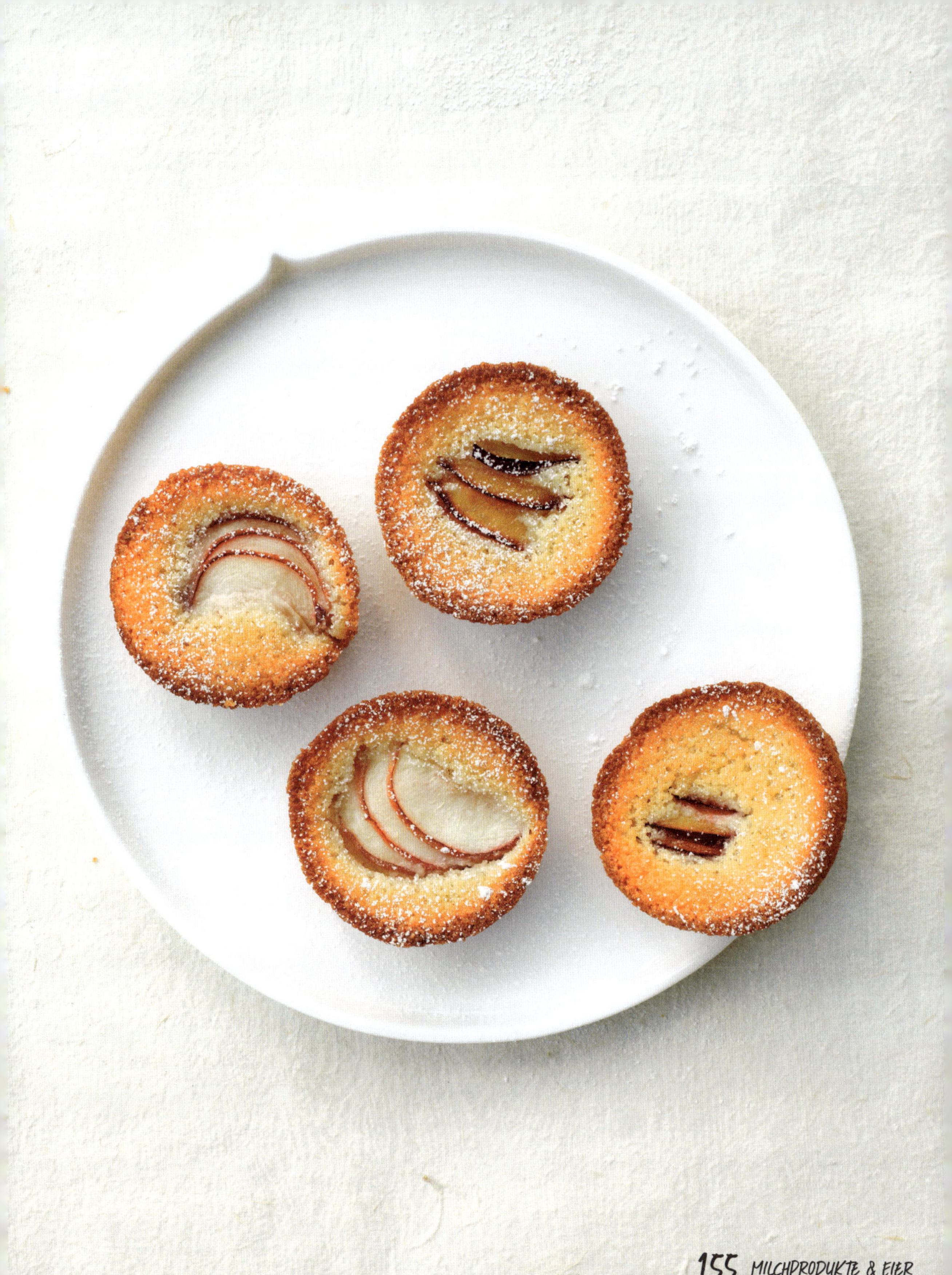

EIWEISS-OMELETT

>>> Für
1 PORTION

>>> Zubereiten
5 MINUTEN

>>> Braten
5 MINUTEN

3 Eiweiß
Butter oder Öl zum Ausbacken
15 g gemischte Kräuter, gehackt
Salz und schwarzer Pfeffer

Die Eiweiße mit 4 Esslöffel Wasser in einer Schüssel mit dem Schneebesen kräftig aufschlagen. Eine kleine Pfanne auf mittlerer Hitze erhitzen, leicht fetten oder ölen. Die Eiweißmasse in die Pfanne geben. Wenn die Unterseite gestockt ist und anfängt zu bräunen, das Omelett mit einem Spatel vom Pfannenboden lösen und das rohe Eiweiß auf den Pfannenboden fließen lassen. Mit Kräutern bestreuen, salzen und pfeffern. Die Masse sanft bewegen, bis sie gar ist. Zur Hälfte zusammenschlagen und auf einen Teller gleiten lassen.

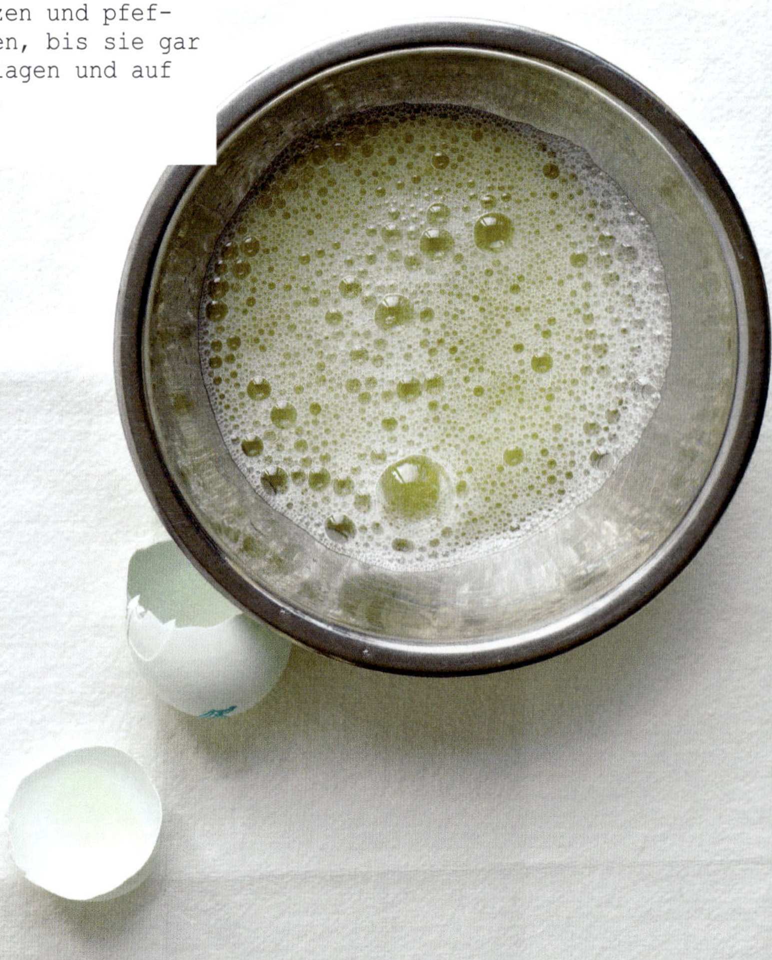

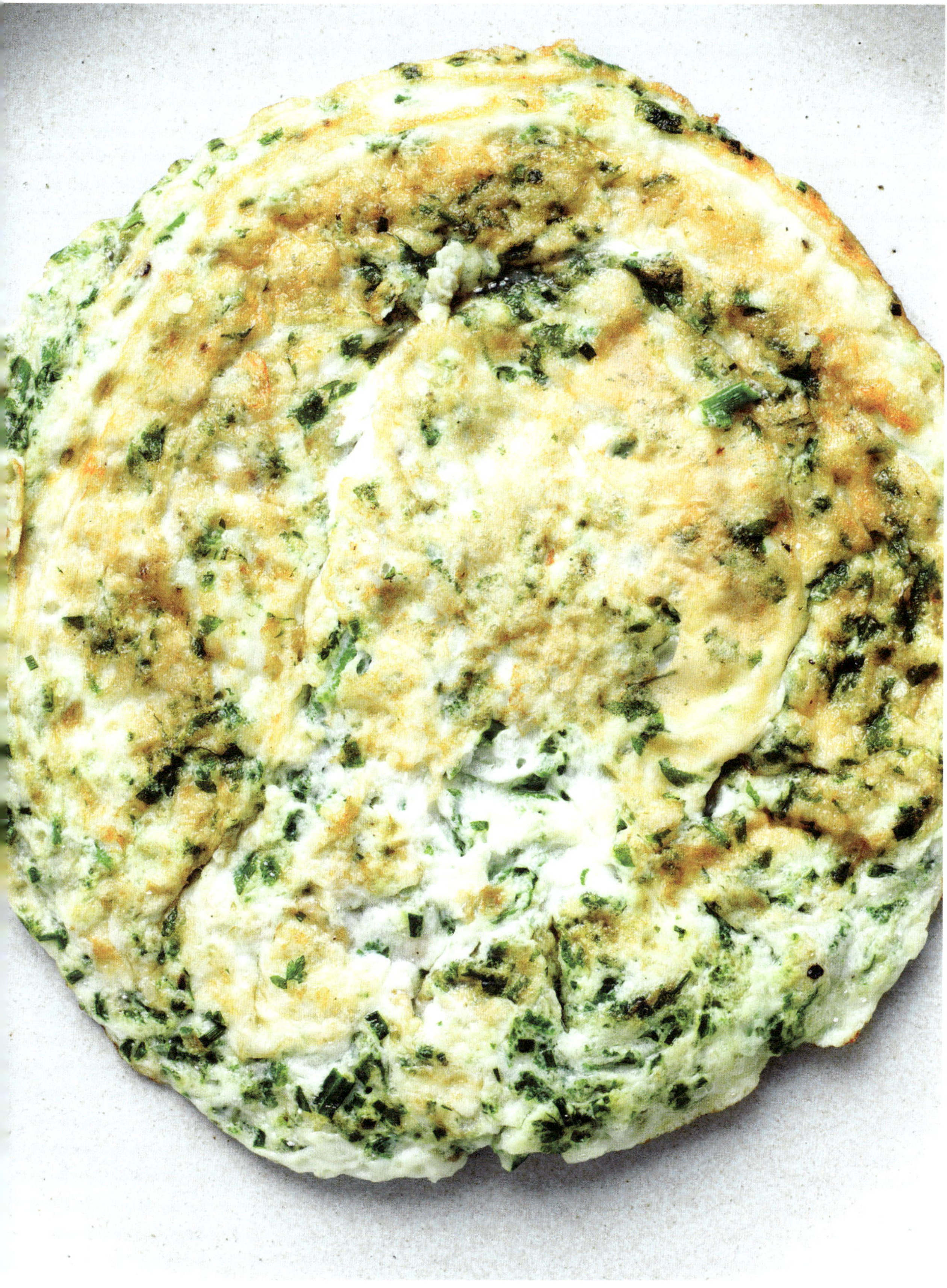

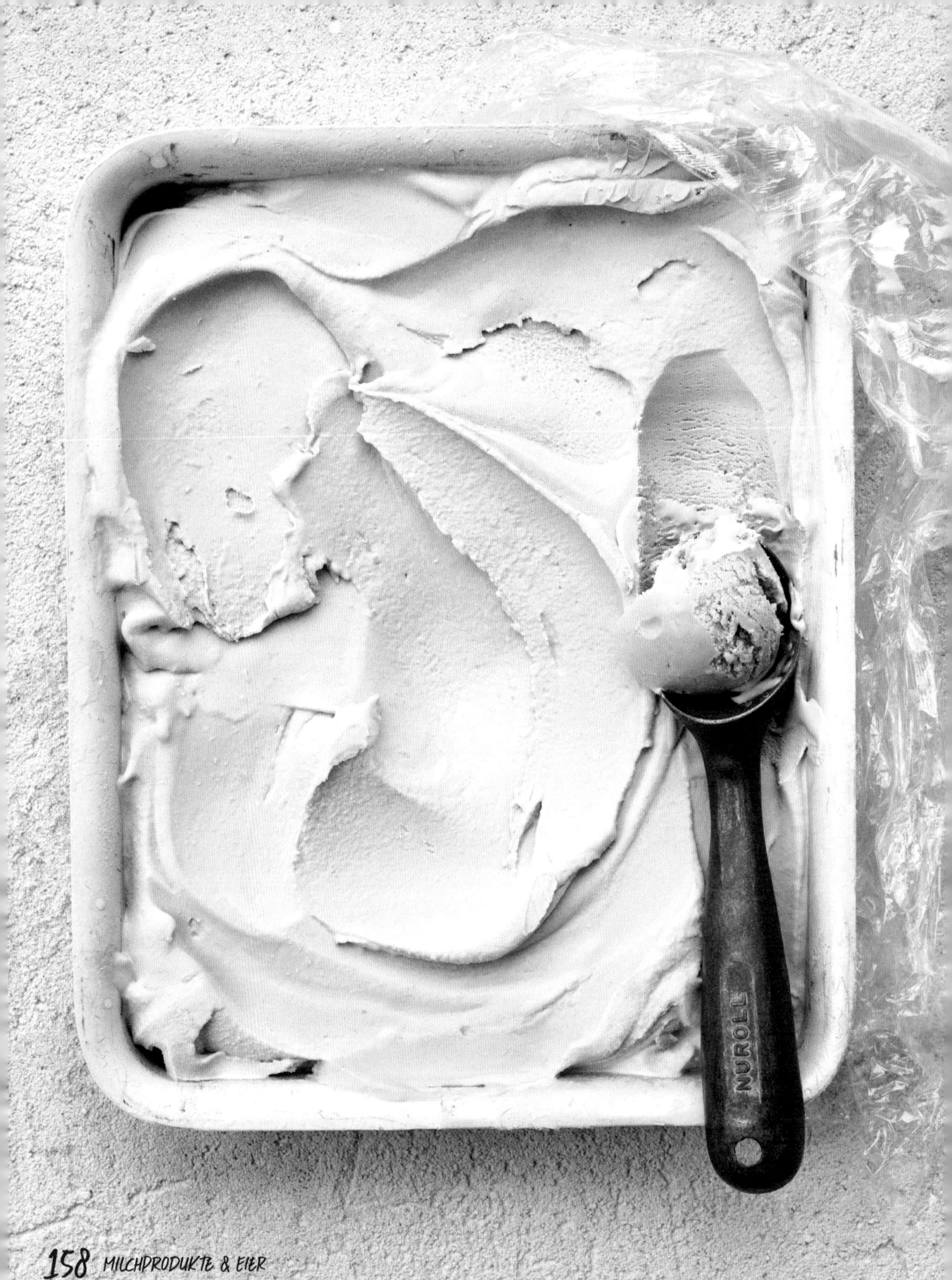
NUROLL

KAFFEEEIS MIT EIGELB

>>> Für 1 Liter
>>> Zubereiten/Kochen: 1½ Stunden
>>> Gefrieren: 4 Stunden

4 Eigelb von großen Eiern
150 g Zucker
375 ml Vollmilch
30–50 g Kaffeesatz
375 ml Crème double

Eigelbe und Zucker mit dem elektrischen Handrührgerät zu einer hellen, cremigen Masse schlagen. Die Milch mit dem Kaffeesatz in einem Kochtopf erhitzen und sanft simmern lassen. Von der Herdplatte nehmen, 240 ml Kaffeemilch abmessen und, sobald sie lauwarm ist, zur Eigelbmasse gießen. Mit dem Schneebesen darunterschlagen. Diese Mischung zur restlichen Kaffeemilch im Kochtopf geben und auf kleiner Hitze unter ständigem Rühren erhitzen, bis die Masse eindickt. Sobald die Masse einen Löffelrücken überzieht, aber bevor sie dickflüssig gestockt ist, von der Herdplatte nehmen. Durch ein feines Sieb passieren und die Schüssel zum Abkühlen auf Eis stellen.

Über Nacht kühl stellen, dann in der Eismaschine gefrieren. Sofort genießen oder bis zu einem Monat im Gefrierschrank aufbewahren.

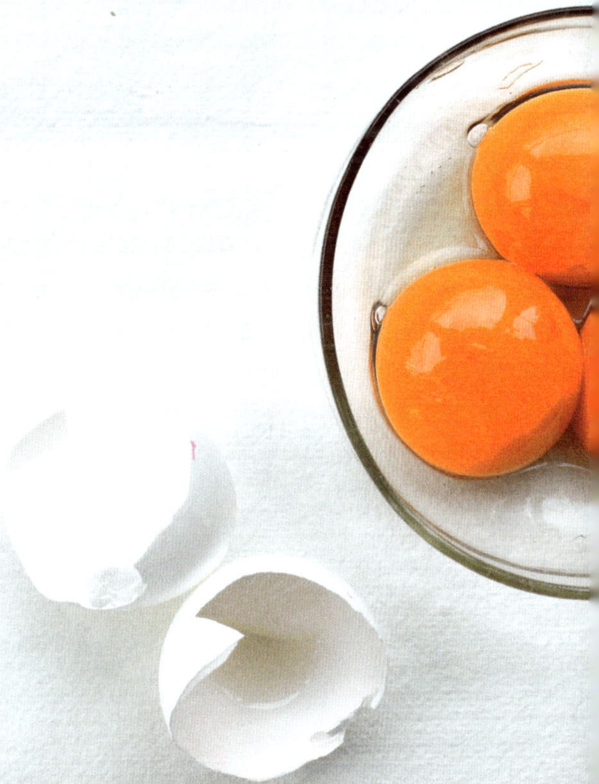

AÏOLI MIT EIGELB

>>> Für	>>> Zubereiten	>>> Kochen
1/4 L	15 MINUTEN	0 MINUTEN

2 Eigelb von großen Eiern
1 TL Salz
180 ml Traubenkernöl
2 TL Dijonsenf
1 EL Zitronensaft, frisch gepresst (oder 1 TL Zitronenschalenpulver, Seite 114)
60 ml Olivenöl
Salz und schwarzer Pfeffer

Eigelbe und Salz in den Mixer geben. Unter ständigem langsamem Mixen das Traubenkernöl einfließen lassen. Senf, Zitronensaft oder Zitronenschalenpulver und zuletzt das Olivenöl hinzufügen. Salzen, pfeffern und falls nötig, wenn das Aïoli zu dick ist, etwas Wasser einrühren.

Das Aïoli in einen Behälter oder in ein Schraubglas füllen und kühl stellen. Es hält sich im Kühlschrank bis zu 2 Wochen.

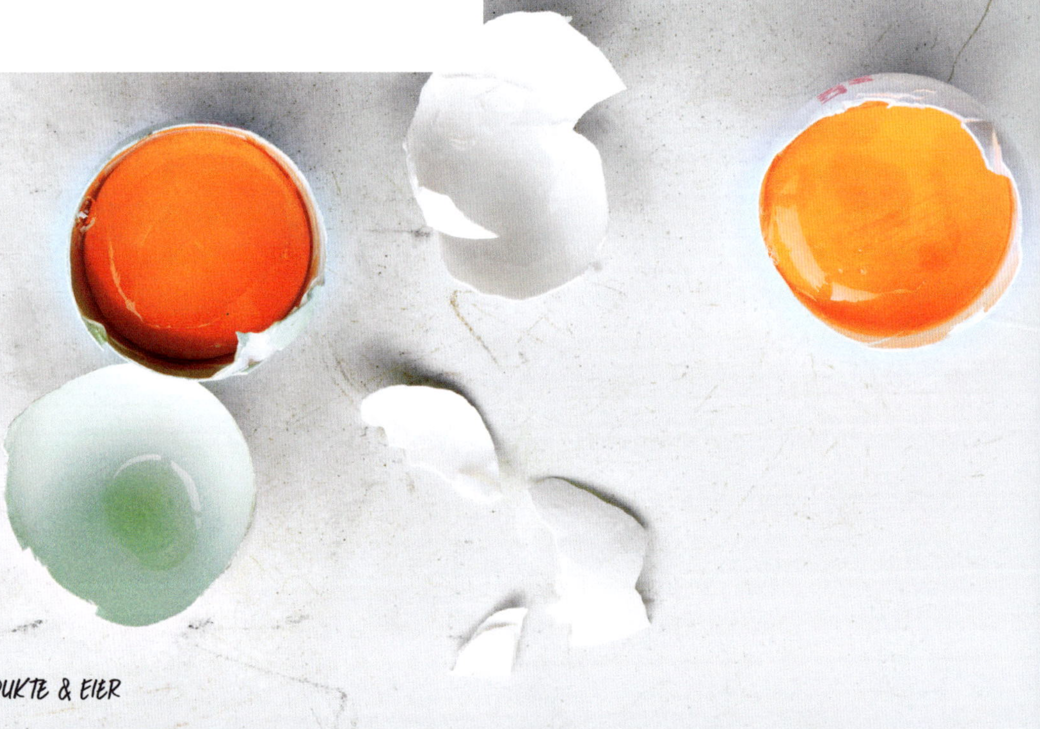

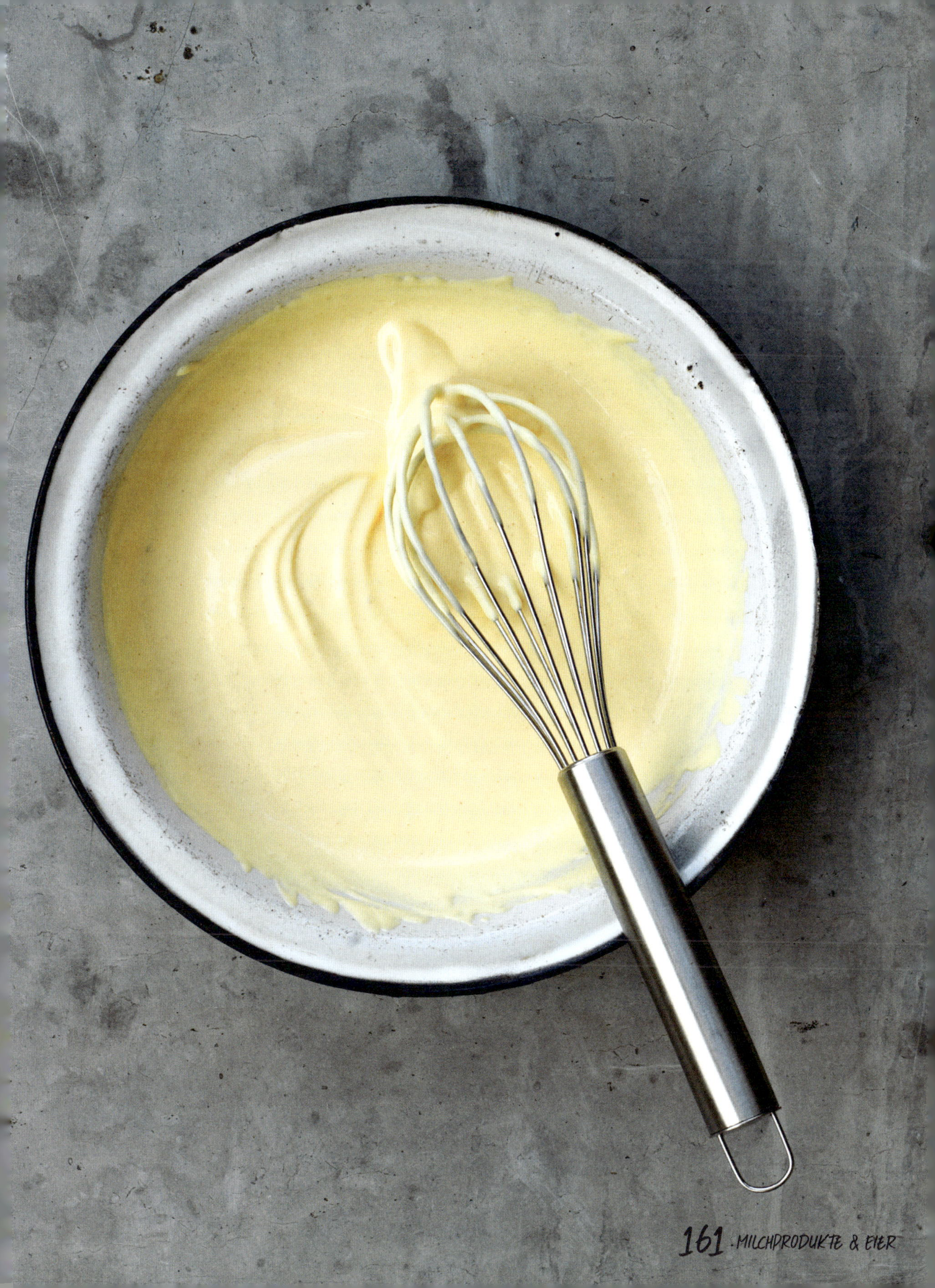

MÜRBTEIG MIT EIGELB

>>> Für	>>> Zubereiten	>>> Ruhen	>>> Backen
1 KUCHEN Ø 20 CM	10 MINUTEN	1 STUNDE	20 MINUTEN

150 g Mehl, zusätzlich für die Arbeitsfläche
85 g kalte Butter, gewürfelt
1 Eigelb von einem großen Ei
1 EL Wasser

Mehl und Butter in der Küchenmaschine oder im Blitzhacker vermischen. Stoßweise mixen, damit ein krümeliger Teig entsteht. Das Eigelb und ½ Teelöffel kaltes Wasser hinzufügen. Stoßweise untermixen, bis sich der Teig zu einer Kugel formt. Falls nötig, noch ½ Teelöffel Wasser hinzufügen. Den Teig auf die Arbeitsfläche geben und zu einer dicken Scheibe flach drücken. In Frischhaltefolie gewickelt, 1 Stunde oder über Nacht im Kühlschrank lagern.

Den Backofen auf 180 Grad vorheizen. Den Teig aus der Folie wickeln und mit dem Rollholz auf der bemehlten Arbeitsfläche ausrollen. Eine Kuchenform damit auslegen, der Rand steht dabei leicht über. Mit einer Gabel einstechen, mit Backpapier belegen und zum Beschweren darauf getrocknete Hülsenfrüchte oder Backkugeln verteilen. Im Ofen 10 Minuten backen, dann Backpapier und Hülsenfrüchte bzw. Backkugeln entfernen und weitere 10 Minuten backen. Dann den gewünschten Belag daraufgeben und fertig backen.

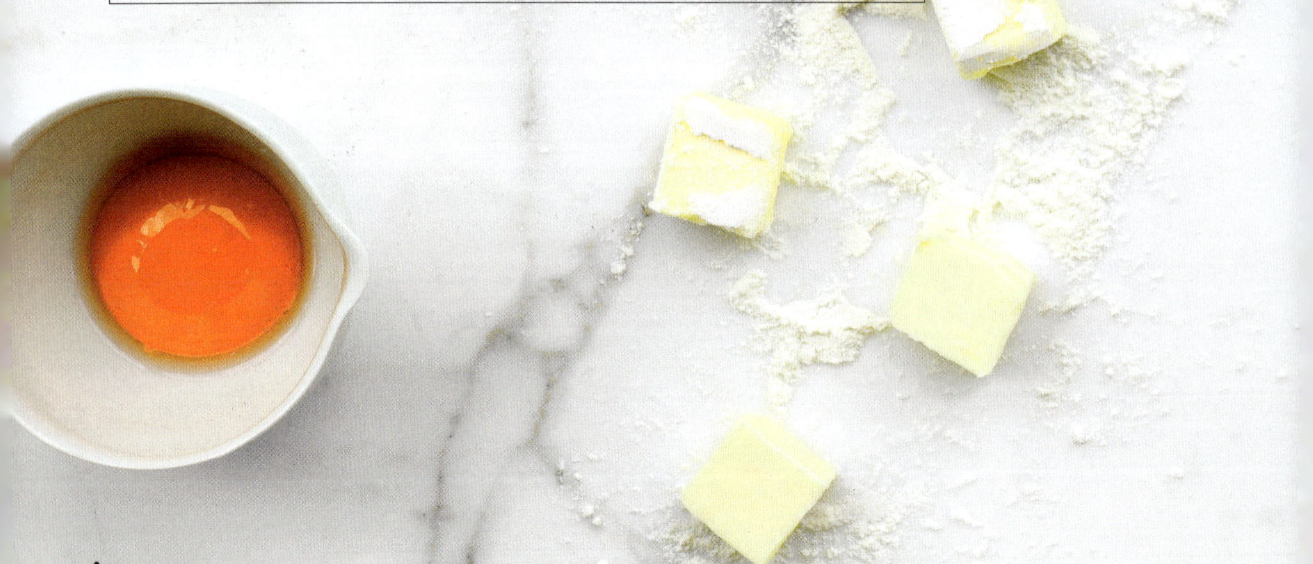

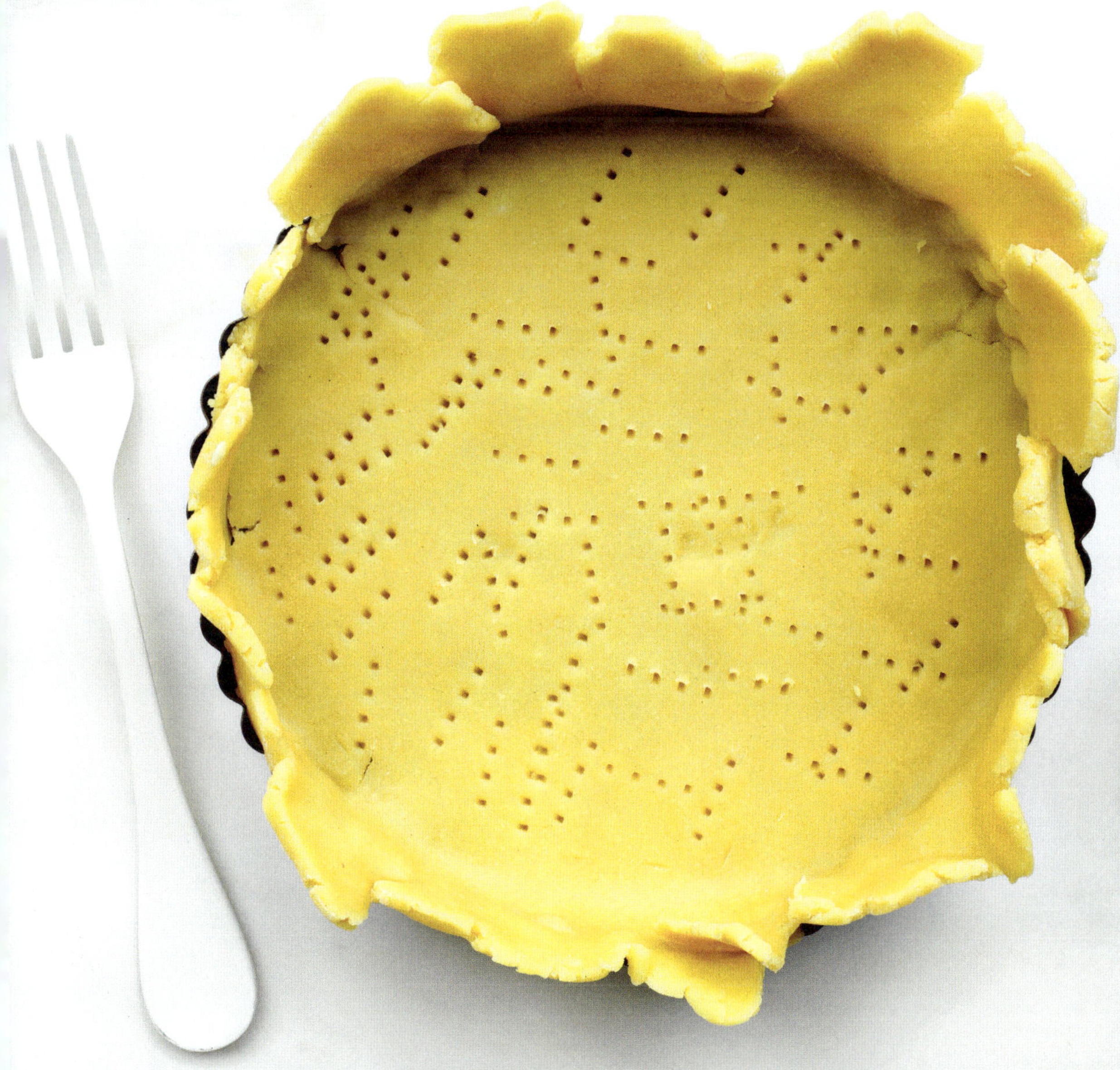

SIE KÖNNEN DIESEN TEIG AUCH IM VORAUS ZUBEREITEN UND IM KÜHLSCHRANK AUFBEWAHREN. MIT ZWEI ESSLÖFFELN PUDERZUCKER ODER DER BEIGABE EINES AROMAS BEKOMMT DER TEIG EINE SÜSSE NOTE.

CREMA CATALANA MIT EIGELB

>>> Für	>>> Kochen	>>> Ruhen
4 PORTIONEN	15 MINUTEN	2 STUNDEN

½ l Milch
Abrieb von 1 unbehandelten Zitrone
200 g Zucker
1 Zimtstange
4 Eigelb von großen Eiern
25 g Maisstärke

Milch, Zitronenschale, 50 g Zucker und die Zimtstange in einen Kochtopf geben. Unter ständigem Rühren aufkochen, bis sich der Zucker aufgelöst hat. Von der Herdplatte nehmen.

Die Eigelbe mit 50 g Zucker in einer Schüssel aufschlagen, die Zitronenmilch unter ständigem Rühren langsam dazugießen. Alles wieder in den Kochtopf geben und 5 Minuten auf kleiner Hitze eindicken lassen.

Durch ein Sieb passieren und in vier Förmchen füllen. Abkühlen und 2 Stunden im Kühlschrank erkalten lassen.

Vor dem Servieren mit den restlichen 100 g Zucker bestreuen und mit einem Flambierbrenner oder unter dem heißen Backofengrill karamellisieren.

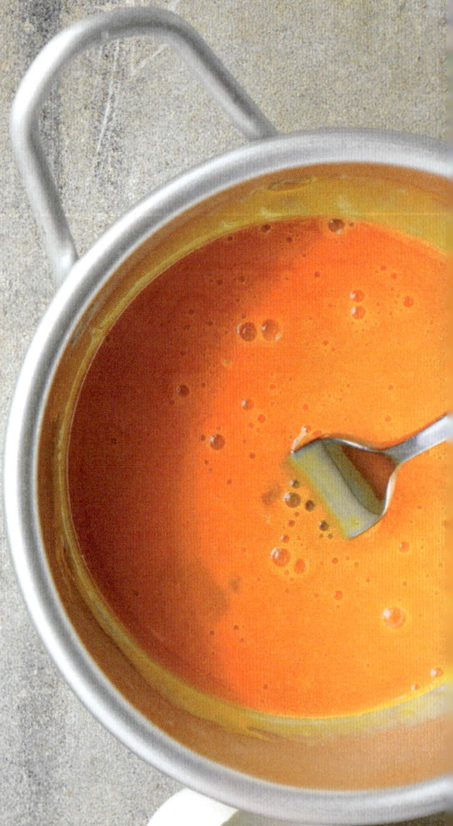

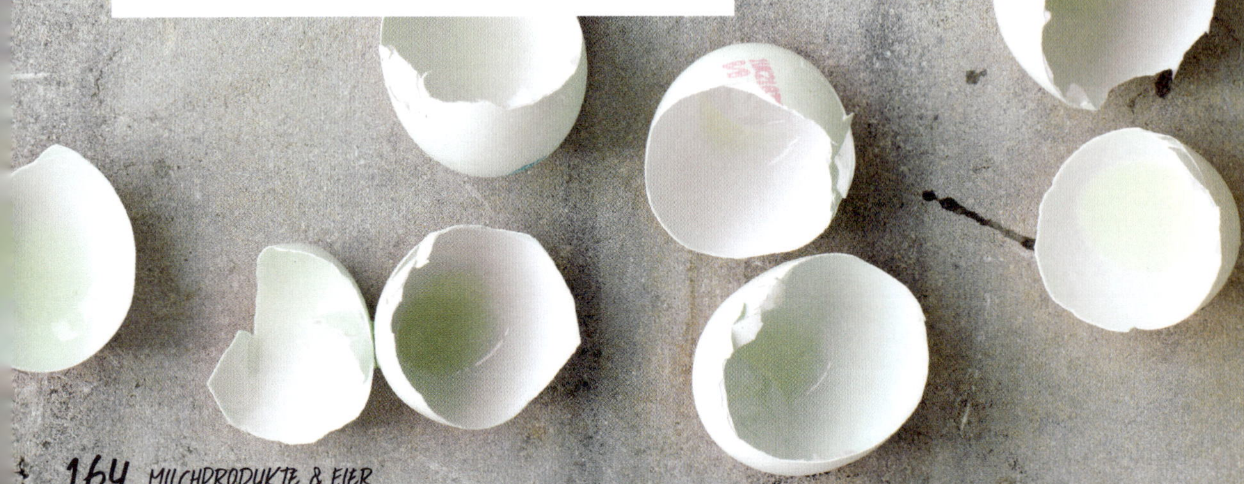

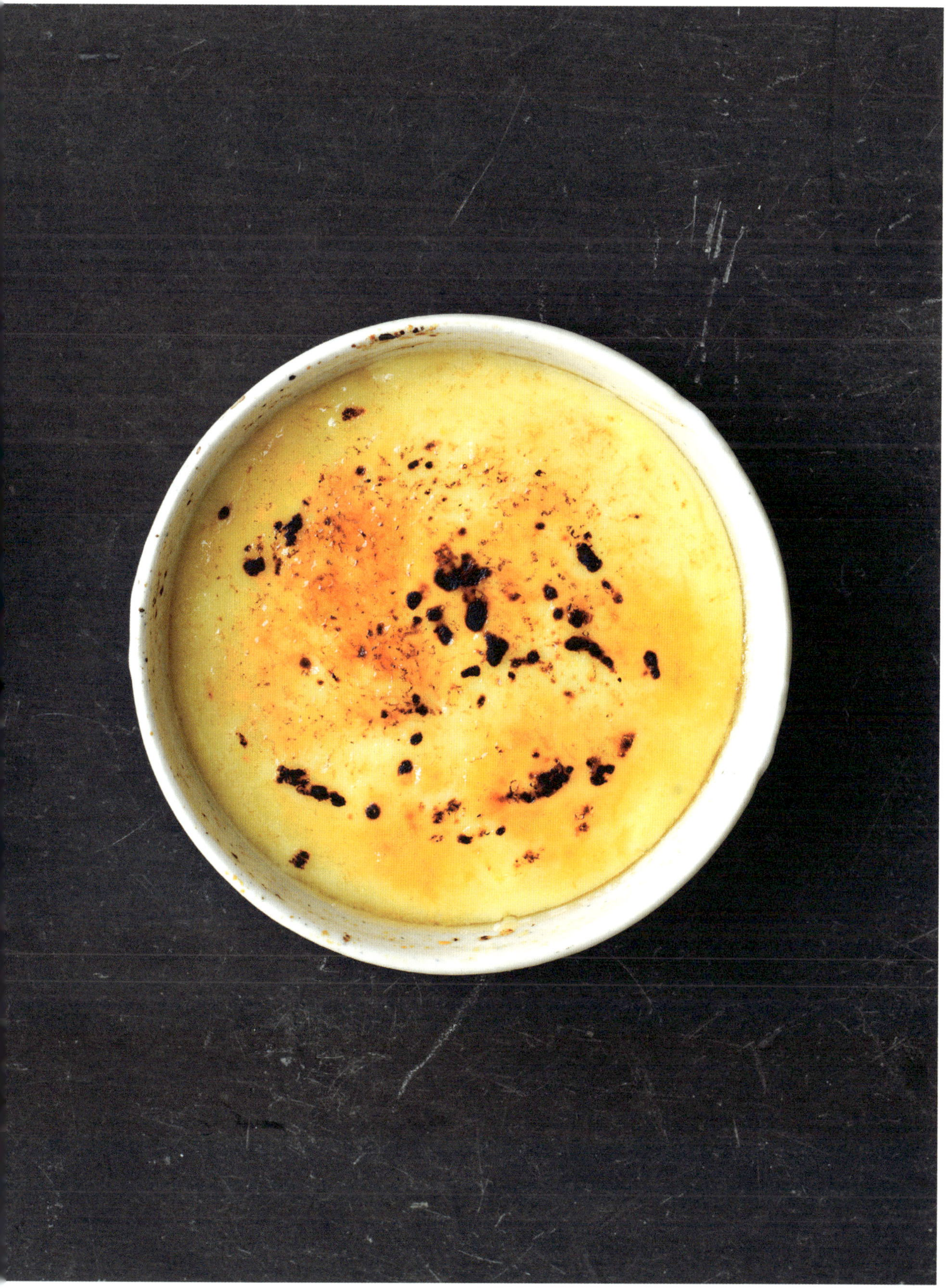

SPAGHETTI CARBONARA MIT EIGELB

>>> Für 2 PORTIONEN	180 g Spaghetti / 70 g Pancetta (Bauchspeck), gewürfelt / 3 Eigelb / 50 g geriebener Parmesan, zusätzlich Parmesan zum Bestreuen / Salz, schwarzer Pfeffer

>>> Zubereiten
5 MINUTEN
>>> Kochen
15 MINUTEN
	Die Spaghetti in sprudelndem Salzwasser al dente kochen. Den Speck in einem Kochtopf mit dickem Boden 5 Minuten knusprig braten, beiseitestellen. Die Eigelbe in einer Schüssel verquirlen, den Parmesan hinzufügen und gut vermischen. Die Spaghetti abgießen und unter die Ei-Käse-Mischung rühren. Mit dem zusätzlichen Parmesan bestreuen, pfeffern und die gebratenen Speckwürfel darüber verteilen.

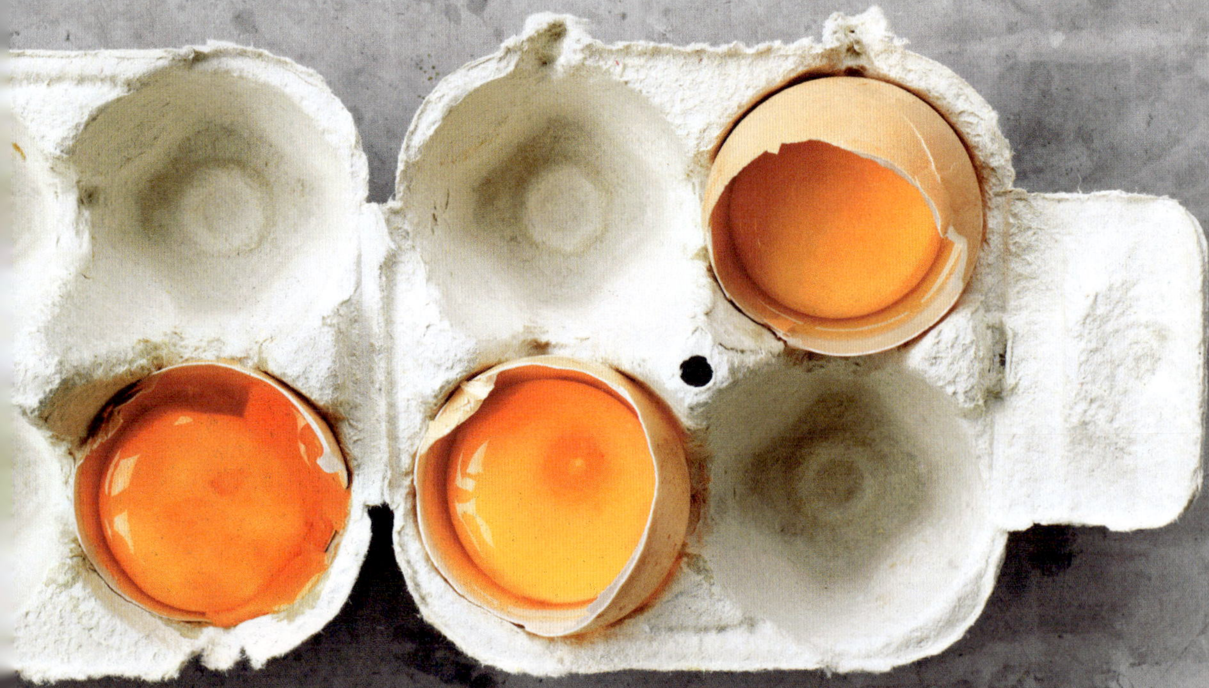

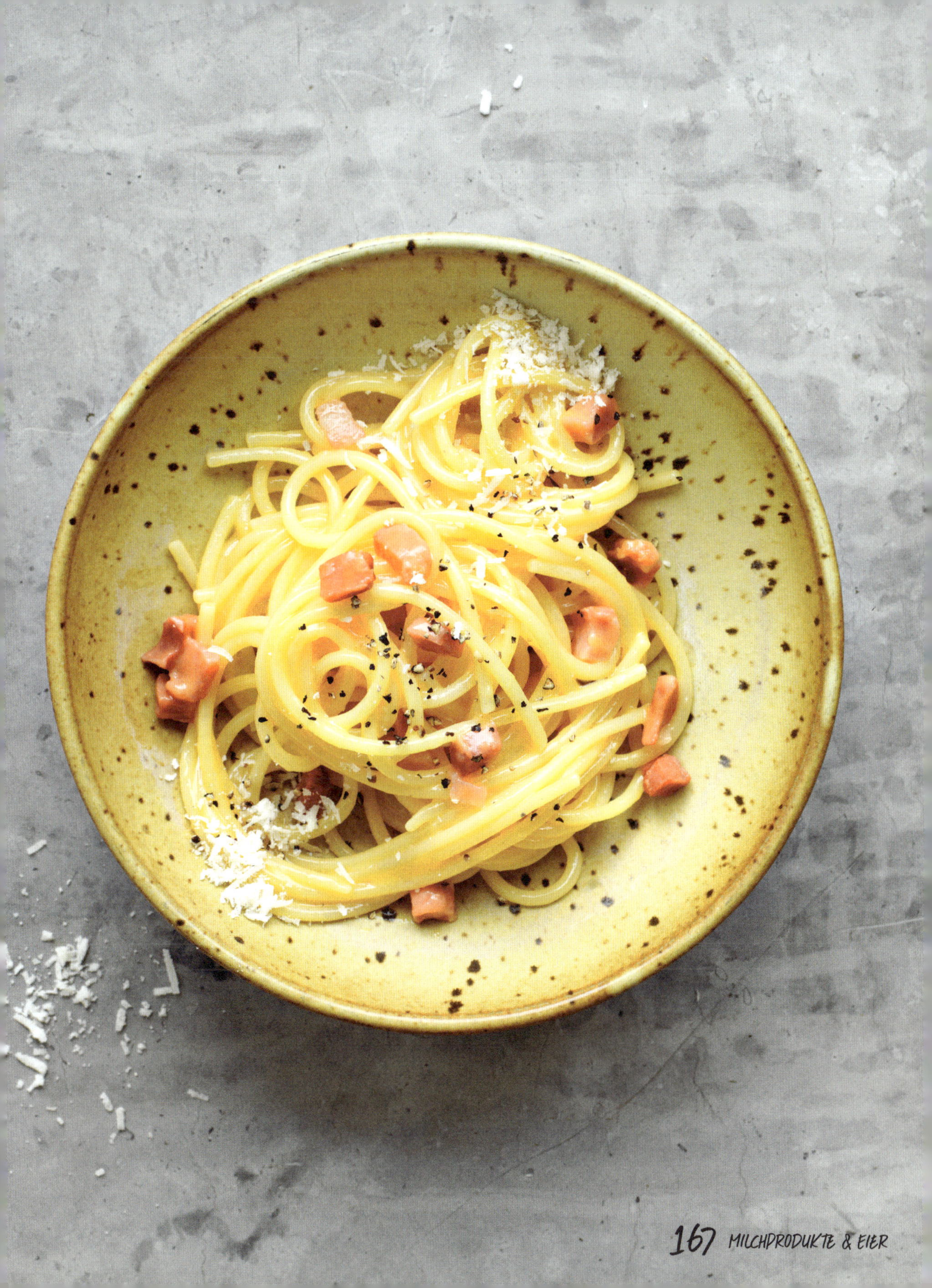

FLEISCH, FISCH & MEERESFRÜCHTE

Fleischknochen, Fischgräten und Schalen von Krustentieren sind voll von Aromen und Nährstoffen. In diesem Kapitel erfahren Sie, wie Sie Fleischteile und Reste von Meeresfrüchten, die Sie normalerweise wegwerfen, noch weiter verwenden können.

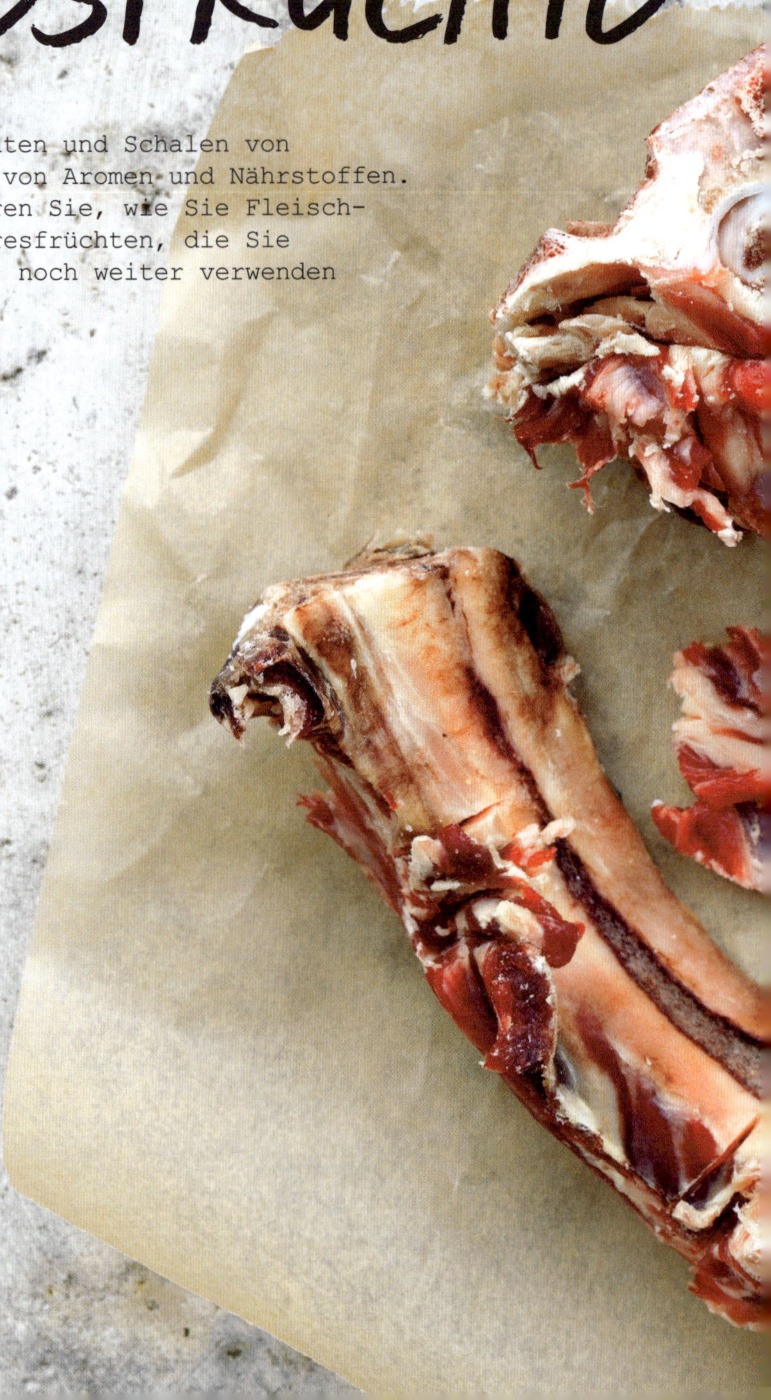

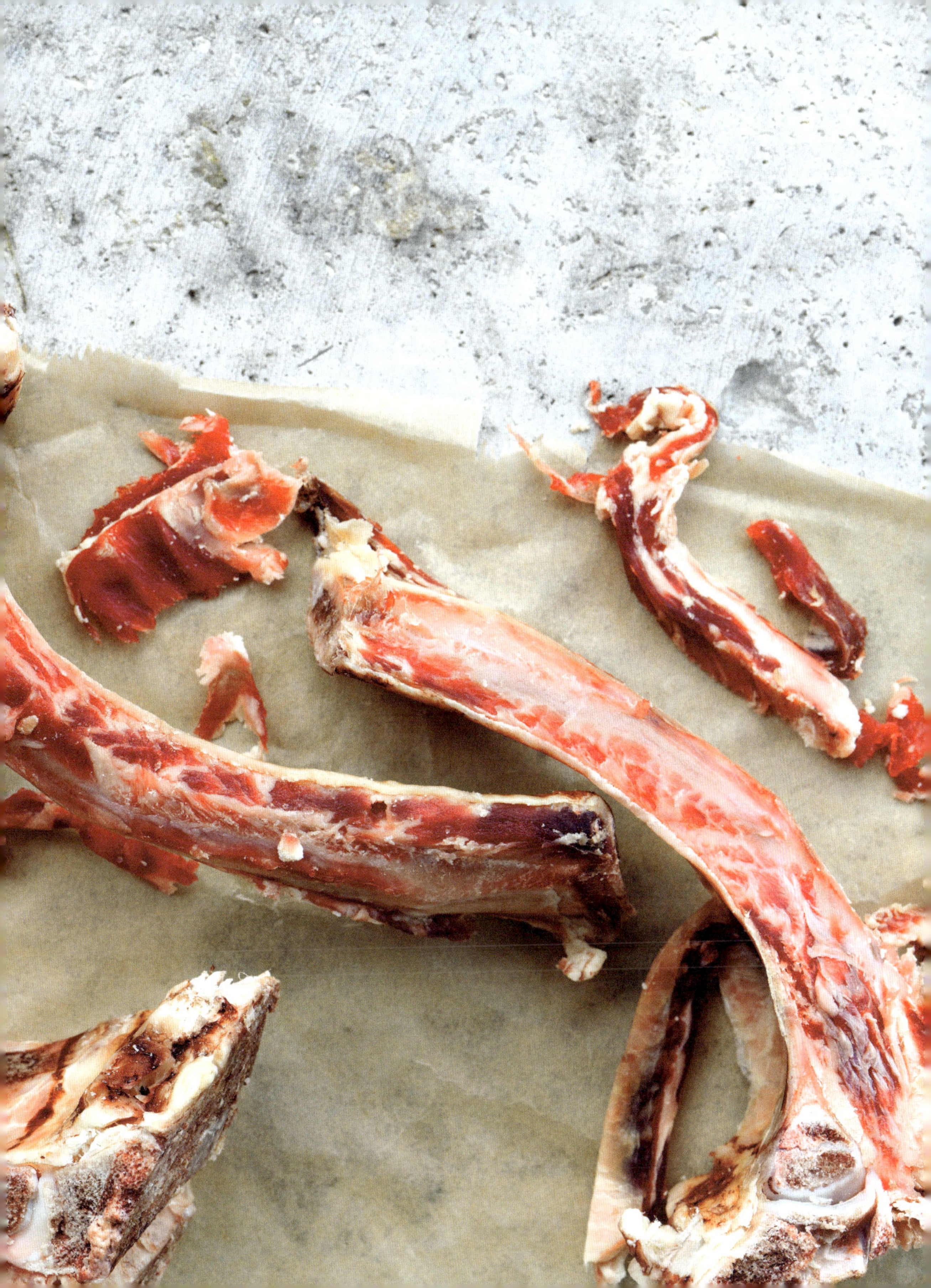

BRÜHE AUS HÜHNERKARKASSEN

>>> Für

1/2 L

>>> Zubereiten

10 MINUTEN

>>> Ruhen

30 MINUTEN

>>> Kochen

6–12 STUNDEN

1 kg Hühnerkarkassen, mit oder ohne Fleischreste (einschließlich Füße, falls vorhanden)

1 EL Weißweinessig

150 g Gemüsereste, -schalen oder -abschnitte (Zwiebel, Sellerie, Karotte, Petersilie)

Salz und schwarzer Pfeffer

Alle Zutaten mit 2 Liter Wasser in einen großen Kochtopf geben und 30 Minuten ziehen lassen. Dann aufkochen und den Schaum abschöpfen. Die Temperatur zurückschalten und zugedeckt 6-12 Stunden köcheln lassen (je länger, desto intensiver wird der Geschmack). Nach Geschmack salzen und pfeffern. Die Brühe durch ein feines Sieb abgießen. In einen Behälter füllen, abkühlen lassen und im Gefrierschrank oder Kühlschrank lagern.

Die Brühe hält sich im Kühlschrank 3 Tage, im Gefrierschrank bis zu 3 Monate.

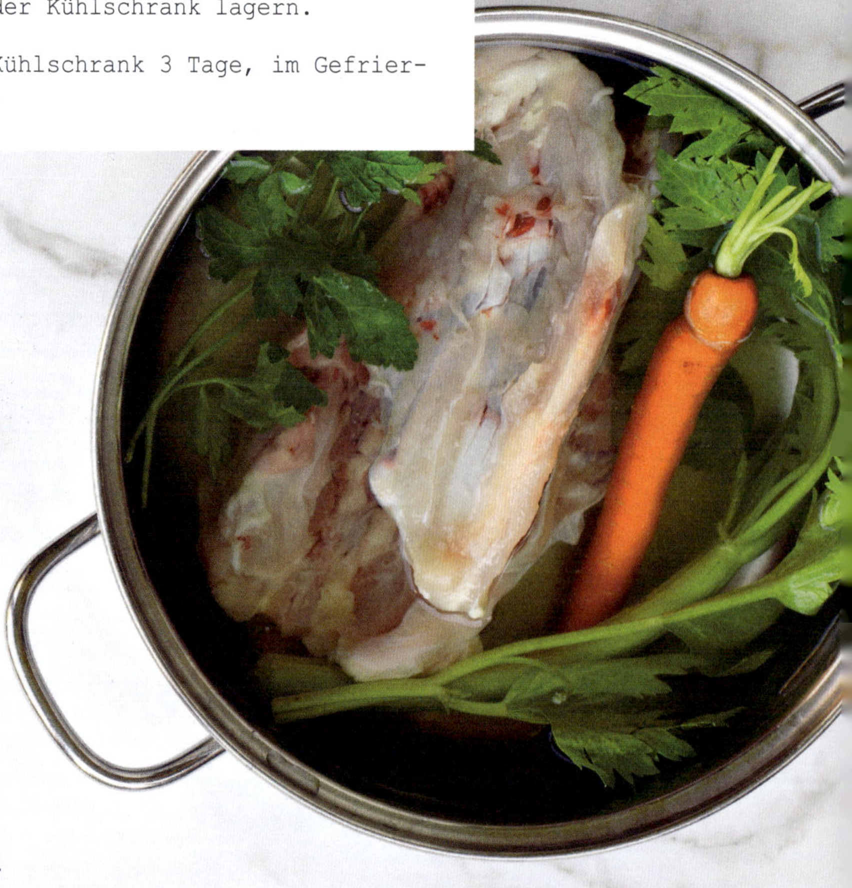

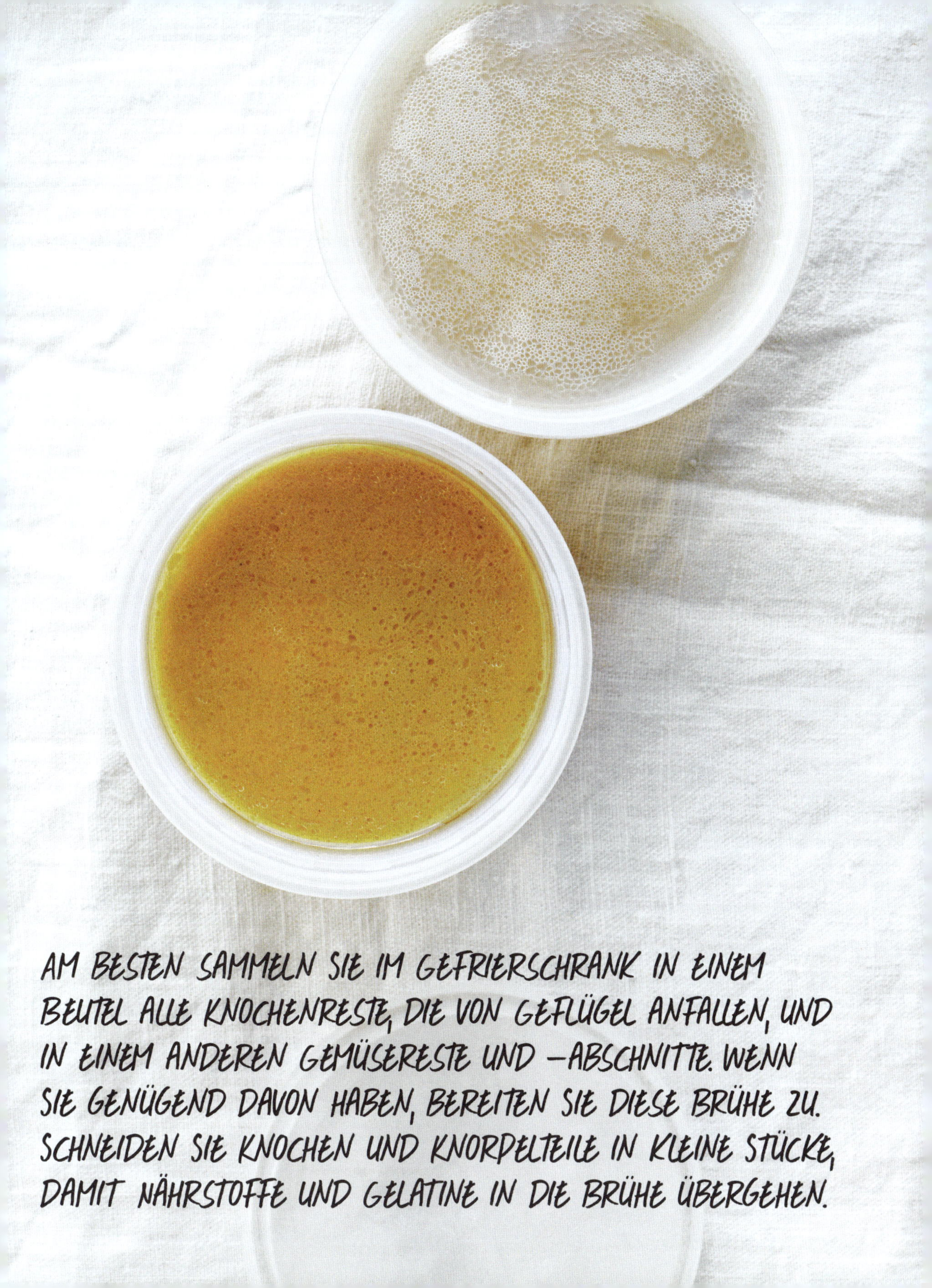

AM BESTEN SAMMELN SIE IM GEFRIERSCHRANK IN EINEM BEUTEL ALLE KNOCHENRESTE, DIE VON GEFLÜGEL ANFALLEN, UND IN EINEM ANDEREN GEMÜSERESTE UND -ABSCHNITTE. WENN SIE GENÜGEND DAVON HABEN, BEREITEN SIE DIESE BRÜHE ZU. SCHNEIDEN SIE KNOCHEN UND KNORPELTEILE IN KLEINE STÜCKE, DAMIT NÄHRSTOFFE UND GELATINE IN DIE BRÜHE ÜBERGEHEN.

SAUCE AUS HÜHNERAB-SCHNITTEN UND APFELWEIN

>>> Für	>>> Zubereiten	>>> Kochen
1/4 L	15 MINUTEN	1 1/4 STUNDEN

2 EL Olivenöl
250–400 g rohe Hühnerabschnitte (Hals, Füße und Flügelenden eignen sich hervorragend)
1 kleine Zwiebel, ungeschält, geviertelt
1 Stange Staudensellerie, grob geschnitten
1 Karotte, grob geschnitten
1 Handvoll Petersilienstängel, gehackt
330 ml Apfelwein (Cidre)
Salz und schwarzer Pfeffer

Das Öl in einem großen Kochtopf erhitzen. Die Hühnerteile darin kräftig goldbraun anbraten. Gemüse und Petersilienstängel hinzufügen, umrühren, und einige Minuten anbraten. Den Apfelwein und 360 ml Wasser hinzufügen. Es sollte alles mit Flüssigkeit bedeckt sein, eventuell noch etwas Wasser hinzufügen. Am Topfboden Anhaftendes gut abkratzen. Salzen und pfeffern. Zugedeckt aufkochen, dann die Temperatur zurückschalten und etwa 20 Minuten köcheln lassen. Den Deckel abnehmen und die Sauce etwa 10 Minuten einkochen lassen. Durch ein Sieb gießen, in einen kleinen Kochtopf geben und auf niedriger Temperatur weiter auf Saucendicke reduzieren.

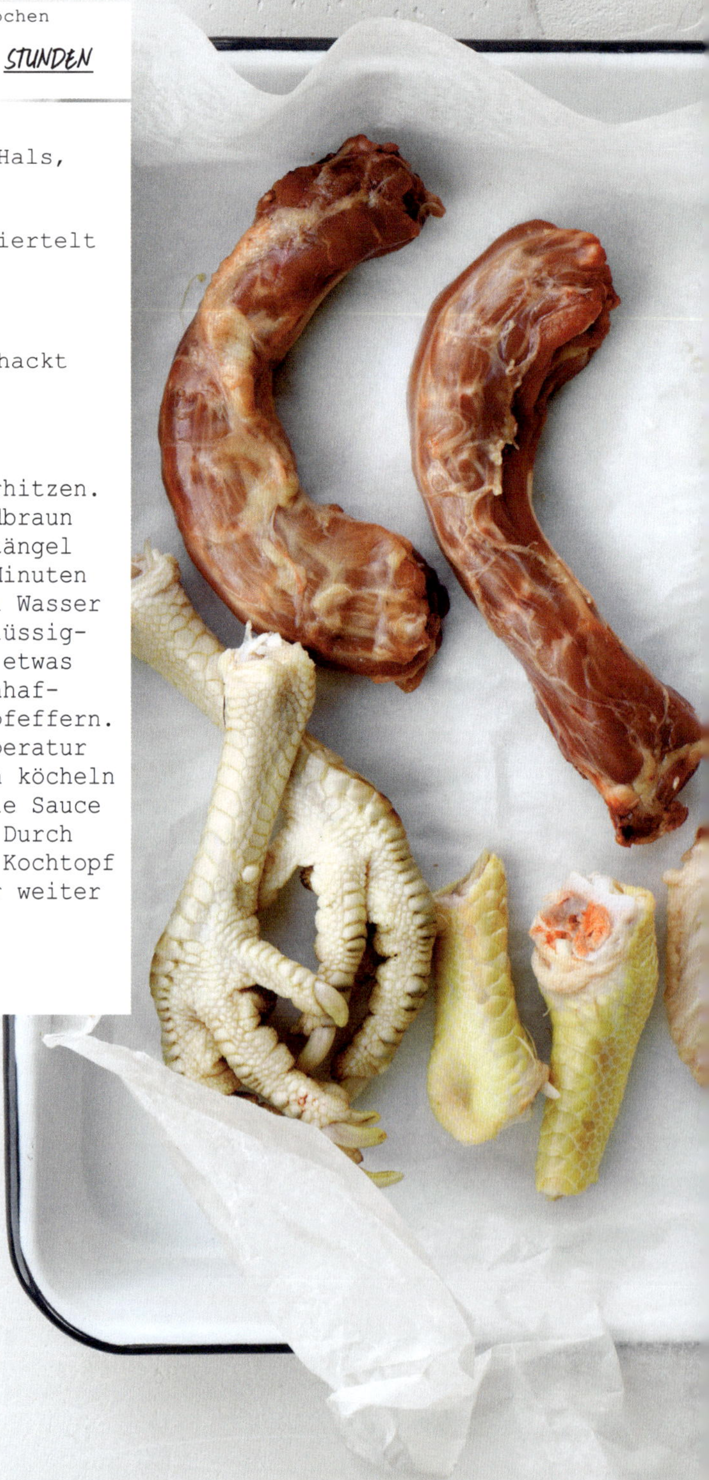

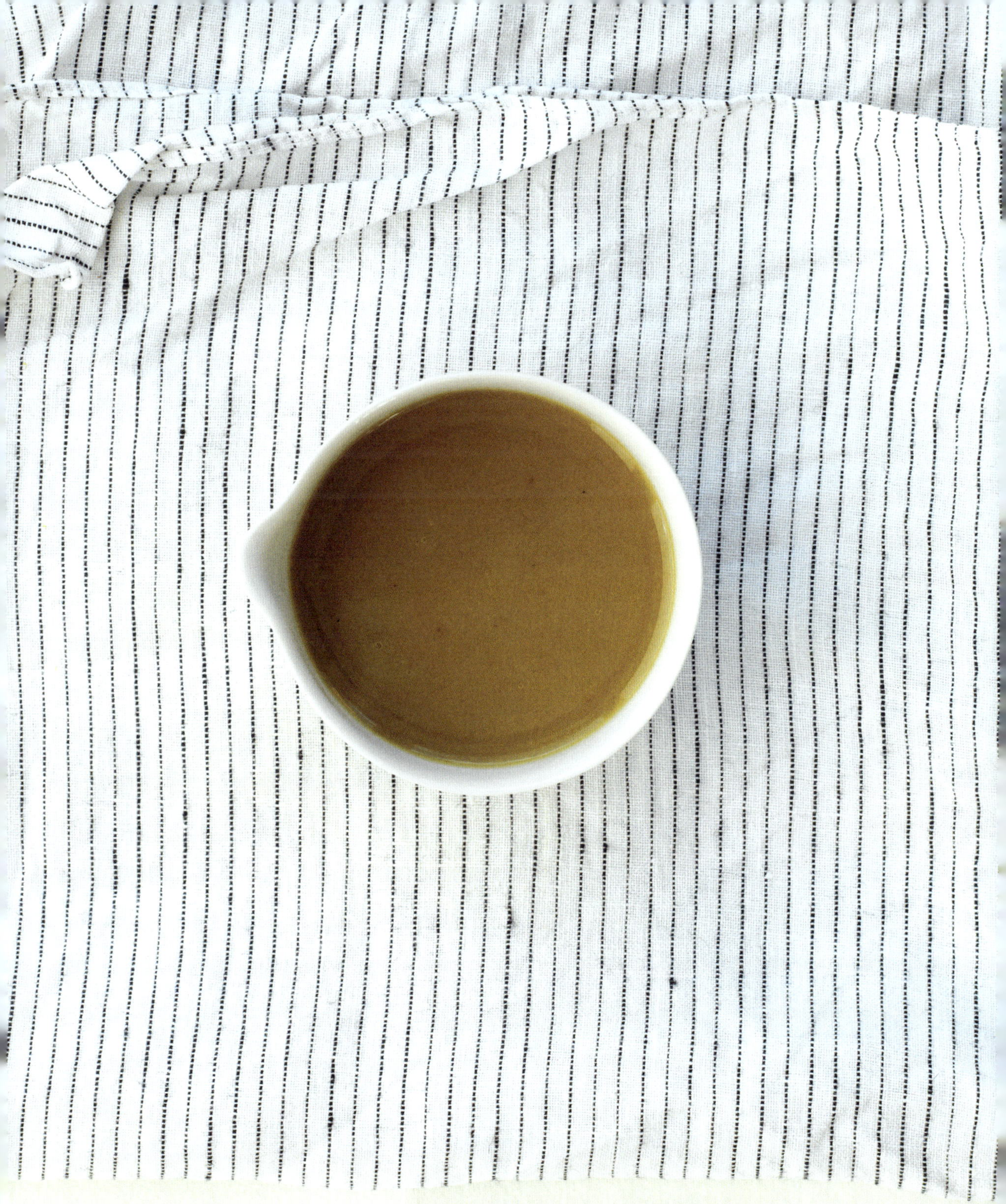

JE MEHR HÜHNERABSCHNITTE VERWENDET WERDEN,
DESTO AROMATISCHER WIRD DIE SAUCE.

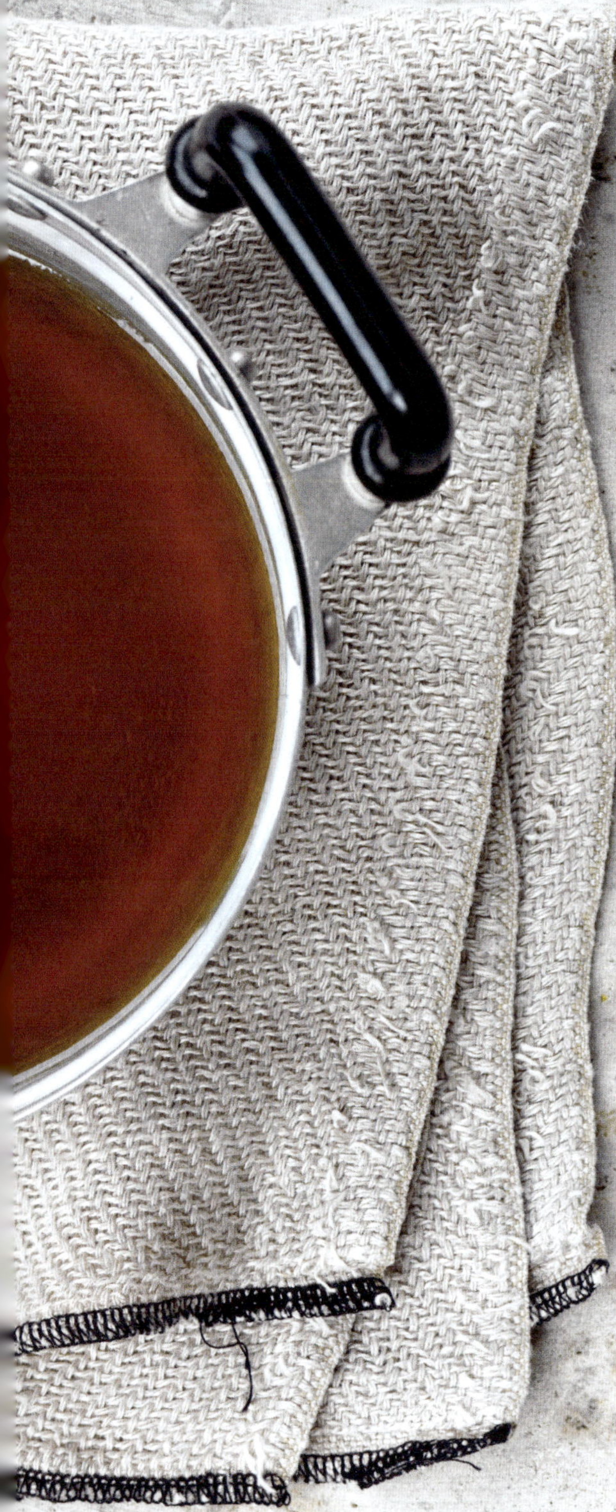

DIESE RINDERBRÜHE IST EIN AUSGEZEICHNETER GRUND, RESTE UND ABSCHNITTE VON BRATEN ODER STEAKS AUFZUBEWAHREN. HALTEN SIE ZWEI BEUTEL IN DER GEFRIERTRUHE BEREIT: EINEN FÜR FLEISCHRESTE, DEN ANDEREN FÜR GEMÜSESCHALEN UND -ABSCHNITTE. JE LÄNGER DIE BRÜHE KOCHT, DESTO SCHMACKHAFTER UND KONZENTRIERTER WIRD SIE. SIE WIRD NOCH KRÄFTIGER, WENN SIE DIE KNOCHEN UND GEMÜSEABSCHNITTE VOR DER ZUBEREITUNG ANRÖSTEN. DIE FERTIGE BRÜHE KÖNNEN SIE PUR GENIESSEN ODER ZUM KOCHEN VON GETREIDE ODER HÜLSENFRÜCHTEN ODER ALS BASIS FÜR SUPPEN VERWENDEN. SIE HÄLT SICH IM KÜHLSCHRANK 3 TAGE, IM GEFRIERSCHRANK BIS ZU 6 MONATE.

BRÜHE AUS RINDER-ABSCHNITTEN UND -KNOCHEN

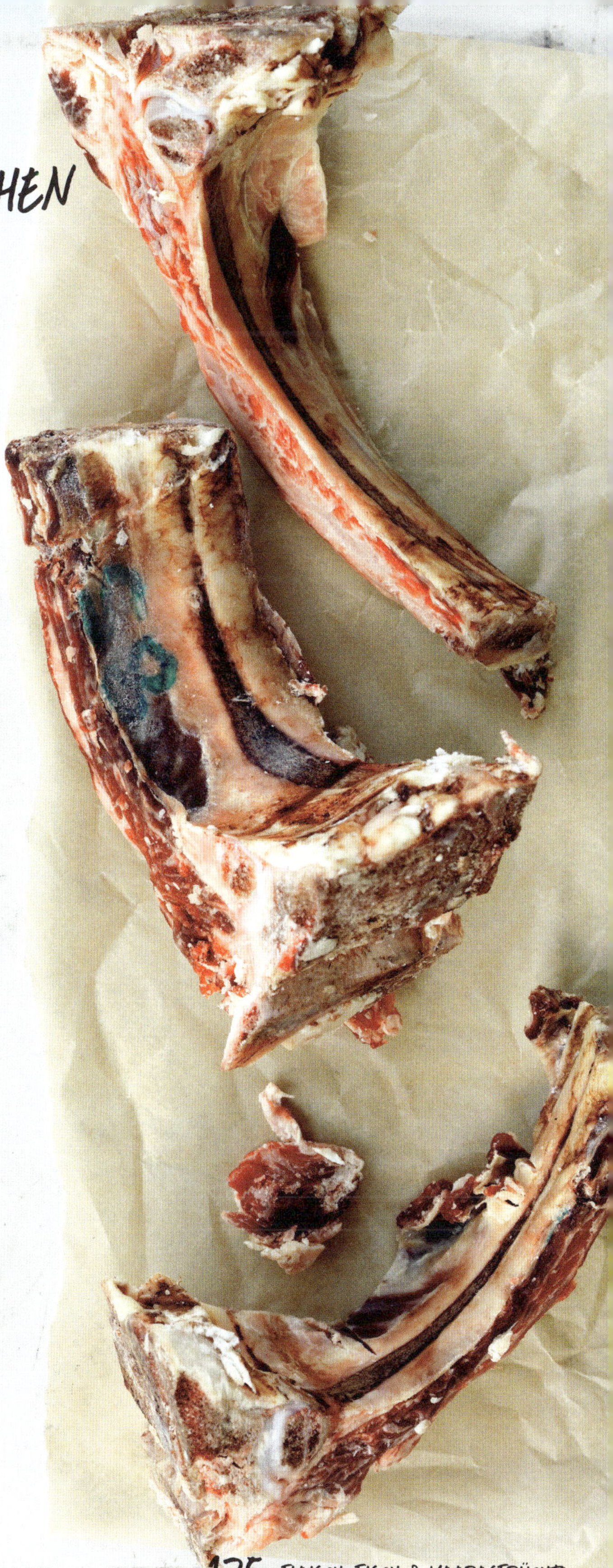

>>> Für 1 Liter
>>> Zubereiten: 30 Minuten
>>> Kochen: 8 Stunden

2½ kg Rinderabschnitte und -knochen (am besten eine Mischung aus Mark-, Hals-, Kotelettknochen usw., mit noch etwas Fleisch daran), in 3 cm große Stücke zerkleinert

350 g Gemüseschalen und -abschnitte (Zwiebel, Sellerie, Karotte, Petersilie)

2 EL Olivenöl extra vergine

2 Lorbeerblätter

1 TL schwarze Pfefferkörner

1 EL Weißweinessig

Den Backofen auf 200 Grad vorheizen.

Knochen und Gemüseabschnitte in eine große ofenfeste Form (Bräter) geben und mit dem Öl vermischen. Im Ofen 45 Minuten rösten, dabei mehrmals wenden, damit sie schön braun werden. Alle Zutaten in einen großen Kochtopf geben.

Den Bratensatz mit 1 Glas heißem Wasser ablöschen und 2 Minuten unter Rühren lösen. Diese Flüssigkeit in den Kochtopf schütten und so viel Wasser hinzufügen, dass Knochen und Gemüse vollständig bedeckt sind. Aufkochen, dann die Hitze reduzieren und alles halb zugedeckt 6 Stunden ganz leicht sprudelnd kochen lassen. Den Schaum an der Oberfläche abschöpfen. Je länger die Brühe kocht, desto intensiver wird ihr Geschmack. Die Brühe kurz abkühlen lassen, dann durch ein feines Sieb abgießen. Zur Verwendung siehe links.

BEEF JERKY

>>> Für
2 PORTIONEN

>>> Marinieren
4–12 STUNDEN

>>> Zubereiten
10 MINUTEN

>>> Kochen
4 STUNDEN

250 g Rindfleischabschnitte und -reste
2 EL Teriyaki-Sauce
3 Scheiben Ingwer
1 TL getrocknete Chiliflocken
2 Stängel von Frühlingszwiebeln, zerdrückt

Sämtliche Zutaten in einen verschließbaren Beutel geben und gut schütteln, damit alles vermischt wird. Im fest verschlossenen Beutel 4-12 Stunden im Kühlschrank marinieren lassen.

Den Backofen auf 120 Grad vorheizen. Ein großes Blech mit Backpapier auslegen. Das Fleisch mit Küchenpapier trocken tupfen, auf das Blech legen und im Backofen 3-4 Stunden trocknen lassen; dabei immer wieder kontrollieren. Das Fleisch ist fertig getrocknet, wenn es noch weich ist und kleine Risse zeigt; es darf nicht zerbrechen, wenn man es biegt. In einem luftdicht verschlossenen Behälter hält es sich bis zu 2 Wochen.

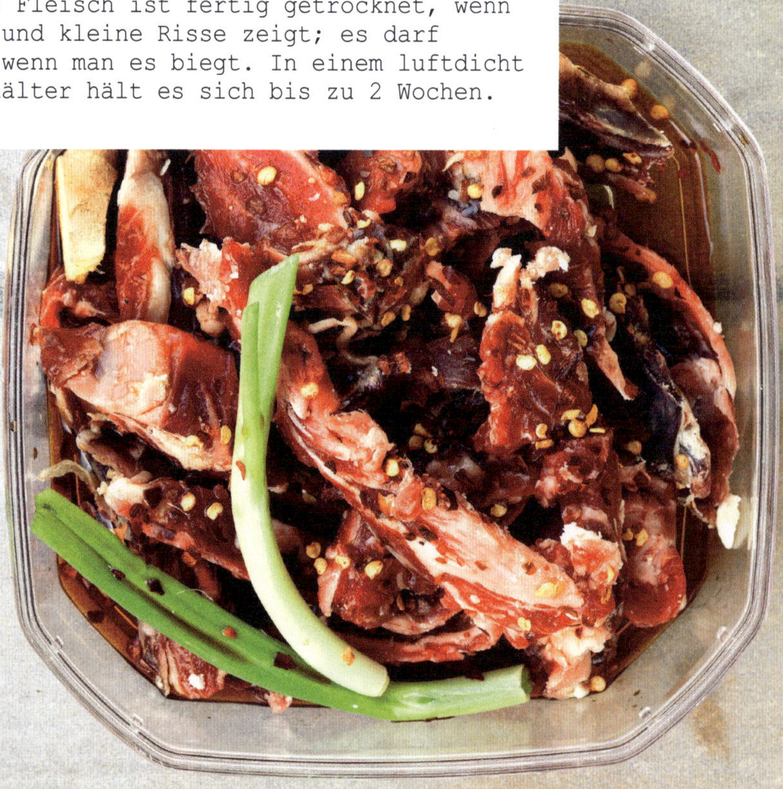

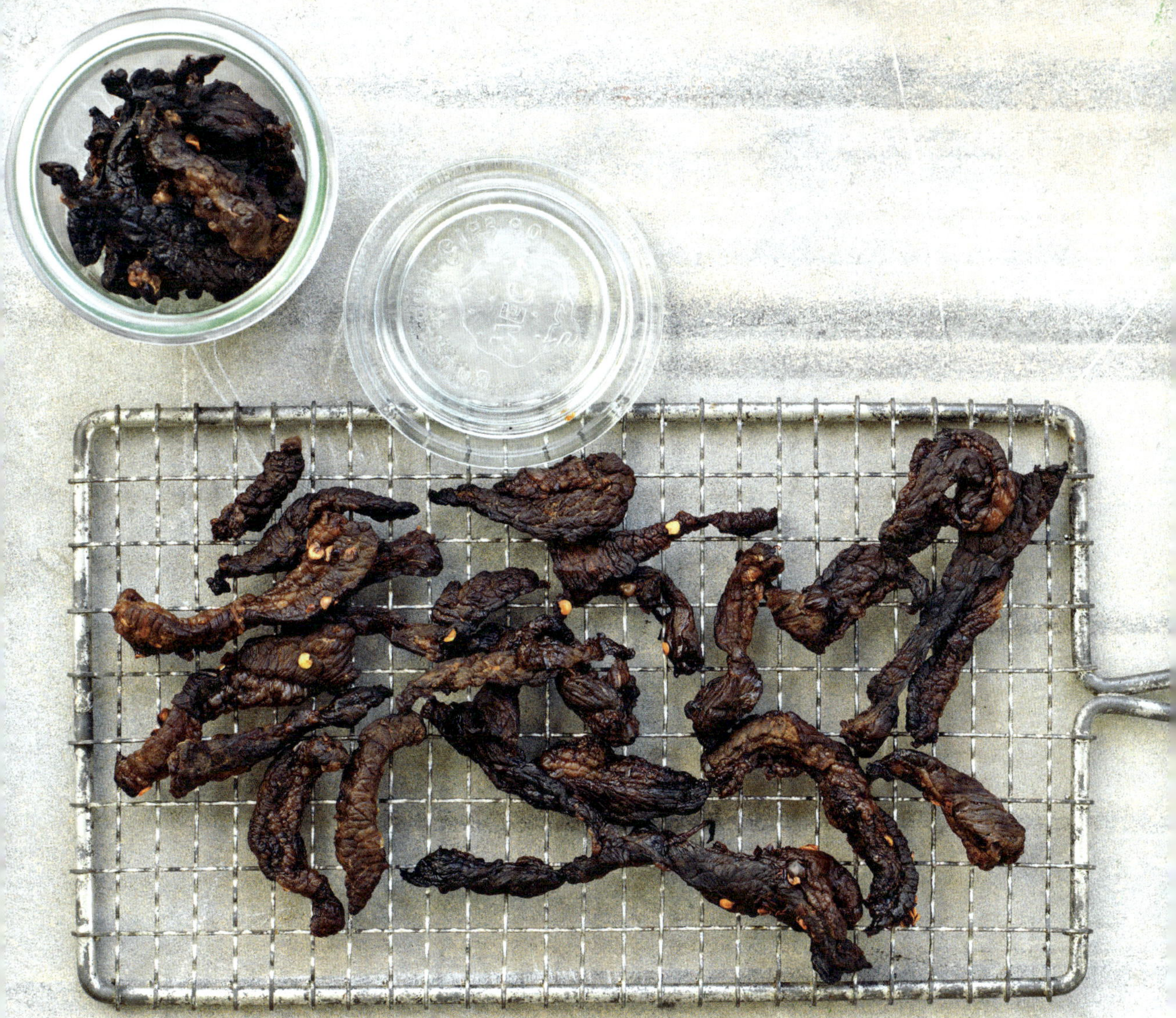

WENN SIE NICHT GENÜGEND FLEISCHRESTE HABEN, UM DIESES KÖSTLICHE REZEPT ZUZUBEREITEN, SAMMELN SIE DIE RESTE IN EINEM BEUTEL IM GEFRIERSCHRANK, BIS SIE ETWA 250 G DAVON HABEN.

GERÖSTETE MARKKNOCHEN

>>> Für	>>> Zubereiten	>>> Kochen
2 PORTIONEN	15 MINUTEN	20 MINUTEN

2 Markknochen vom Rind
2 EL Salz
2 EL Olivenöl
1 TL abgeriebene unbehandelte Zitronenschale
1 Zweig Thymian
Salz und schwarzer Pfeffer

Eventuelle Fleischreste von den Knochen entfernen und im Gefrierschrank für ein anderes Rezept aufbewahren. In einem Kochtopf 480 ml Wasser mit dem Salz mischen und auf kleiner Hitze erwärmen, damit sich das Salz auflöst. Vom Herd nehmen und abkühlen lassen. Die Markknochen in eine Schüssel legen, mit der Salzlösung übergießen und so viel Wasser hinzufügen, bis die Knochen vollständig bedeckt sind. Über Nacht ziehen lassen. Wenn Sie keine Zeit haben, können Sie diesen Schritt auch überspringen.

Den Backofen auf 200 Grad vorheizen. Ein Blech mit Backpapier auslegen. Die Knochen abtropfen lassen und auf das Blech legen. Mit den restlichen Zutaten würzen und im Ofen 15–20 Minuten rösten, bis das Mark gar ist (den Garzustand überprüfen, indem Sie mit dem Löffelrücken auf das Mark drücken). Die Markknochen mit Salz bestreuen und mit geröstetem Sauerteigbrot servieren.

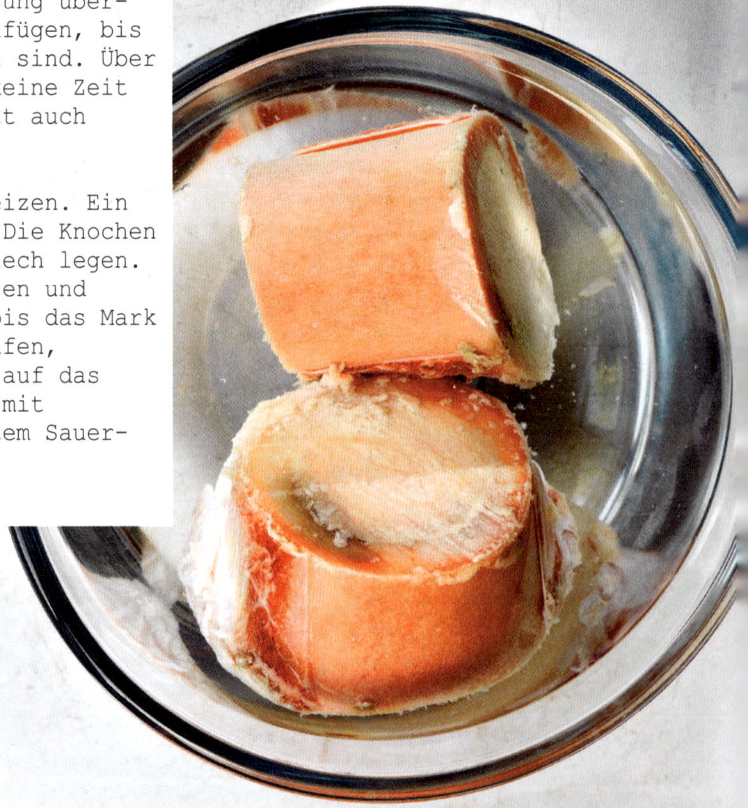

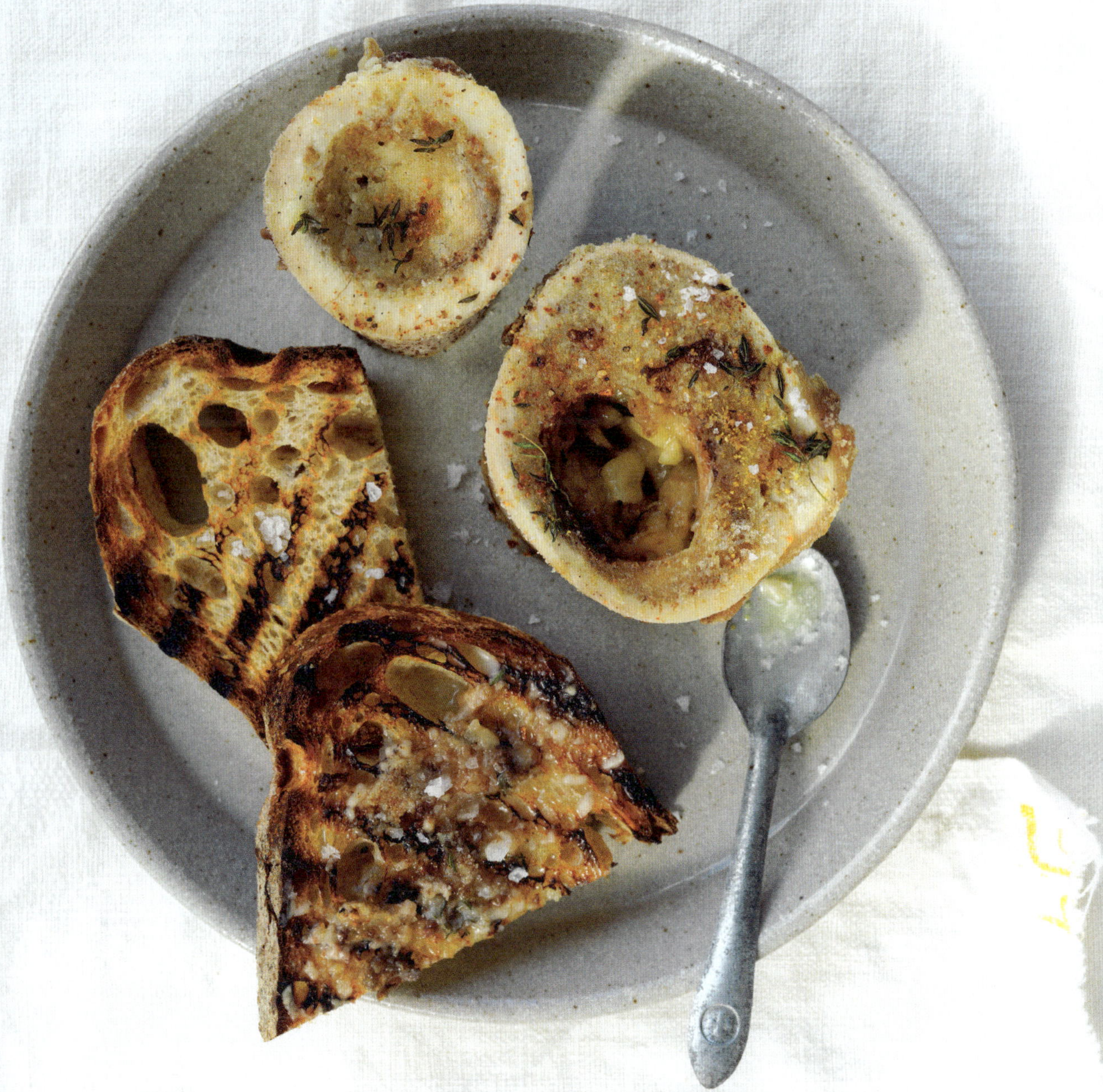

BITTEN SIE IHREN METZGER, IHNEN DIE MARKKNOCHEN IN 10 CM GROSSE STÜCKE ZU SCHNEIDEN, UND LASSEN SIE SICH VOM KÖSTLICHEN GESCHMACK DIESES GERICHTS ÜBERRASCHEN.

GEKLÄRTES SCHWEINEFETT

>>> Für	>>> Zubereiten	>>> Kochen
500 G	15 MINUTEN	1 STUNDE

2 kg Schweinefett, in Stücke geschnitten
6 Lorbeerblätter
1 TL Salz

Schweinefett, Lorbeerblätter und Salz in einen Kochtopf mit dickem Boden geben. 200 ml Wasser hinzufügen und auf kleiner Hitze erwärmen, bis das Fett geschmolzen und bernsteinfarben ist.

Ein sterilisiertes Einmach- oder Schraubglas von ½ l Fassungsvermögen in eine Schüssel mit kaltem Wasser stellen, sodass der Boden des Glases ganz im Wasser steht. Das geklärte Fett mit einem Schöpflöffel einfüllen. Vollständig abkühlen lassen; das Fett wird dabei weiß und fest. Das Glas verschließen und im Kühlschrank aufbewahren.

TIPP: Eventuelle Fleischrückstände können vom Fett abgeschöpft und eingesalzen oder für einen salzigen Kuchen oder für Brote verwendet werden.

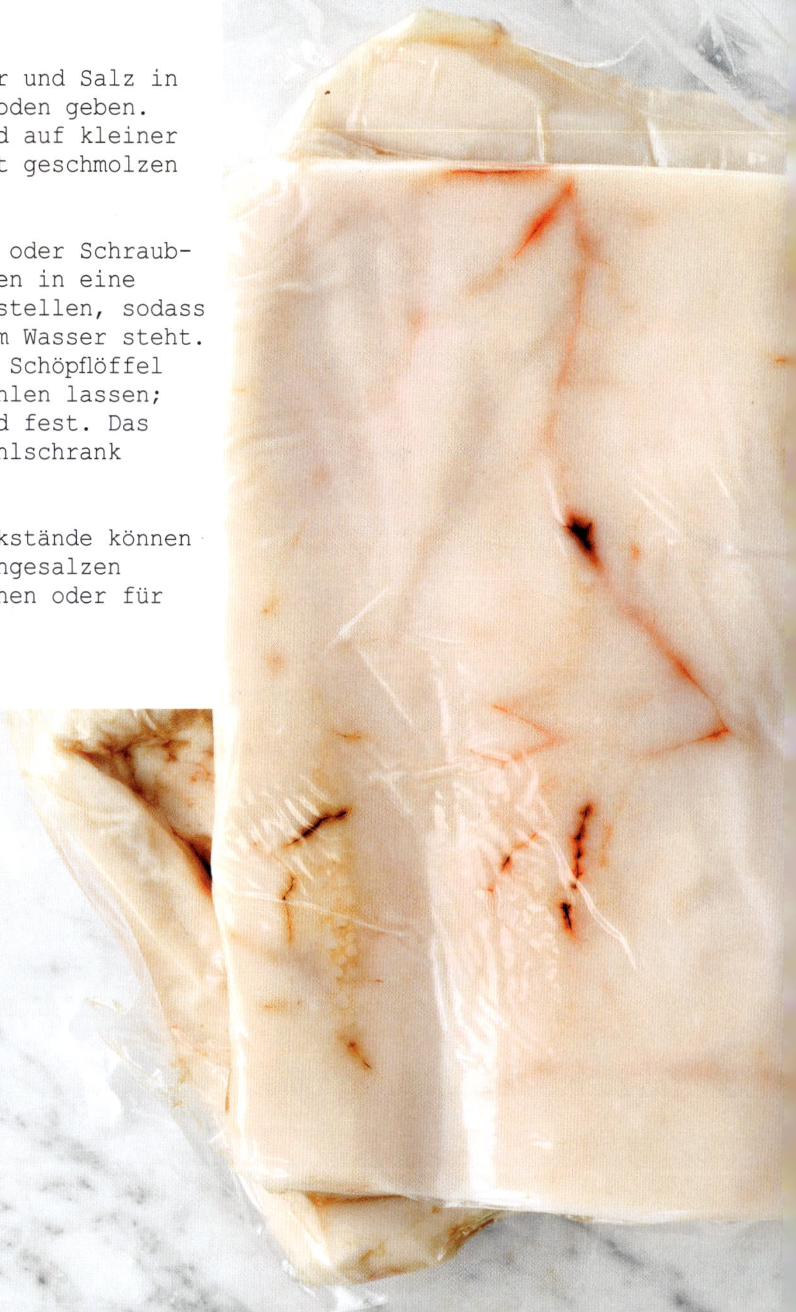

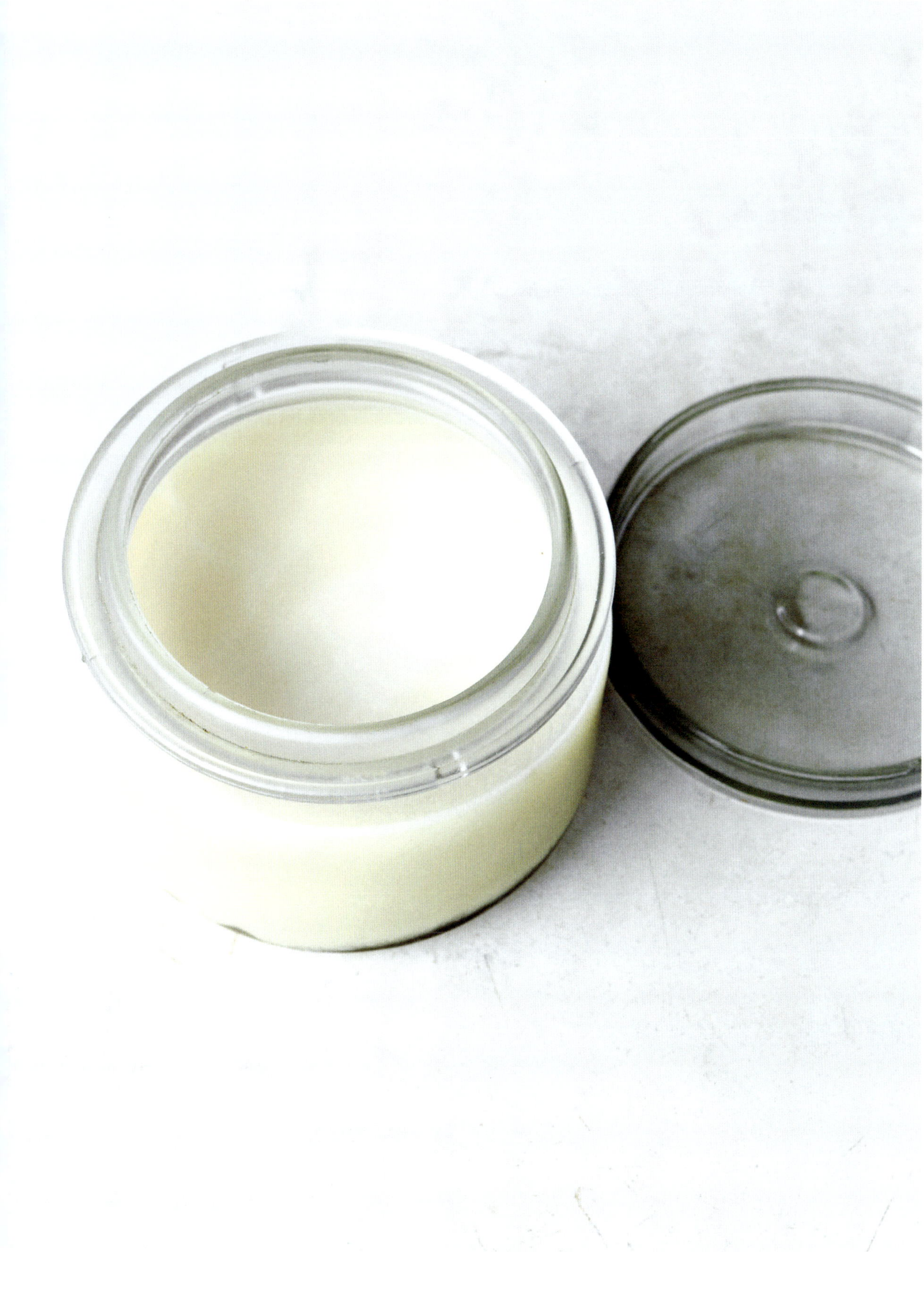

TROCKENERBSENSUPPE MIT SCHWEINSHAXE

>>> Für	>>> Zubereiten	>>> Kochen
4 PORTIONEN	10 MINUTEN	3–4 STUNDEN

400 g Trockenerbsen, abgespült
Reste von 1 Schweinshaxe
Salz und schwarzer Pfeffer

Die Trockenerbsen und die Reste der Schweinshaxe in einen großen Kochtopf geben. Ausreichend Wasser hinzufügen, sodass die Haxe bedeckt ist (ca. 2 l). Auf mittlerer Hitze aufkochen, zudecken, die Temperatur zurückschalten und köcheln lassen. Von Zeit zu Zeit umrühren. Eventuell den Schaum an der Oberfläche entfernen.

Nach 2 Stunden sind die Trockenerbsen weich und die restlichen Fleischstücke haben sich vom Knochen gelöst. Alles Fleisch vom Knochen abkratzen und den Knochen wegwerfen. Die Suppe salzen und pfeffern und auf kleiner Hitze ohne Deckel köcheln lassen, bis sie die gewünschte Konsistenz hat.

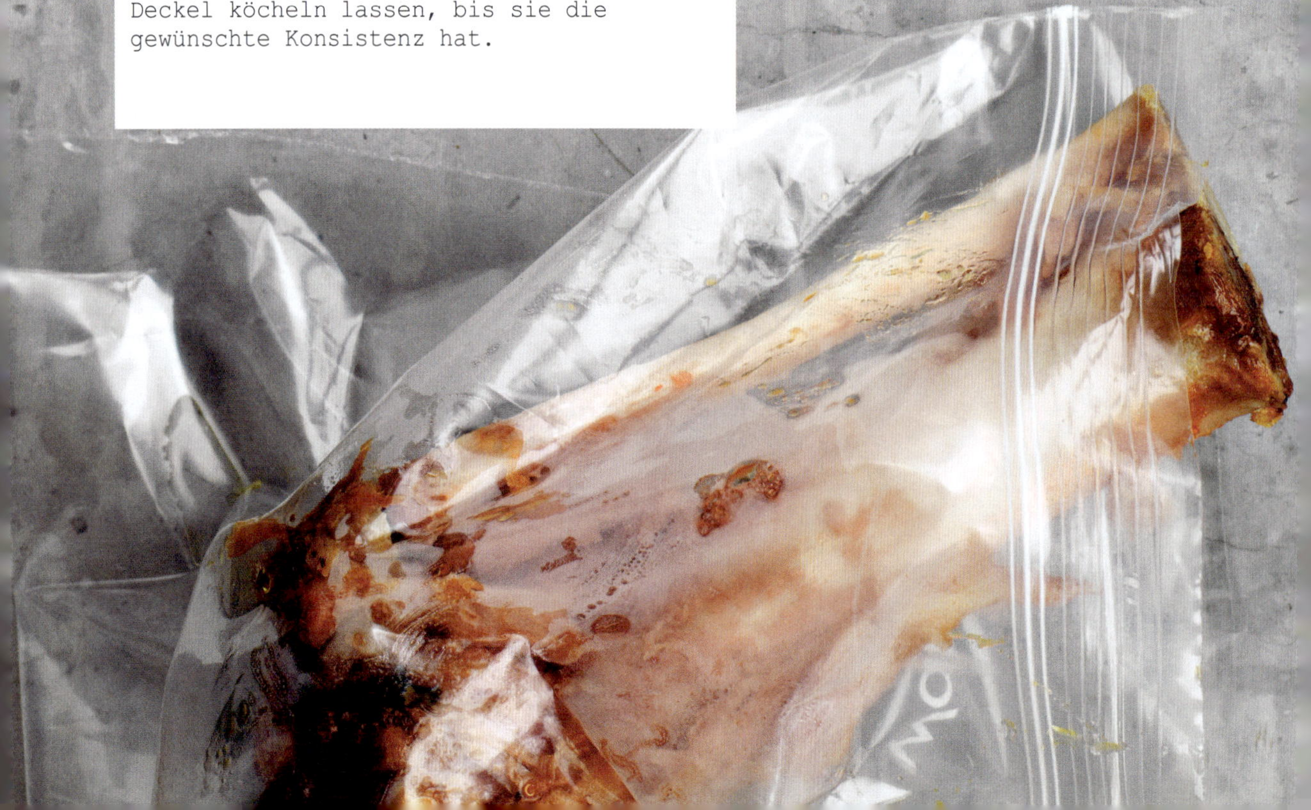

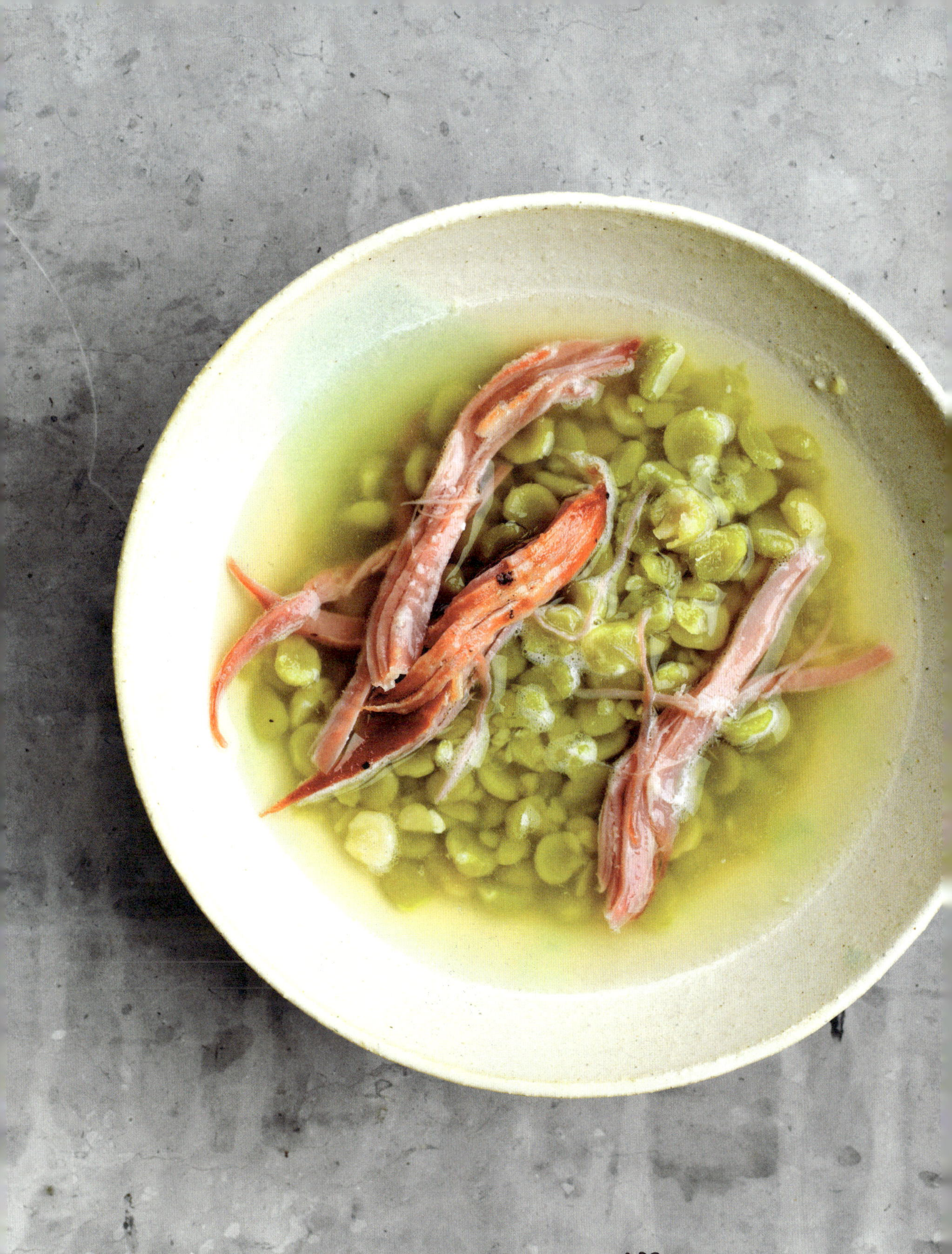

FISCHBRÜHE

>>> Für	>>> Zubereiten	>>> Kochen
1/2 L	15 MINUTEN	45 MINUTEN

500 g Fischgräten und -haut
150 g Gemüseschalen und -abschnitte (Zwiebel, Sellerie, Karotte, Petersilie)
½ Fenchelknolle mit Fenchelgrün, in Stücke geschnitten
6 schwarze Pfefferkörner
1 Lorbeerblatt

Alle Zutaten mit 1 Liter kaltem Wasser in einen großen Topf geben. Aufkochen und den Schaum an der Oberfläche abschöpfen. Die Temperatur zurückschalten und zugedeckt 45 Minuten köcheln lassen. Durch ein Sieb gießen und abkühlen lassen.

Die Brühe hält sich 2 Tage im Kühlschrank.

Zum Einfrieren die Brühe auf starker Hitze auf die Hälfte einkochen. In Eiswürfelbehälter füllen und in den Gefrierschrank stellen. Vor dem Verwenden die benötigte Anzahl gefrorener Würfel in eine kleine Schüssel geben und zum Auftauen mit etwas heißem Wasser übergießen.

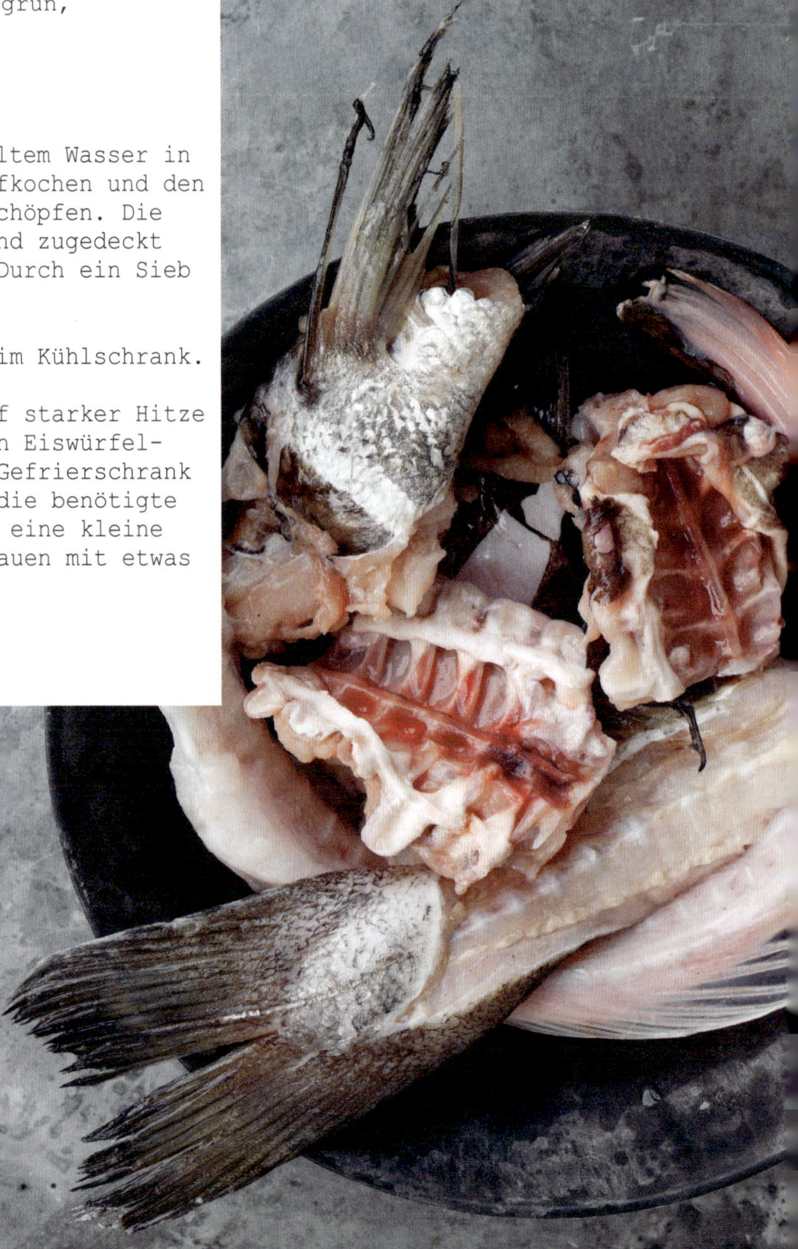

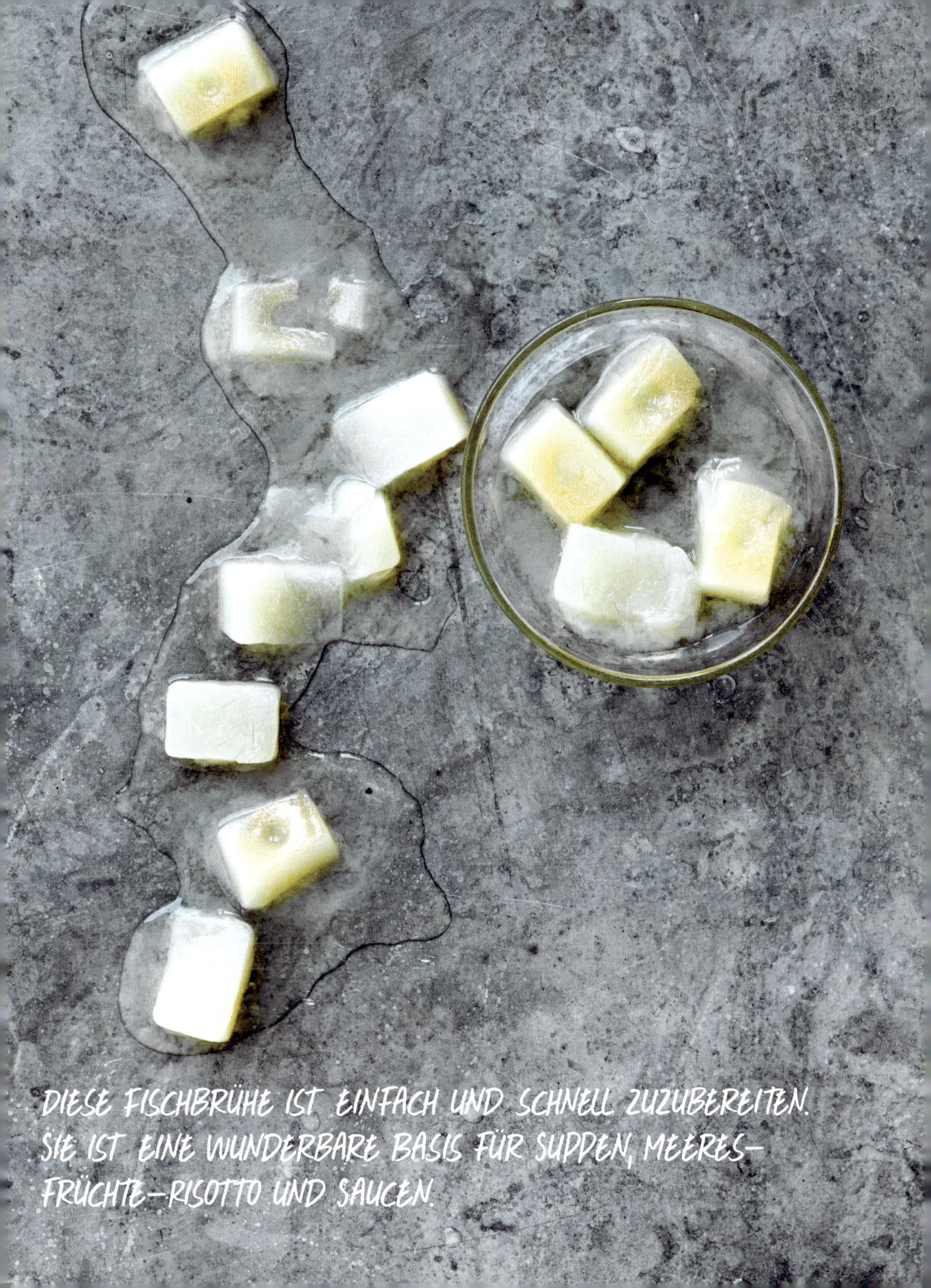

DIESE FISCHBRÜHE IST EINFACH UND SCHNELL ZUZUBEREITEN. SIE IST EINE WUNDERBARE BASIS FÜR SUPPEN, MEERESFRÜCHTE-RISOTTO UND SAUCEN.

SUPPE AUS FISCHKÖPFEN

>>> Für	>>> Zubereiten	>>> Kochen
2 PORTIONEN	10 MINUTEN	1 STUNDE

400 g Fischköpfe, in Stücke geschnitten
30 g Ingwer, in Scheiben geschnitten
100 g Chinakohlabschnitte, gehackt
1 Tomate, gewürfelt
1 Zwiebel, in Scheiben geschnitten
10 g Korianderwurzeln und -stängel
1 EL Fischsauce
Salz und Pfeffer zum Abschmecken
Korianderblätter zum Garnieren

Alle Zutaten in einen großen Kochtopf geben. 1 Liter Wasser hinzufügen. Aufkochen, die Temperatur zurückschalten und zugedeckt 1 Stunde köcheln lassen. Die Korianderwurzeln und -stängel entfernen. Die Suppe mit Salz und Pfeffer abschmecken. Mit Korianderblättchen garnieren.

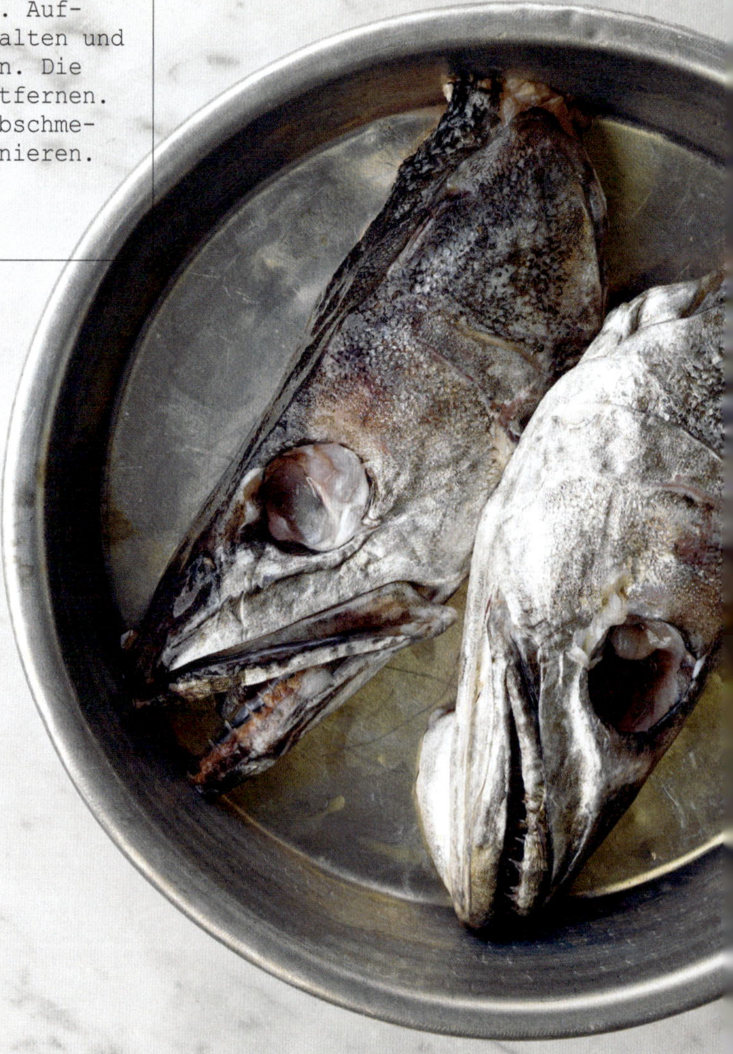

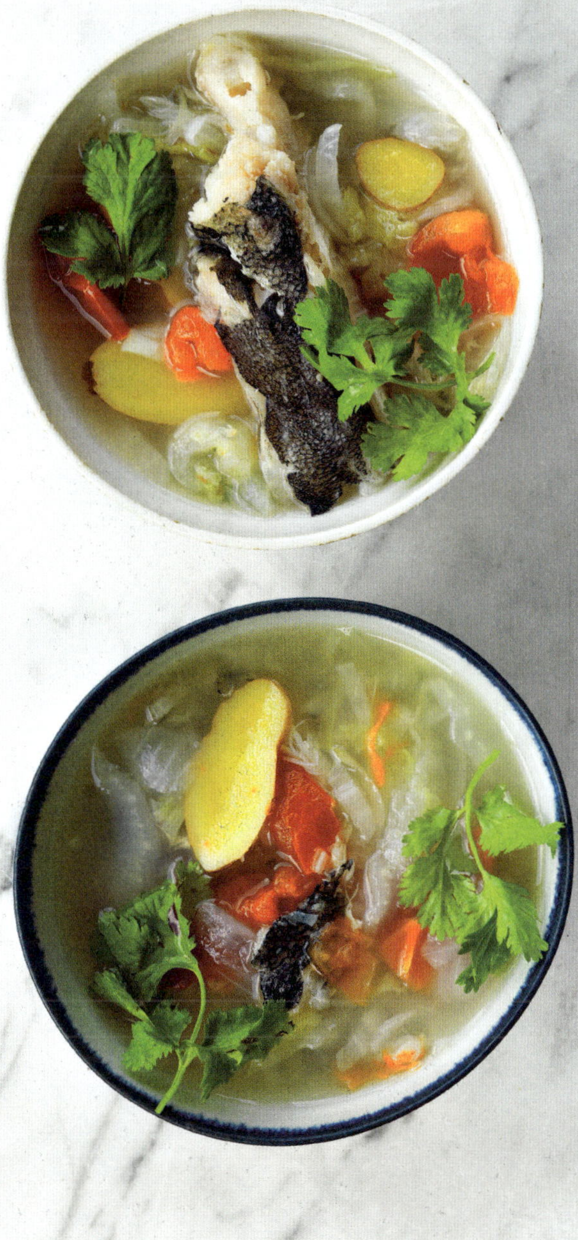

TRADITIONELL WIRD DIESE SUPPE MIT DEN FISCHKÖPFEN UND GRÄTEN SERVIERT. WENN SIE WOLLEN, KÖNNEN SIE DIE FISCHKÖPFE NACH DER HÄLFTE DER KOCHZEIT HERAUSNEHMEN, HAUT, GRÄTEN UND AUGEN ENTFERNEN, DAS FISCHFLEISCH IN STÜCKE TEILEN UND WIEDER IN DIE BRÜHE GEBEN. DER FISCHKOPF IST VOLLER AROMEN, UND VIELE TEILE DAVON KÖNNEN GEGESSEN WERDEN. IN MANCHEN KULTUREN GELTEN AUCH DIE FISCHAUGEN ALS EINE DELIKATESSE.

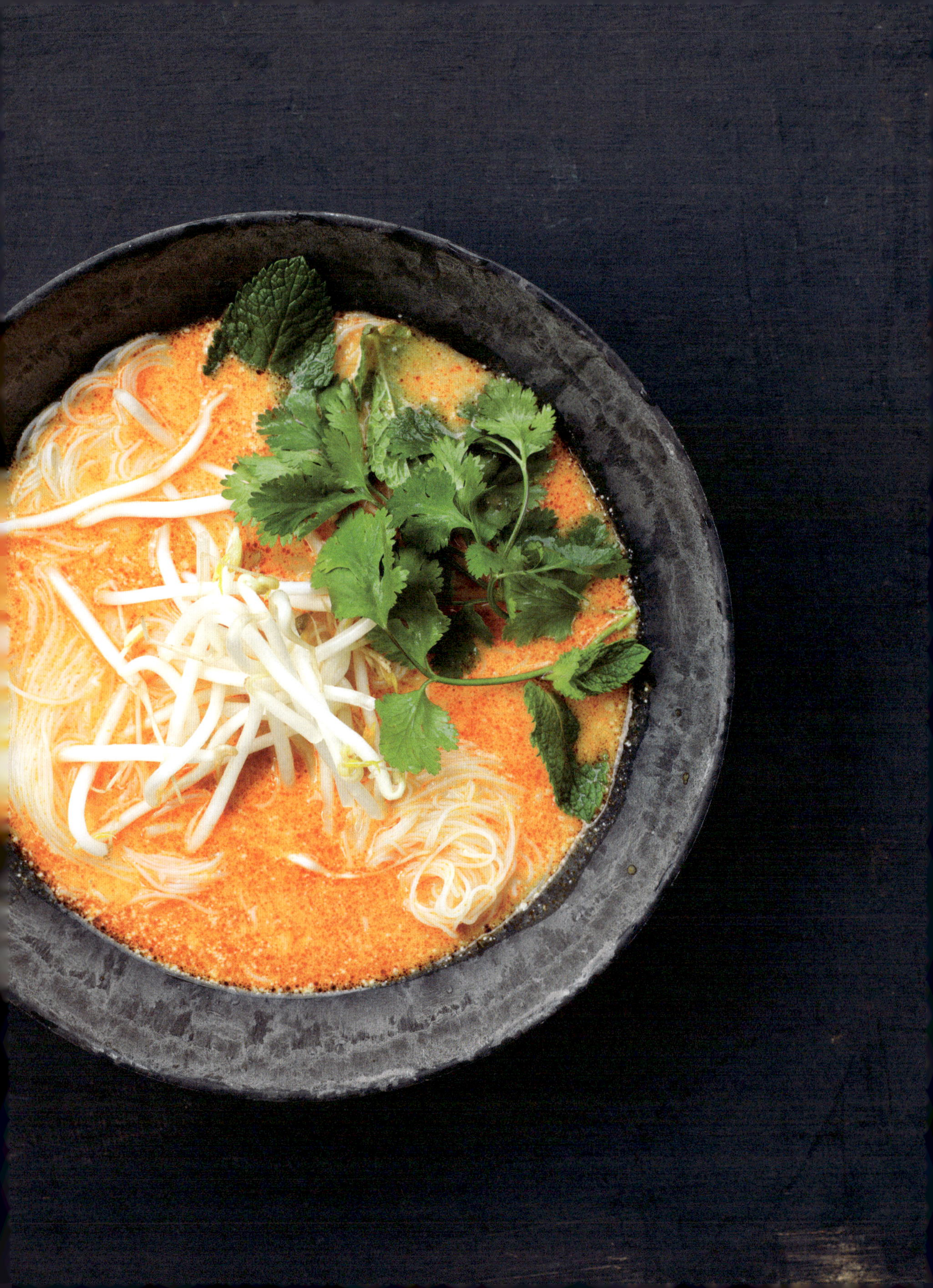

LAKSA AUS GARNELENSCHALEN

>>> Für
2 PORTIONEN

>>> Zubereiten
20 MINUTEN

>>> Kochen
15 MINUTEN

1 EL Traubenkernöl oder anderes pflanzliches Öl
60 g Laksa-Würzpaste, fertig gekauft
200 g Garnelenschalen
400 g Kokosmilch (Dose)
1 EL Fischsauce
Saft von ½ Limette
100 g getrocknete Reisnudeln
20 g Koriander- und Minzeblätter, gemischt
15 g Sojasprossen

Das Öl in einem Wok oder in einem Kochtopf stark erhitzen. Die Laksa-Würzpaste hinzufügen und einige Minuten braten, damit sie ihr Aroma entfaltet und leicht bräunt. Kokosmilch und 400 ml Wasser hinzufügen. Aufkochen, die Temperatur zurückschalten und zugedeckt 10-15 Minuten köcheln lassen, bis sich die Aromen verbinden. Mit Fischsauce und Limettensaft würzen.

Inzwischen die Reisnudeln nach Packungsanleitung kochen.

Die Kokossuppe durch ein Sieb abgießen. Die Nudeln in 2 Schalen verteilen und mit der Suppe übergießen. Mit frischen Kräutern und Sojasprossen servieren.

STATT ABFÄLLE VON MEERESFRÜCHTEN IN DEN MÜLLEIMER ZU WERFEN, WO SIE IN KÜRZE UNLIEBSAME GERÜCHE ENTWICKELN, VERPACKE ICH SIE IN EINEN BEUTEL UND LEGE SIE IN DEN GEFRIERSCHRANK – UND VERWENDE SIE FÜR REZEPTE WIE DIESES ODER DAS FOLGENDE.

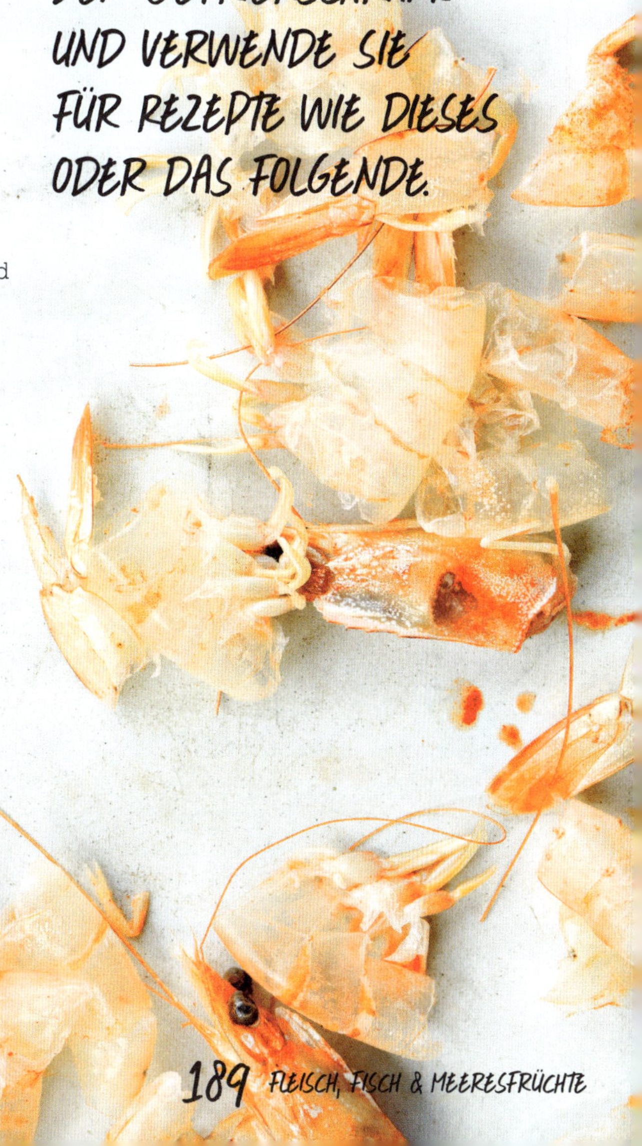

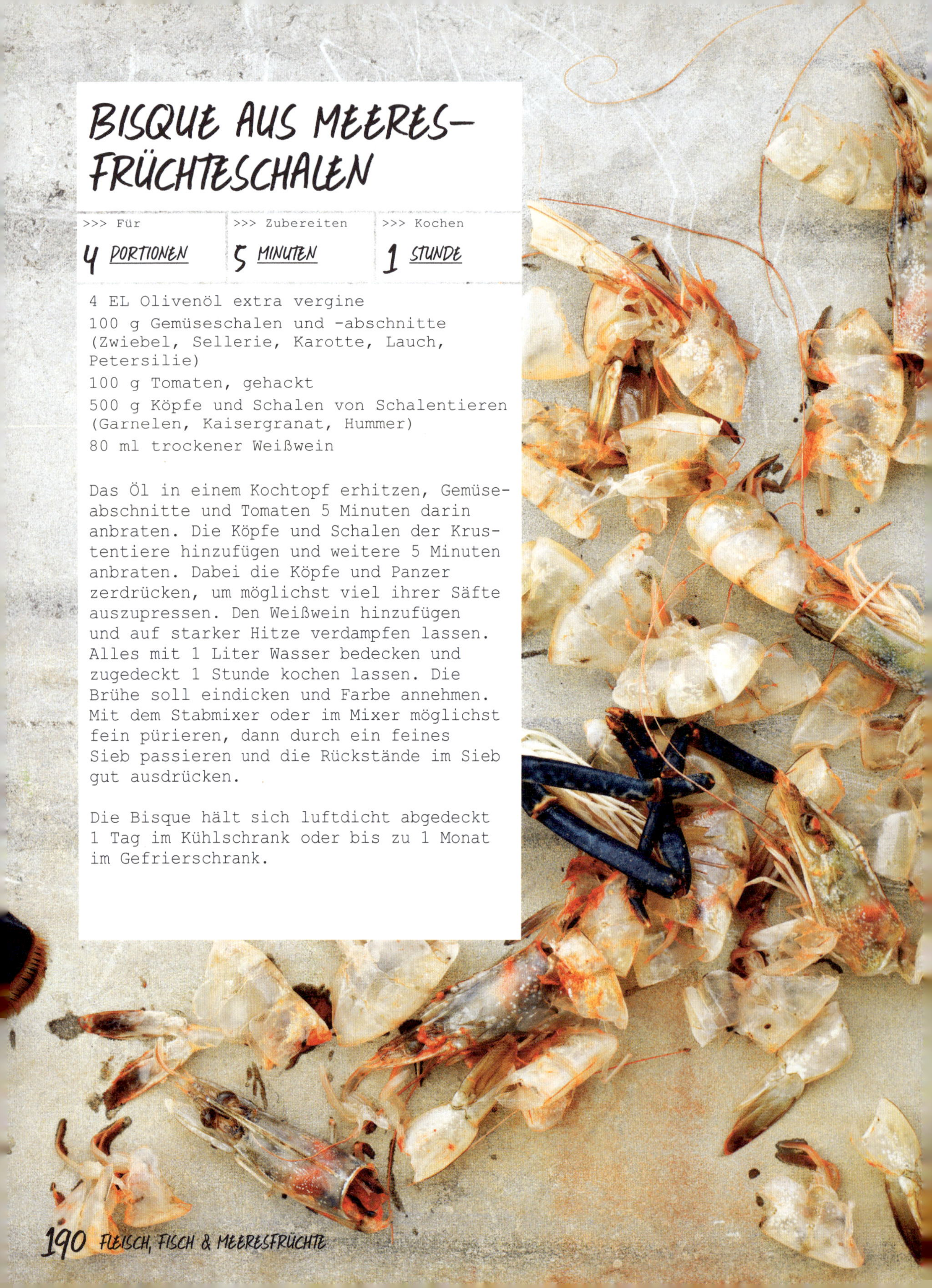

BISQUE AUS MEERES-FRÜCHTESCHALEN

>>> Für	>>> Zubereiten	>>> Kochen
4 PORTIONEN	5 MINUTEN	1 STUNDE

4 EL Olivenöl extra vergine

100 g Gemüseschalen und -abschnitte (Zwiebel, Sellerie, Karotte, Lauch, Petersilie)

100 g Tomaten, gehackt

500 g Köpfe und Schalen von Schalentieren (Garnelen, Kaisergranat, Hummer)

80 ml trockener Weißwein

Das Öl in einem Kochtopf erhitzen, Gemüseabschnitte und Tomaten 5 Minuten darin anbraten. Die Köpfe und Schalen der Krustentiere hinzufügen und weitere 5 Minuten anbraten. Dabei die Köpfe und Panzer zerdrücken, um möglichst viel ihrer Säfte auszupressen. Den Weißwein hinzufügen und auf starker Hitze verdampfen lassen. Alles mit 1 Liter Wasser bedecken und zugedeckt 1 Stunde kochen lassen. Die Brühe soll eindicken und Farbe annehmen. Mit dem Stabmixer oder im Mixer möglichst fein pürieren, dann durch ein feines Sieb passieren und die Rückstände im Sieb gut ausdrücken.

Die Bisque hält sich luftdicht abgedeckt 1 Tag im Kühlschrank oder bis zu 1 Monat im Gefrierschrank.

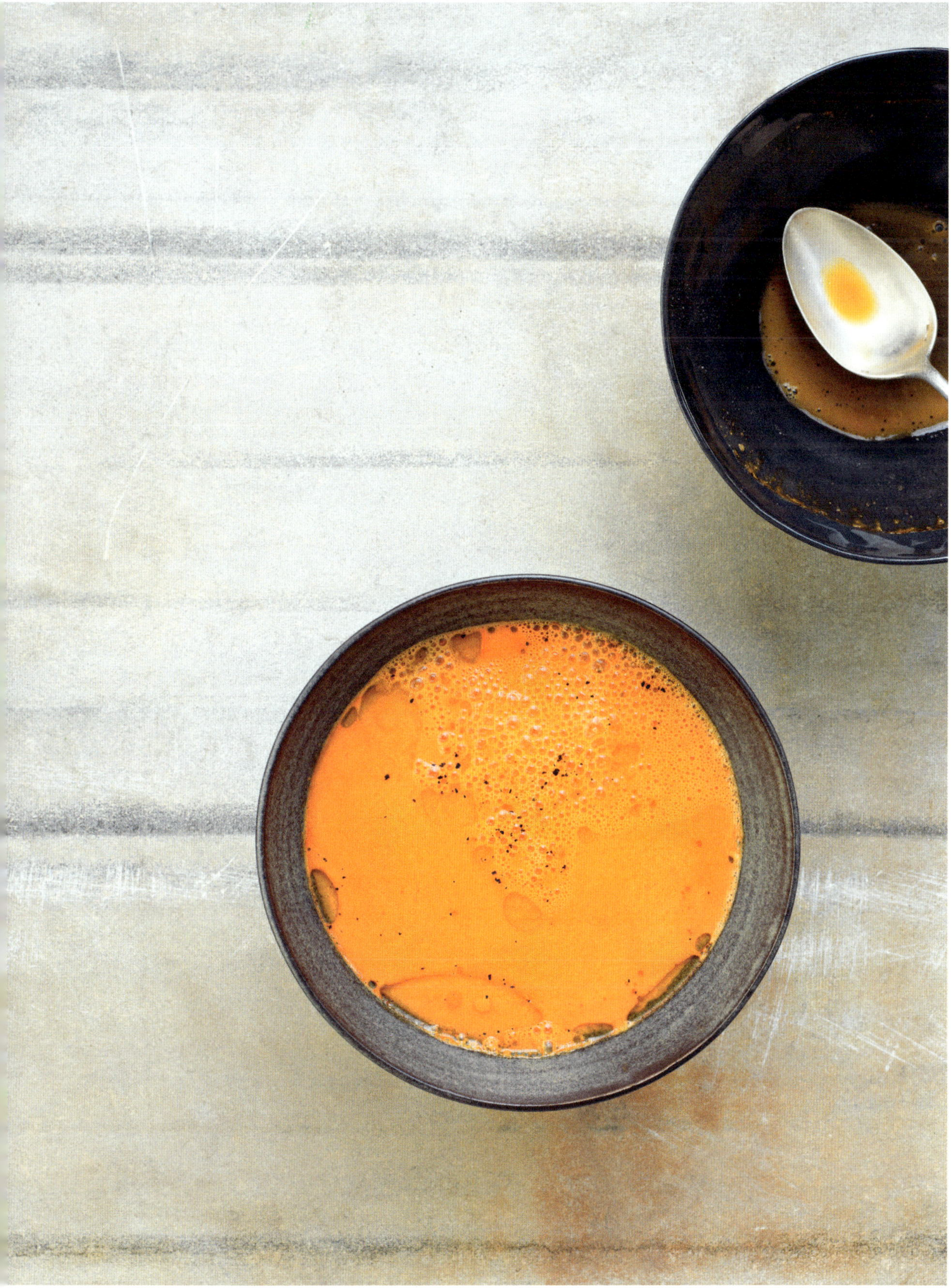

TATAR VON DER LACHSHAUT

>>> Für 2 PORTIONEN	120 g von Lachshaut abgelöste Fleischreste, klein gewürfelt / ½ Gurke, klein gewürfelt / 1 EL Schnittlauch und Koriander, fein gehackt / 1 Schalotte, klein gewürfelt / Saft von 1 Limette / ¼ TL abgeriebene Limettenschale / ¼ TL schwarzer Sesam / Salz, schwarzer Pfeffer
>>> Zubereiten 10 MINUTEN	Alle Zutaten in einer Schüssel miteinander vermischen. Sofort servieren.

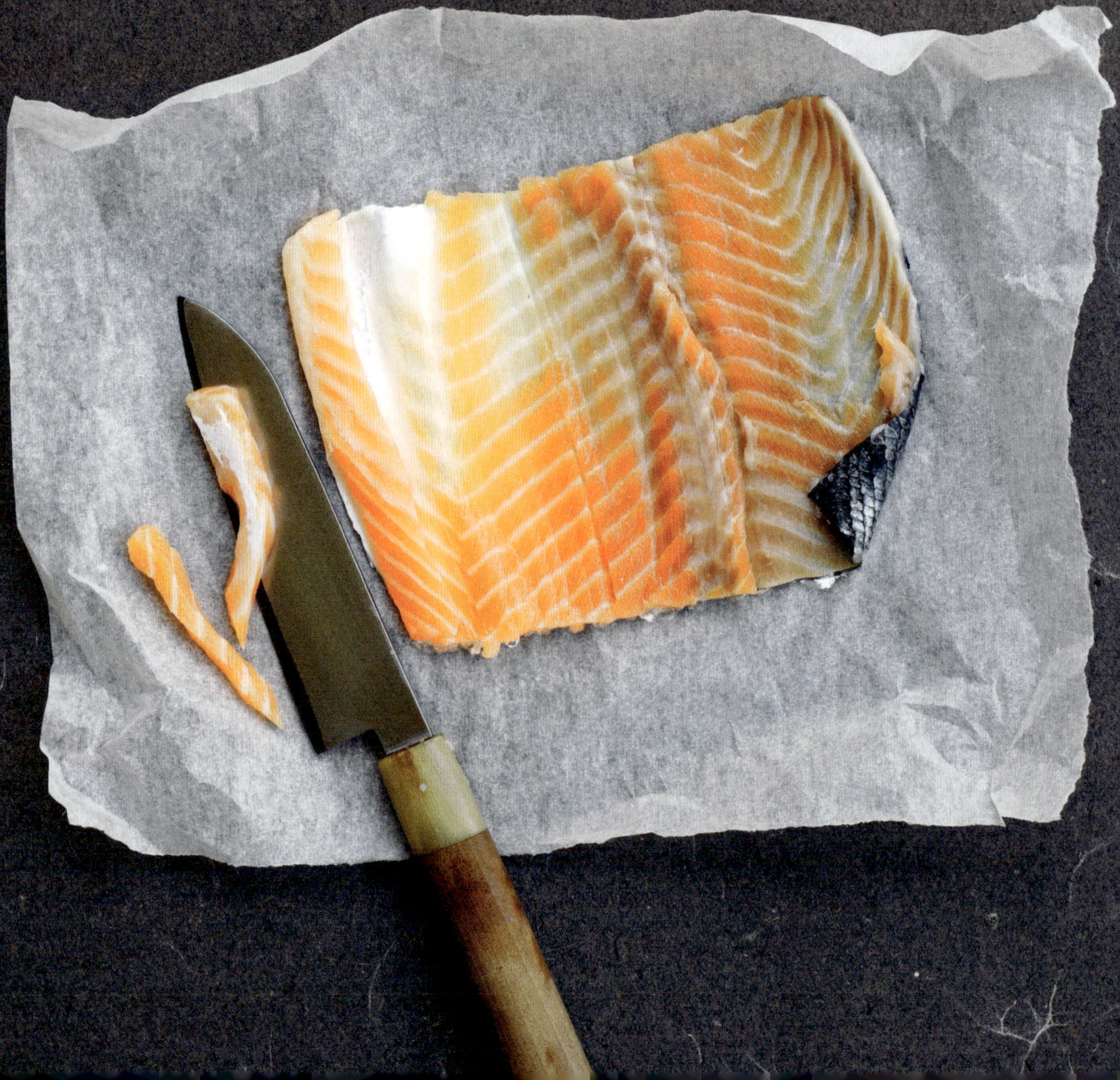

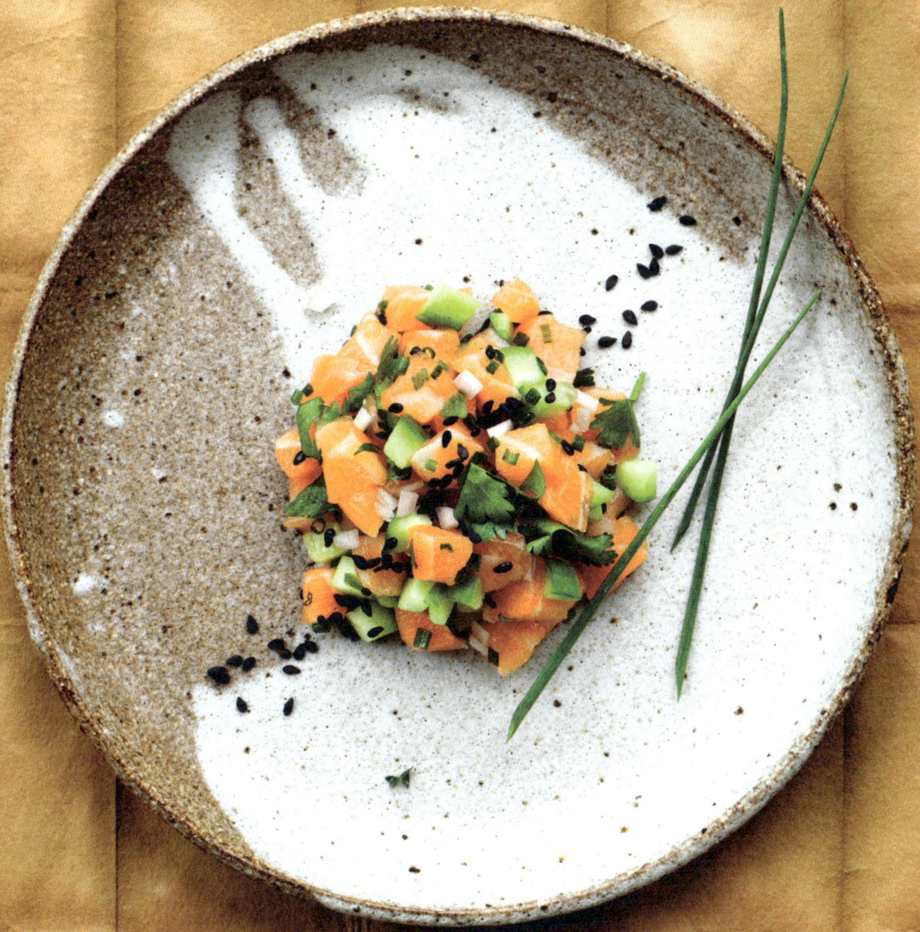

AUF DIE GLEICHE ART KANN MAN AUCH EIN TATAR VON WEISSEM FISCHFLEISCH ZUBEREITEN. WENN SIE EINEN GANZEN FISCH KOCHEN, KÖNNEN SIE VON DER KARKASSE NOCH GENÜGEND KLEINE FLEISCHSTÜCKE ABLÖSEN, UM DARAUS EIN TATAR ZU MACHEN. DAS TATAR IMMER ERST KURZ VOR DEM SERVIEREN ZUBEREITEN, DENN DER LIMETTENSAFT »GART« DAS FISCHFLEISCH.

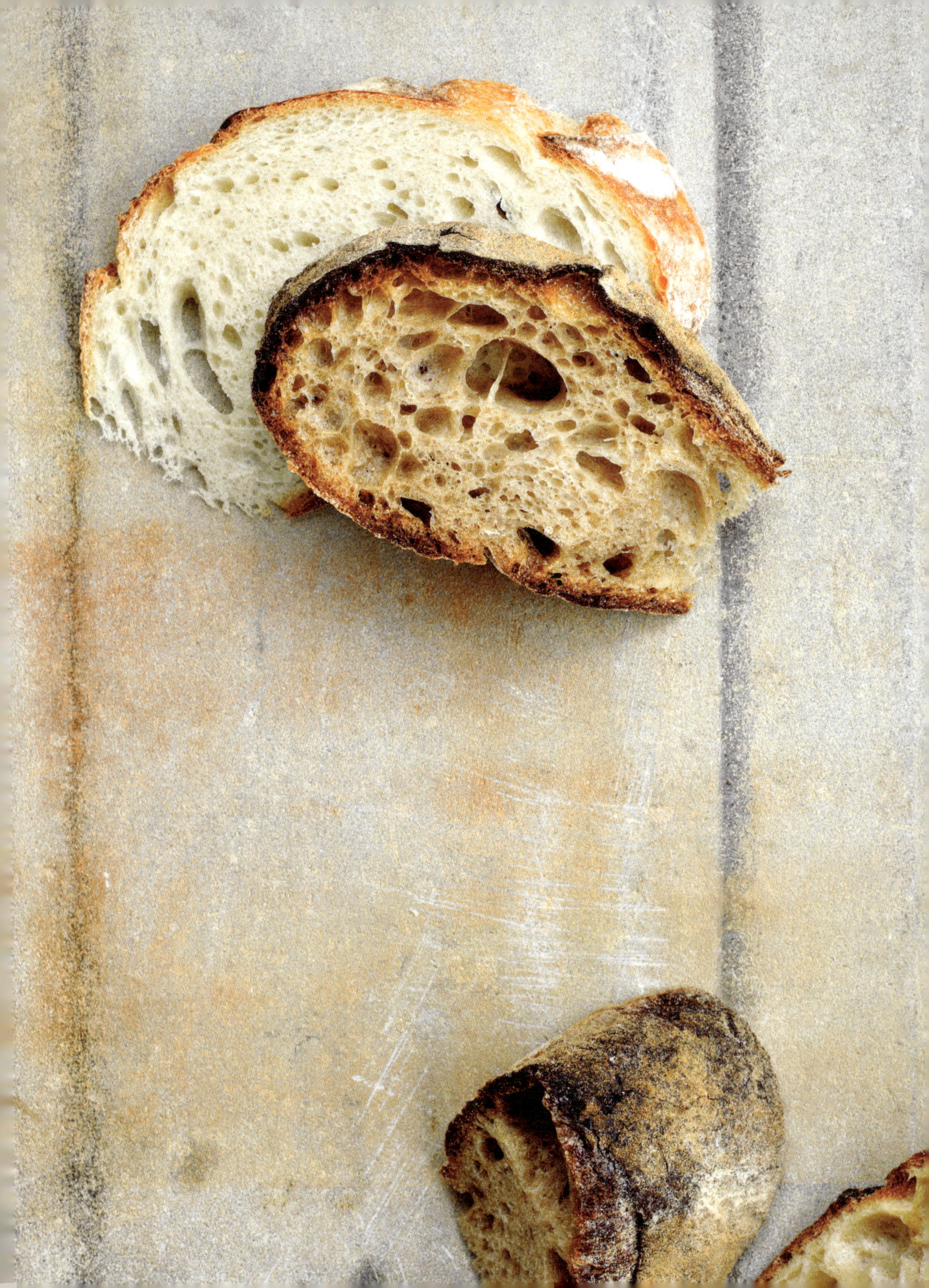

BROT & HÜLSENFRÜCHTE

Brot ist sicherlich das Lebensmittel, das am meisten weggeworfen wird, weil es altbacken und hart geworden ist. Dabei lassen sich aus altem Brot viele wunderbare Gerichte zaubern. Hier finden Sie ein paar Ideen dafür.

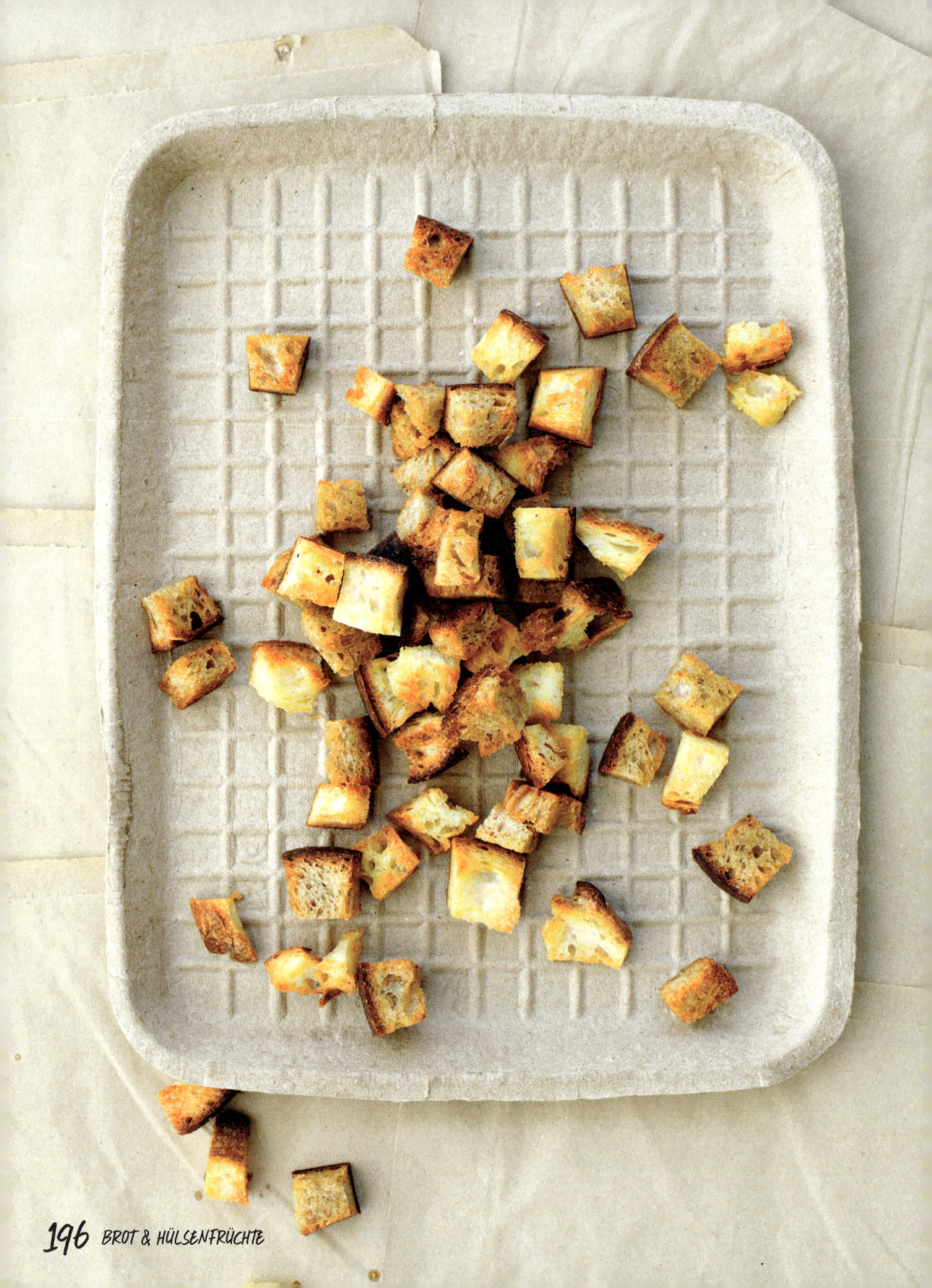

CROÛTONS AUS ALTBACKENEM BROT

>>> Für	>>> Zubereiten	>>> Rösten
250 G	5 MINUTEN	15 MINUTEN

250 g altbackenes Sauerteigbrot, in gleichmäßig große Würfel geschnitten (ca. 1 cm)
5 EL Olivenöl extra vergine
Salz

Den Backofen auf 180 Grad vorheizen. Ein Blech mit Backpapier auslegen.

Die Brotwürfel mit Olivenöl und einigen Prisen Salz vermischen. Auf dem Blech verteilen und im Ofen etwa 15 Minuten goldbraun rösten. Vollständig abkühlen lassen. In einer Dose aufbewahrt, halten sie sich etwa 1 Woche.

TIPP: Sie können die Brotwürfel auch in einer Pfanne in Olivenöl rösten.

DIE EINFACHSTE UND SCHNELLSTE METHODE, UM ALTBACKENES BROT ZU VERBRAUCHEN, IST, CROÛTONS HERZUSTELLEN. SIE KÖNNEN DAS GRUNDREZEPT ABWANDELN, INDEM SIE GEWÜRZE HINZUFÜGEN (SIEHE FOLGENDE SEITEN). CROÛTONS PASSEN HERVORRAGEND ZU SALATEN UND SUPPEN, DIE SCHARFE VARIANTE ETWA ZU EINER GEEISTEN TOMATENSUPPE, DIE MIT PARMESAN UND KNOBLAUCH ZU EINER ZUCHHINISUPPE. MIT KRÄUTERN GEWÜRZTE CROÛTONS PASSEN ZU EINEM SPARGELSALAT UND DIE MIT ZITRONE ZU EINEM HÜHNERSALAT.

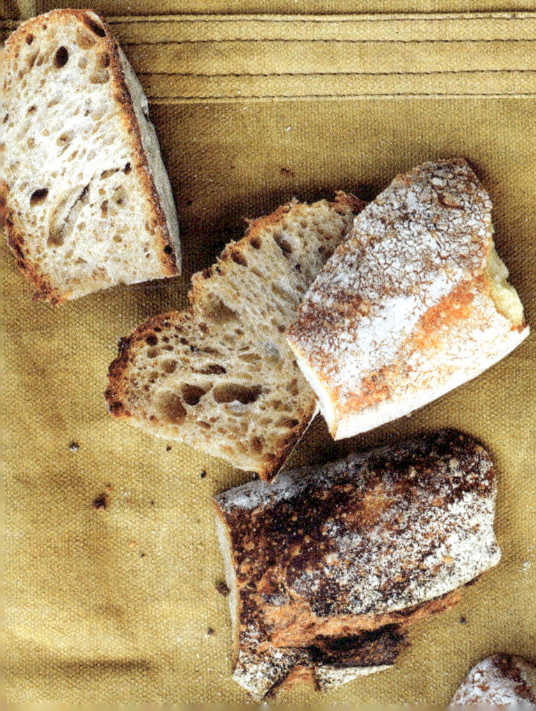

4 VARIANTEN GEWÜRZTER CROÛTONS

>>> Für 300 g >>> Zubereiten: 5 Minuten >>> Rösten: 15 Minuten

Die Croûtons nach dem Grundrezept (Seite 197) herstellen, dabei die Würzzutaten mit dem Öl hinzufügen.

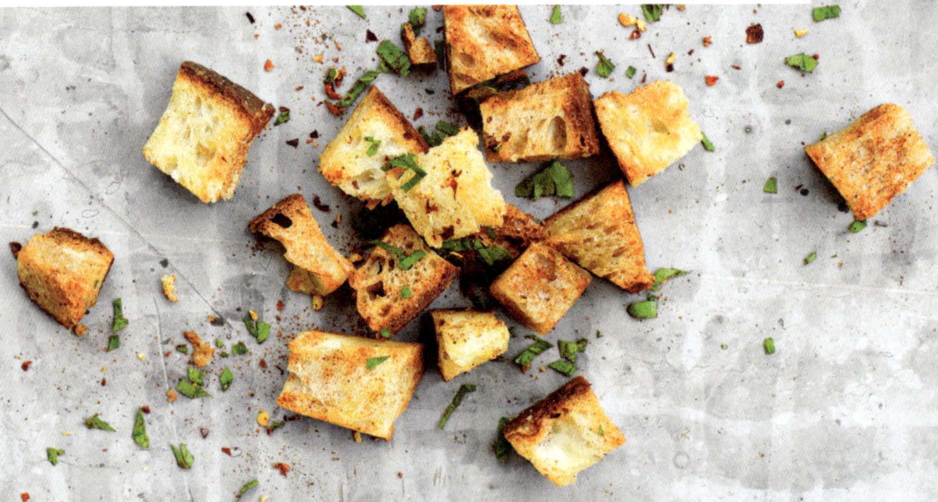

SCHARF

5 EL OLIVENÖL EXTRA VERGINE / 1 KNOBLAUCHZEHE, GEPRESST / ½ TL PAPRIKAPULVER / ¼ TL CHILIPULVER / ½ TL CAYENNEPFEFFER / 1 PRISE GETROCKNETE CHILIFLOCKEN / 1 EL PETERSILIE, GEHACKT / SALZ

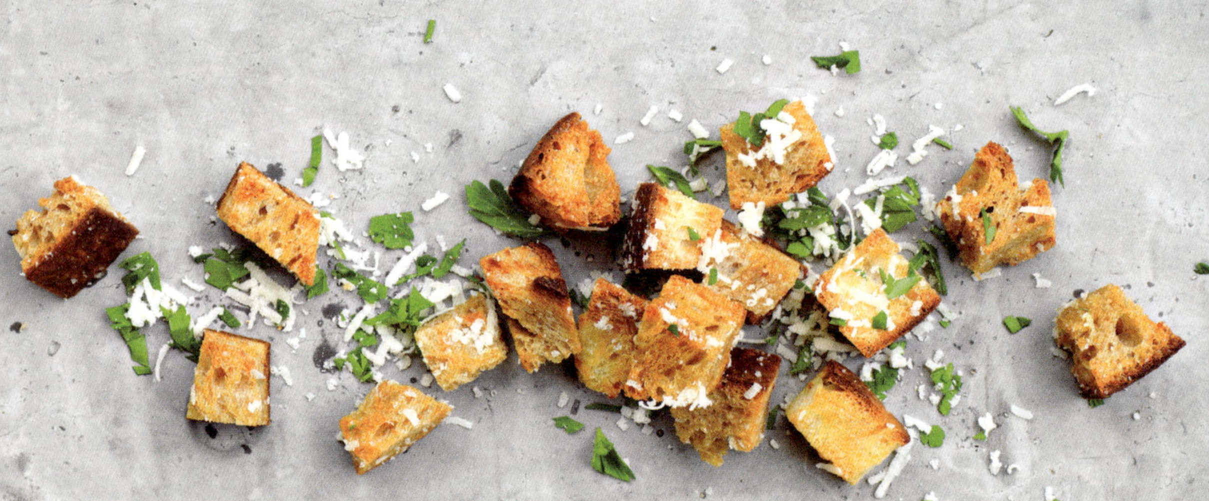

KNOBLAUCH & PARMESAN

5 EL OLIVENÖL EXTRA VERGINE / 50 G PARMESAN, GERIEBEN / 1 KNOBLAUCHZEHE, GEPRESST / 1 EL PETERSILIE, GEHACKT / SALZ, SCHWARZER PFEFFER

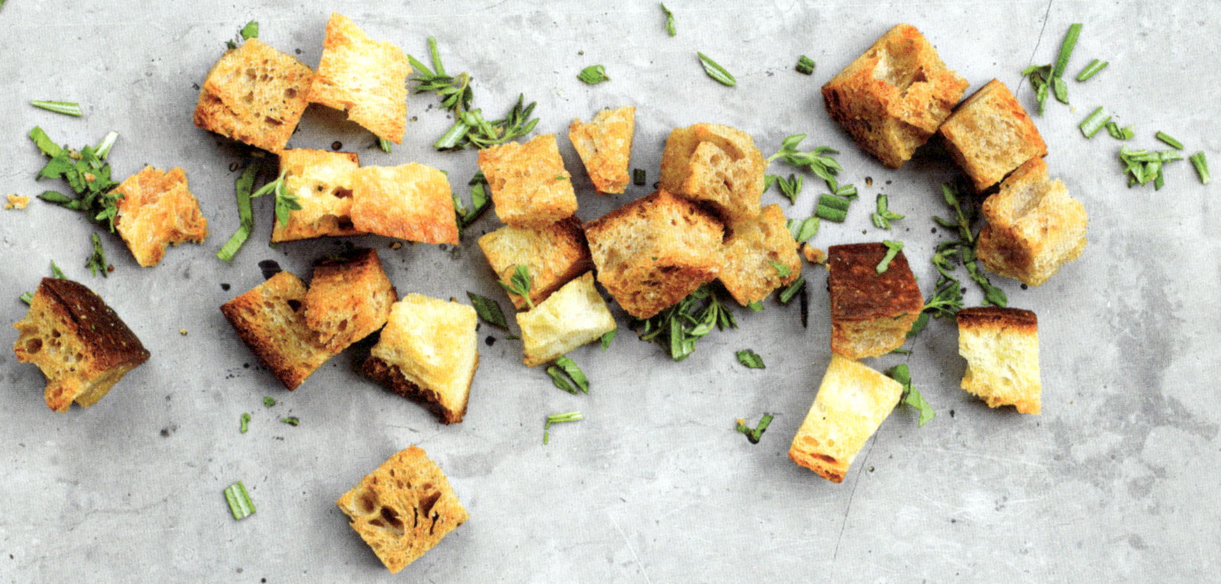

KRÄUTER

5 EL OLIVENÖL EXTRA VERGINE / 10 G THYMIAN, GEHACKT / 10 G ROSMARIN, GEHACKT / 10 G BASILIKUM, GEHACKT / 1 KNOBLAUCHZEHE, GEPRESST / SALZ, SCHWARZER PFEFFER

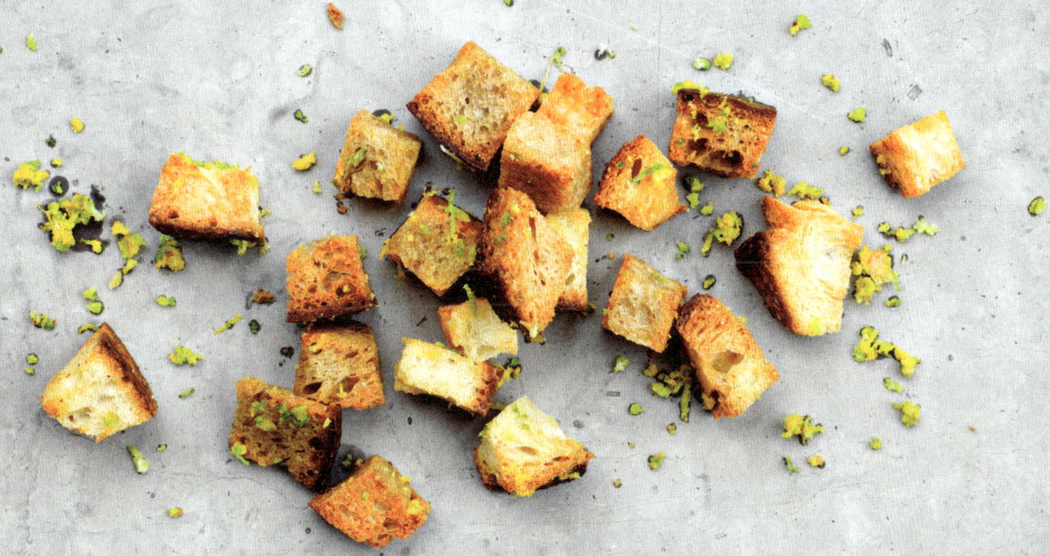

ZITRUS

5 EL OLIVENÖL EXTRA VERGINE / JE 10 G ABGERIEBENE ZITRONEN-, ORANGEN- UND LIMETTENSCHALE / SALZ, SCHWARZER PFEFFER

PANZANELLA AUS ALTBACKENEM BROT

>>> Für	>>> Zubereiten	>>> Kochen
4 PORTIONEN	25 MINUTEN	0 MINUTEN

2 EL Weißweinessig
4 Scheiben altbackenes Sauerteigbrot, ohne Rinde
1 rote Zwiebel, fein geschnitten
1 Gurke, in Scheiben geschnitten
400 g reife Tomaten, in Stücke geschnitten
6 EL Olivenöl extra vergine
1 Bund Basilikum, Blätter abgezupft
Salz und schwarzer Pfeffer

1 Esslöffel Weißweinessig in einer Schüssel mit 5 EL Wasser vermischen. Das Brot darin einweichen. Dann das Brot gut ausdrücken, um möglichst viel Wasser zu entfernen, in Stücke schneiden und in eine Schüssel geben. Zwiebel, Gurkenscheiben und Tomaten hinzufügen. Von Hand vermischen, dann den restlichen Essig, Öl, Salz und Pfeffer hinzufügen. Das Basilikum beigeben, vermischen und servieren.

TIPP: Statt mit eingeweichtem Brot kann der Salat auch mit Croûtons (siehe Seite 197–199) zubereitet werden.

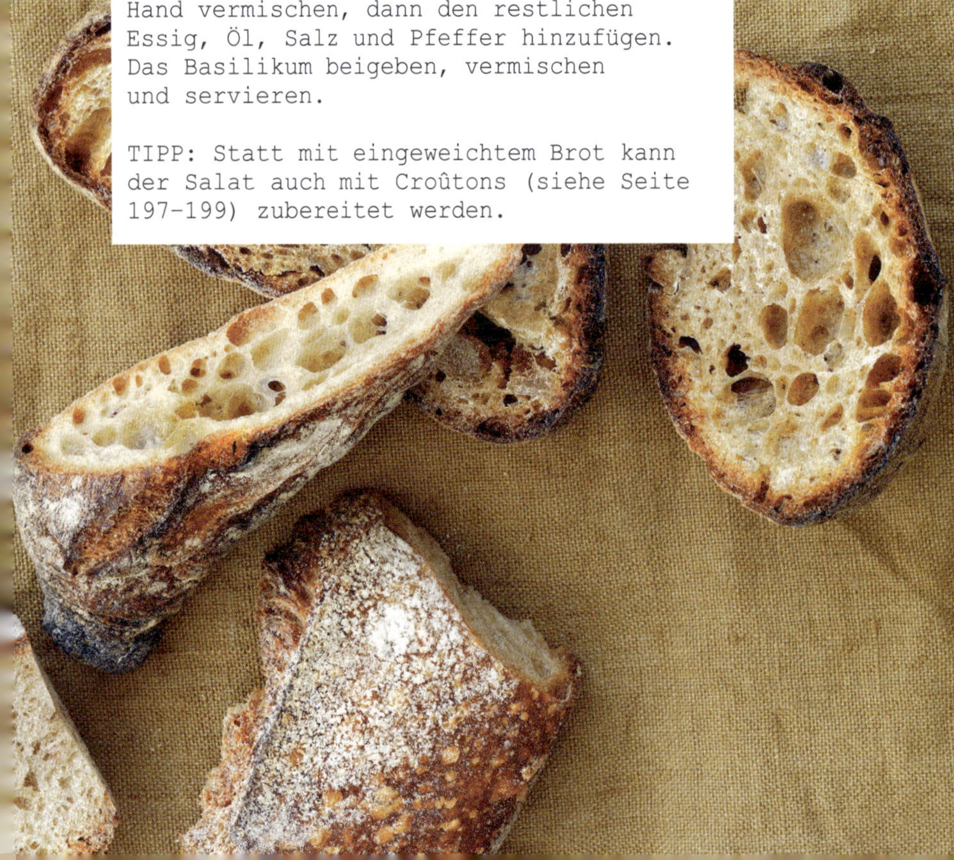

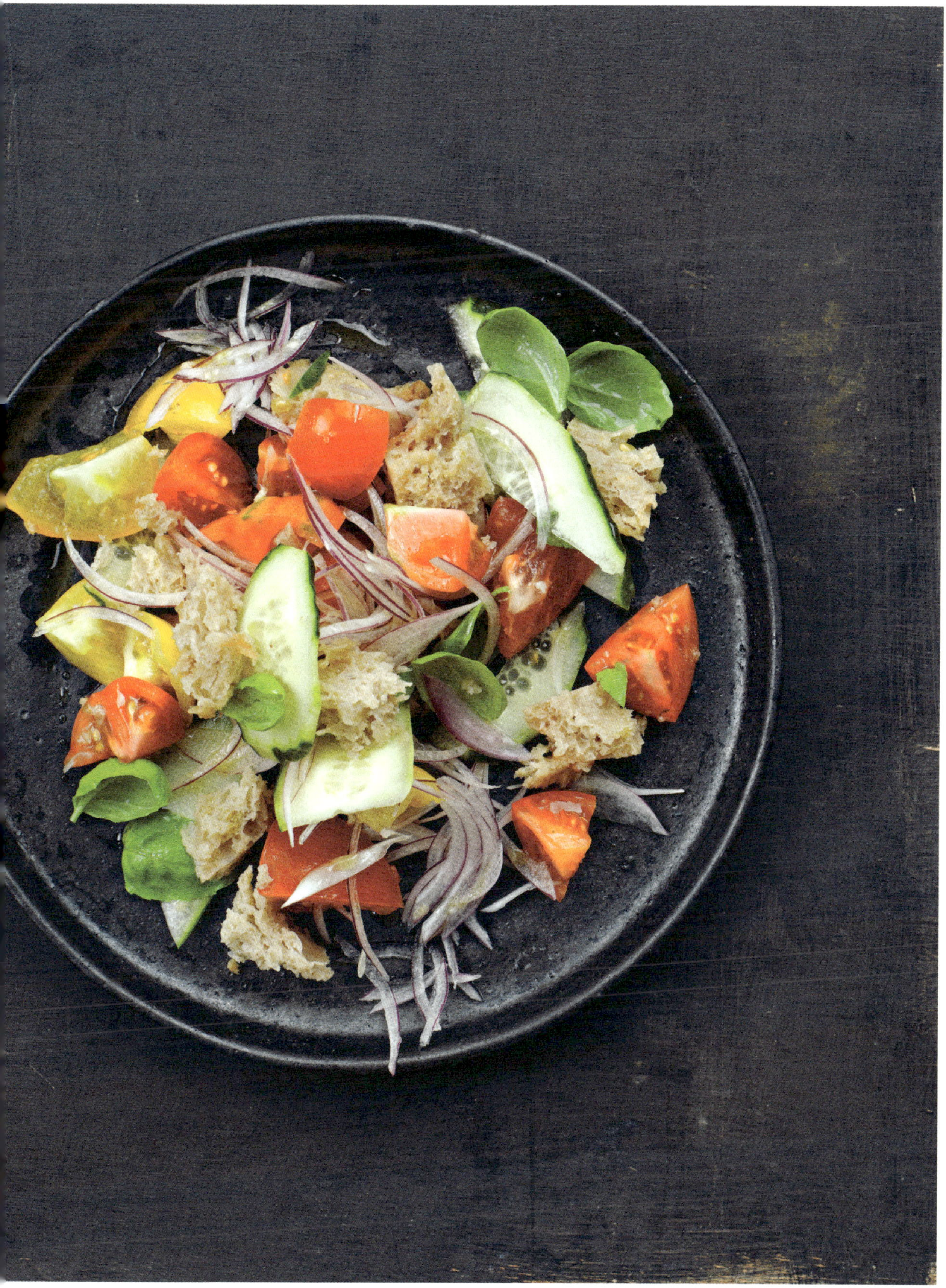

RIBOLLITA AUS ALTBACKENEM BROT

>>> Für	>>> Zubereiten	>>> Kochen
4 PORTIONEN	10 MINUTEN	45 MINUTEN

4 EL Olivenöl extra vergine

150 g Gemüseschalen und -abschnitte (Zwiebel, Sellerie, Karotte, Petersilie)

250 g Palm- oder Schwarzkohl, grob gehackt, ohne harte Stiele

150 g Wirsing, fein geschnitten

225 g Cannelinibohnen aus der Dose, abgespült

4 Scheiben altbackenes Sauerteigbrot, in Stücke geschnitten

Salz und schwarzer Pfeffer

Olivenöl extra vergine zum Beträufeln

Das Öl in einem Kochtopf erwärmen. Die Gemüseschalen und -abschnitte hinzufügen und 7-8 Minuten anbraten. Kohl, Wirsing und Bohnen hinzufügen. Mit ½ l Wasser bedecken und 15 Minuten köcheln lassen. Das Brot hinzufügen und weitere 20 Minuten kochen lassen. Salzen, pfeffern und mit Olivenöl beträufeln.

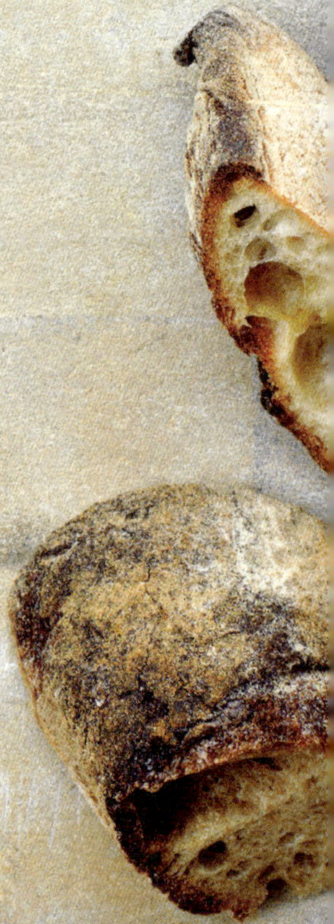

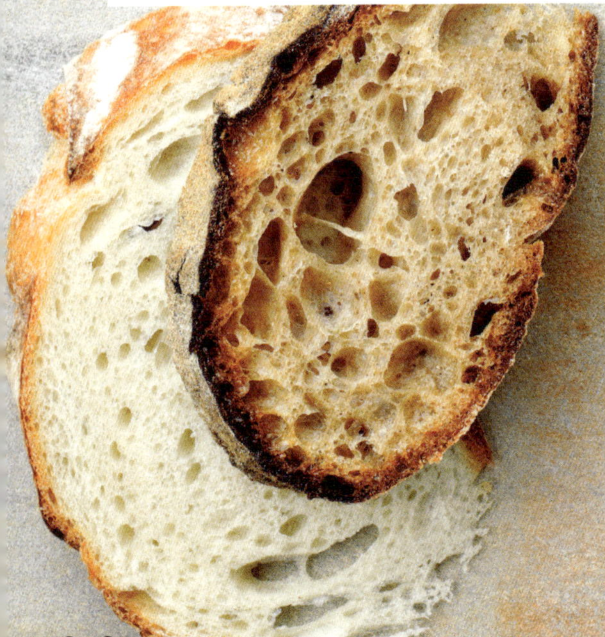

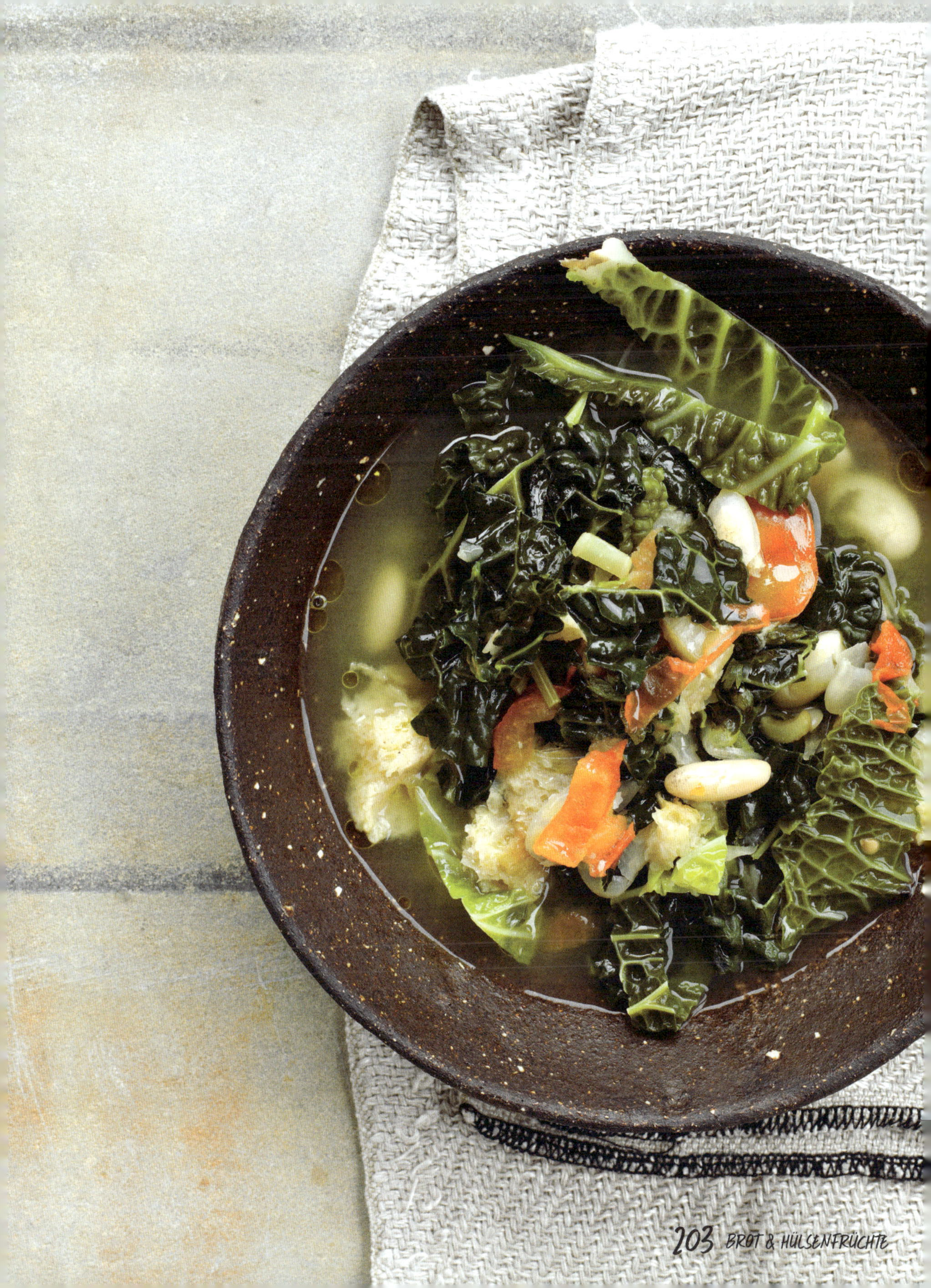

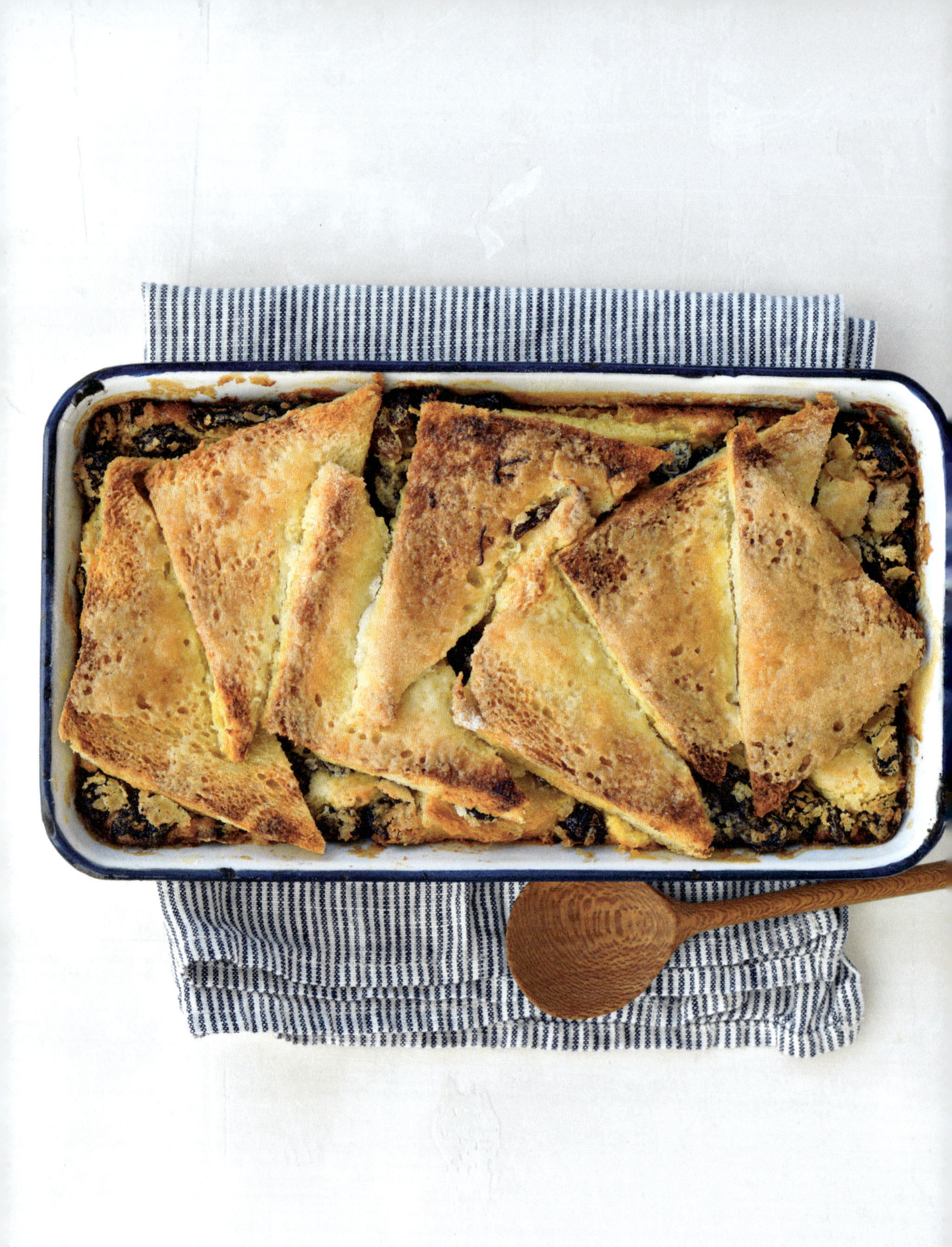

BROTAUFLAUF

>>> Für 4 Portionen
>>> Zubereiten: 15 Minuten
>>> Ruhen: 30 Minuten
>>> Backen: 40 Minuten

100 g Sultaninen und Rosinen, gemischt
75 g Zucker, zusätzlich zum Bestreuen
2 TL Gewürzmischung (Zimt, Vanille, Muskatnuss)
8 Scheiben altbackenes Toastbrot, ohne Rinde, in Dreiecke geschnitten
100 g geschmolzene Butter
450 ml Rahm (Sahne)
2 Eier

Den Backofen auf 180 Grad vorheizen. Eine Auflaufform von 1½ Liter Fassungsvermögen einfetten.

Sultaninen, Rosinen, Zucker und Gewürze vermischen. Die Brotstücke auf einer Seite mit Butter bestreichen und mit der gebutterten Seite nach unten in die Auflaufform legen. Mit der Hälfte der Rosinenmischung bestreuen, eine weitere Lage Brot und die restliche Rosinenmischung einschichten, mit einer Lage Brot abschließen. Den Rahm mit den Eiern verrühren und über den Auflauf gießen. Im Ofen 30-40 Minuten goldgelb backen.

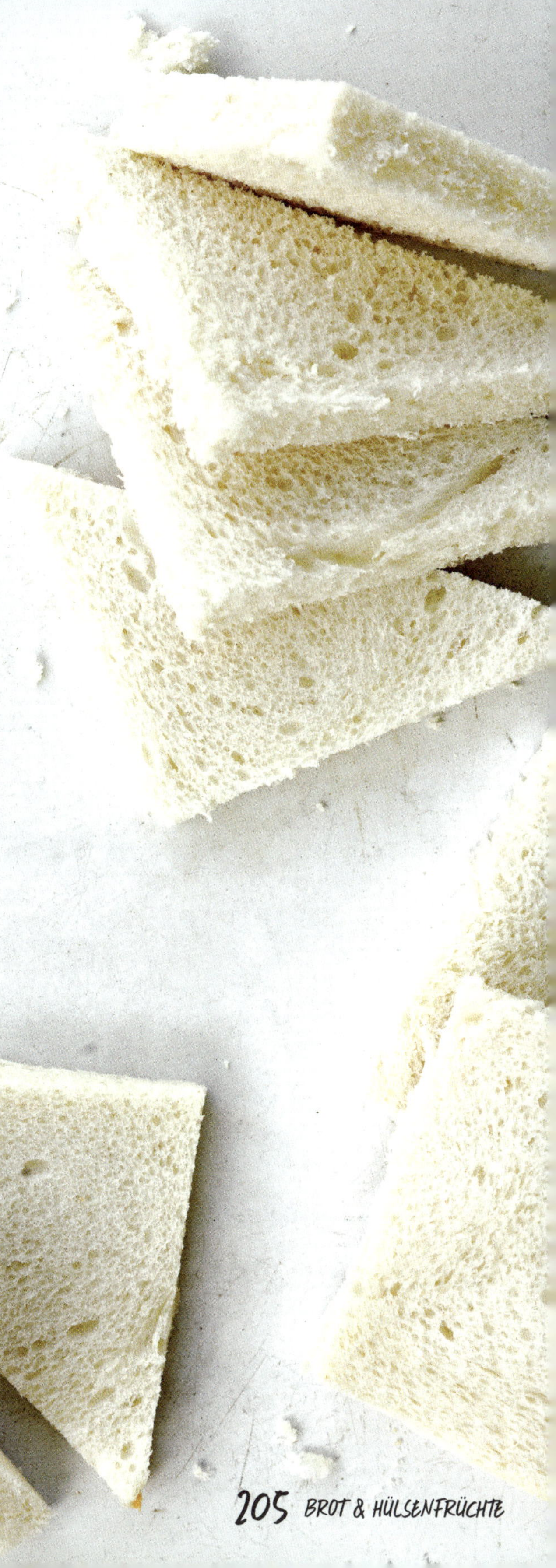

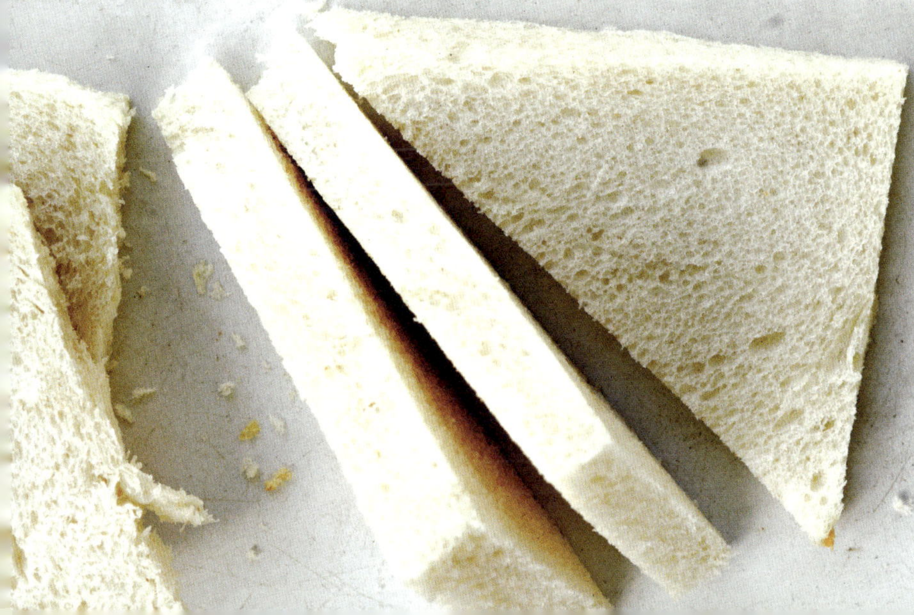

FÜLLUNG AUS ALTBACKENEM BROT

>>> Für

500 G

>>> Zubereiten

5 MINUTEN

>>> Garen

20–90 MINUTEN

150 g altbackenes Sauerteigbrot, ohne Rinde
Schale von 1 grünen Apfel
1 Zwiebel, geviertelt
2 Knoblauchzehen
150 g Grünkohl, ohne Strunk
200 g geräucherter Speck, klein geschnitten
2 Rosmarinzweige, abgezupfte Blättchen
Salz und schwarzer Pfeffer

Alle Zutaten im Mixer gründlich mixen, mit Salz und Pfeffer abschmecken und in eine Schüssel füllen, fertig ist die Füllung! Sie bleibt krümelig und ist nicht zu feucht.

TIPP: Ideal zum Füllen eines Huhns. Man kann die Füllung aber auch in der Pfanne goldgelb anbraten oder sie wie einen Hackbraten im Backofen backen.

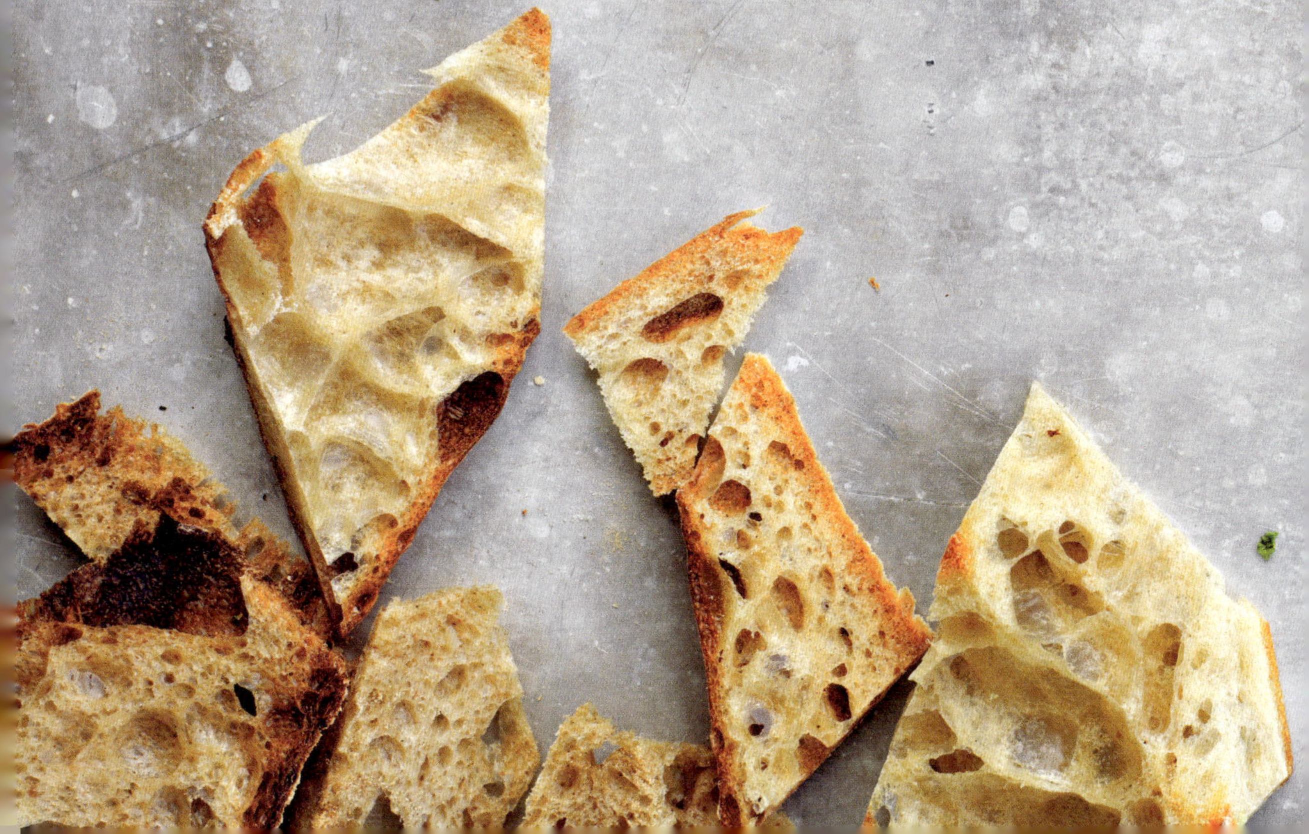

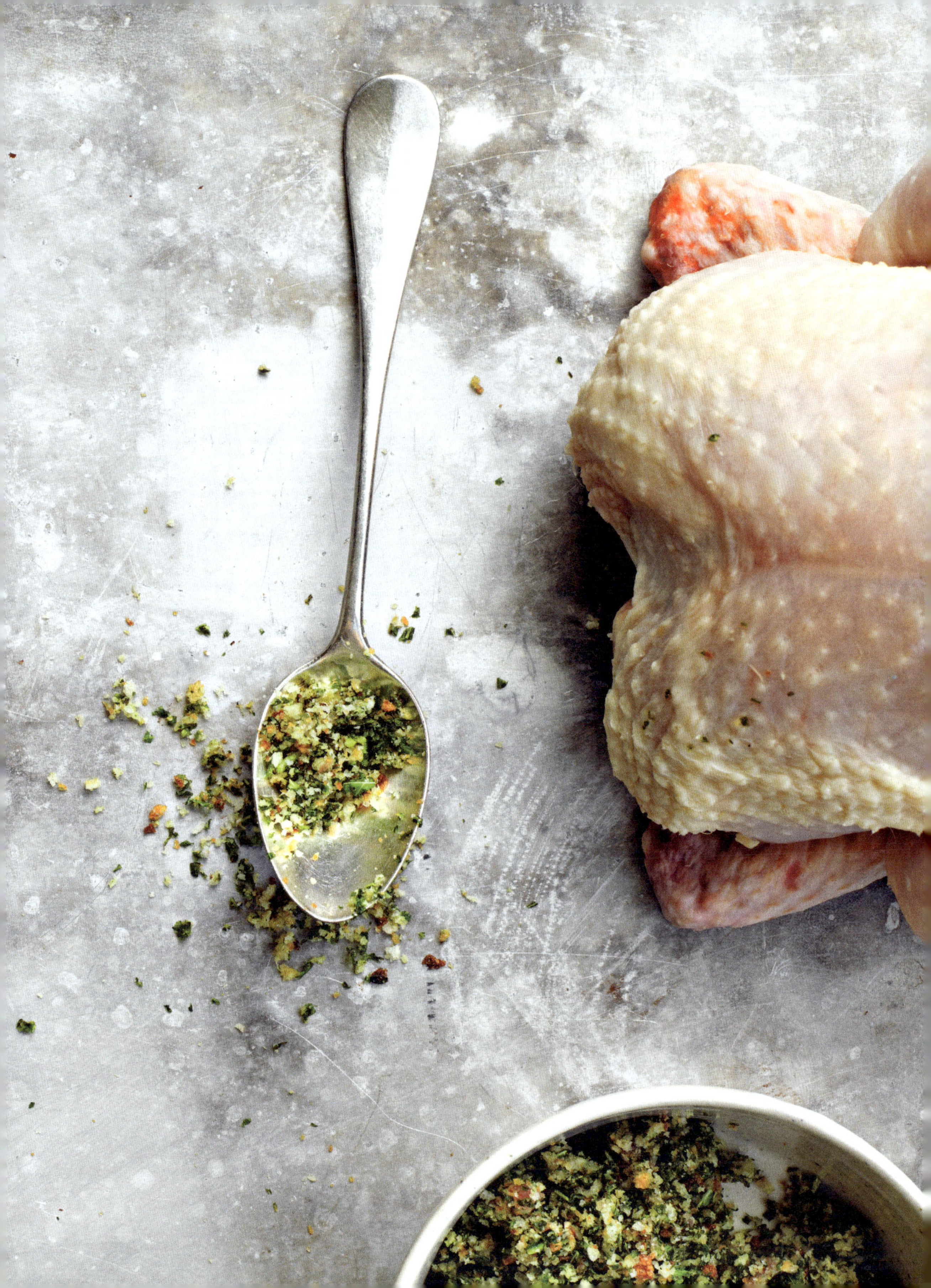

BROTBRÖSEL AUS ALTBACKENEM BROT

>>> Für
250 G

250 g altbackenes Brot, in dicke Scheiben geschnitten

>>> Zubereiten
5 MINUTEN

>>> Backen
15 MINUTEN

Den Backofen auf 180 Grad vorheizen. Ein Blech mit Backpapier auslegen. Die Brotscheiben in einer Lage auf das Blech legen und 10–15 Minuten backen, nach der Hälfte der Zeit wenden. Sie sollen knusprig, aber nicht gebräunt sein. Im Blitzhacker oder in der Küchenmaschine zu feinen Bröseln mahlen. In einer luftdicht verschlossenen Dose aufbewahren.

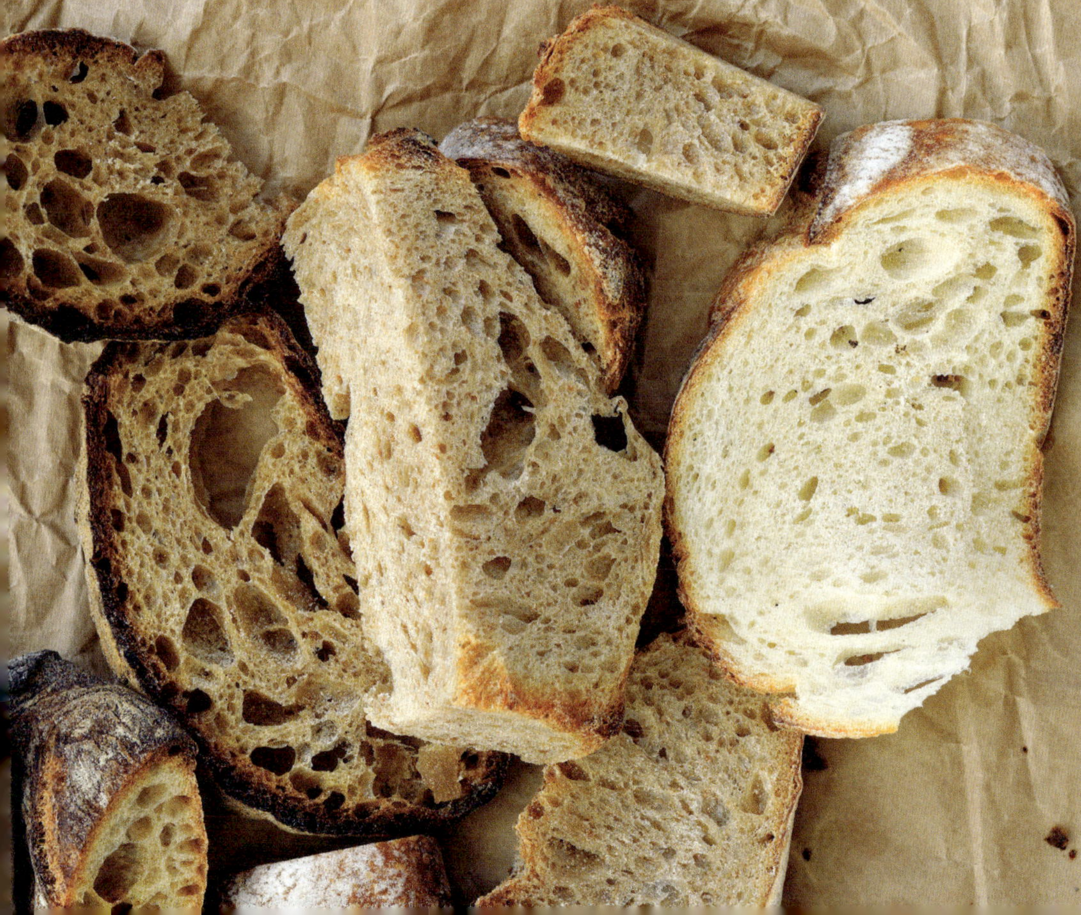

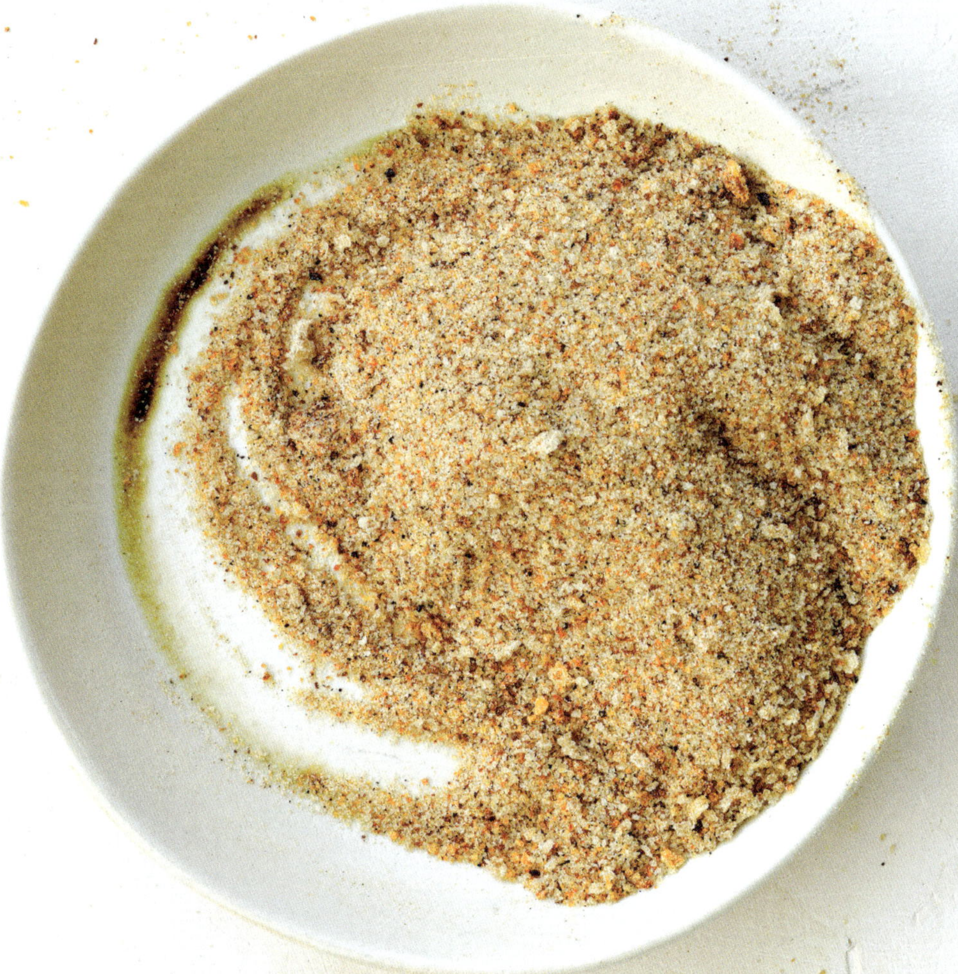

BROTBRÖSEL SIND SEHR VIELSEITIG VERWENDBAR: ZUM PANIEREN VON FLEISCH, FISCH ODER GEMÜSE, ALS BINDEMITTEL IN FRIKADELLEN ODER BURGERN, UM EIN FLEISCHGERICHT, EINE SAUCE ODER EINE SUPPE EINZUDICKEN, UM EINEN TELLER ZU GARNIEREN ODER EINEN AUFLAUF ZU BESTREUEN, DAMIT ER KNUSPRIG WIRD.

4 VARIANTEN FÜR WÜRZIGE BROTBRÖSEL

>>> Zubereiten: 5 Minuten

Die Brotbrösel nach dem Grundrezept (Seite 208) zubereiten, mit den ausgewählten Gewürzen in eine Schüssel geben und gut vermischen.

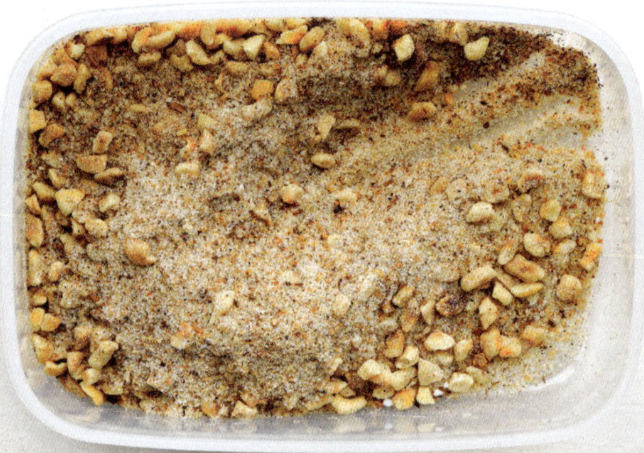

ZIMT

80 G ZUCKER / 30 G ZIMTPULVER / 180 G HASELNÜSSE, GERÖSTET UND GEHACKT

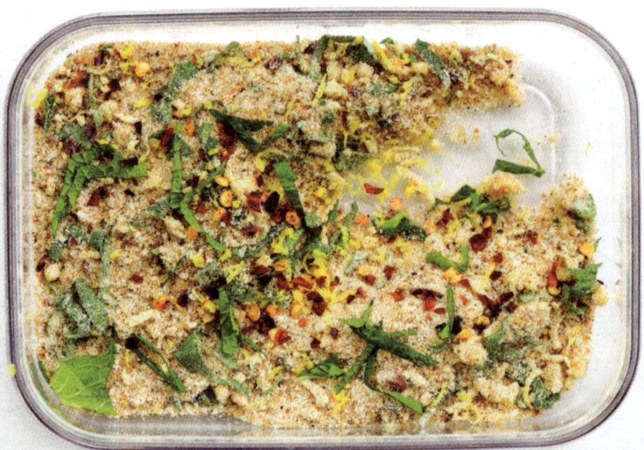

ZITRONE-MINZE

10 G ZITRONENABRIEB / 50 G MINZE, GEHACKT / 1/4 TL CHILIFLOCKEN / SALZ UND SCHWARZER PFEFFER

Brotbrösel selbst zu machen, ist eine hervorragende Art, altbackenes Brot zu verwenden. Sie lassen sich mit verschiedensten Würzungen variieren. Dazu werden die Brotbrösel nach dem Grundrezept zubereitet und mit Gewürzen und Aromen nach Geschmack vermischt. Zimt-Brotbrösel passen prima zu einem Crumble, jene mit Minze und Zitrone und die mit Samen eignen sich gut für panierten Fisch oder zu Huhn. Brotbrösel mit Käse machen sich auf einem Nudelauflauf ganz ausgezeichnet.

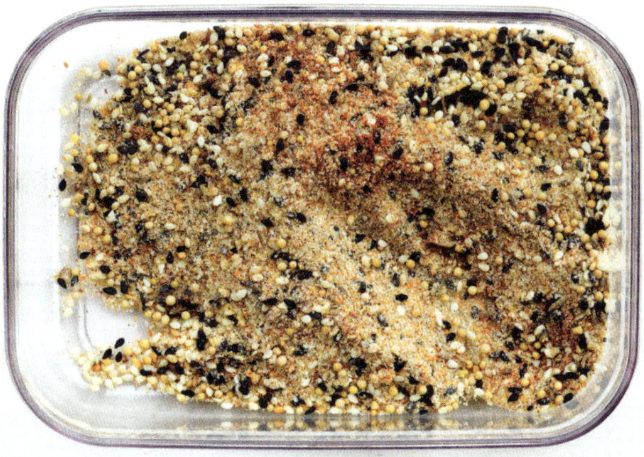

SAMEN-MIX

1 TL KREUZKÜMMELSAMEN, GROB ZERSTOSSEN / 1 EL GELBE SENFKÖRNER, GROB ZERSTOSSEN / JE 1 EL SCHWARZER UND WEISSER SESAM / ½ TL PAPRIKAPULVER / SALZ, SCHWARZER PFEFFER

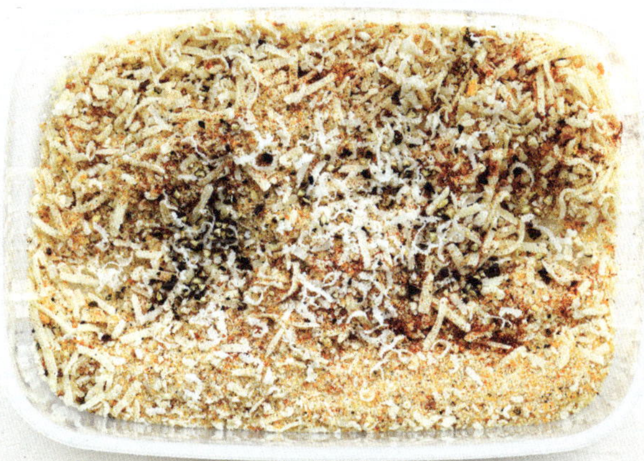

KÄSE

10 G PARMESAN, GERIEBEN / 10 G PECORINO, GERIEBEN / 10 G GRUYÈRE, GERIEBEN / SALZ, SCHWARZER PFEFFER

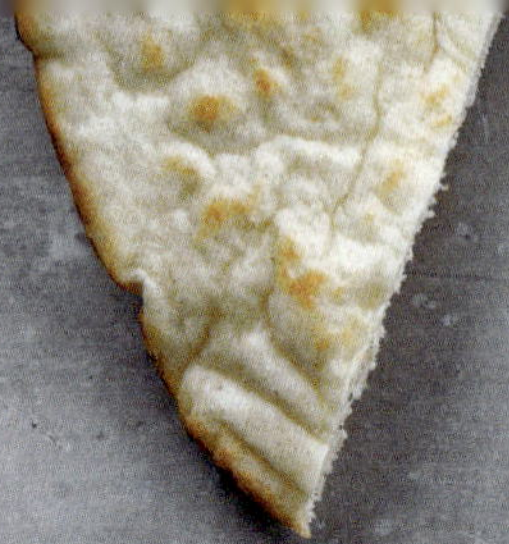

CHIPS AUS PITTABROT

>>> Für	>>> Zubereiten	>>> Backen
4 PORTIONEN	10 MINUTEN	10 MINUTEN

2 altbackene Pittabrote
2 EL Olivenöl extra vergine
2 TL Sumach
Salz

Den Backofen auf 200 Grad vorheizen. Ein Blech mit Backpapier auslegen.

Die Brote in 5 cm breite Streifen schneiden, dann die Streifen in rechteckige Chips schneiden.

Die Brotstreifen in einer Lage auf das Blech legen (eventuell mehrere Bleche backen). Mit einem Pinsel mit Öl bestreichen, mit Sumach und Salz bestreuen. Im Ofen 8-10 Minuten goldgelb und knusprig backen. Abkühlen lassen.

TIPP: Passt sehr gut zu Hummus oder Guacamole.

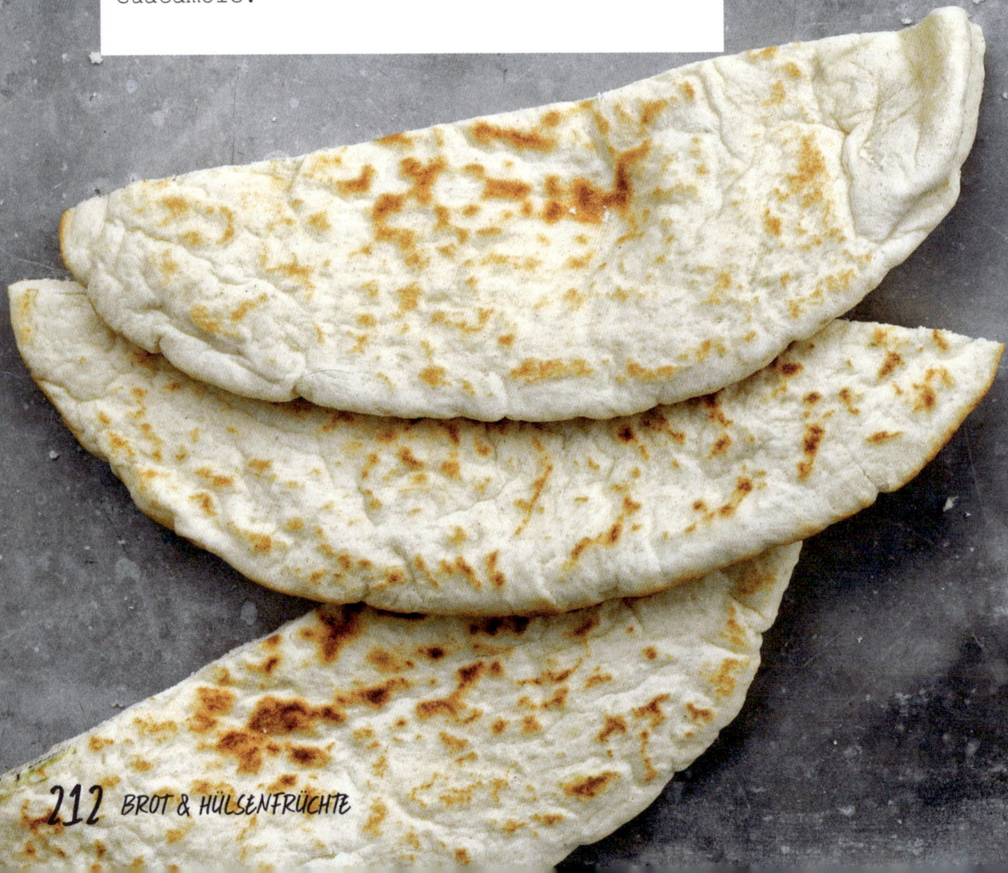

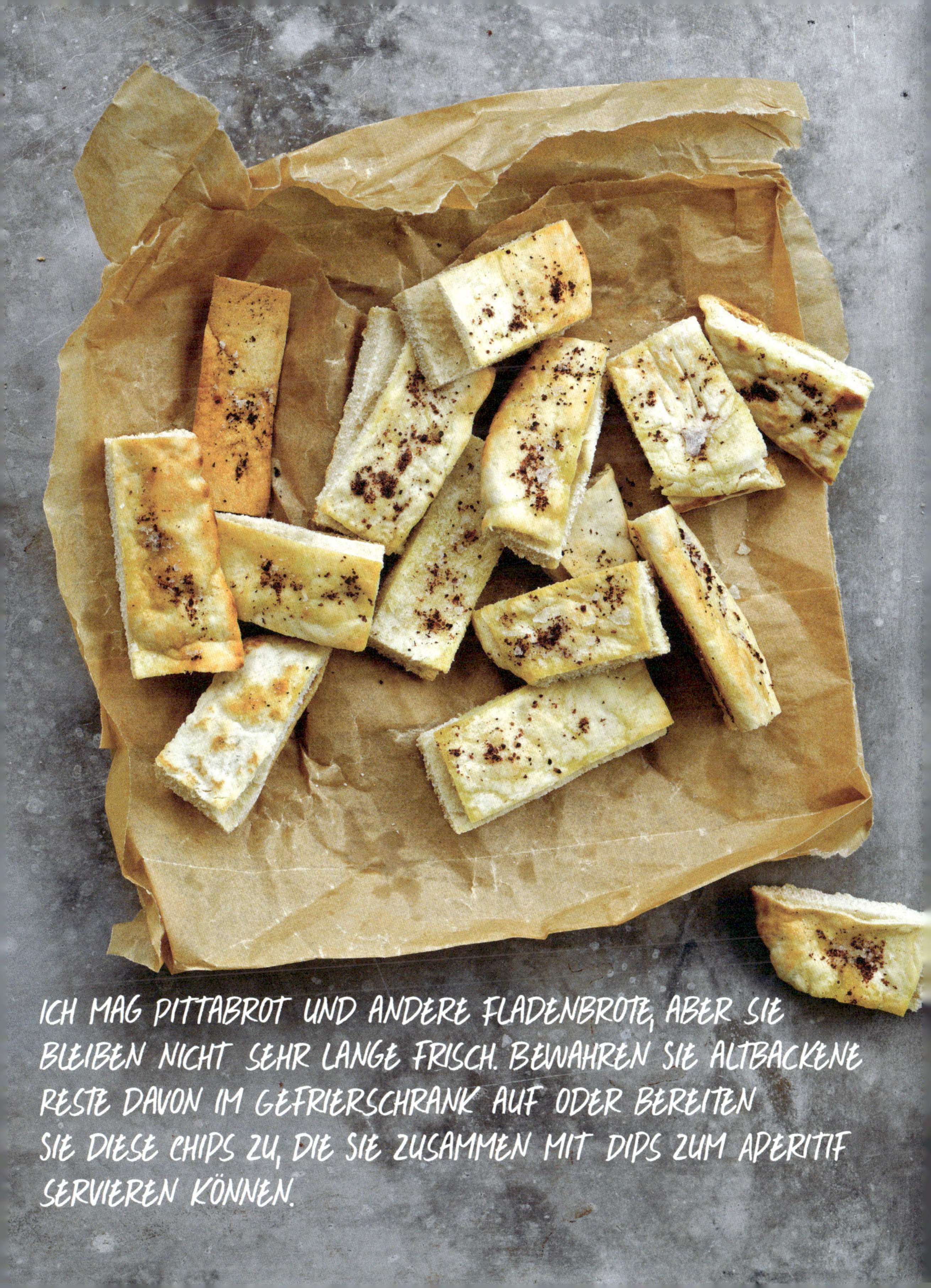

ICH MAG PITTABROT UND ANDERE FLADENBROTE, ABER SIE BLEIBEN NICHT SEHR LANGE FRISCH. BEWAHREN SIE ALTBACKENE RESTE DAVON IM GEFRIERSCHRANK AUF ODER BEREITEN SIE DIESE CHIPS ZU, DIE SIE ZUSAMMEN MIT DIPS ZUM APERITIF SERVIEREN KÖNNEN.

GNOCCHI AUS ALTBACKENEM BROT

>>> Für
4 PORTIONEN

>>> Zubereiten
20 MINUTEN

>>> Einweichen
20 MINUTEN

>>> Kochen
4 MINUTEN

200 g altbackenes Brot, in Würfel geschnitten
80–100 g Mehl
20 g Parmesan, gerieben
1 Ei
1 TL Salz

120 g Butter
8 Salbeiblätter

Die Brotwürfel in einer Schüssel in 150 ml Wasser 20 Minuten einweichen. Dann das überschüssige Wasser ausdrücken und das Brot wieder in die Schüssel geben. Mehl, Parmesan, Ei und Salz hinzufügen. Mit einer Gabel zu einem weichen, nicht mehr klebrigen Teig vermischen. Auf der mit Mehl bestreuten Arbeitsfläche den Teig zu etwa 1–2 cm dicken Rollen formen. Diese in 2 cm breite Stücke schneiden. Die Gnocchi 4 Minuten in sprudelndem Salzwasser kochen. Inzwischen die Butter mit dem Salbei in einer Pfanne schmelzen. Die Gnocchi abgießen, zur Salbeibutter geben, vermischen und servieren.

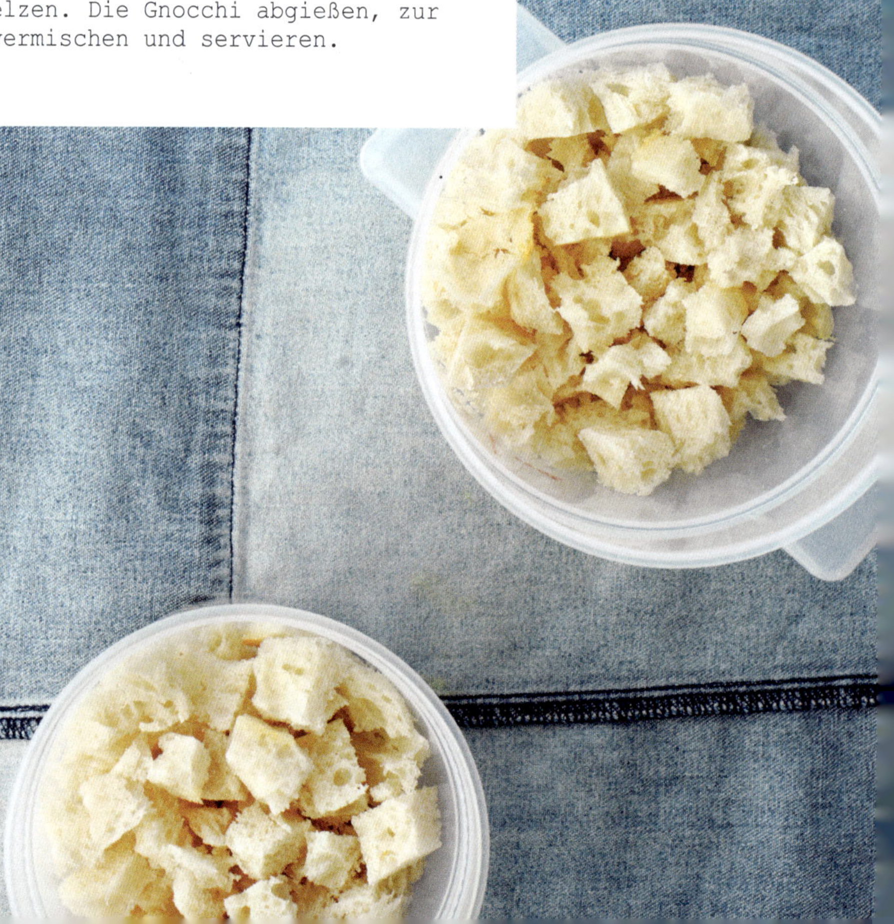

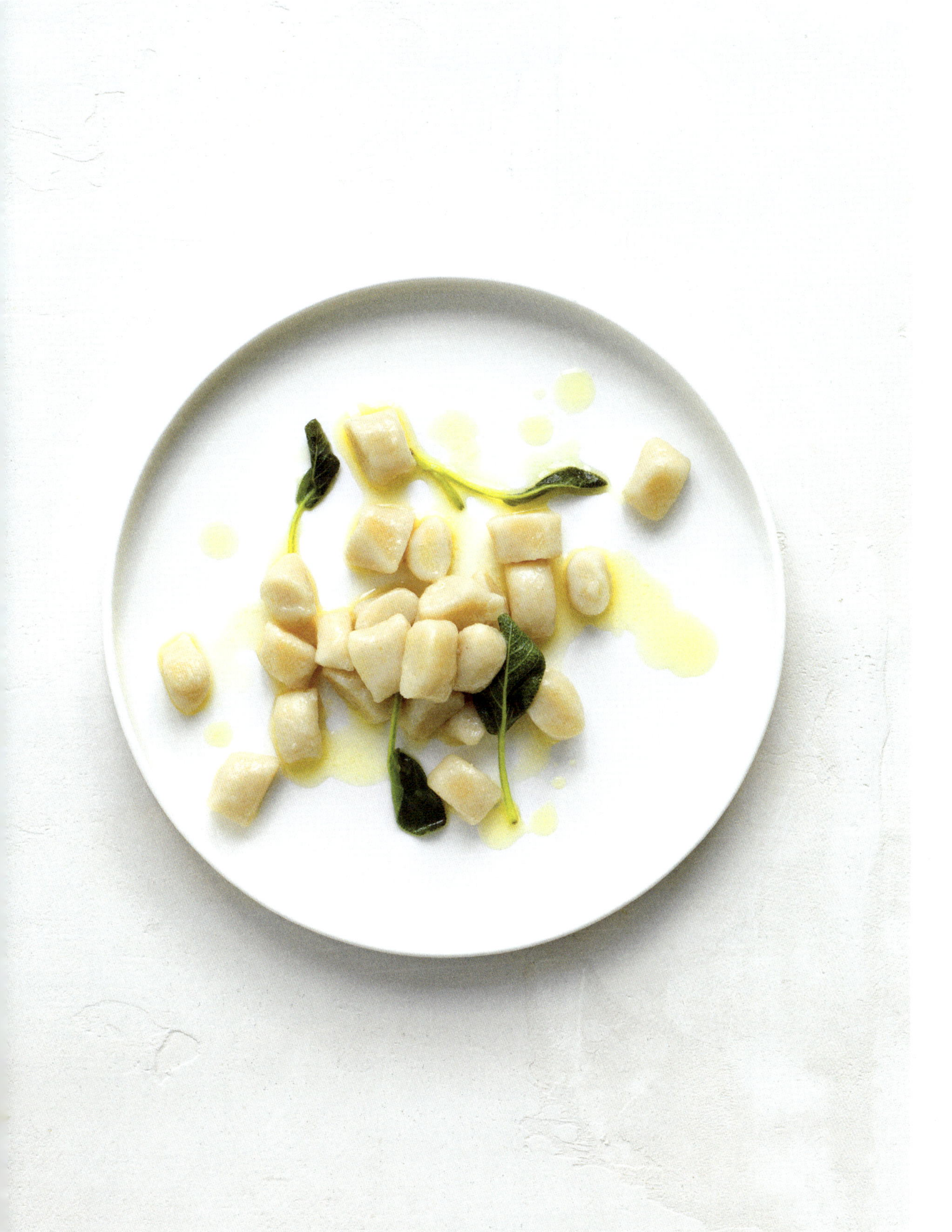

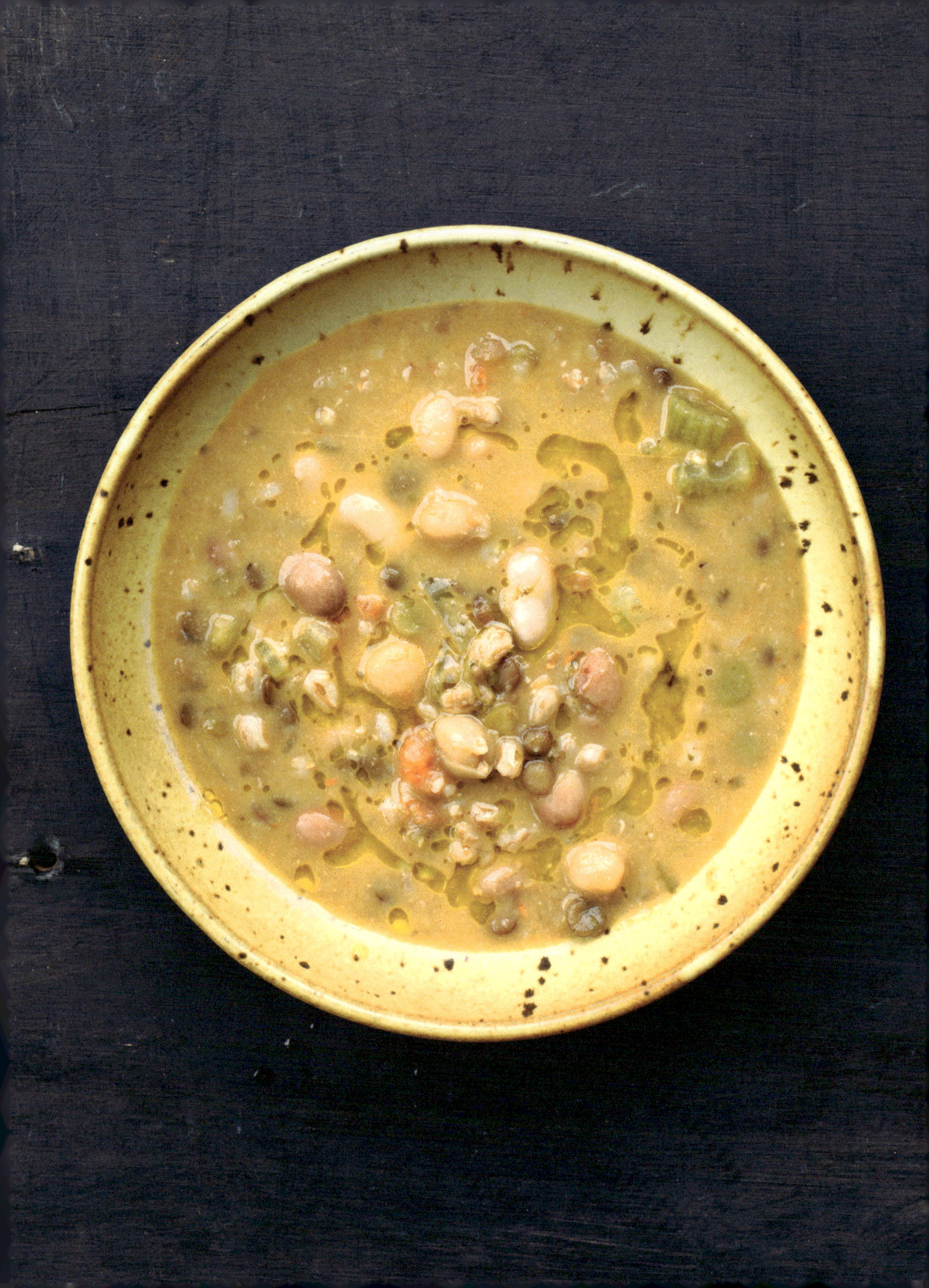

HÜLSENFRÜCHTESUPPE

>>> Für

4 PORTIONEN

>>> Zubereiten

15 MINUTEN

>>> Kochen

1¼ STUNDEN

>>> Ruhen

1 NACHT

250 g Reste von rohen Hülsenfrüchten (Cannellinibohnen, Borlottibohnen, Linsen, Kichererbsen)

2 EL Olivenöl extra vergine, + 1 Spritzer

100 g Gemüseschalen und -abschnitte (Zwiebel, Sellerie, Karotte, Petersilie)

1 l Gemüsebrühe (Seite 77)

1 Bouquet garni (aus Thymian, Rosmarin, Salbei, Lorbeer; siehe auch Seite 44)

Salz und schwarzer Pfeffer

Die Hülsenfrüchte über Nacht in kaltem Wasser einweichen. Am nächsten Tag gut abtropfen lassen. Das Öl in einem Topf erhitzen, die Gemüseschalen und -abschnitte darin 5 Minuten anbraten, dann die abgetropften Hülsenfrüchte hinzufügen. Mit Gemüsebrühe bedecken, das Bouquet garni hinzufügen, langsam zum Kochen bringen, salzen und pfeffern. Zugedeckt 1 Stunde auf kleiner Hitze köcheln lassen. Das Bouquet garni herausnehmen, die Suppe mit etwas Olivenöl beträufelt servieren.

OFT BLEIBEN MIR KLEINE RESTE VON HÜLSENFRÜCHTEN, 50 GRAMM HIER UND 100 GRAMM DA. MIT DIESEM REZEPT KANN MAN SIE ALLE AUFBRAUCHEN. SIE KÖNNEN IN DER SUPPE AUCH EIN PAAR STÜCKE PARMESANRINDE MITKOCHEN.

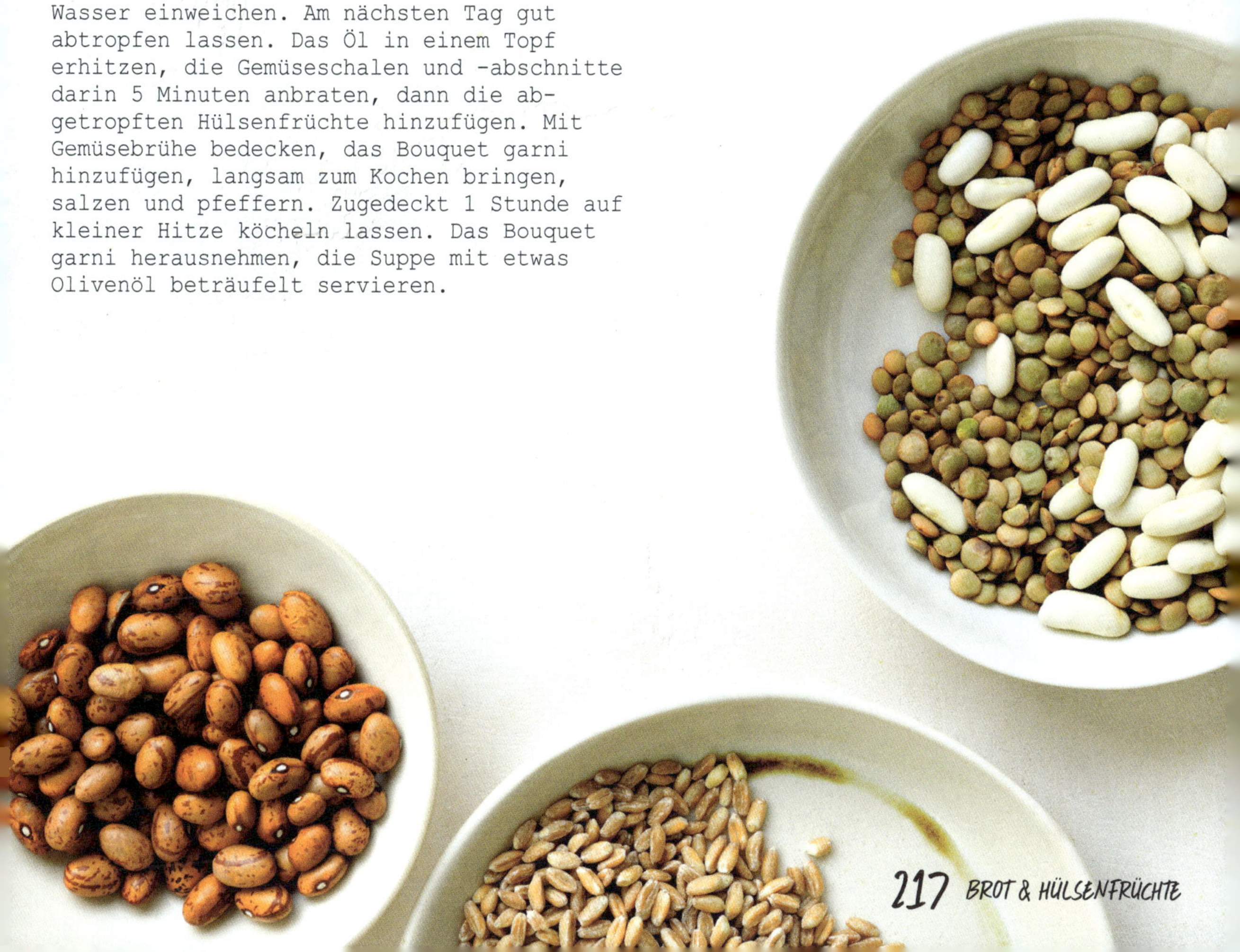

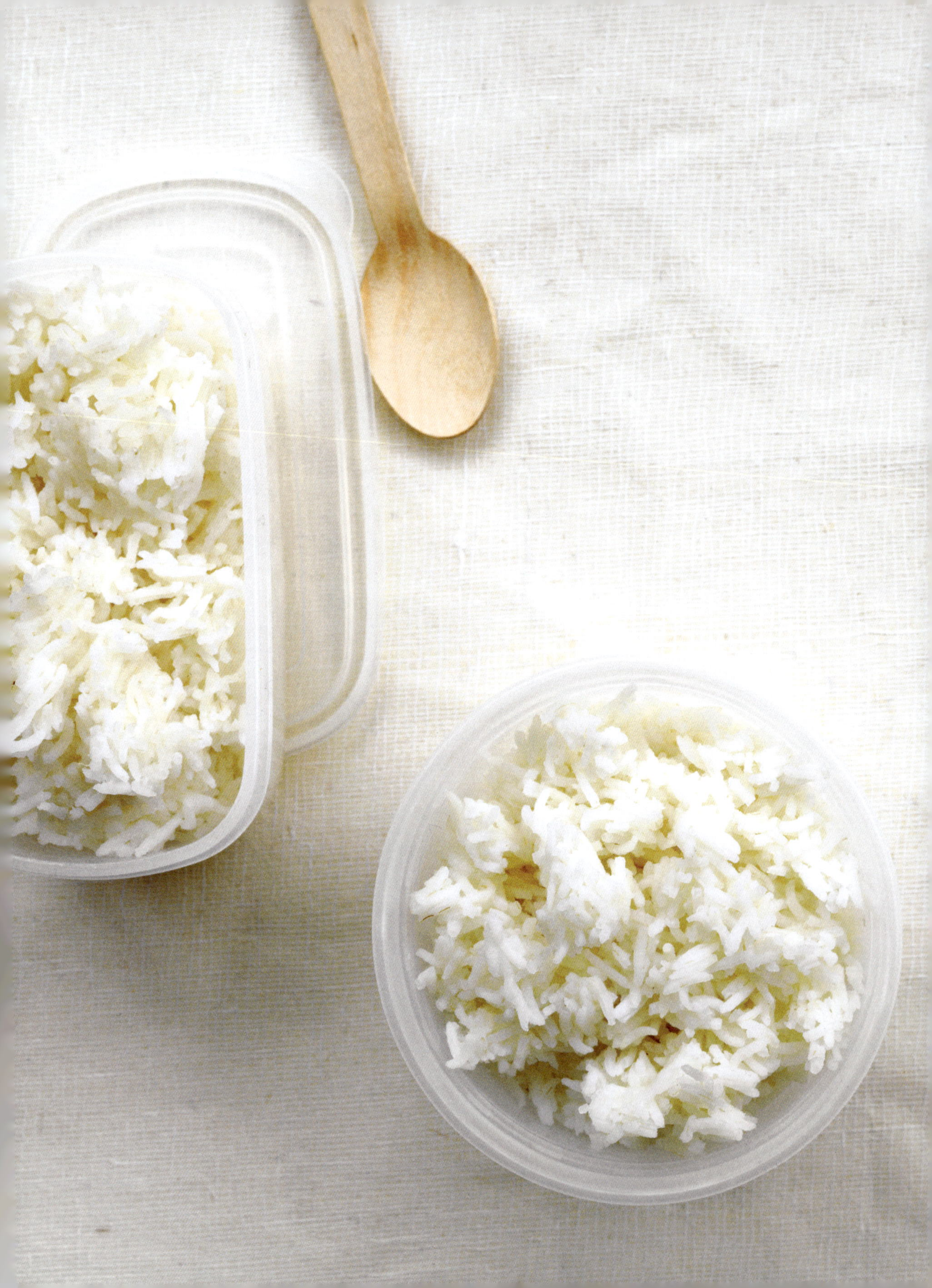

RESTE

Reste von Speisen sind ein Thema für sich, das aber sehr gut in dieses Buch passt. Wenn man aus den Resten vom Vortag etwas Neues kocht, kann man Zeit und Geld sparen. Werfen Sie nichts mehr weg! Mit ein bisschen Kreativität lässt sich alles verwenden und daraus etwas Neues machen. Hier finden Sie ein paar Ideen, um die am häufigsten vorkommenden Reste zu verwenden. Lassen Sie sich davon zu eigenen Rezeptvarianten anregen.

CAFÉ FRAPPÉ

>>> Für 1 PORTION	5-6 Kaffee-Eiswürfel (siehe gegenüber) 125 ml Milch
>>> Zubereiten 5 MINUTEN	Alle Zutaten in den Mixer geben und mixen.

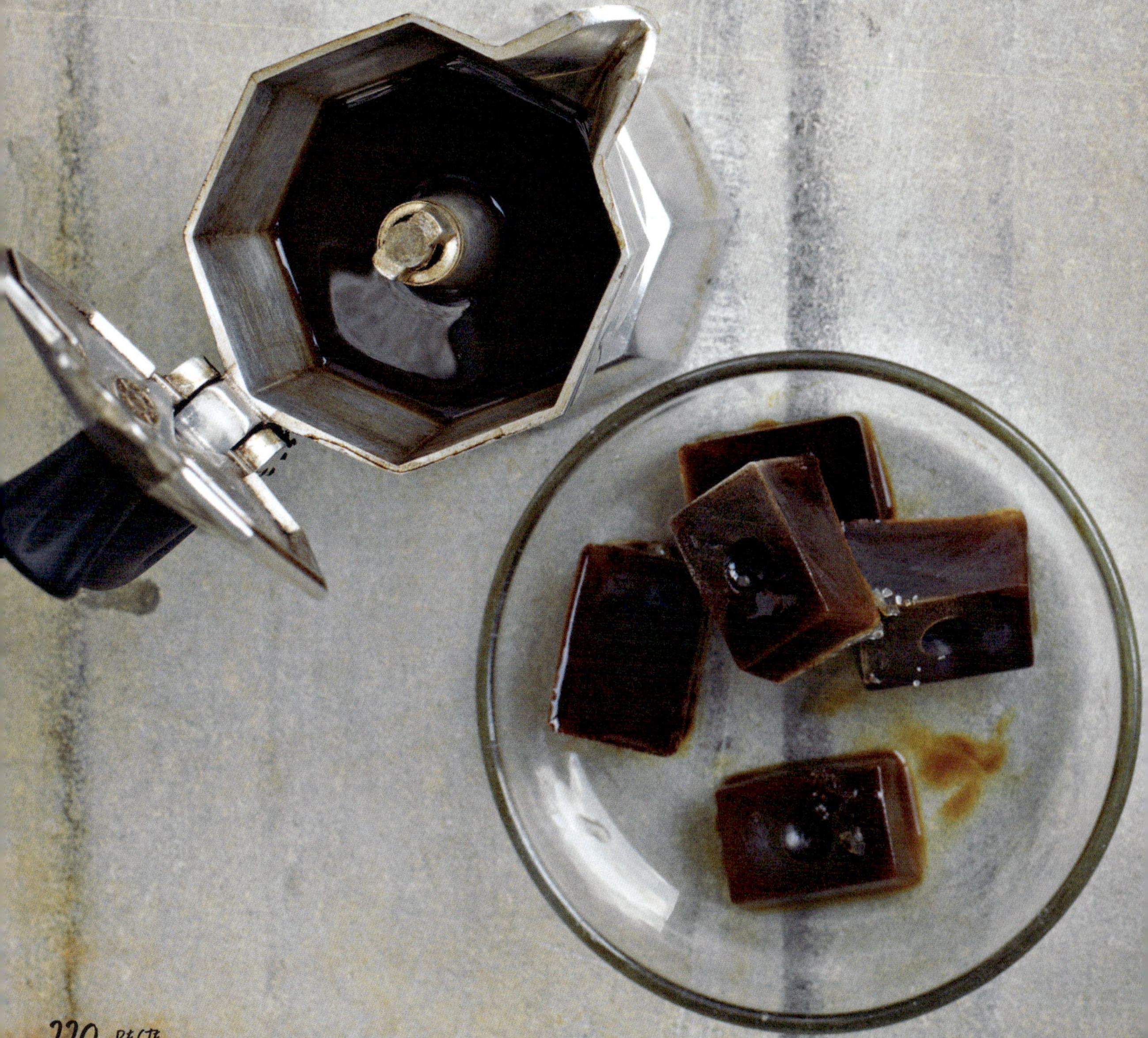

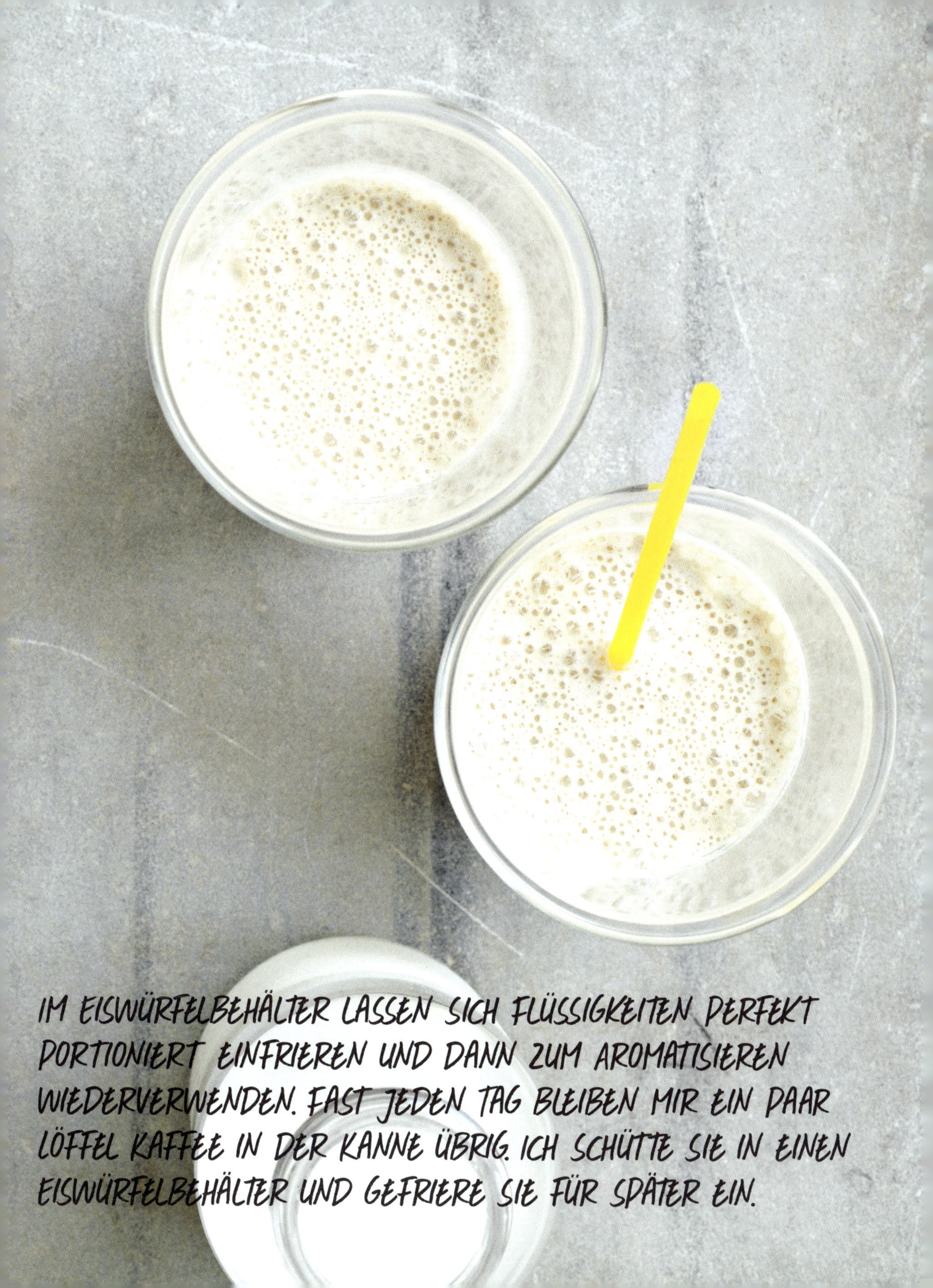

IM EISWÜRFELBEHÄLTER LASSEN SICH FLÜSSIGKEITEN PERFEKT PORTIONIERT EINFRIEREN UND DANN ZUM AROMATISIEREN WIEDERVERWENDEN. FAST JEDEN TAG BLEIBEN MIR EIN PAAR LÖFFEL KAFFEE IN DER KANNE ÜBRIG. ICH SCHÜTTE SIE IN EINEN EISWÜRFELBEHÄLTER UND GEFRIERE SIE FÜR SPÄTER EIN.

ENERGIERIEGEL AUS PORRIDGERESTEN

>>> Für	>>> Zubereiten	>>> Backen
12 RIEGEL	10 MINUTEN	20 MINUTEN

100 g Haferflocken
170 g brauner Zucker
50 g geriebene Kokosnuss
150 g Mehl
1½ gestrichene TL Backpulver
110 g Butter
2 EL Zuckerrübensirup oder flüssiger Honig (z.B. Akazienhonig)
230 g Porridgereste

Den Backofen auf 180 Grad vorheizen. Eine rechteckige Backform (ca. 20 cm Seitenlänge) einfetten.

Die trockenen Zutaten in einer Schüssel vermischen. Butter und Zuckerrübensirup in einem Kochtopf erhitzen. Vom Herd nehmen, den Porridge hinzufügen und gut umrühren. Zur Haferflockenmischung geben und gründlich vermischen. In die Form füllen und die Oberfläche glatt streichen.

Im Ofen 20 Minuten backen, bis die Oberfläche goldgelb ist. In der Form abkühlen lassen, dann in Riegel oder Vierecke schneiden.

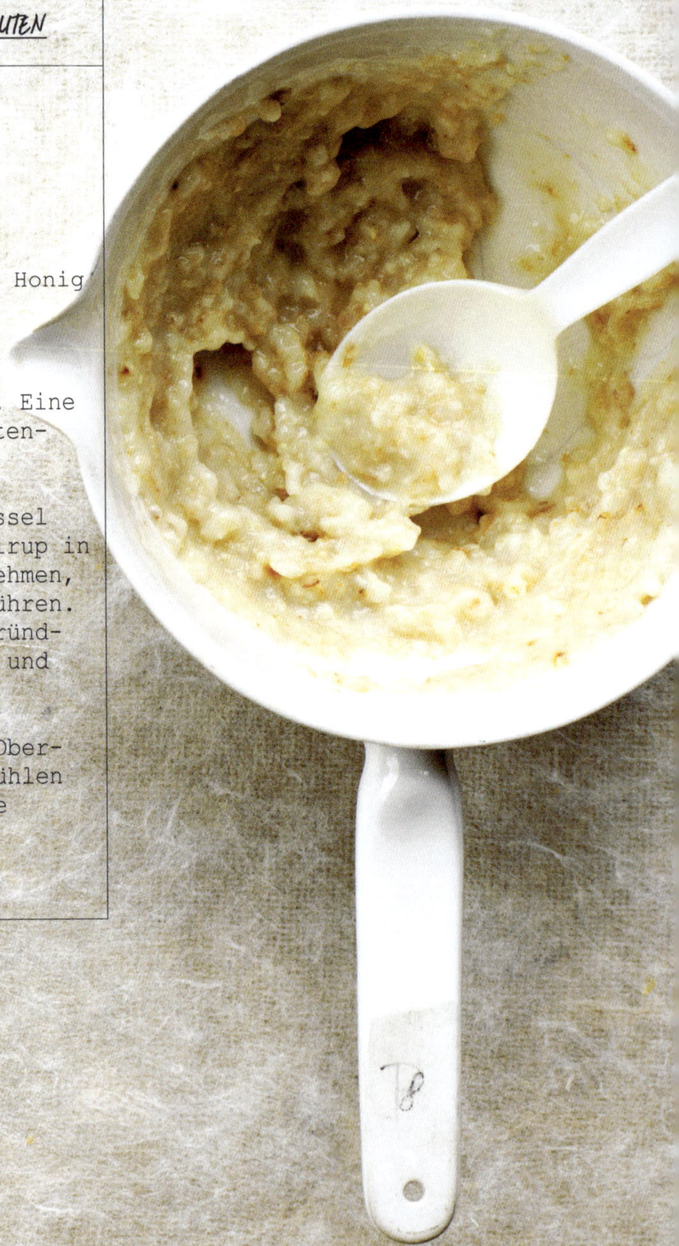

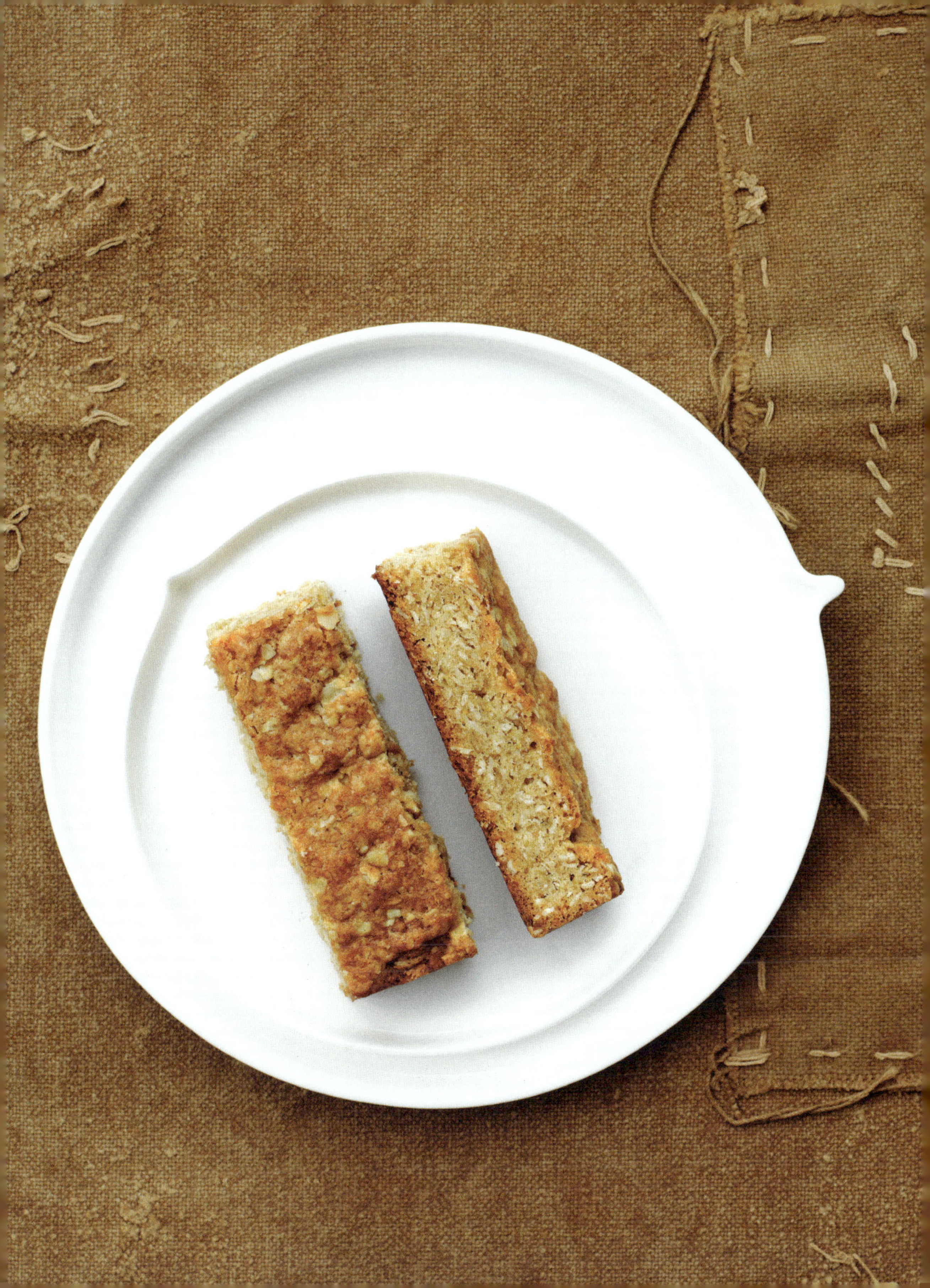

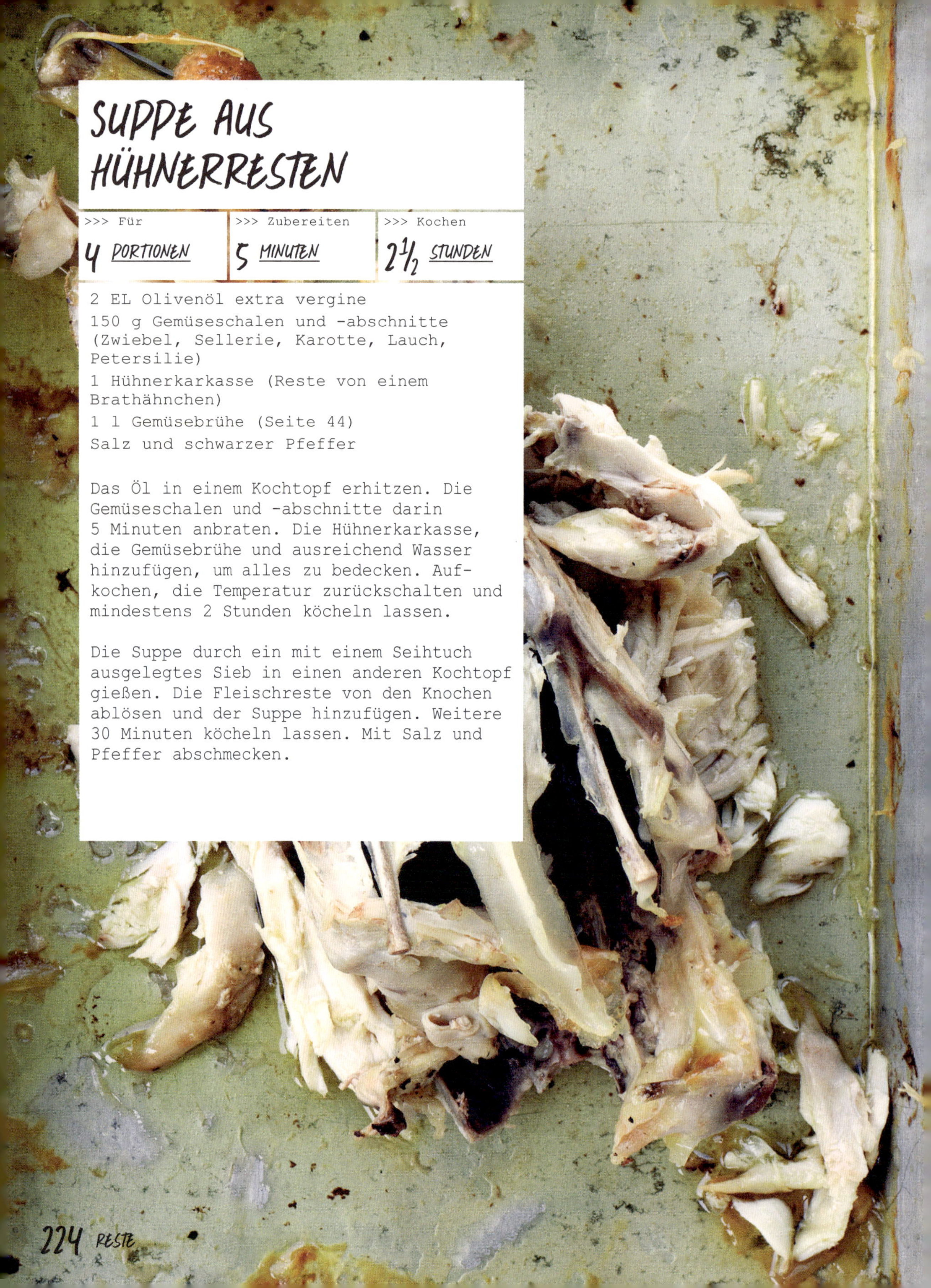

SUPPE AUS HÜHNERRESTEN

>>> Für	>>> Zubereiten	>>> Kochen
4 PORTIONEN	5 MINUTEN	2½ STUNDEN

2 EL Olivenöl extra vergine
150 g Gemüseschalen und -abschnitte (Zwiebel, Sellerie, Karotte, Lauch, Petersilie)
1 Hühnerkarkasse (Reste von einem Brathähnchen)
1 l Gemüsebrühe (Seite 44)
Salz und schwarzer Pfeffer

Das Öl in einem Kochtopf erhitzen. Die Gemüseschalen und -abschnitte darin 5 Minuten anbraten. Die Hühnerkarkasse, die Gemüsebrühe und ausreichend Wasser hinzufügen, um alles zu bedecken. Aufkochen, die Temperatur zurückschalten und mindestens 2 Stunden köcheln lassen.

Die Suppe durch ein mit einem Seihtuch ausgelegtes Sieb in einen anderen Kochtopf gießen. Die Fleischreste von den Knochen ablösen und der Suppe hinzufügen. Weitere 30 Minuten köcheln lassen. Mit Salz und Pfeffer abschmecken.

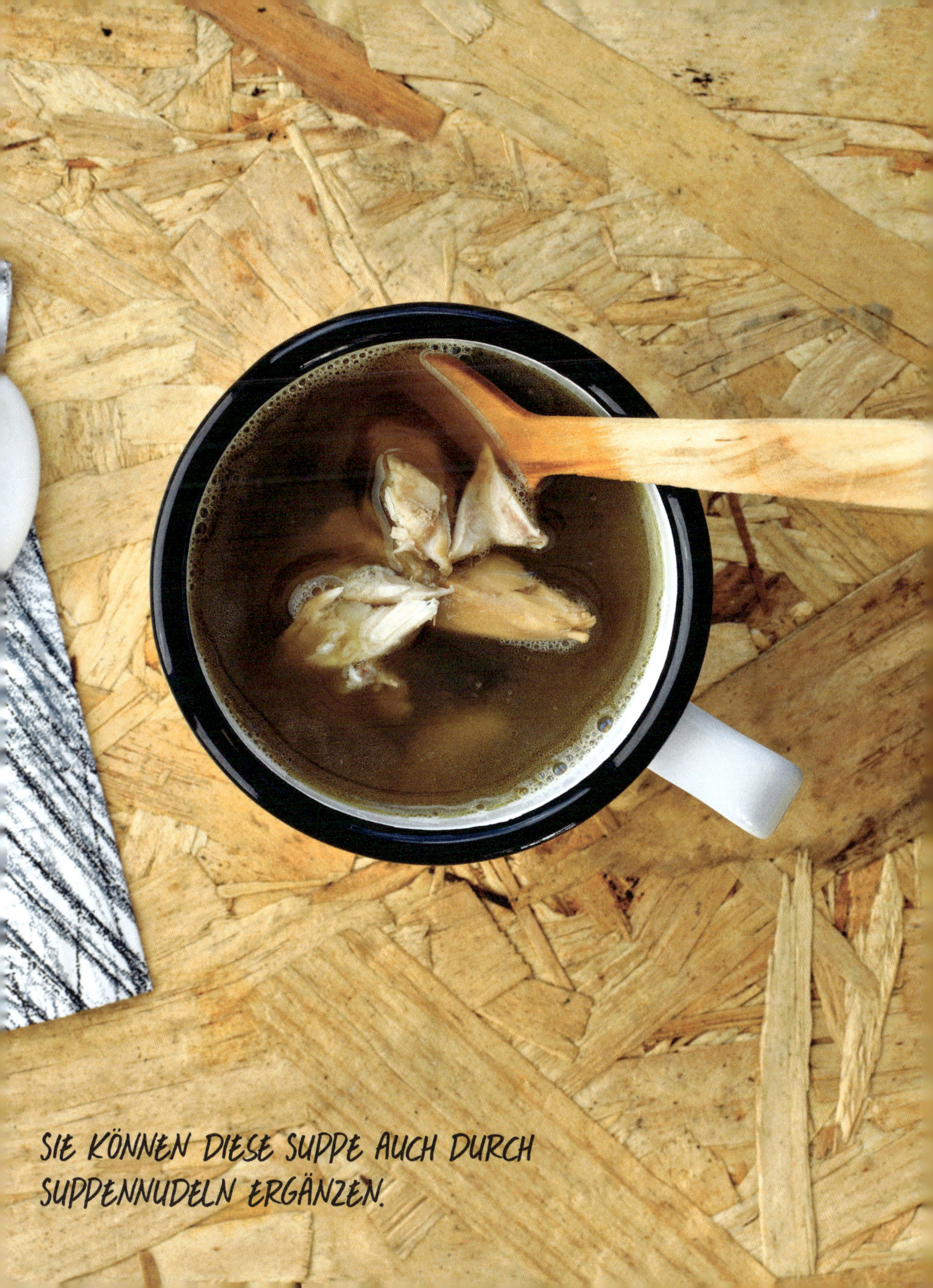

SIE KÖNNEN DIESE SUPPE AUCH DURCH SUPPENNUDELN ERGÄNZEN.

HACKFLEISCHAUFLAUF AUS LAMMRESTEN

>>> Für	>>> Zubereiten	>>> Backen
4 PORTIONEN	25 MINUTEN	20 MINUTEN

4–5 Kartoffeln, geschält,
in Stücke geschnitten
1 EL Olivenöl
1 Zwiebel, gehackt
350–450 g Lammbratenreste, grob gehackt
20 g Petersilie, gehackt
1 TL
1 TL Worcestershiresauce
2 EL Ketchup
1 Tomate, in Stücke geschnitten
2 Karotten, gerieben
Salz und schwarzer Pfeffer

Den Backofen auf 180 Grad vorheizen.

Die Kartoffeln in kochendem Salzwasser weich kochen. Das Öl in einer kleinen Pfanne erhitzen. Die Zwiebel einige Minuten darin anschwitzen. Lammfleisch, Petersilie, Worcestershiresauce und Ketchup im Blitzhacker oder Mixer fein mixen. Zwiebel, Tomate und Karotten hinzufügen und noch-mals mixen. Salzen, pfeffern und 1 Esslöffel Wasser hinzufügen, damit die Mischung feuchter wird. In eine Auflaufform füllen.

Die Kartoffeln abgießen und zerstampfen. Salzen und pfeffern. Das Kartoffelpüree auf der Fleischmischung verteilen. Etwa 20 Minuten backen, bis die Oberfläche goldgelb wird.

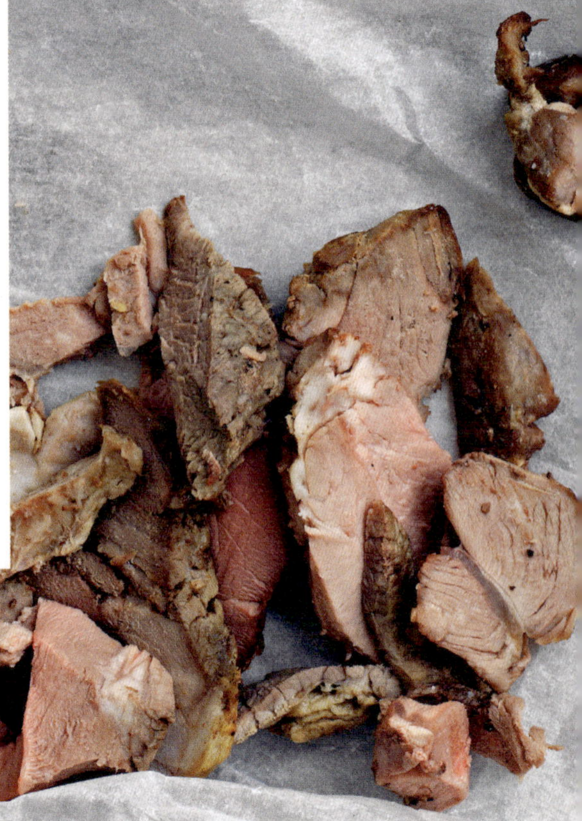

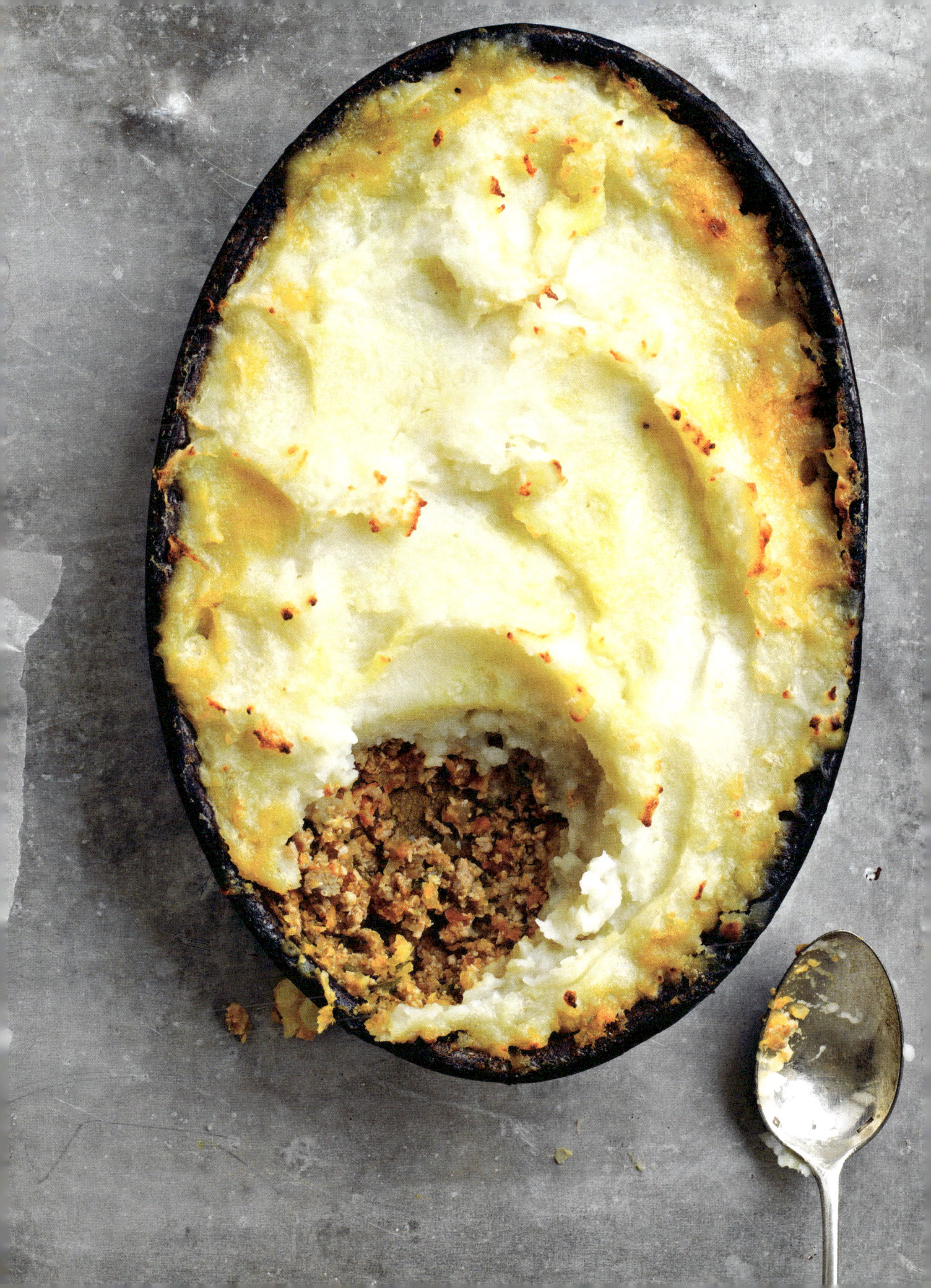

BLÄTTERTEIGKRAPFEN MIT FLEISCHRESTEN

>>> Für	>>> Zubereiten	>>> Kochen
8 STÜCK	15 MINUTEN	30 MINUTEN

1 EL Olivenöl
2 Schalotten, fein gehackt
2 Knoblauchzehen, fein gehackt
250 g gekochte Rindfleischreste (verschiedene Stücke: Brust, Steak, auch Würstchen)
1 kleine Zucchini, gerieben
1 EL Ketchup
2 TL Worcestershiresauce
1 rechteckig ausgerollter Blätterteig (aus dem Kühlregal)
1 Ei, verquirlt

Den Backofen auf 200 Grad vorheizen. Ein Blech mit Backpapier auslegen.

Das Öl in einer kleinen Pfanne erhitzen. Schalotten und Knoblauch einige Minuten goldbraun andünsten. Zusammen mit Fleisch, Zucchini, Ketchup und Worcestershiresauce im Blitzhacker oder Mixer ganz fein mixen.

Den Blätterteig der Länge nach halbieren. Die Füllung halbieren. Die Hälfte in die Mitte einer Teigplatte geben. Die Teigränder mit Ei bestreichen, zu einer Rolle formen und fest andrücken. Die Rolle in vier Stücke schneiden. Die zweite Teighälfte ebenso füllen und aufrollen. Die Rollen mit der Teignaht nach unten auf das Blech legen und mit dem restlichen Ei bestreichen. Im Ofen 20–30 Minuten goldgelb und knusprig backen.

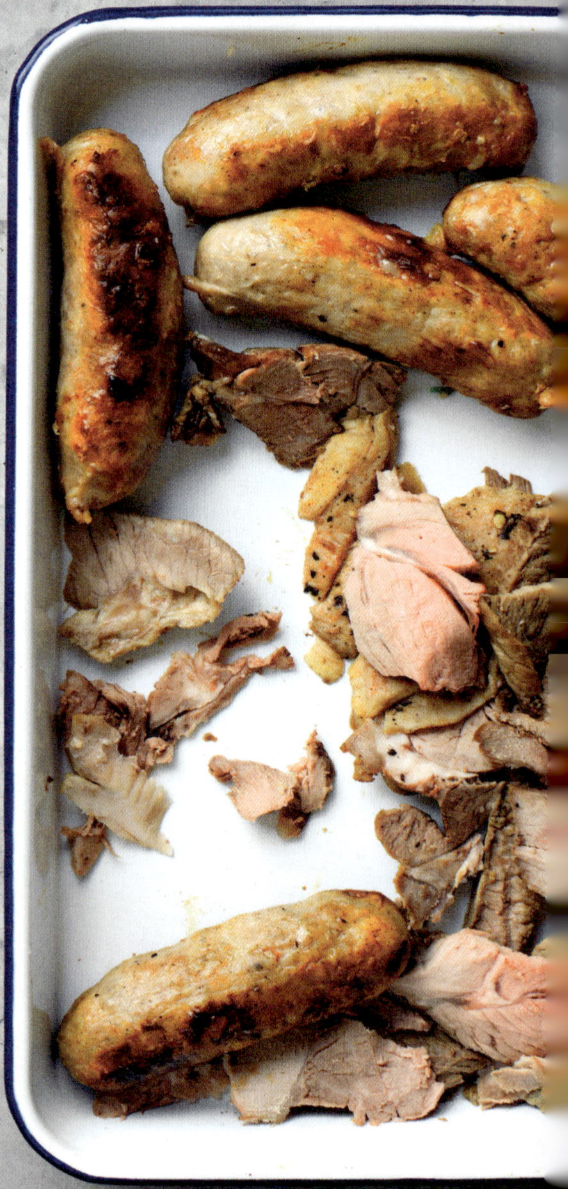

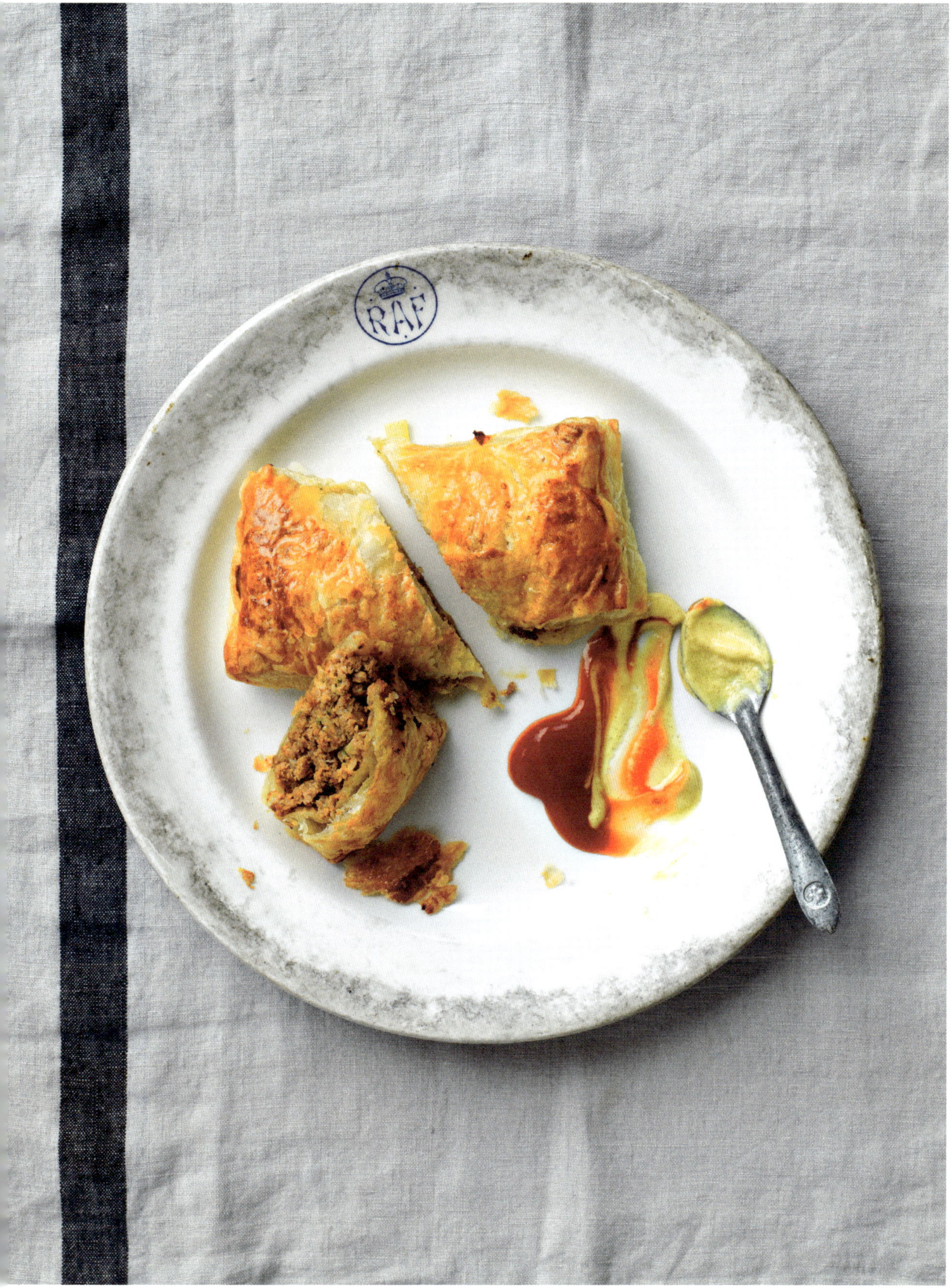
RAF

FRIKADELLEN AUS FISCHRESTEN

>>> Für	>>> Zubereiten	>>> Braten
2 PORTIONEN	10 MINUTEN	6–8 MINUTEN

200 g gekochte Kartoffeln, geschält, zerstampft
200 g Fischreste, in kleine Stücke zerteilt
1 EL Petersilie, gehackt
Salz und schwarzer Pfeffer
3 EL Mehl
1 Ei, verquirlt
50 g Brotbrösel (Seite 208)
4 EL Sonnenblumenöl

Die zerstampften Kartoffeln in eine Schüssel geben. Fisch und Petersilie hinzufügen, salzen und pfeffern. Daraus 2 große Bratlinge formen. Mehl, Ei und Brotbrösel jeweils in einen Teller geben. Die Bratlinge zuerst im Mehl, dann im Ei und zuletzt in den Brotbröseln wenden. Das Öl in einer Pfanne erhitzen und die Bratlinge auf jeder Seite 3–4 Minuten goldbraun braten.

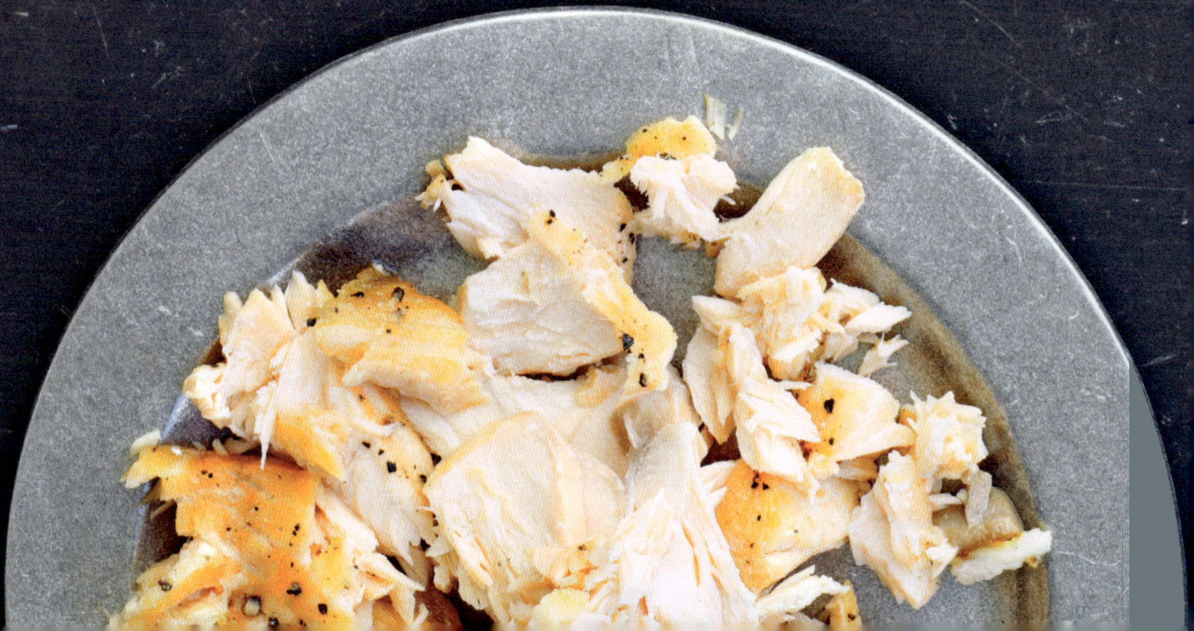

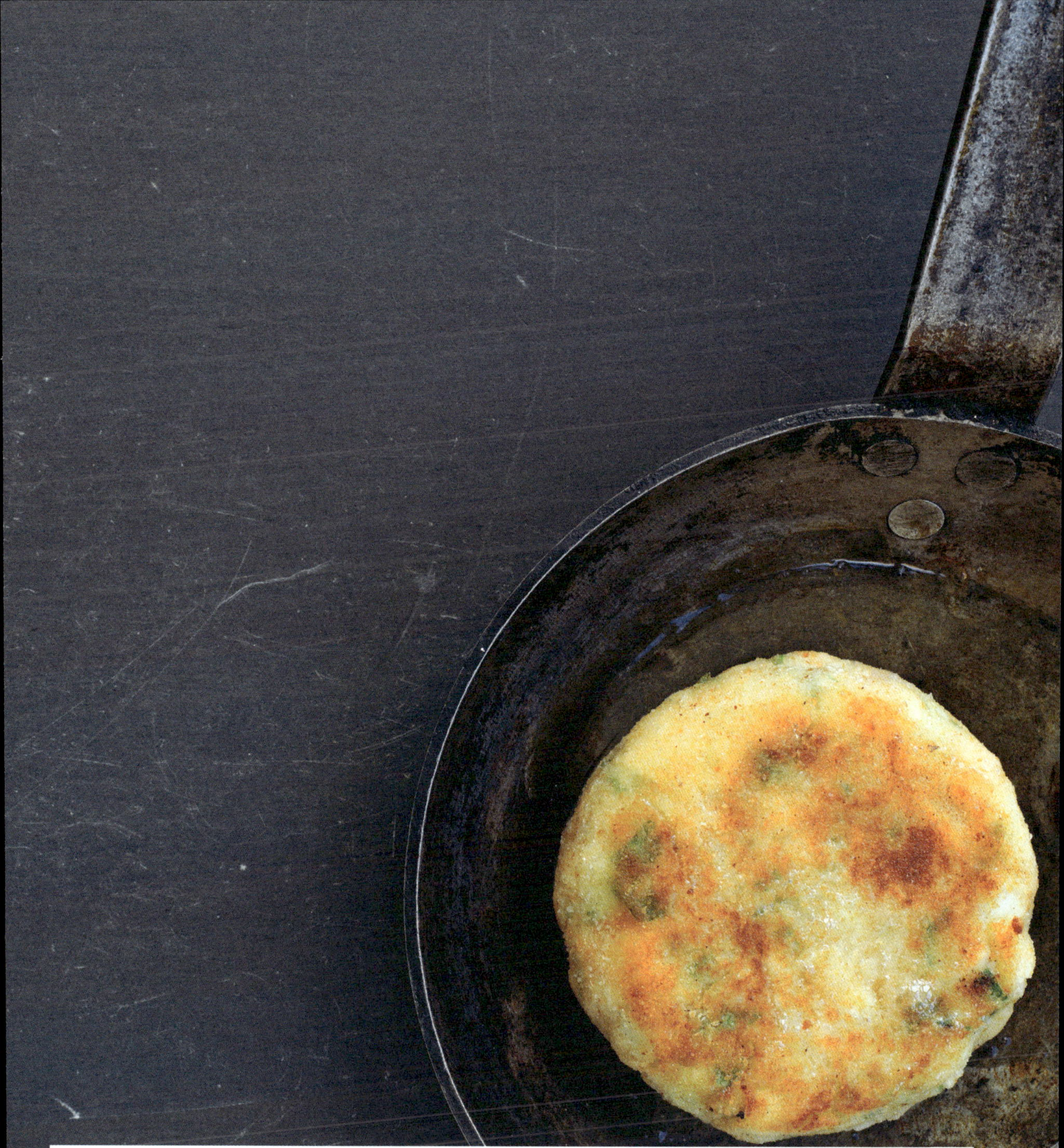

FISCHSTÄBCHEN WERDEN MEIST AUS KABELJAU ZUBEREITET, DIESE BRATLINGE SCHMECKEN AUCH MIT RESTEN VON LACHS, DORADE ODER KRABBENFLEISCH KÖSTLICH.

TORTILLA MIT KÄSE- UND KARTOFFELRESTEN

>>> Für	>>> Zubereiten	>>> Braten
6 PORTIONEN	5 MINUTEN	15 MINUTEN

6 Eier
Salz und schwarzer Pfeffer
100 g reifer Gruyère, gerieben
50 ml Olivenöl extra vergine
300 g Kartoffeln, in Wasser gekocht, geschält, in 4 mm dicke Scheiben geschnitten

Die Eier mit Salz und Pfeffer verquirlen, dann den Käse hinzufügen. Das Öl in einer Pfanne erhitzen, die Kartoffeln 5 Minuten braten, dann die Eimischung hinzufügen und gleichmäßig verteilen. 3–5 Minuten auf mittlerer Hitze braten, bis die Unterseite der Tortilla goldbraun wird. Die Tortilla vorsichtig wenden und weitere 1–2 Minuten backen, bis sie auch auf der anderen Seite bräunt. Kurz abkühlen lassen, dann auf einen Teller gleiten lassen und servieren.

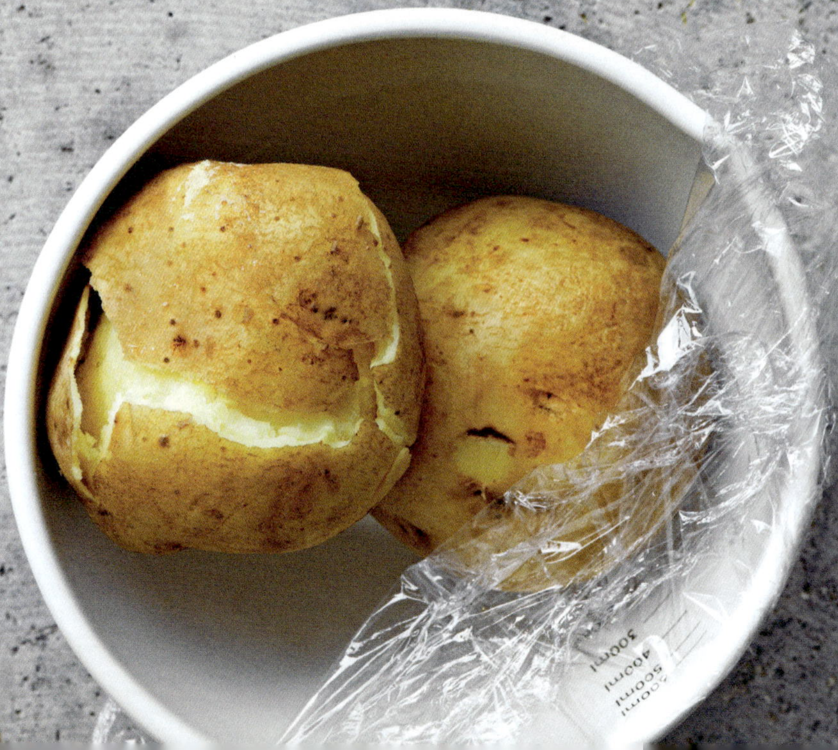

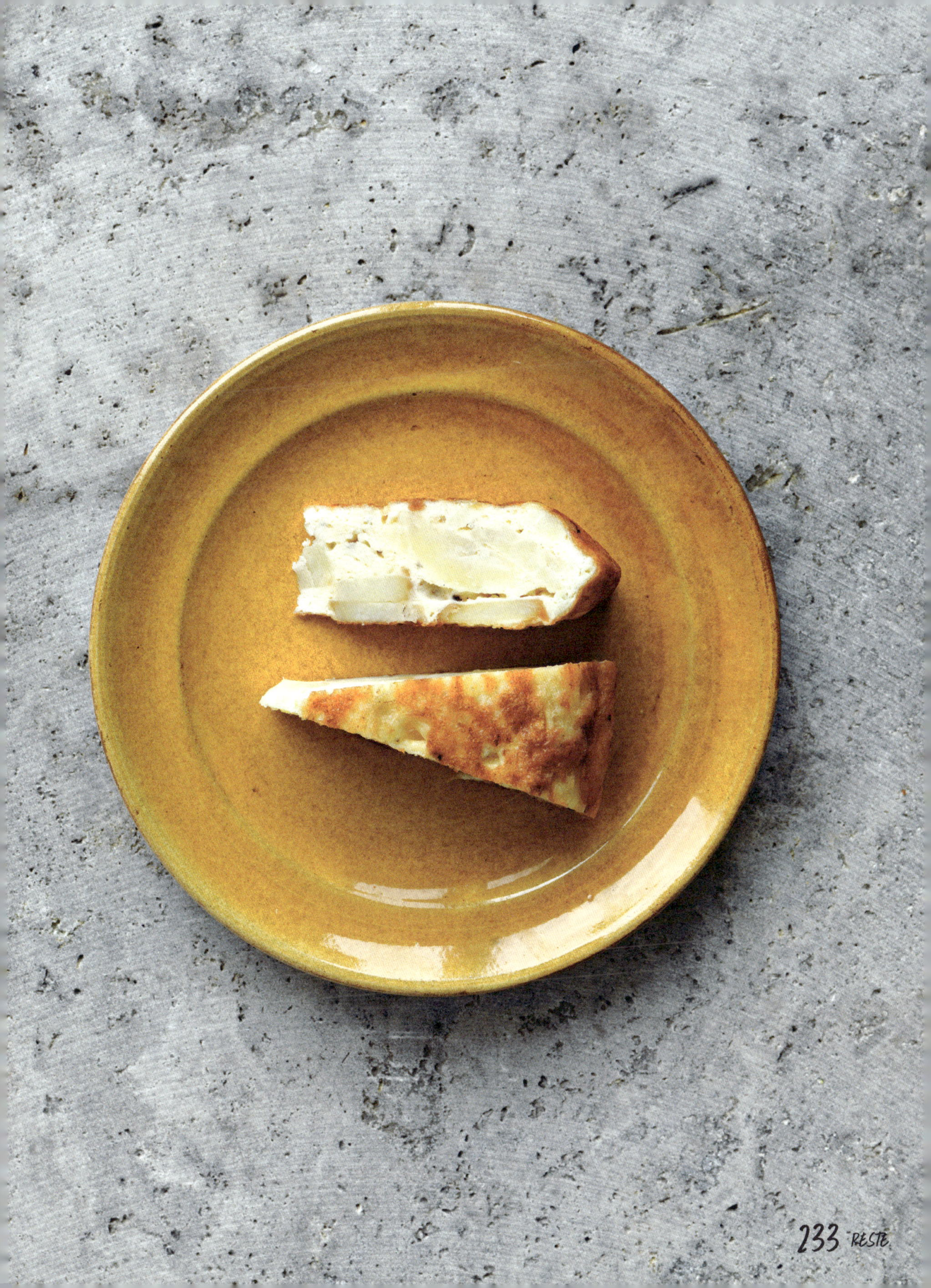

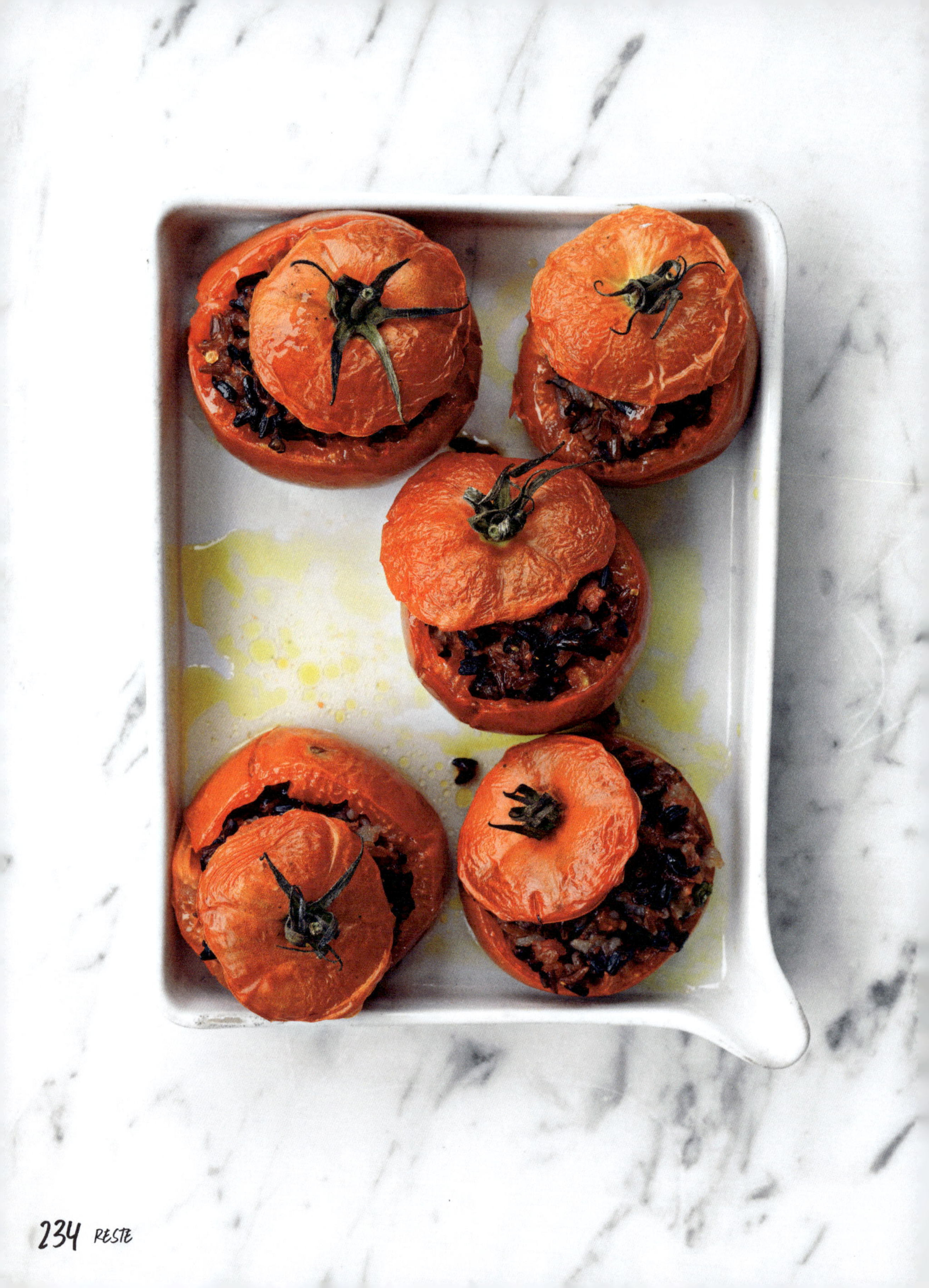

MIT REISRESTEN GEFÜLLTE TOMATEN

>>> Für
6 PORTIONEN

>>> Zubereiten
5 MINUTEN

>>> Backen
1 STUNDE

6 große Tomaten
2 EL Olivenöl extra vergine
1 Knoblauchzehe, fein gehackt
6 Blätter Basilikum, grob gehackt
150 g gekochte Reisreste
30 g Parmesan, gerieben
Salz und schwarzer Pfeffer
Olivenöl zum Beträufeln

Den Backofen auf 180 Grad vorheizen. Eine Auflaufform leicht einfetten.

Von den Tomaten jeweils einen Deckel abschneiden, die Tomaten aushöhlen und das Fruchtfleisch in eine kleine Schüssel geben. Die Tomaten innen salzen und auf einem Gitter mit der Öffnung nach unten abtropfen lassen.

Das Öl in einer Pfanne erhitzen, den Knoblauch 5 Minuten darin anschwitzen, Tomatenfruchtfleisch und Basilikum hinzufügen und auf starker Hitze 5 Minuten kochen lassen. Von der Herdplatte nehmen, Reis und Käse hinzufügen, salzen und pfeffern.

Die Füllung in die Tomaten verteilen. Die Tomaten in die Form setzen, die Deckel aufsetzen, mit Olivenöl beträufeln und im Ofen 50 Minuten backen. 5 Minuten ruhen lassen, dann servieren.

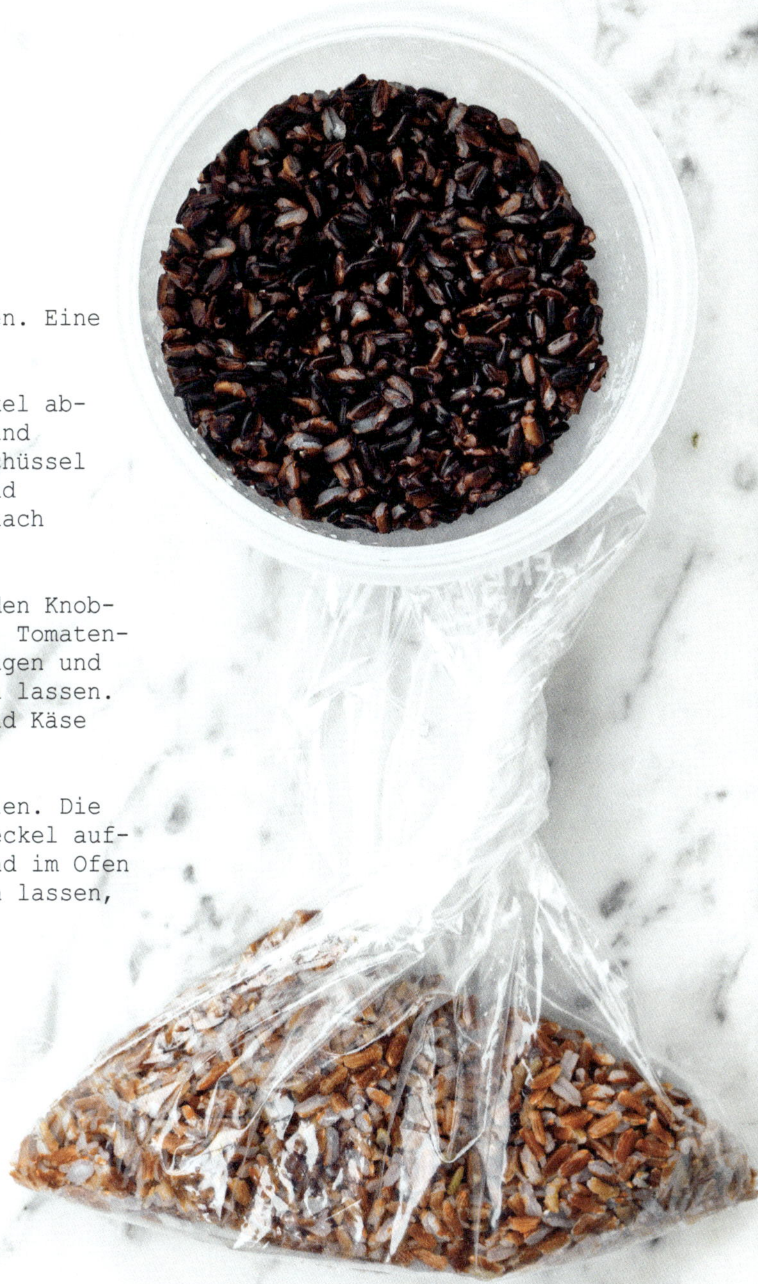

FRIED RICE

>>> Für	>>> Zubereiten	>>> Kochen
2 PORTIONEN	5 MINUTEN	15 MINUTEN

1 TL geröstetes Sesamöl
1 Ei, verquirlt
1 Scheibe geräucherter Speck, gewürfelt
2 Frühlingszwiebeln, fein geschnitten
400 g Reste von gekochtem Reis
80 g Erbsen-Mais-Mischung, tiefgekühlt, aufgetaut
1 EL Sojasauce

Das Öl in einem Wok oder in einer Pfanne erhitzen. Das Ei hineingeben und unter Schwenken wie ein Omelett braten. Auf ein Brett gleiten lassen und in Streifen schneiden.

Den Wok wieder erhitzen und die Speckwürfel einige Minuten anbraten. Die Hälfte der Frühlingszwiebeln hinzufügen und 1-2 Minuten braten. Die restlichen Zutaten in den Wok geben und gründlich erhitzen. Zuletzt die Omelettstreifen hinzufügen und rühren, bis alles heiß ist. Mit den restlichen Frühlingszwiebeln bestreuen und servieren.

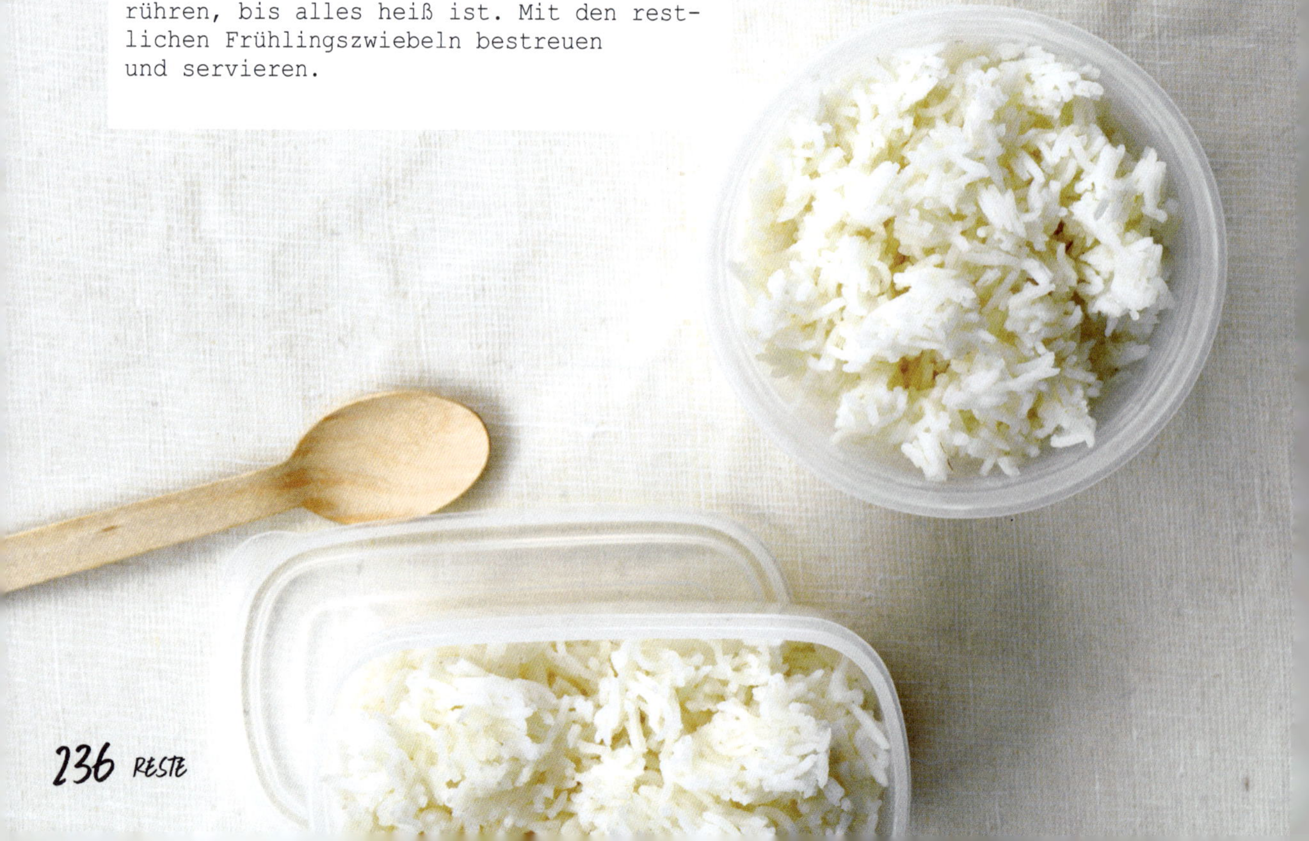

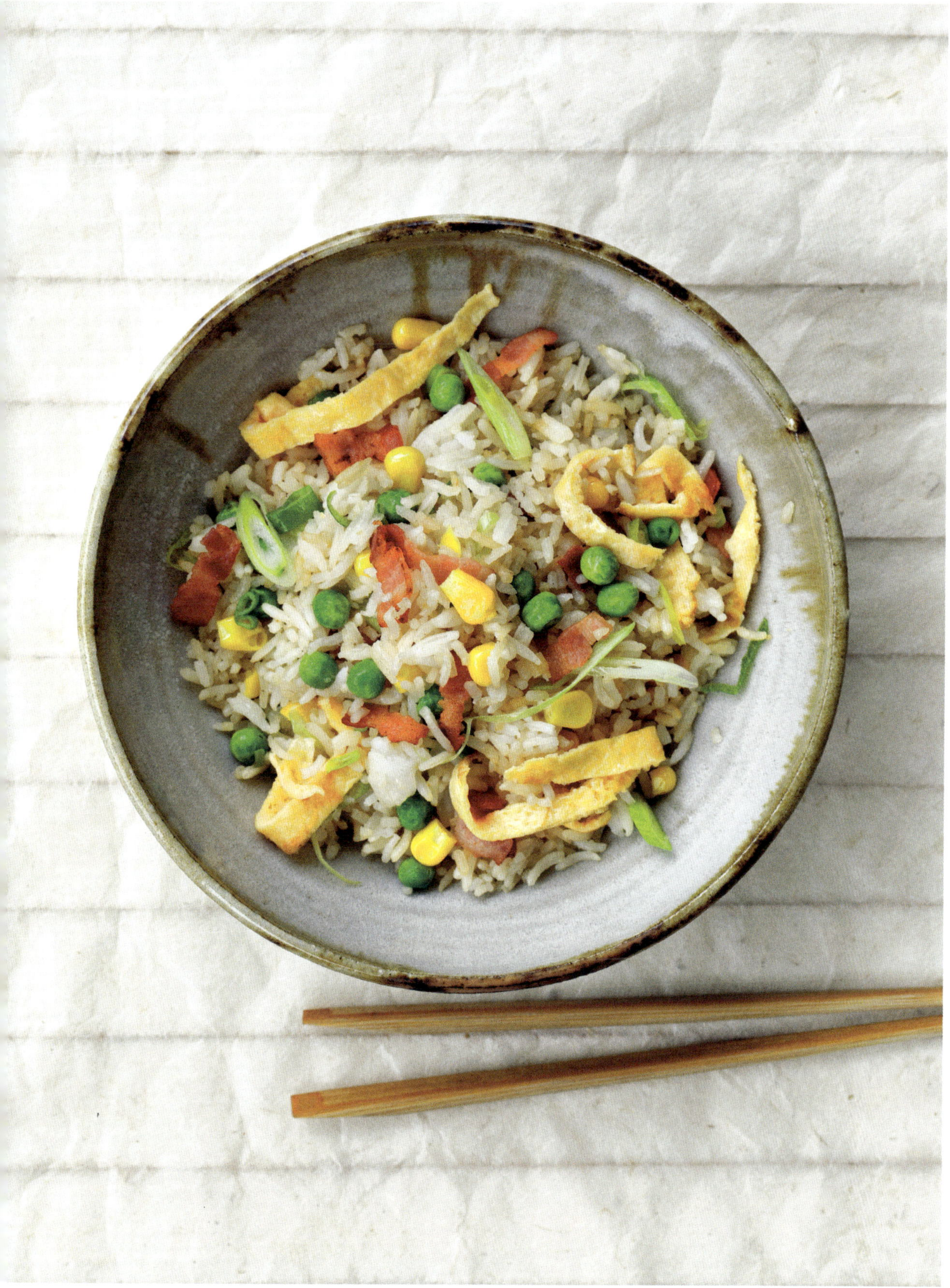

REISSALAT AUS RESTEN

>>> Für 2 PORTIONEN	130 g (Risotto-)Reisreste / 150 g kleine Mozarellakugeln / 150 g Thunfisch aus der Dose, abgetropft, zerzupft / 100 g rote Paprika, in dünne Streifen geschnitten / 100 g Tomaten, gewürfelt / 30 g Oliven, entsteint / 3 EL Mayonnaise / Salz, Pfeffer
>>> Zubereiten 5 MINUTEN	Den Reis mit Mozzarellakugeln, Thunfisch, Paprika, Tomaten und Oliven vermischen. Die Mayonnaise hinzufügen und gut unterrühren. Nach Geschmack salzen und pfeffern.

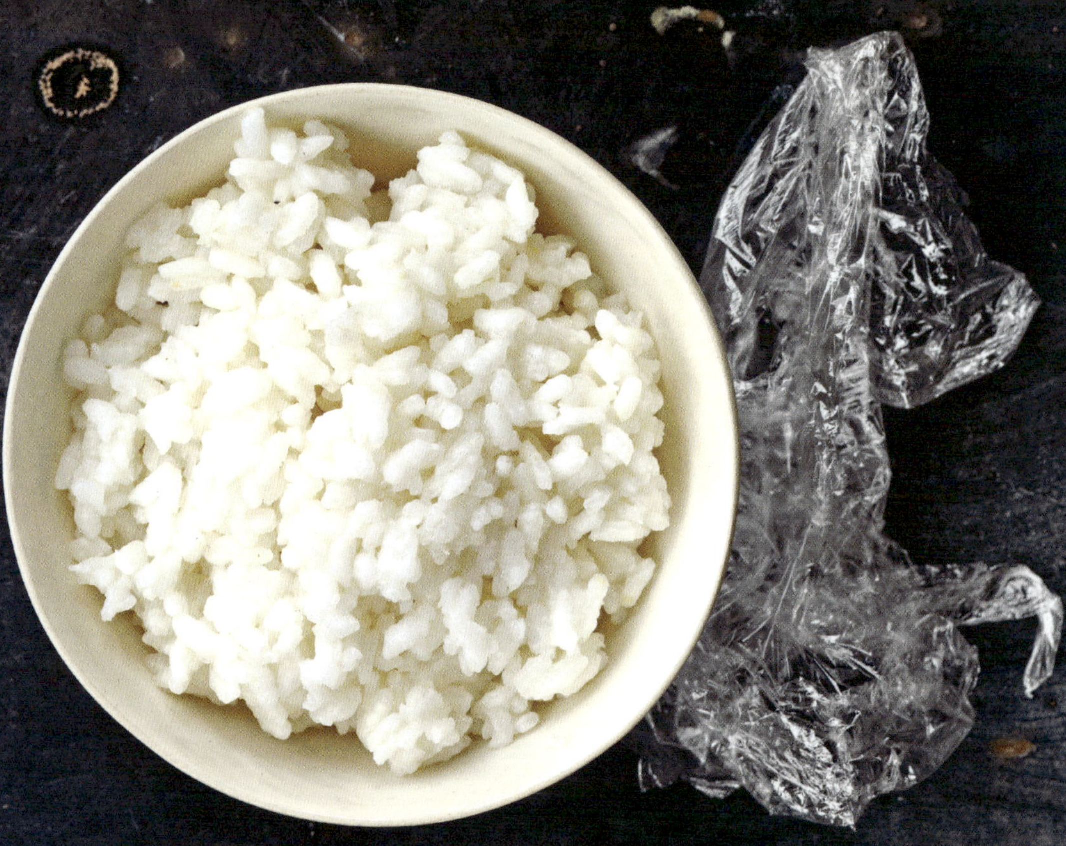

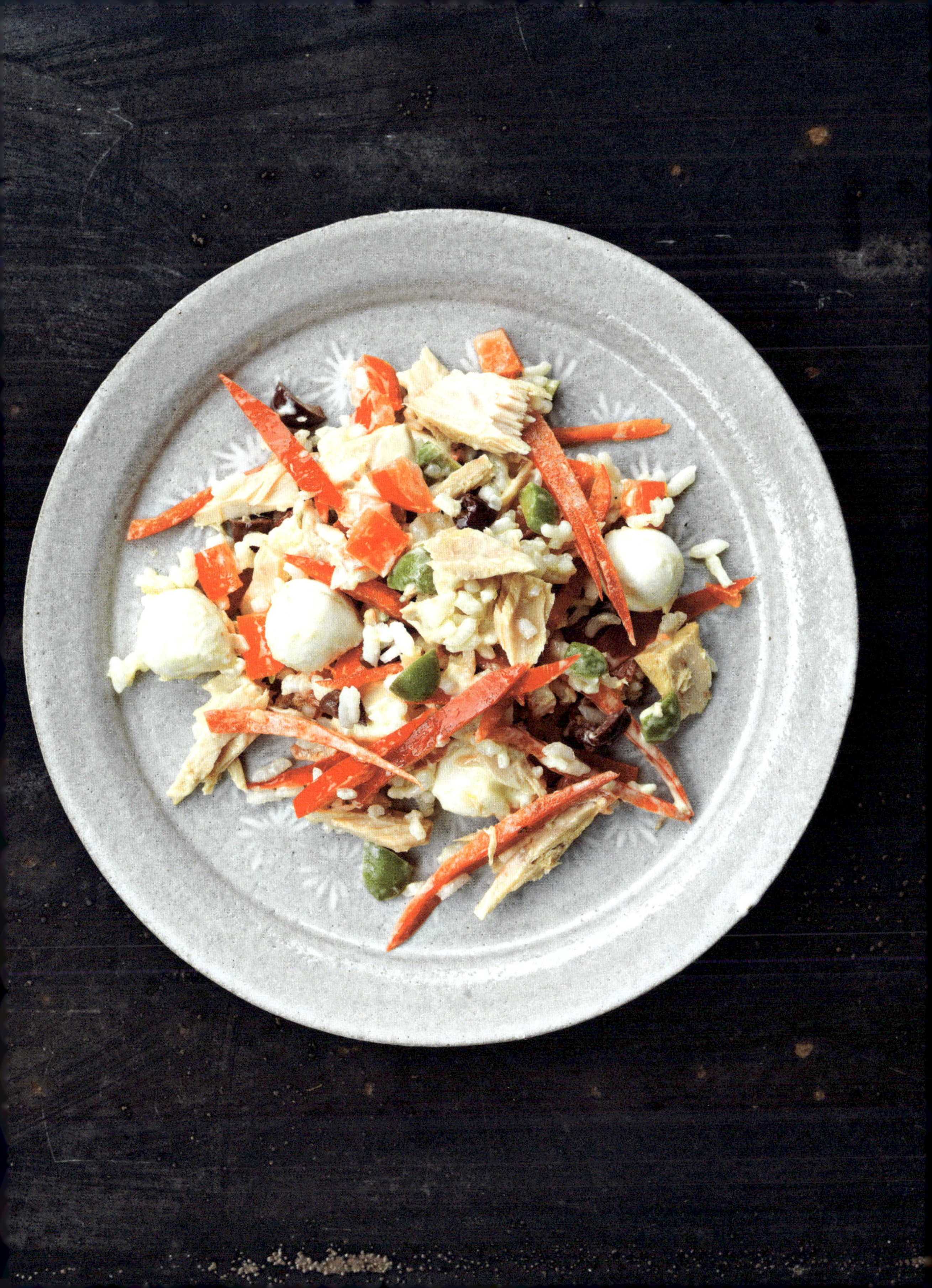

ARANCINI MIT GEBRATENEN GEMÜSERESTEN

>>> Für	>>> Zubereiten	>>> Frittieren
10 STÜCK	45 MINUTEN	20 MINUTEN

250 g Risottoreisreste, gekocht
100 g Gemüsereste, gebraten, gehackt
50 g Käse, gerieben (Mozzarella und Parmesan)
100 g Mehl
1 Ei, verquirlt
100 g Brotbrösel (Seite 208)
Pflanzenöl zum Frittieren

Reis, Gemüse und Käse in einer Schüssel mischen. Aus der Masse 10 walnussgroße Kugeln formen.

Mehl, Ei und Brotbrösel jeweils in einen Teller geben. Die Kugeln zuerst im Mehl wenden und das überschüssige Mehl abklopfen, dann im Ei und zuletzt in den Brotbröseln wenden. Auf einen Teller legen und mit Frischhaltefolie abgedeckt 30 Minuten in den Kühlschrank stellen.

Genügend Öl zum Frittieren in einem Kochtopf erhitzen (wenn sich an einem ins Öl getauchten Holzspieß kleine Bläschen bilden, ist das Öl heiß genug). Gleichzeitig jeweils 2 Arancini etwa 4 Minuten frittieren, bis sie rundum schön goldbraun sind.

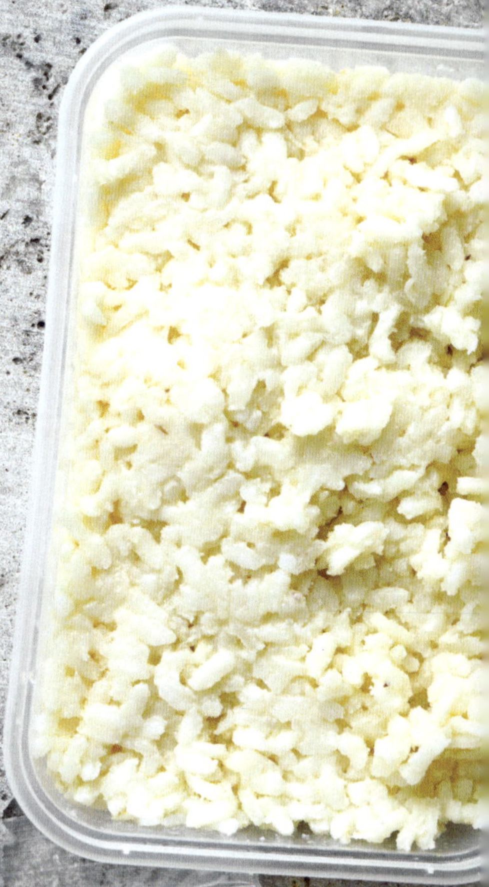

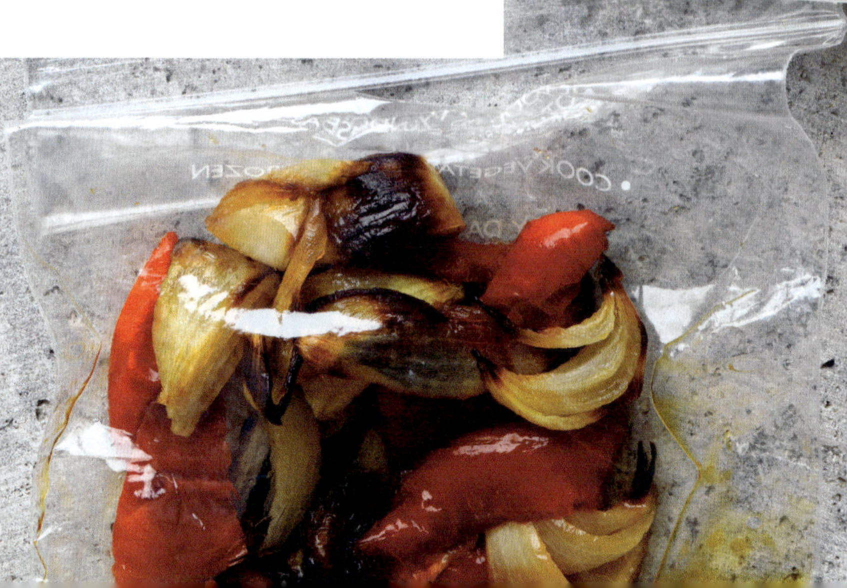

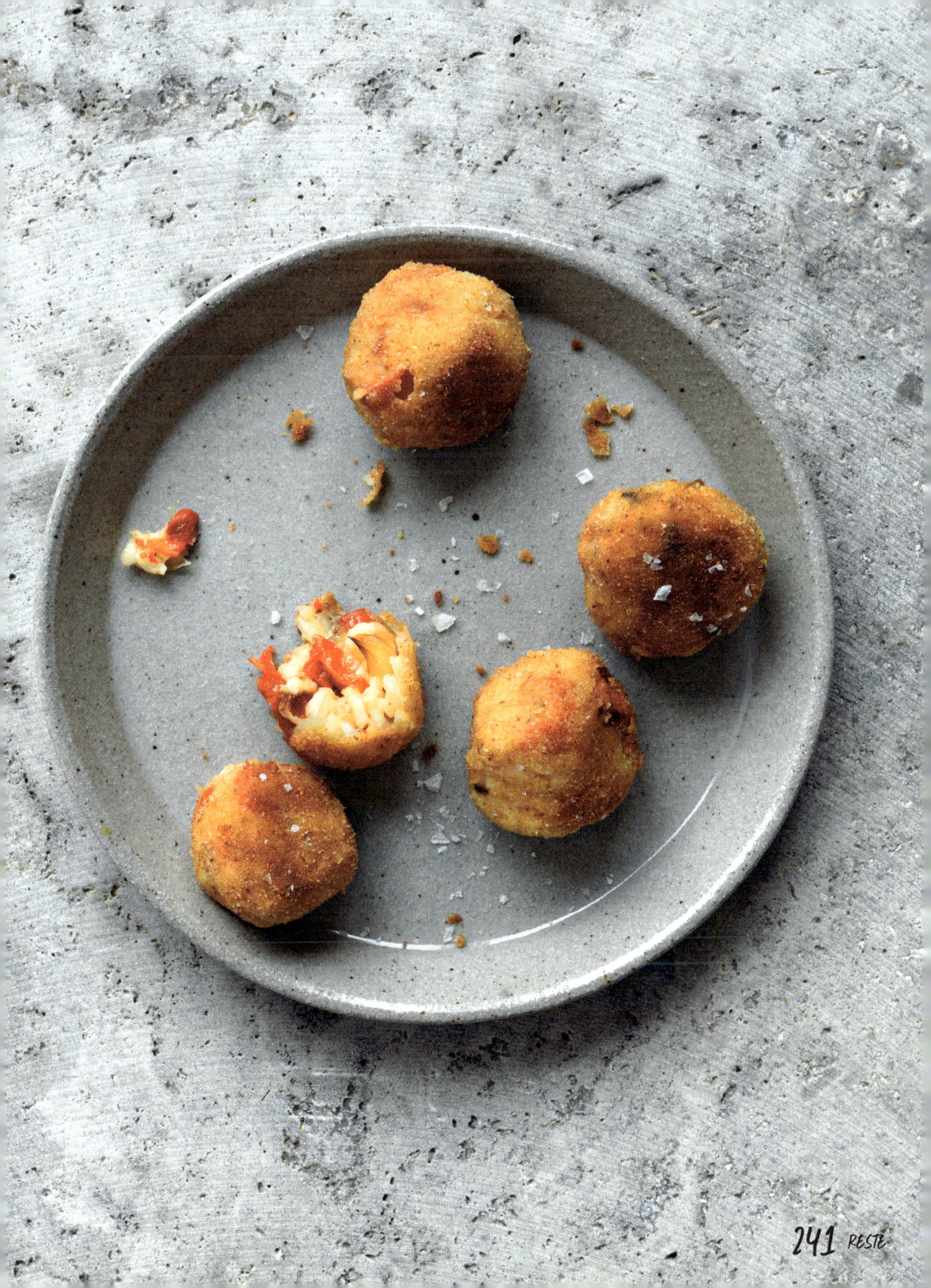

SPAGHETTI-PUFFER

>>> Für	>>> Zubereiten	>>> Braten
6–8 STÜCK	5 MINUTEN	10 MINUTEN

140–210 g gekochte Spaghettireste, abgekühlt
3 EL Olivenöl
10 g Parmesan, gerieben
Salz und schwarzer Pfeffer

Die Spaghetti mit der Hälfte des Öls, dem Parmesan, Salz und Pfeffer vermischen. Sie müssen rundum gut mit Öl umhüllt sein.

Das restliche Öl in einer Pfanne erhitzen. Jeweils etwa einen Löffel Spaghetti in die Pfanne geben und zu einer Art Puffer formen. Je nach Pfannengröße 2 oder 3 Puffer gleichzeitig braten. Auf jeder Seite 2–3 Minuten braten, bis sie goldgelb und knusprig sind.

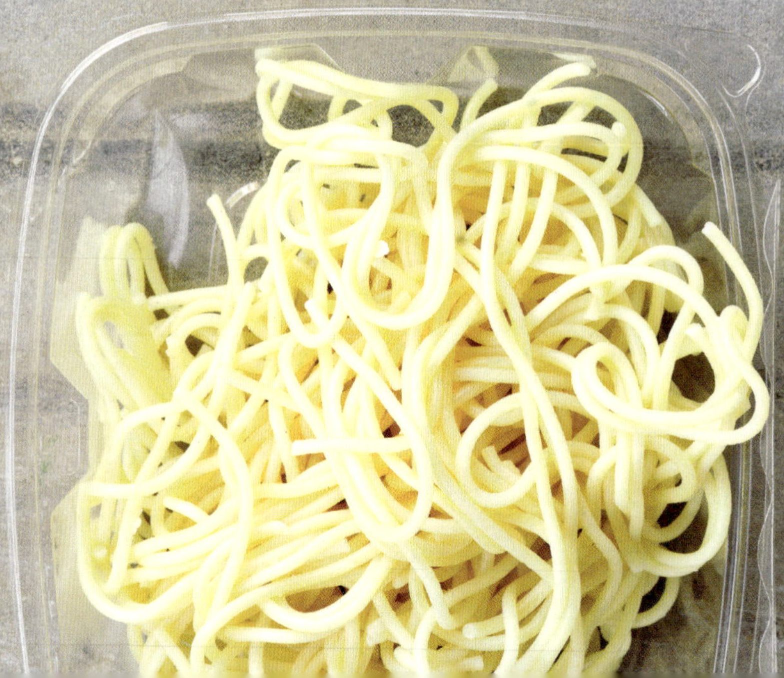

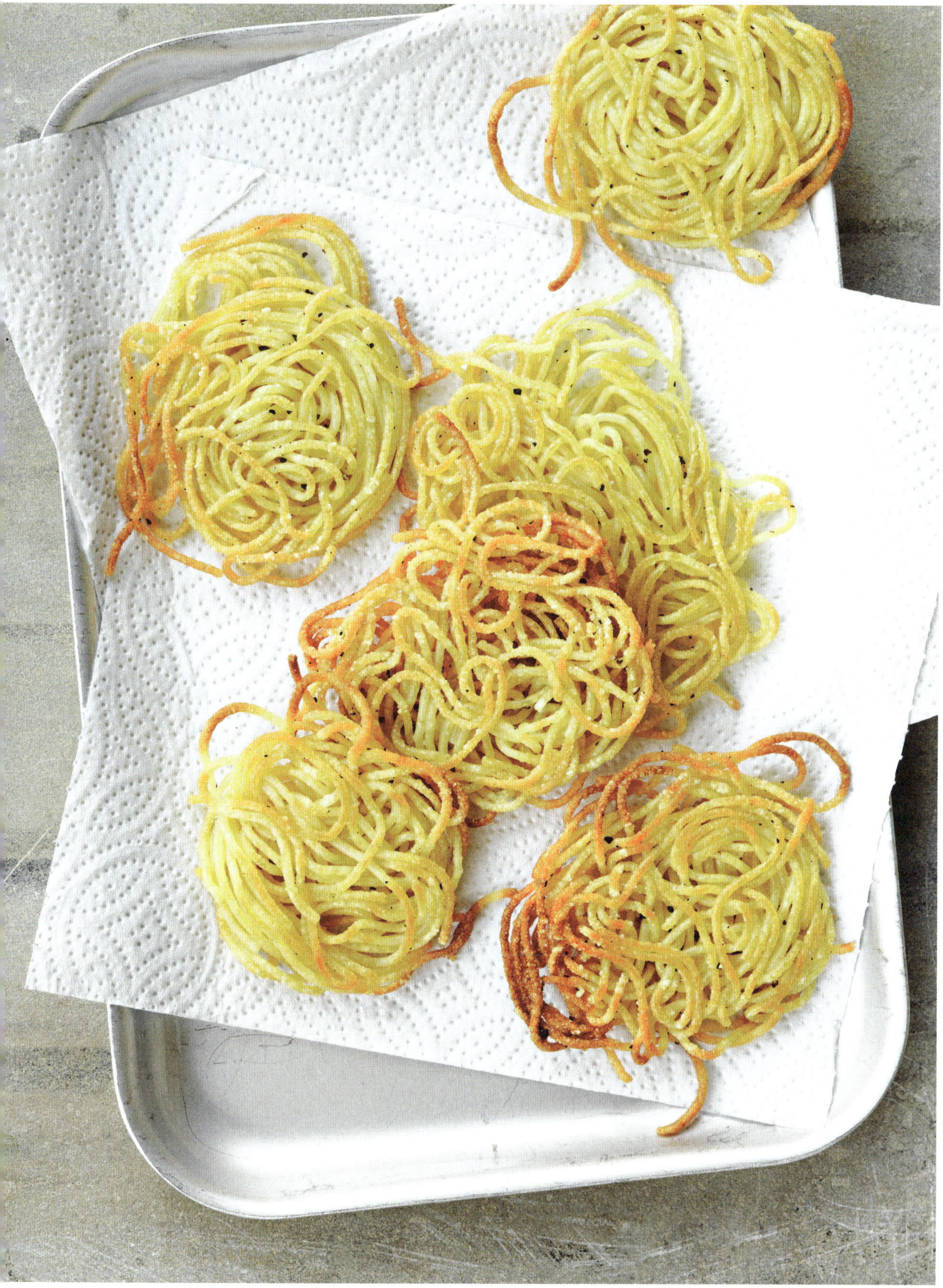

FRITTATA AUS NUDELRESTEN

>>> Für	>>> Zubereiten	>>> Braten
4 PORTIONEN	15 MINUTEN	20 MINUTEN

4 Eier
40 g Parmesan, gerieben
Salz und schwarzer Pfeffer
400 g Reste von gekochten Nudeln
3 EL Olivenöl extra vergine
1 kleines Bund Basilikum
Parmesan zum Bestreuen

Die Eier in einer Schüssel verquirlen. Den Parmesan hinzufügen, großzügig salzen und pfeffern. Die Nudeln daruntermischen.

Das Öl in einer Pfanne erhitzen, die Nudelmischung hinzufügen und 15 Minuten auf mittlerer Temperatur braten, bis die Unterseite gut gebräunt ist. Die Frittata vorsichtig mithilfe eines großen, flachen Tellers wenden, wieder in die Pfanne gleiten lassen und weitere 5 Minuten braten. Mit Basilikumblättchen und Parmesan bestreuen.

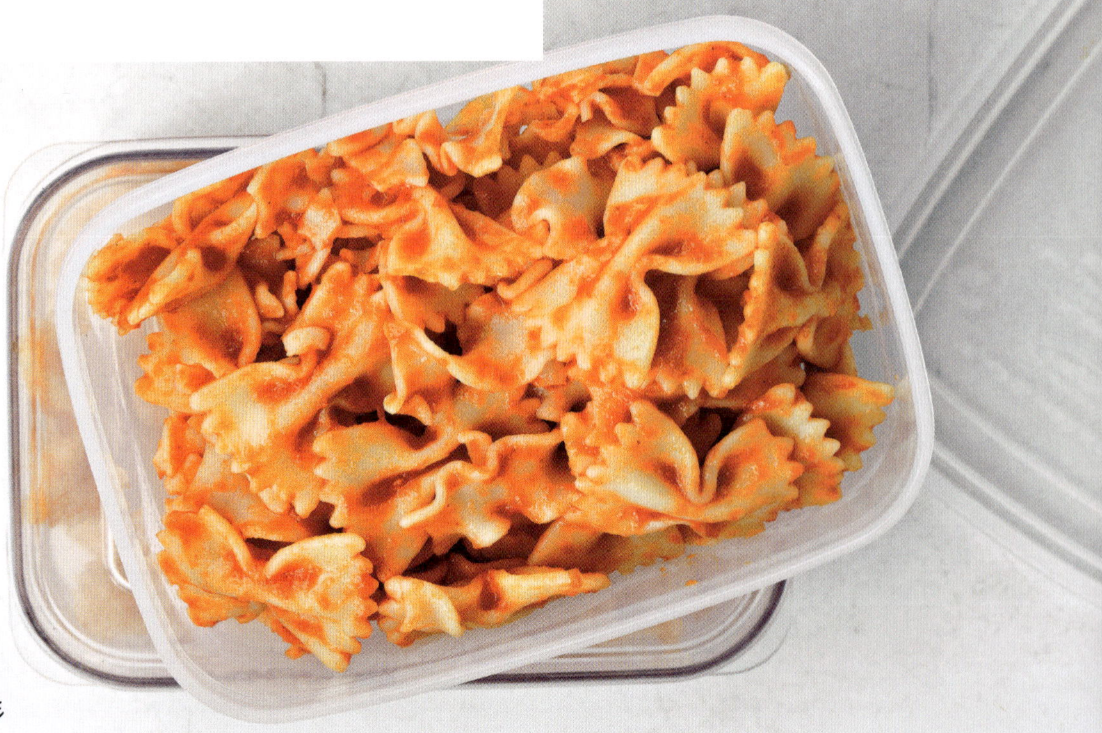

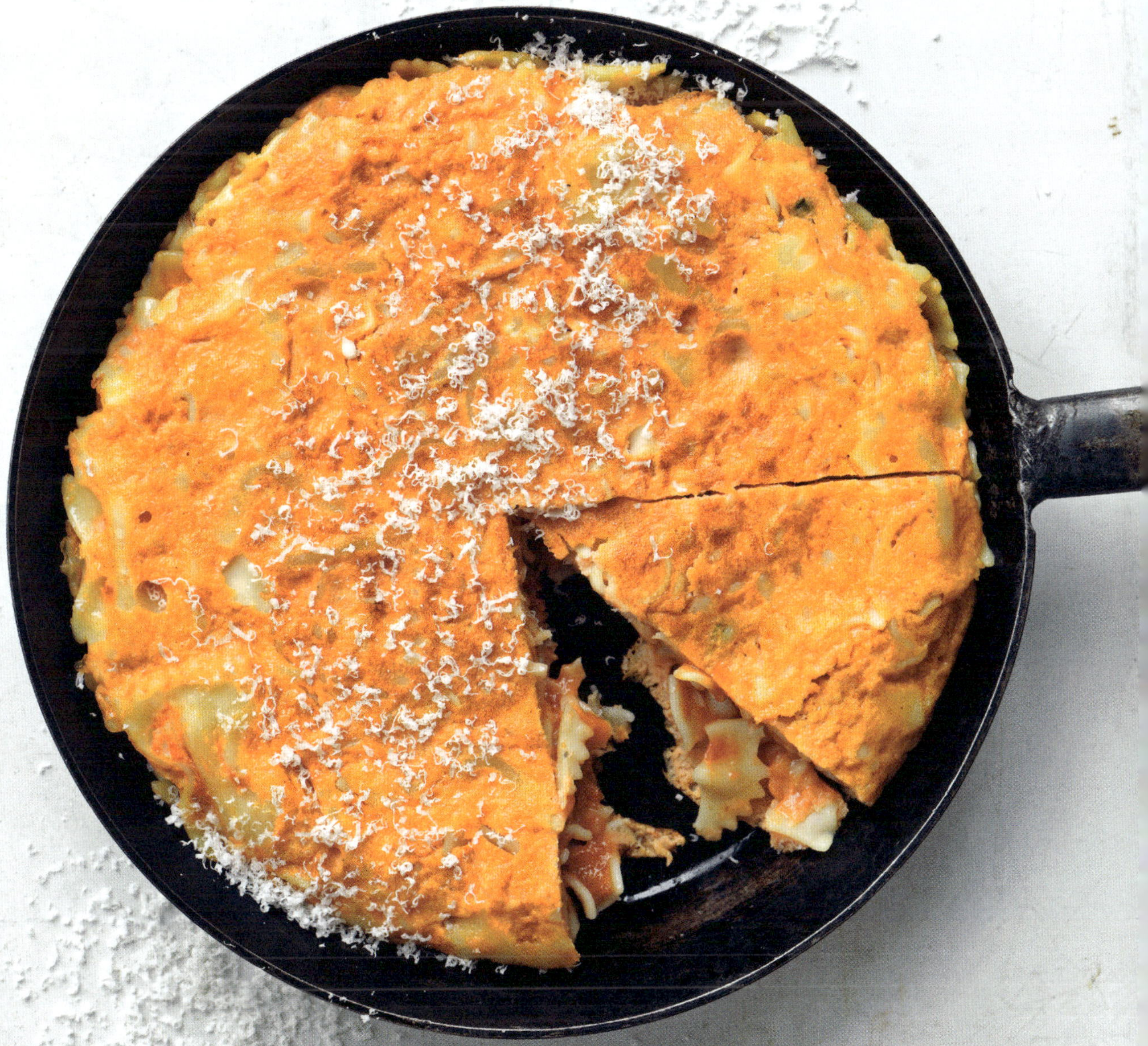

DIE NUDEL-FRITTATA KANN WARM ODER KALT SERVIERT WERDEN. DIES IST EIN EINFACHES UND LECKERES REZEPT, UM NUDELRESTE MIT ODER OHNE SAUCE ZU VERWERTEN.

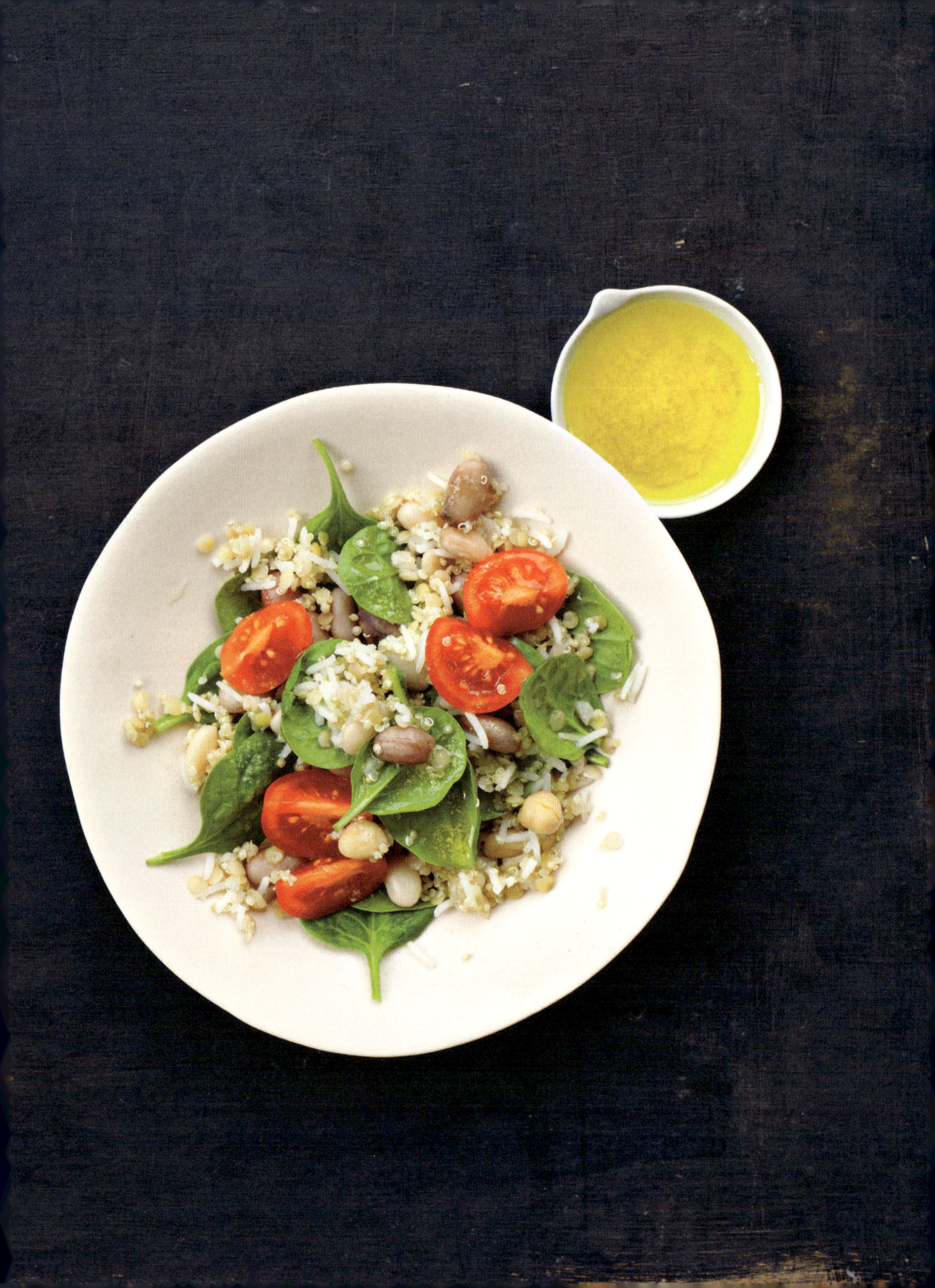

SALAT AUS RESTEN VON HÜLSENFRÜCHTEN ODER GETREIDE

>>> Für
2 PORTIONEN

>>> Zubereiten
15 MINUTEN

>>> Kochen
0 MINUTEN

250 g Reste von gekochten Hülsenfrüchten oder Getreide (Bohnen jeder Art, Kichererbsen, Quinoa, Reis, Perlgraupen)
30 g junge Spinatblätter
100 g Kirschtomaten, halbiert

Vinaigrette
3 EL Olivenöl
1 EL Apfelessig
1 TL Dijonsenf
1 TL Honig
Salz und Pfeffer

Alle Zutaten für die Vinaigrette in einer kleinen Schüssel verquirlen oder in ein Schraubglas geben und gut schütteln.

Die Zutaten für den Salat in eine Schüssel geben und mischen. Die Vinaigrette hinzufügen und unterrühren. Bohnen und Getreide saugen viel Flüssigkeit auf. Wenn Sie den Salat nicht sofort servieren, müssen Sie kurz vor dem Essen noch etwas Vinaigrette hinzufügen. Den Salat vor dem Servieren nochmals abschmecken.

ICH LIEBE DIESEN ZUSAMMENGEWÜRFELTEN SALAT. ER EIGNET SICH HERVORRAGEND FÜR EIN SCHNELLES MITTAG- ODER ABENDESSEN UNTER DER WOCHE. SIE KÖNNEN DIE ZUTATEN BELIEBIG VARIIEREN UND DIE RESTE VERWENDEN, DIE SIE GERADE IM KÜHLSCHRANK HABEN.

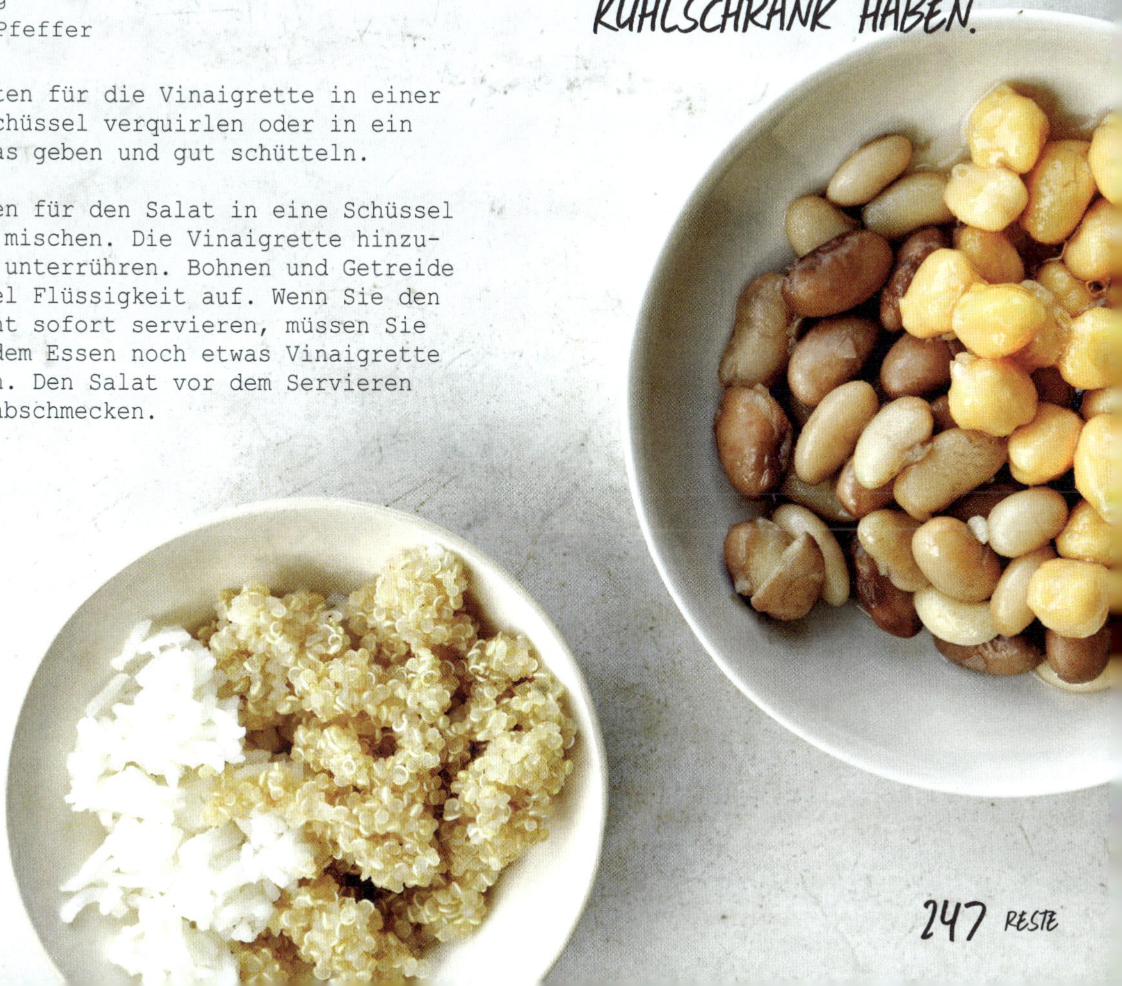

FRIKADELLEN AUS LINSENRESTEN

>>> Für	>>> Zubereiten	>>> Kochen
4 STÜCK	10 MINUTEN	15 MINUTEN

110 g gekochte Linsen
2 Zweige Thymian, Blättchen abgezupft
60 g Brotbrösel (Seite 208)
2 EL Olivenöl

Die Linsen mit 6 Esslöffel Wasser und den Thymianblättchen in einem Kochtopf auf mittlerer Hitze aufwärmen. Nach 6–7 Minuten Kochzeit sollte das Wasser aufgesaugt und die Linsen weich sein. Den Topf von der Herdplatte nehmen. Drei Viertel der Brötbrösel hinzufügen und daruntermischen. Die Masse in 4 Teile teilen, zu Bratlingen formen und diese in den restlichen Brotbröseln wenden. Das Olivenöl in einer Pfanne erhitzen und die Bratlinge auf jeder Seite ein paar Minuten goldbraun braten.

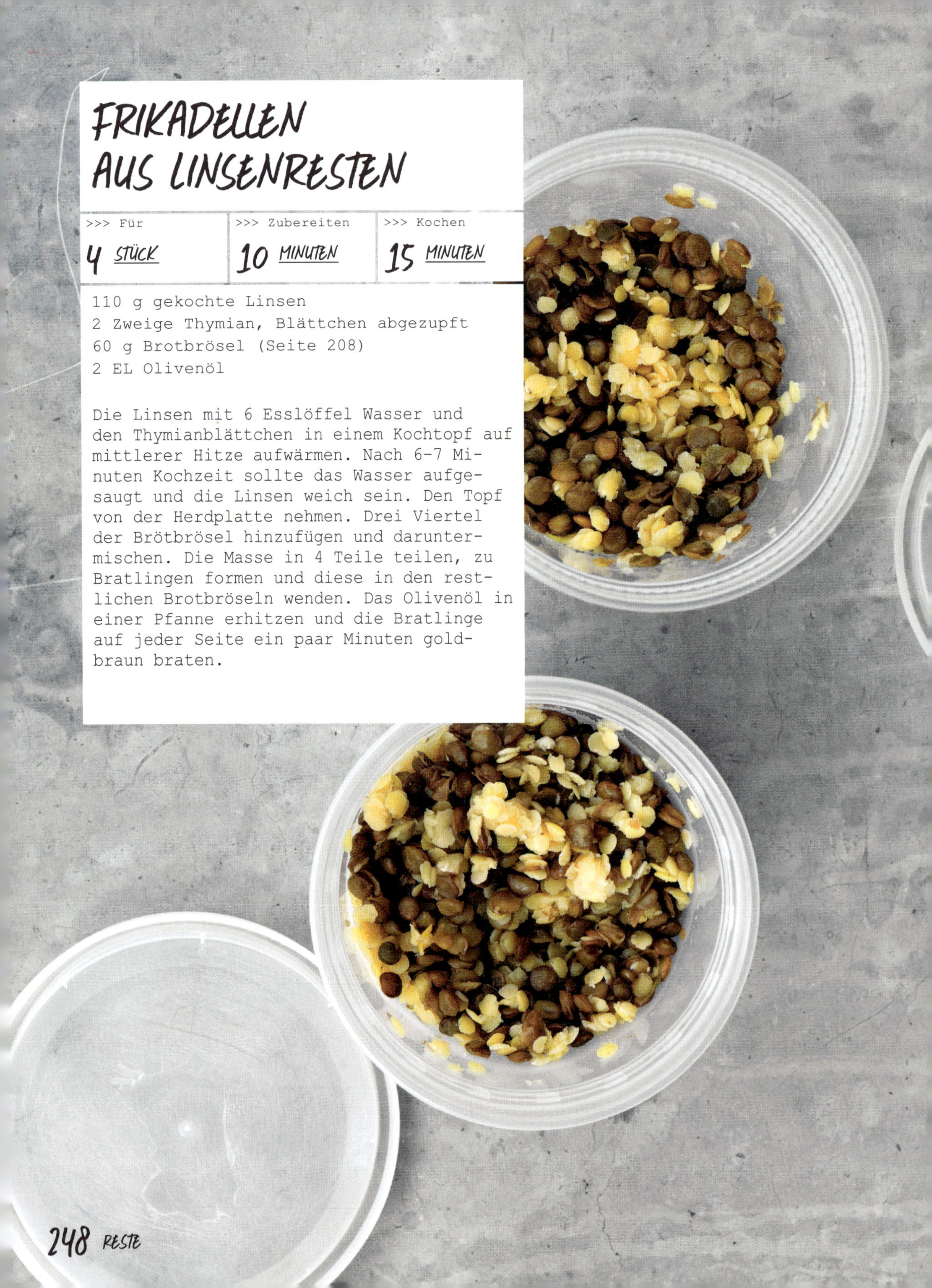

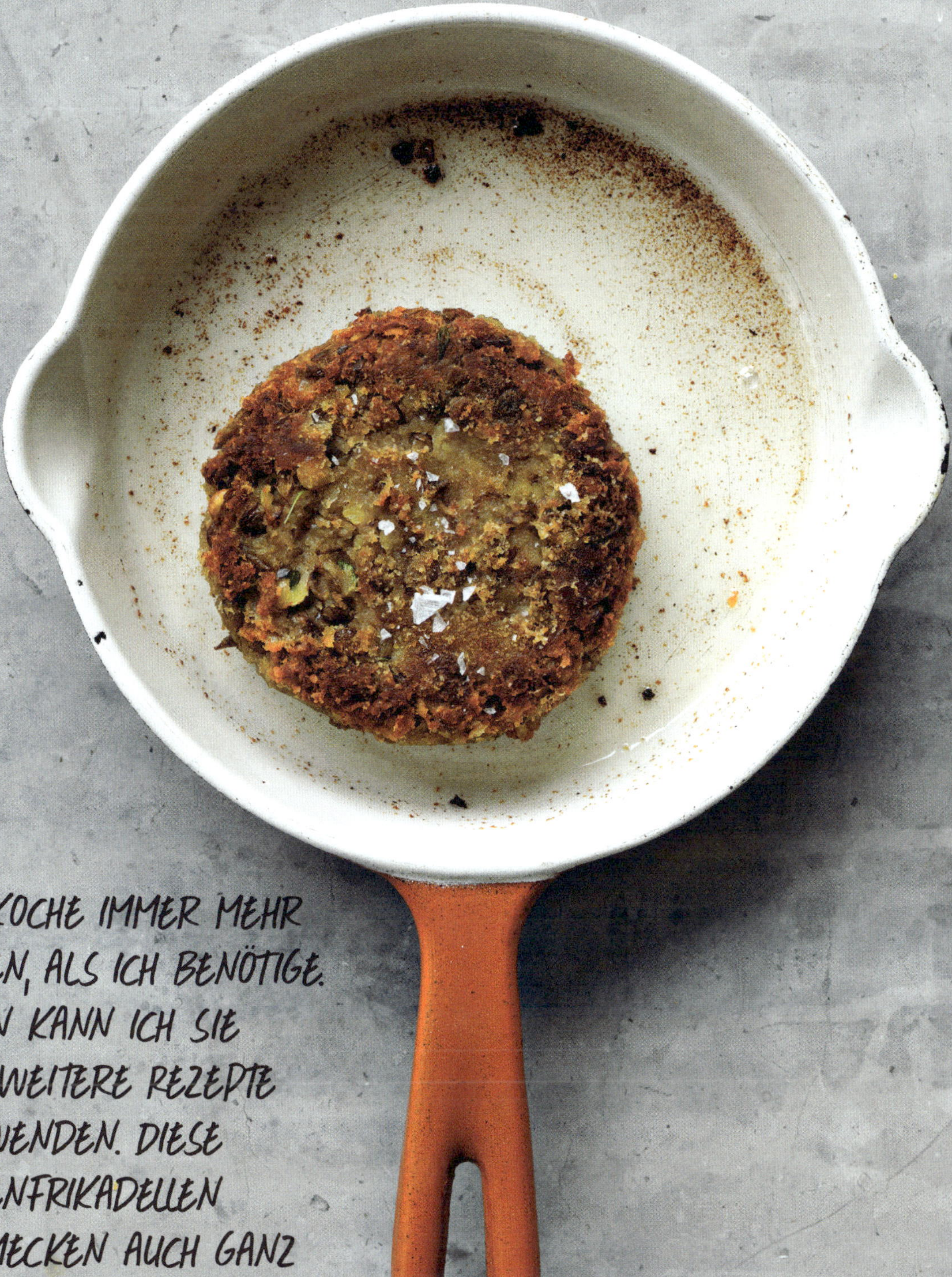

ICH KOCHE IMMER MEHR LINSEN, ALS ICH BENÖTIGE. DANN KANN ICH SIE FÜR WEITERE REZEPTE VERWENDEN. DIESE LINSENFRIKADELLEN SCHMECKEN AUCH GANZ HERVORRAGEND ZWISCHEN HAMBURGER-BRÖTCHEN.

RESTE IN SCHRAUBGLÄSERN

Viele Lebensmittel werden in Schraubgläsern verkauft. Es ist gut, nicht nur die Gläser zu reinigen und wiederzuverwenden, sondern auch ihren Inhalt bis auf den letzten Tropfen aufzubrauchen. Hier finden Sie einige Tipps, um solche Reste zu verwenden.

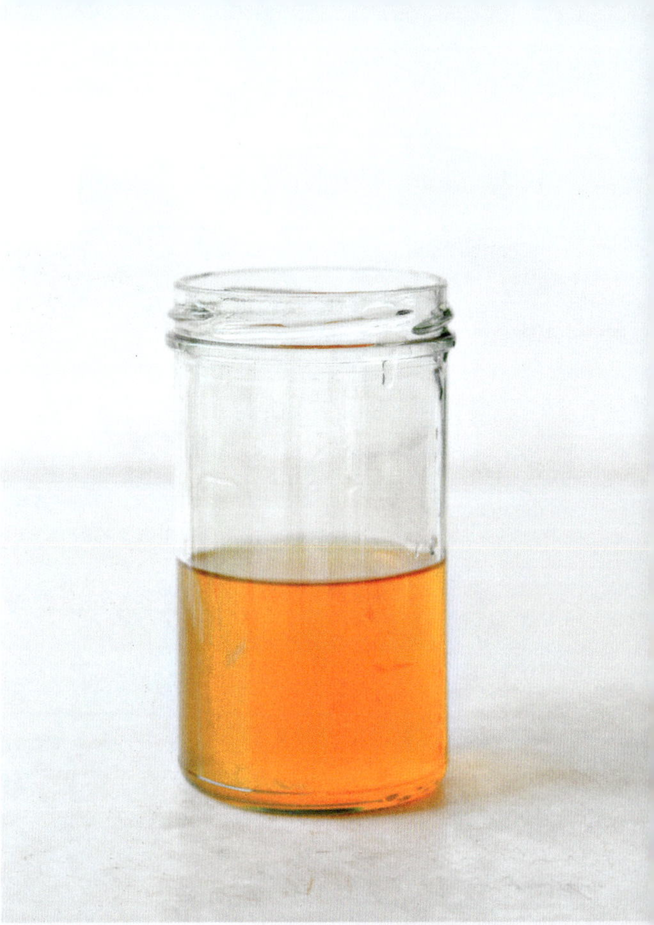

OLIVEN

Den Saft von eingelegten Oliven aufbewahren und in einem Cocktail verwenden oder 1 Esslöffel davon unter Spaghetti alla puttanesca (mit Kapern und Oliven) rühren.

VINAIGRETTE

Für ein fast leeres Marmeladen- oder Senfglas:

* Olivenöl hinzufügen.
* Essig hinzufügen (die Hälfte der Ölmenge).
* Senf bei einem Marmeladenglas und Honig bei einem Senfglas hinzufügen, um die scharf-süße Note zu erzielen.
* Großzügig salzen und pfeffern.
* Gründlich schütteln – fertig!

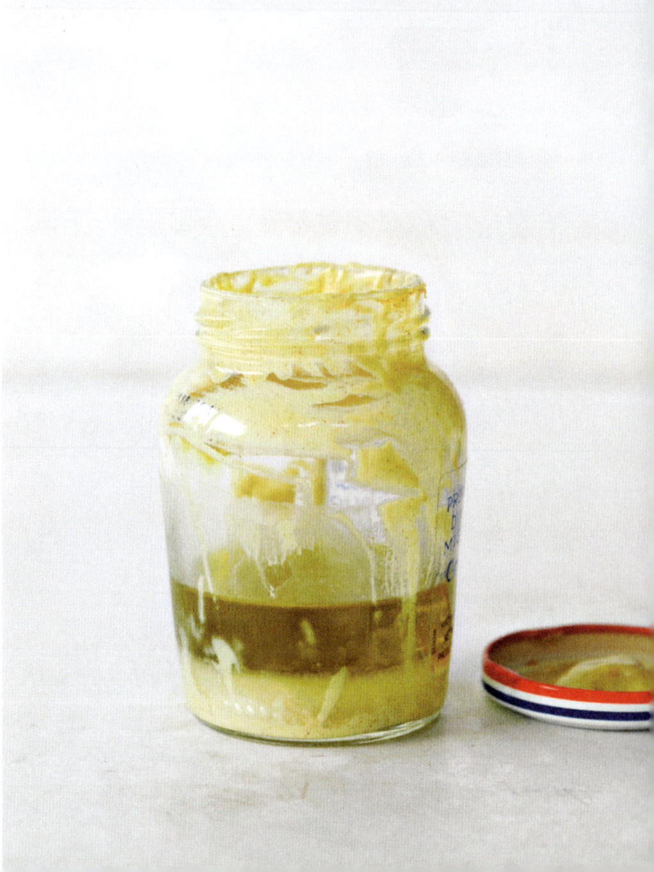

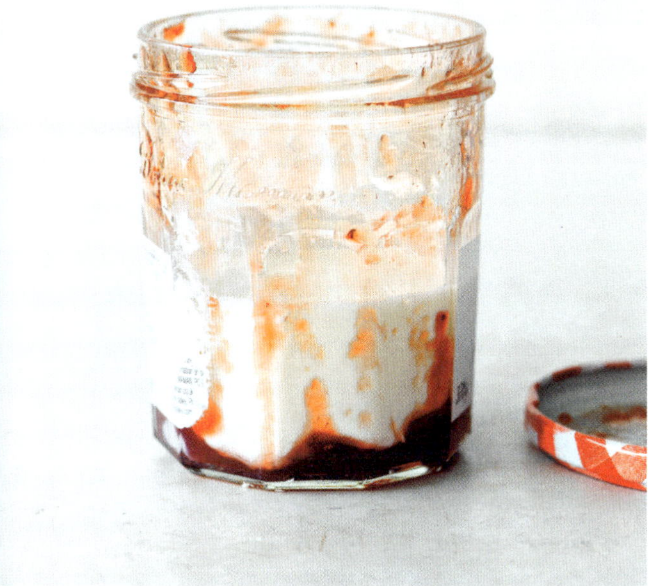

ERDBEERMILCH

Für ein fast leeres Glas mit Erdbeermarmelade:

* 150 ml Milch auf die gewünschte Temperatur erhitzen.
* In das Glas gießen.
* Gut schütteln und trinken.

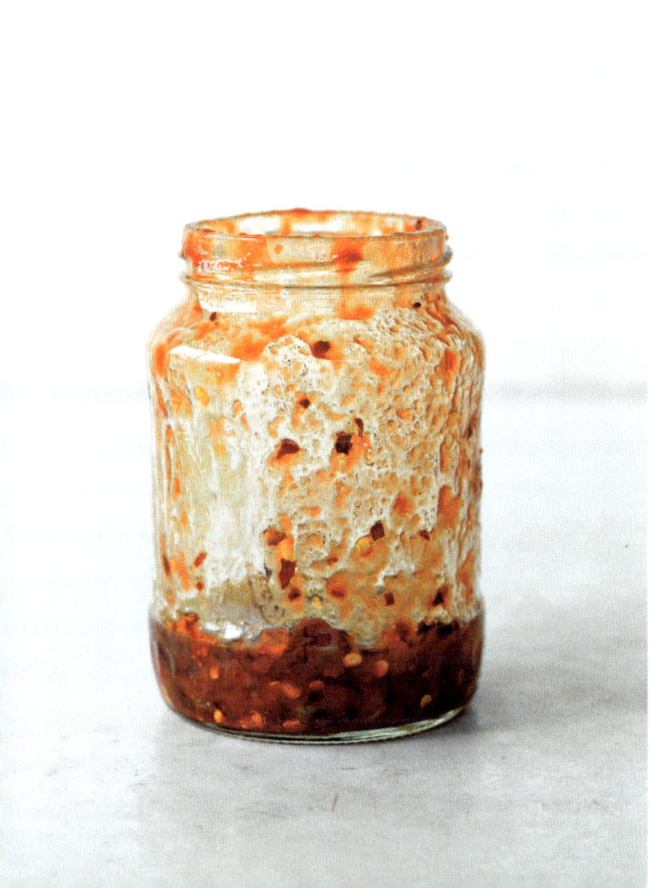

TOMATENSAUCE

Für ein fast leeres Glas Tomatensauce:

* 1 Portion Spaghetti kochen.
* Olivenöl, Chiliflocken, 1 EL Spaghettikochwasser und Kapern in das Glas geben.
* Großzügig salzen und pfeffern.
* Gut schütteln und über die Nudeln gießen.
* Vermischen und mit geriebenem Käse bestreuen.

REGISTER

A

Ahornsirup
- Kürbis-Smoothie 81

Apfel
- Apfelschalenessig 104
- Apfelschalen-Smoothie 106
- Asiasalat mit Kohl, Fenchel und Apfelkernhaus 60
- Chips aus Apfelschalen 100
- Füllung aus altbackenem Brot 206
- Kekse mit Apfelschalen 102
- Konfitüre aus Apfelkernhaus und Erdbeerstielen 108

Artischocke
- Suppe aus Artischockenblättern und -stielen 51

Aubergine
- Chips aus Gemüseschalen/-blättern 70
- Pickles aus Schalen und Abschnitten 56

Austernsauce
- Bunte Gemüsepfanne 54
- Fried Rice 236

Avocado
- Grüner Smoothie 129
- Mousse aus überreifer Avocado und Schokolade 136
- Pesto aus überreifer Avocado 138

B

Banane
- Bananenbrot aus überreifen Bananen 126
- Bananen-Schoko-Eis am Stiel 128
- Grüner Smoothie 129
- Kürbis-Smoothie 81
- Mango-Bananen-Eis 128
- Pancakes aus überreifen Bananen 129

Basilikum
- Frittata aus Nudelresten 244
- Mit Reisresten gefüllte Tomaten 235
- Panzanella aus altbackenem Brot 200
- Parmigiana aus Bohnenschoten 65
- Pesto aus Karottengrün 18
- Pesto aus überreifer Avocado 138

Blätterteig
- Blätterteigkrapfen mit Fleischresten 228

Blumenkohl
- Pickles aus Schalen und Abschnitten 56
- Suppe aus Blumenkohlstängeln und Kartoffelschalen 66

Brokkoli
- Bunte Gemüsepfanne 54
- Pickles aus Schalen und Abschnitten 56
- Salat aus Brokkolistängeln 62

Brot
- Arancini mit gebratenen Gemüseresten 240
- Brotauflauf 205
- Brotbrösel aus altbackenem Brot 208
- Brotbrösel mit Käse 211
- Brotbrösel mit Samen-Mix 211
- Brotbrösel mit Zimt 210
- Brotbrösel mit Zitrone und Minze 210
- Chips aus Pittabrot 212
- Croûtons aus altbackenem Brot 197
- Croûtons Knoblauch und Parmesan 198
- Croûtons mit Kräutern 199
- Croûtons mit Zitrus 199
- Croûtons, scharf 198
- Fougasse mit Tomatenhaut 29
- Frikadellen aus Fischresten 230
- Frikadellen aus Linsenresten 248
- Füllung aus altbackenem Brot 206
- Gnocchi aus altbackenem Brot 214
- Grüne Kräutersauce 36
- Panzanella aus altbackenem Brot 200
- Ribollita aus altbackenem Brot 202

C

Champignons
- Rote Gemüsespaghetti mit Champignons und Rahm 58

Chiasamen
- Kürbiskern-Cracker 84

Chili
- Beef Jerky 176
- Bunte Gemüsepfanne 54
- Grünkohlstängel mit Chili 40
- Kräutermarinade für Fisch 117
- Pickles aus Schalen und Abschnitten 56
- Rote-Bete-Blätter mit Knoblauch und Chili 90

Chips
- Chips aus Apfelschalen 100
- Chips aus Gemüseschalen/-blättern 70
- Chips aus Kartoffelschalen 68
- Chips aus Pittabrot 212
- Kartoffelchips mit Tomatenpulver 26

Couscous
- Taboulé mit Sellerieblättern 20

D

Dicke Bohnen, Schoten
- Parmigiana aus Bohnenschoten 65

E

Ei
- Aïoli mit Eigelb 160
- Arancini aus gebratenen Gemüseresten 240
- Bananenbrot aus überreifen Bananen 126
- Brotauflauf 205
- Crema catalana mit Eigelb 164
- Creme aus rosa Grapefruitschalen 118
- Financiers mit Eiweiß 154
- Frikadellen aus Fischresten 230
- Frittata aus Nudelresten 44
- Frittata aus Radieschenblättern 14
- Fried Rice 236
- Kaffeeeis mit Eigelb 159
- Kekse mit Apfelschalen 102
- Kuchen aus ausgepresstem Karottenfruchtfleisch 75
- Kuchen mit Orangenschalen und Mandeln 123
- Meringue (Baiser) 152
- Muffins aus Karotten- und Pastinakenschalen 72
- Mürbteig mit Eigelb 162
- Nudeln mit Rote-Bete-Pulver 95
- Omelett mit Eiweiß 156
- Omelett mit Lauchblättern 23
- Pancakes aus überreifen Bananen 129
- Soufflé aus Käseresten 148
- Spaghetti carbonara mit Eigelb 166
- Tortilla mit Käse- und Kartoffelresten 232

Erbsen
- Fried Rice 236

Erdbeeren
- Konfitüre aus Apfelkernhaus und Erdbeerstielen 108
- Reste in Schraubgläsern 251
- Sirup aus Erdbeerstielen 132

F

Fenchel
- Asiasalat mit Kohl, Fenchel und Apfelkernhaus 60
- Brühe aus Parmesanrinde 151
- Fischbrühe 184
- Gratin aus Fenchel- und Lauchblättern 48
- Salat aus Fenchelstielen und -abschnitten 52

Feta
- Spaghetti mit Rotkohl und Radieschenblättern 16

Fisch
- Fischbrühe 184
- Frikadellen aus Fischresten 230
- Suppe aus Fischköpfen 186
- Tatar von der Lachshaut 192

Fischsauce
Laksa aus Garnelenschalen 189
Suppe aus Fischköpfen 186
Früchte (siehe auch einzelne Sorten)
Coulis aus überreifen roten Früchten 130
Crumble aus überreifen Früchten 124
Frühlingszwiebel
Beef Jerky 176
Fried Rice 236

G

Garnelen
Laksa aus Garnelenschalen 189
Gemüsebrühe
Hülsenfrüchtesuppe 217
Suppe aus Artischockenblättern und -stielen 51
Suppe aus Blumenkohlstängeln und Kartoffelschalen 66
Suppe aus Hühnerresten 224
Gemüsepfanne, bunte 54
Getränke
Aufguss aus Zitronengrasresten und Ingwer 32
Spritz mit Gurkenschale und Minzestängeln 30
Grapefruit
Creme aus Grapefruitschalen 118
Grünkohl/Schwarzkohl
Chips aus Gemüseschalen oder aus Gemüseblättern 70
Füllung aus altbackenem Brot 206
Grünkohlstängel mit Chili 40
Pickles aus Schalen und Abschnitten 56
Ribollita aus altbackenem Brot 202
Gurke
Joghurtsauce 27
Panzanella aus altbackenem Brot 200
Pickles aus Schalen und Abschnitten 56
Spritz mit Gurkenschale und Minzestängeln 30
Tatar von der Lachshaut 192

H

Haferflocken
Energieriegel aus Porridgeresten 222
Haselnüsse
Muffins aus Karotten- und Pastinakenschalen 72
Honig
Apfelschalen-Smoothie 106
Aufguss aus Zitronengras-resten und Ingwer 32
Grüner Smoothie 129
Marinade für Huhn 81
Salat aus Resten von Hülsenfrüchten oder Getreide 247
Tee mit Zitrone, Ingwer und Honig 116
Huhn
Brühe aus Hühnerkarkassen 170
Sauce aus Hühnerabschnitten 172
Suppe aus Hühnerresten 224
Hülsenfrüchte
Frikadellen aus Linsenresten 248
Hülsenfrüchtesuppe 217
Salat aus Resten von Hülsenfrüchten oder Getreide 247

I

Ingwer
Aufguss aus Zitronengrasresten und Ingwer 32
Beef Jerky 176
Grünkohlstängel mit Chili 40
Marinade für Huhn 81
Suppe aus Fischköpfen 186
Tee mit Zitrone, Ingwer und Honig 116

J

Jogurt
Ewiger Joghurt 145
Grüner Smoothie 129
Joghurtsauce 27
Würziger Kürbisdip 81

K

Kaffee
Café frappé 220
Kaffeeeis mit Eigelb 159
Karotte
Bunte Gemüsepfanne 54
Chips aus Gemüseschalen oder aus Gemüseblättern 70
Hackfleischauflauf aus Lammresten 226
Kuchen aus ausgepresstem Karottenfruchtfleisch 75
Muffins aus Karotten- und Pastinakenschalen 72
Pesto aus Karottengrün 18
Pickles aus Schalen und Abschnitten 56
Salat aus Brokkolistängeln 62
Sauce aus Hühnerabschnitten 172
Kartoffel
Chips aus Kartoffelschalen 68
Frikadellen aus Fischresten 230
Hackfleischauflauf aus Lammresten 226
Kartoffelchips 26
Suppe aus Artischockenblättern und -stielen 51
Suppe aus Blumenkohlstängeln und Kartoffelschalen 66
Tortilla mit Käse- und Kartoffelresten 232
Käse
Arancini mit gebratenen Gemüseresten 240
Brühe aus Parmesanrinde 151
Fondue aus Käseresten 146
Gratin aus Fenchel- und Lauchblättern 48
Omelett mit Lauchblättern 23
Soufflé aus Käseresten 148
Tortilla mit Käse- und Kartoffelresten 232
Kichererbsen
Kürbishummus 81
Knoblauch
Blätterteigkrapfen mit Fleischresten 228
Fondue aus Käseresten 146
Füllung aus altbackenem Brot 206
Gefüllte Tomaten mit Reisresten 235
Grüne Kräutersauce 36
Joghurtsauce 27
Kürbishummus 81
Marinade 27
Marinade für Huhn 81
Parmigiana aus Bohnenschoten 65
Pesto aus Karottengrün 18
Pesto aus überreifer Avocado 138
Pickles aus Schalen und Abschnitten 56
Rote-Bete-Blätter mit Knoblauch und Chili 90
Spaghetti mit Rotkohl und Radieschenblättern 16
Suppe aus Blumenkohlstängeln und Kartoffelschalen 66
Würziger Kürbisdip 81
Kohl
Asiasalat mit Kohl, Fenchel und Apfelkernhaus 60
Ribollita aus altbackenem Brot 202
Rote Gemüsespaghetti mit Champignons und Rahm 58
Spaghetti mit Rotkohl und Radieschenblättern 16
Suppe aus Fischköpfen 186
Kokosmilch
Kürbis-Smoothie 81
Laksa aus Garnelenschalen 189
Kokosnuss
Energieriegel aus Porridgeresten 222
Kokoswasser
Grüner Smoothie 129
Koriander
Bunte Gemüsepfanne 54
Laksa aus Garnelenschalen 189
Öl mit Korianderstängeln 35
Suppe aus Fischköpfen 186
Würziger Kürbisdip 81
Kräuterstiele
Bouquet garni 44
Bunte Gemüsepfanne 54
Grüne Kräutersauce 36
Öl mit Korianderstängeln 35
Sauce aus Hühnerabschnitten 172
Spritz mit Gurkenschale und Minzestängeln 30

Suppe aus Fischköpfen 186
Kreuzkümmel
Kräutermarinade für Fisch 117
Pickles aus Schalen und Abschnitten 56
Würziger Kürbisdip 81
Krustentiere
Bisque aus Meeresfrüchteschalen 190
Laksa aus Garnelenschalen 189
Kürbis
Brötchen mit Kürbisschalenpulver 82
Kürbishummus 81
Kürbisschalenpulver 78
Kürbis-Smoothie 81
Marinade für Huhn mit Kürbisschalenpulver 81
Würziger Kürbisdip 81
Kürbiskerne
Geröstete Kürbiskerne 86
Kürbiskern-Cracker 84

L

Lachs
Tatar von der Lachshaut 192
Lamm
Hackfleischauflauf aus Lammresten 226
Lauch
Gratin aus Fenchel- und Lauchblättern 48
Omelett mit Lauchblättern 23
Likör
Likör aus Zitronenschalen 110
Limette
Kräutermarinade für Fisch 117
Laksa aus Garnelenschalen 189
Tatar von der Lachshaut 192

M

Mais
Bouquet garni in Maisblättern 44
Maiskolbenbrühe 46
Mandelmilch
Kürbis-Smoothie 81
Mandeln
Apfelschalen-Smoothie 106
Financiers mit Eiweiß 154
Kuchen mit Orangenschalen und Mandeln 123
Mango
Mango-Bananeneis 128
Mayonnaise
Reissalat aus Resten 238
Salat aus Brokkolistängeln 62
Meerrettich
Relish aus Blättern und Stielen von Roter Bete 88
Milch
Apfelschalen-Smoothie 106
Bananenbrot aus überreifen Bananen 126
Café frappé 220
Crema catalana mit Eigelb 164
Ewiger Joghurt 145
Kaffeeeis mit Eigelb 159
Pancakes aus überreifen Bananen 129
Soufflé aus Käseresten 148
Zitronenglasur 117
Minze
Spritz mit Gurkenschale und Minzestängeln 30
Taboulé mit Sellerieblättern 20
Mirin
Asiasalat mit Kohl, Fenchel und Apfelkernhaus 60
Mozzarella
Parmigiana aus Bohnenschoten 65
Reissalat aus Resten 238

N

Nudeln
Frittata aus Nudelresten 244
Nudeln mit Rote-Bete-Pulver 95
Spaghetti carbonara mit Eigelb 166
Spaghetti mit Rotkohl und Radieschenblättern 16
Spaghetti-Puffer 242

O

Oliven
Reissalat aus Resten 238
Reste in Schraubgläsern 250
Orange
Kandierte Orangenschalen 113
Kuchen aus ausgepresstem Karottenfruchtfleisch 75
Kuchen mit Orangenschalen und Mandeln 123
Orangenschalenpulver 114
Orangenschalen-Senf 120
Orangenzucker 116
Salat aus Fenchelstielen und -abschnitten 52
Oregano
Fougasse mit Tomatenhaut 29
Marinade 27

P

Pak Choi
Bunte Gemüsepfanne 54
Pancetta
Spaghetti carbonara mit Eigelb 166
Paprika
Marinade für Huhn 81
Reissalat aus Resten 238
Parmesan
Brühe aus Parmesanrinde 151
Frittata aus Nudelresten 244
Frittata aus Radieschenblättern 14
Gefüllte Tomaten mit Reisresten 235
Gegrillte Salatstrünke mit Parmesan 38
Gnocchi aus altbackenem Brot 214
Gratin aus Fenchel- und Lauchblättern 48
Parmigiana aus Bohnenschoten 65
Pesto aus Karottengrün 18
Salat aus Fenchelstielen und -abschnitten 52
Spaghetti carbonara mit Eigelb 166
Spaghetti-Puffer 242
Pastinake
Muffins aus Karotten- und Pastinakenschalen 72
Petersilie
Bouquet garni in Maisblättern 44
Frikadellen aus Fischresten 230
Hackfleischauflauf aus Lammresten 226
Sauce aus Hühnerabschnitten 172
Pickles
Pickles aus Schalen und Abschnitten 56
Pinienkerne
Pesto aus Karottengrün 18
Pesto aus überreifer Avocado 138
Porridge 222

R

Radieschen
Radieschenblätter-Frittata 14
Spaghetti mit Rotkohl und Radieschenblättern 16
Rahm (Sahne)
Brotauflauf 205
Gratin aus Fenchel- und Lauchblättern 48
Kaffeeeis mit Eigelb 159
Mousse aus überreifer Avocado und Schokolade 136
Omelett mit Lauchblättern 23
Rote Gemüsespaghetti mit Champignons und Rahm 58
Suppe aus Artischockenblättern und -stielen 51
Suppe aus Blumenkohlstängeln und Kartoffelschalen 66
Reis
Arancini mit gebratenen Gemüseresten 240
Fried Rice 236
Mit Reisresten gefüllte Tomaten 235
Reissalat aus Resten 238
Rind
Beef Jerky 176
Blätterteigkrapfen mit Fleischresten 228
Brühe aus Rinderabschnitten und -knochen 175
Geröstete Markknochen 178

Rosenkohl
Rosenkohlreste mit geräuchertem Speck 42
Rosinen
Brotauflauf 205
Rosmarin
Füllung aus altbackenem Brot 206
Kürbiskern-Cracker 84
Rote Bete (Rande)
Chips aus Gemüseschalen/-blättern 70
Nudeln mit Rote-Bete-Pulver 95
Pulver aus ausgepresster Roter Bete 92
Relish aus Rote-Bete-Blättern 88
Rote-Bete-Blätter mit Knoblauch und Chili 90

S

Salat
Gegrillte Salatstrünke mit Parmesan 38
Sardellenfilets
Grüne Kräutersauce 36
Schnittlauch
Tatar von der Lachshaut 192
Schokolade
Bananen-Schoko-Eis am Stiel 128
Kuchen mit Orangenschalen und Mandeln 123
Mousse aus überreifer Avocado und Schokolade 136
Schwein
Geklärtes Schweinefett 180
Trockenerbsensuppe mit Schweinshaxe 182
Sellerie
Sauce aus Hühnerabschnitten 172
Taboulé mit Sellerieblättern 20
Senf
Aïoli mit Eigelb 160
Salat aus Resten von Hülsenfrüchten oder Getreide 247
Senfkörner
Eingemachte Wassermelonen-schale 134
Pickles aus Schalen und Abschnitten 56
Senföl 120
Sesamöl
Asiasalat mit Kohl, Fenchel und Apfelkernhaus 60
Fried Rice 236
Bunte Gemüsepfanne 54
Sesamsamen
Asiasalat mit Kohl, Fenchel und Apfelkernhaus 60
Tatar von der Lachshaut 192
Sojasprossen 189
Speck
Fried Rice 236
Füllung aus altbackenem Brot 206
Rosenkohlreste mit geräuchertem Speck 42
Rote Gemüsespaghetti mit Champignons und Rahm 58
Spinat
Grüner Smoothie 129
Kürbis-Smoothie 81
Salat aus Resten von Hülsenfrüchten oder Getreide 247
Sumach 212

T

Tahini
Kürbishummus 81
Thymian
Bouquet garni in Maisblättern 44
Frikadellen aus Linsenresten 248
Gebratene Markknochen 178
Marinade 27
Suppe aus Blumenkohlstängeln und Kartoffelschalen 66
Tomate
Bisque aus Meeresfrüchte-schalen 190
Brühe aus Gemüseschalen 77
Fougasse mit Tomatenhaut 29
Joghurtsauce mit Tomaten-pulver 27
Kartoffelchips mit Tomaten-pulver 26
Marinade mit Tomatenpulver 27
Mit Reisresten gefüllte Tomaten 235
Panzanella aus altbackenem Brot 200
Pulver aus Tomatenhaut 24
Reissalat aus Resten 238
Reste in Schraubgläsern 251
Salat aus Resten von Hülsenfrüchten oder Getreide 247
Salz mit Tomatenpulver 26
Suppe aus Fischköpfen 186
Taboulé mit Sellerieblättern 20

V

Vanille
Bananenbrot aus überreifen Bananen 126
Mousse aus überreifer Avocado und Schokolade 136
Muffins aus Karotten- und Pastinakenschalen 72

W

Wassermelone
Eingemachte Wassermelonen-schale 134
Wein
Bisque aus Meeresfrüchte-schalen 190
Fondue aus Käseresten 146

Z

Zimt
Apfelschalen-Smoothie 106
Chips aus Apfelschalen 100
Eingemachte Wassermelonen-schale 134
Katalanische Creme mit Eigelb 164
Zitrone
Aïoli mit Eigelb 160
Asiasalat mit Kohl, Fenchel und Apfelkernhaus 60
Chips aus Apfelschalen 100
Crumble aus überreifen Früchten 124
Gebratene Markknochen 178
Gegrillte Salatherzen mit Parmesan 38
Joghurtsauce 27
Katalanische Creme mit Eigelb 164
Kekse mit Apfelschalen 102
Konfitüre aus Apfelkernhaus und Erdbeerstielen 108
Kuchen aus ausgepresstem Karottenfruchtfleisch 75
Kürbishummus 81
Likör aus Zitronenschalen 110
Marinade 27
Pesto aus überreifer Avocado 138
Relish aus Blättern und Stielen von Roter Bete 88
Salat aus Fenchelstielen und -abschnitten 52
Sirup aus Erdbeerstielen 132
Spritz mit Gurkenschale und Minzestängeln 30
Taboulé mit Sellerieblättern 20
Tee mit Zitrone, Ingwer und Honig 116
Zitronenglasur 117
Zitronengras
Aufguss aus Zitronengrasresten und Ingwer 32
Zucchini
Blätterteigkrapfen mit Fleischresten 228
Zuckerrübensirup
Energieriegel aus Porridge-resten 222
Zwiebel/Schalotte
Blätterteigkrapfen mit Fleischresten 228
Füllung aus altbackenem Brot 206
Hackfleischauflauf aus Lammresten 226
Panzanella aus altbackenem Brot 200
Rote Gemüsespaghetti mit Champignons und Rahm 58
Sauce aus Hühnerabschnitten 172
Suppe aus Blumenkohlstängeln und Kartoffelschalen 66
Suppe aus Fischköpfen 186
Taboulé mit Sellerieblättern 20
Tatar von der Lachshaut 192

DANK

Giovanna:
Dieses Buch würde es ohne die Hilfe einiger außergewöhnlicher Menschen nicht geben.
Amelia, ich habe jeden Augenblick genossen, den wir für die Entstehung dieses Buch miteinander verbracht haben. Von der Ausarbeitung des Konzepts bis zur Endredaktion.
Ein besonders großer Dank geht an meine Herausgeberin Catie Ziller, an Deirdre Rooney und Aya Nishimura, Alice Chadwick und Abi Waters. Und natürlich an meinen Mann Salvatore und meine Kinder Andrea, Luca und Mario.

Amelia:
Danke an das fantastische Team, mit dem wir an diesem Buch arbeiten durften.
Giovanna, es mit dir zu schreiben, war wunderbar.
Wie immer danke ich Catie Ziller, Deirdre, Abi und Aya. Und natürlich meiner Familie.

Die Originalausgabe dieses Buches ist unter dem Titel »Cuisiner Zéro Déchet« 2018 bei Hachette Livre, Marabout, Paris, erschienen. Herausgeberin: Catie Ziller.
Autorinnen: Giovanna Torrico und Amelia Wasiliev, Fotografie Deirdre Rooney.

Aus dem Französischen übersetzt von Barbara Buchwalter

2. Auflage, 2019

AT Verlag, Aarau und München
Fotos: Deirdre Rooney
Styling: Aya Nishimura
Grafische Gestaltung: Alice Chadwick
Druck und Bindearbeiten: Printer Trento, Trento
Printed in Italy

ISBN 978-3-03800-047-1

www.at-verlag.ch

Der AT Verlag, AZ Fachverlage AG, wird vom Bundesamt für Kultur mit einem Strukturbeitrag für die Jahre 2016-2020 unterstützt.